Klemperer
**Sozialmedizin – Public Health**

Verlag Hans Huber
**Programmbereich Gesundheit**

W0086729

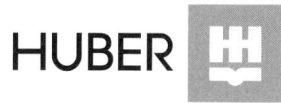

# Bücher aus verwandten Sachgebieten

Begenau / Schubert / Vogd
**Medizinsoziologie der ärztlichen Praxis**
2005. ISBN 978-3-456-84223-3

Bonita / Beaglehole / Kjellström
**Einführung in die Epidemiologie**
2. Aufl. 2008. ISBN 978-3-456-84535-7

Franke
**Modelle von Gesundheit und Krankheit**
2. A. 2010. ISBN 978-3-456-84830-3

Gerhardus et al. (Hrsg.)
**Evidence-based Public Health**
2010. ISBN 978-3-456-84764-1

Gutzwiller / Paccaud (Hrsg.)
**Sozial- und Präventivmedizin –
Public Health**
3. Aufl. 2007. ISBN 978-3-456-83912-7

Hurrelmann / Klotz / Haisch (Hrsg.)
**Lehrbuch Prävention und
Gesundheitsförderung**
2. A. 2007. ISBN 978-3-456-84486-2

Kuhn / Wildner
**Gesundheitsdaten verstehen**
2006. ISBN 978-3-456-84355-1

Lauterbach / Stock / Brunner (Hrsg.)
**Gesundheitsökonomie**
Lehrbuch für Mediziner und andere
Gesundheitsberufe
2. A. 2009. ISBN 978-3-456-84695-8

Rosenbrock / Gerlinger
**Gesundheitspolitik**
2. A. 2006. ISBN 978-3-456-84225-7

Simon
**Das Gesundheitssystem in Deutschland**
Eine Einführung in Struktur und
Funktionsweise
3. A. 2010. ISBN 978-3-456-84757-3

von Troschke / Mühlbacher
**Grundwissen Gesundheitsökonomie,
Gesundheitssystem, Öffentliche Gesund-
heitspflege**
Querschnittsbereich 3.
2005. ISBN 978-3-456-84140-3

Weitere Informationen über unsere Neuerscheinungen finden Sie im Internet unter
www.verlag-hanshuber.com.

David Klemperer

# Sozialmedizin – Public Health

## Lehrbuch für Gesundheits- und Sozialberufe

Unter Mitarbeit von Bernard Braun

Mit Unterstützung der Deutschen Gesellschaft
für Sozialmedizin und Prävention

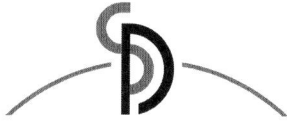

Empfehlung des Deutschen Netzwerks
Evidenzbasierte Medizin

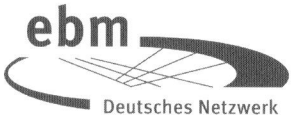

Verlag Hans Huber

Lektorat: Dr. Klaus Reinhardt
Herstellung: Daniel Berger
Umschlagillustration: Kitty Kahane, Berlin (www.kitty.de)
Umschlaggestaltung: Claude Borer, Basel
Druckvorstufe: Dominique Kahane, Berlin
Druck und buchbinderische Verarbeitung: AZ Druck und Datentechnik GmbH, Kempten
Printed in Germany

*Bibliografische Information der Deutschen Nationalbibliothek*
Die Deutsche Nationalbibliothek verzeichnet diese Publikation in der Deutschen Nationalbibliografie; detaillierte bibliografische Daten
sind im Internet über http://dnb.d-nb.de abrufbar.

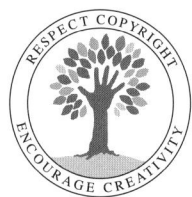

*Anregungen und Zuschriften bitte an:*
Verlag Hans Huber
Lektorat Medizin/Gesundheit
Länggass-Strasse 76
CH-3000 Bern 9
Tel: 0041 (0)31 300 4500
Fax: 0041 (0)31 300 4593
verlag@hanshuber.com
www.verlag-hanshuber.com

2. Nachdruck 2012, der 1. Auflage 2010
© 2010 by Verlag Hans Huber, Hogrefe AG, Bern
(E-Book-ISBN [PDF] 978-3-456-94824-9)
(E-Book-ISBN [EPUB] 978-3-456-74824-5)
ISBN 978-3-456-84824-2

# Inhalt

# Geleitwort

Gesundheit und Krankheit verstehen: Noch vor wenigen Jahrzehnten – und manchmal noch bis heute – wurde dies als Aufgabe allein der Medizin gesehen. Was gut und was schlecht ist für die Gesundheit wissen und bestimmen dann die Ärzte autonom. Die Gesundheitspolitik hat das Geld für die Summe der individuellen Behandlungsfälle zu beschaffen. Die Versicherten haben ihren Beitrag zu zahlen und als Patienten den Anweisungen Folge zu leisten. Forschung und Lehre entsprechen den Interessen und Bedürfnissen der Ärzte in Klinik und Praxis.

Dieses Modell hat sich als nicht zukunftsfähig erwiesen: es ist blind gegenüber den Ursachen sozial bedingter Ungleichheit von Gesundheitschancen, es vernachlässigt systematisch die Potenziale der Prävention, es führt auch nicht zur besten Qualität in der Krankenversorgung – und es ist deshalb auch teuer.

Deshalb wird weltweit wissenschaftlich und praktisch an einem Perspektivenwechsel gearbeitet. Die Einbettung in die – klinische und soziale – Epidemiologie sowie in die Methoden und Instrumente zur Bestimmung und Verbesserung von Wirkung und Nutzen macht die Medizin natürlich nicht überflüssig, sondern sie zeichnet für alle mit der Gesundheit befassten Wissenschaften (und dann auch für die Praxis) eine Entwicklung in Richtung auf zielgenauen Einsatz von Ressourcen, kompetenzgerechte Arbeitsteilung und mehr Selbstbestimmung für Bürger und Patienten vor.

Diese Entwicklung hatte bereits vor circa hundert Jahren auch hierzulande erfolgreich begonnen. Der Faschismus in Deutschland und seine gesellschaftlichen Folgen führten dann aber zu einer Unterbrechung von mehr als einem halben Jahrhundert. Erst seit Beginn der 1990er Jahre gibt es deshalb auch in Deutschland (wieder) das akademische Fach »Public-Health«, d.h. Theorie und Praxis der bevölkerungsbezogenen Förderung und Sicherung der Gesundheit.

In erstaunlich kurzer Zeit konnte der wissenschaftliche Rückstand gegenüber anderen Ländern weitgehend aufgeholt werden, hat sich eine rege Diskussion und Entwicklung mit vielen offenen Fragen und Kontroversen, aber auch mit Beständen gesicherten Wissens entwickelt. Das vorliegende Lehr- und Lernbuch ist ein guter Beleg und zugleich ein Meilenstein dieser Entwicklung: sein spezifischer Fokus liegt auf der Frage der Kriterien, der Messung und der Verbesserung der Wirksamkeit nicht-medizinischer und medizinischer Interventionen zum Erhalt und zur Wiedererlangung von Gesundheit. Dabei werden Wissensbestände in einer sehr systematischen Weise zusammengeführt, die erst seit wenigen Jahren verfügbar sind und sich weiter entwickeln werden. Wer Gesundheit und Krankheit in dieser transdisziplinären Weise verstehen gelernt hat, kann an dieser spannenden Entwicklung teilnehmen und gewinnt zugleich eine solide Grundlage für eine wissensbasierte Berufspraxis.

*Prof. Dr. Rolf Rosenbrock*
*Berlin, im Dezember 2009*

# Danksagung

Meinen Studentinnen und Studenten möchte ich an erster Stelle danken. Sie haben mich mit ihren Gedanken, ihren Fragen und ihrer Neugier motiviert, dieses Buch zu schreiben.

Weiterhin danke ich

- meiner Fachgesellschaft, der Deutschen Gesellschaft für Sozialmedizin und Prävention, die die Herstellung des Buches großzügig finanziell unterstützt hat,
- Bernard Braun, der das Buch mitgeprägt hat – er hat die ersten Versionen mehrerer Abschnitte im Kapitel 7 verfasst und mir für alle Teile des Buches hilfreiche Hinweise gegeben,
- Freunden und Kollegen, die frühere Versionen von Teilen des Manuskripts kritisch durchgesehen und hilfreiche Kommentare gegeben haben, insbesondere Klaus Krickeberg, Andreas Mielck, Alf Trojan, Rolf Rosenbrock und Friedrich Wilhelm Schwartz,
- André Kahane für die Geduld, die ich ihm bei der Gestaltung des Buches abverlangt habe,
- Dorothea Thünken-Klemperer, die mehrere Versionen des Manuskripts vollständig durchgesehen hat und Jonas Klemperer, der sich um das professionelle Scannen zahlreicher Abbildungen verdient gemacht hat.

Das Buch widme ich meinen Lieben: Dorothea, Esther, Jonas und Lukas.

**Hinweise:**

Das Literaturverzeichnis ist mit aktiven (anklickbaren) Hyperlinks auf www.sozmad.de abrufbar.

Allen Bemühungen zum Trotz wird es mir nicht gelungen sein, alle inhaltlichen Fehler zu finden und zu korrigieren. Für entsprechende Hinweise bin ich dankbar. (david.klemperer@hs-regensburg.de).

Die Sprache in diesem Buch ist nicht geschlechtergerecht. Bei der männlichen Form ist – soweit inhaltlich passend – immer auch die weibliche gemeint.

# Einleitung

Dieses Buch richtet sich an alle Personen, die eine Ausbildung für einen Gesundheitsberuf durchlaufen oder bereits im Gesundheitswesen arbeiten. Gesundheit und Krankheit verstehen, bedeutet zum einen, sich mit den Theorien auseinanderzusetzen, die dem Denken und Handeln zugrunde liegen. Zum anderen geht es darum, die Strukturen und Funktionsweisen des Gesundheitssystems und seiner Teilsysteme zu verstehen. Dieses Verstehen zu erleichtern, ist das Anliegen dieses Buches.

Dabei folgt es dem Prinzip »less is more«. Jedes Kapitel ist in sich geschlossen und in dem Sinne umfassend, dass die Aspekte behandelt werden, die für das Verstehen wesentlich sind. Vollständigkeit kann dieses Buch nicht bieten, genauso wenig wie auch umfangreichere Werke über Sozialmedizin und Public-Health. Eher geht es darum, Lust auf mehr zu machen und zu Vertiefung und Eigenstudium anzuregen.

Für diese Zwecke wurden, wann immer möglich, Originalquellen verlinkt. Der Leser kann damit nicht nur nachprüfen, ob die Aussagen im Buch mit der Originalquelle übereinstimmen. Er kann auch über den bequemen Zugriff seiner Neugier ungezügelt nachgehen und sich nach der Schneeballmethode tief in Themen einarbeiten.

Auf der biologischen Ebene entspricht nachhaltiges Lernen der Bildung von Synapsen – der Lernende stellt neue Verbindungen zwischen Nervenzellen her (Abbildung 0.1). Dieser biologische Vorgang funktioniert nur durch wiederholte Aktivierung der für die Speicherung zuständigen Nervenzellverbände. Das Gegenkonzept dazu ist das »Bulimie-Lernen«, also die Strategie, kurz vor der Prüfung Stoff in großen Mengen ins Kurzzeitgedächtnis zu pressen, ihn in der Prüfung von sich zu geben und danach

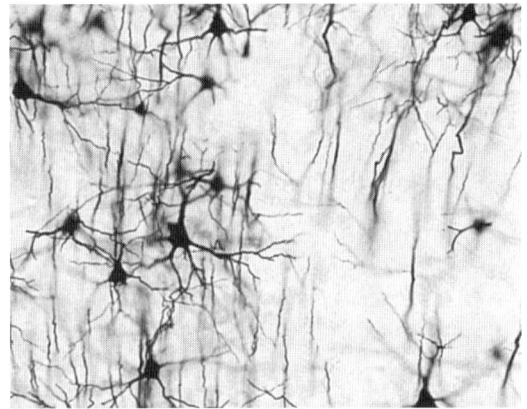

*Abbildung 0.1 Nervenzellen im Gehirn – die Synapsen bilden Sie!*

schnell wieder zu vergessen (Abbildung 0.2). Diese Art zu lernen ist ineffektiv, jeder Art von Schule und Universität unwürdig und nicht zuletzt eine Verschwendung von Lebenszeit.

Dieses Buch soll dagegen als »Lernbuch« die nachhaltige Aneignung von Wissen ermöglichen und zwar ein Wissen, das den Lernenden darin unterstützt zu fragen, zu verstehen, zu analysieren, zu kritisieren, zu verändern, Probleme zu erkennen und sie zu lösen.

Die Website zum Buch (www.sozmad.de) bietet eine Sammlung zusätzlicher Materialien.

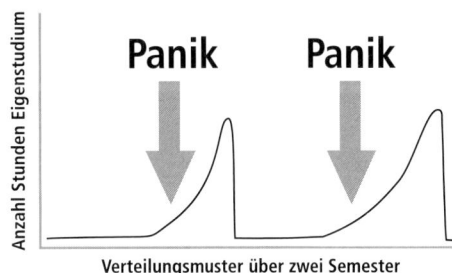

*Abbildung 0.2 Wellenförmiges Lernen über zwei Semester*

# 1 Wissenschaftlichkeit

Wissenschaftlichkeit bedeutet im Zusammenhang mit den Themen dieses Buches alle Fragen und Probleme von Gesundheit und Krankheit unvoreingenommen und mit systematischen Methoden zu untersuchen und zu analysieren. Wissenschaftlich Denken bedeutet, Erfahrungen im Alltag und aus Einzelfällen nicht unangemessen zu verallgemeinern. Erfahrungen dienen vielmehr dazu, Hypothesen zu bilden, die mit geeigneten Methoden zu testen sind. Neue wissenschaftliche Erkenntnisse passen nicht immer in vorgefertigte Weltbilder und gegebene Interessenlagen. Hier der Wissenschaftlichkeit treu zu bleiben, ist eine Herausforderung, denn wir verändern ungern etwas, wenn es uns keinen spürbaren Vorteil bringt.

Wissenschaftlichkeit ist der Aufklärung verpflichtet, deren Wesen Immanuel Kant mit bis heute gültigen Worten beschrieben hat:

*»Aufklärung ist der Ausgang des Menschen aus seiner selbst verschuldeten Unmündigkeit. Unmündigkeit ist das Unvermögen, sich seines Verstandes ohne Leitung eines anderen zu bedienen. Selbstverschuldet ist diese Unmündigkeit, wenn die Ursache derselben nicht am Mangel des Verstandes, sondern der Entschließung und des Mutes liegt, sich seiner ohne Leitung eines andern zu bedienen. Sapere aude! Habe Mut, dich deines eigenen Verstandes zu bedienen! ist also der Wahlspruch der Aufklärung.*

*Faulheit und Feigheit sind die Ursachen, warum ein so großer Teil der Menschen, nachdem sie die Natur längst von fremder Leitung frei gesprochen (naturaliter maiorennes), dennoch gerne zeitlebens unmündig bleiben; und warum es anderen so leicht wird, sich zu deren Vormündern aufzuwerfen. Es ist so bequem, unmündig zu sein. Habe ich ein Buch, das für mich Verstand hat, einen Seelsorger, der für mich*

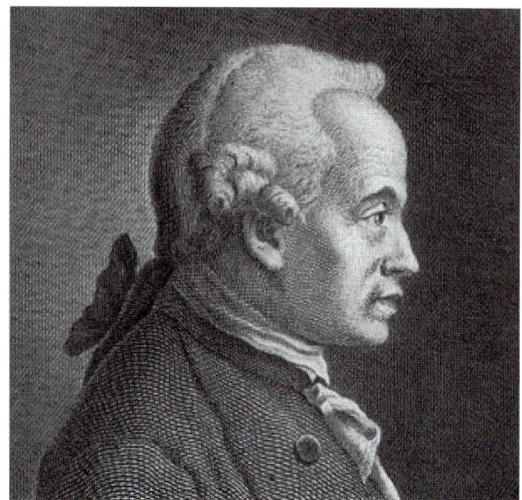

*Abbildung 1.1  Immanuel Kant*

*Gewissen hat, einen Arzt, der für mich die Diät beurteilt, u.s.w.: so brauche ich mich ja nicht selbst zu bemühen«.*[1]

## 1.1 Alltagserfahrungen und wissenschaftliche Methode

Erfahrungen machen wir tagaus tagein in allen Lebensbereichen, und üblicherweise fassen wir Erfahrungen bewusst oder unbewusst zu (Alltags-) Theorien zusammen, auf die wir unser Handeln gründen. Da Alltagserfahrungen ohne einen zugrundeliegenden Plan gewonnen werden, werden sie auch als unsystematische Erfahrungen bezeichnet. In der Medizin wird Erfahrungswissen über Tradition und Ausbildung weitergegeben und in der Ausübung des Berufes erweitert und verändert. Diese Art von Wissen ist eher unpräzise und lückenhaft, aber bei der Lösung vieler Alltagsprobleme der Medizin tatsächlich oder anscheinend erfolgreich. Erfahrungswissen hat keinen wissenschaftlichen Charakter – erst die Reflexion macht diese Art von Wissen zu einer wichtigen Quelle für Hypothesen und stellt damit einen Einstieg in den Prozess wissenschaftlichen Erkenntnisgewinns dar.

---

1 Kant o. J.

## Auf den Punkt gebracht

*Ach wie so trügerisch – Verallgemeinerungen von Beobachtungen ohne systematische Prüfung führen oftmals zu falschen Annahmen. Häufig nehmen wir die Wirklichkeit falsch wahr (Wahrnehmungsfehler), z.B.:*

- *Die Erde erscheint flach.*
- *Eine Hebamme, seit Jahrzehnten an der Nordseeküste tätig: »Nach meiner Erfahrung werden die Kinder in nahezu allen Fällen während der Flut geboren.«*
- *Drei Tage vor Vollmond geschlagene Fichten behalten ihre Nadeln bis weit ins neue Jahr.*
- *Echinacin schützt vor Erkältungsinfekten.*

Wissenschaftliche Erkenntnis gründet sich auf systematische Forschung, bei der es um die Erklärung von Phänomenen geht – in der Medizin z.B. um Fragen der Entstehung, Verhinderung oder Behandlung von Krankheiten oder der Erhaltung der Gesundheit. Für die Entwicklung von Hypothesen und die Untersuchung von Fragen des kausalen (ursächlichen) Zusammenhangs hat die Wissenschaft ein Arsenal spezifischer Methoden entwickelt. Diese Methoden gründen auf dem empirisch-analytischen Ansatz. Dieser Ansatz ist dadurch gekennzeichnet, dass Erfahrungen und Beobachtungen systematisch, auf Grundlage einer Theorie und eines Untersuchungsplans gewonnen und ausgewertet werden. Für die in der Medizin häufig anstehende Frage nach Ursache-Wirkungs-Zusammenhängen hat sich die Hypothesenprüfung[2] als Denk- und Untersuchungsweise bewährt.

Voraussetzung für den wissenschaftlichen Erkenntnisgewinn sind eindeutig definierte Begriffe und Bezeichnungen.

Aussagen sind wissenschaftlich, wenn sie

- empirisch, durch systematische Forschung gewonnen und intersubjektiv überprüfbar sind.[3]

Empirische Überprüfbarkeit einer Aussage bedeutet, dass sie mit empirischer Forschung (s.o.) bestätigt oder falsifiziert (widerlegt) werden kann. Mit intersubjektiver Überprüfbarkeit ist die Unabhängigkeit des Ergebnisses vom Untersucher gemeint; andere Untersucher müssen bei der Wiederholung der Untersuchung dasselbe Ergebnis erzielen – dies wird auch als Reproduzierbarkeit bezeichnet.

## Auf den Punkt gebracht

*Wissenschaftlichkeit bedeutet systematische Überprüfung von Hypothesen, die durch Beobachtungen im Alltag gewonnen werden. Die Verallgemeinerung von Alltagsbeobachtungen ohne systematische Überprüfung führt häufig zu Fehlschlüssen.*

Die Medizin ist ein Wissenssystem, das sich wegen der Komplexität ihres Objektes auf zahlreiche Wissenschaftsbereiche gründet, insbesondere auf die Naturwissenschaften (Biologie, Chemie, Physik, Anatomie, Biochemie, Physiologie) und die Geistes- und Sozialwissenschaften (Psychologie, Soziologie, Anthropologie). Medizin ist somit keine exakte Wissenschaft. Als exakte Wissenschaften werden die Wissenschaften bezeichnet, deren Ergebnisse auf mathematischen Beweisen oder genauen Messungen beruhen.

In der Medizin erfolgt die Beweisführung zumeist schrittweise. Die Frage nach Ursache und Wirkung erfordert in aller Regel mehrere Studien von unterschiedlichem Design an unterschiedlichen Gruppen von Studienteilnehmern. Hierbei kann es durchaus zu widersprüchlichen Ergebnissen kommen. Die systematische Zusammenfassung der vorliegenden Studienergebnisse in systematischen Übersichtsarbeiten kann zur weiteren Klärung beitragen. Kann die Sterblichkeit an Brustkrebs durch Früherkennung gemindert werden? Einzelstudien kamen zu unterschiedlichen Ergebnissen. Die Zusammenfassung von sieben Studien, an denen insgesamt

---

2 Bortz und Döring 1995, S. 1 f.
3 Siegrist 2005, S. 95

500.000 Frauen teilnahmen, kam zu einem positiven Ergebnis.[4] Nicht alle Fragen von Ursache und Wirkung lassen sich mit einem befriedigenden Maß an Sicherheit klären. Geringe Effekte sind schwer oder gar nicht erfassbar. So werden wir die wahren Antworten zu den Fragen nach dem Zusammenhang von Handystrahlung und Hirntumoren oder Cannabis und Schizophrenie möglicherweise nie erfahren.

Medizin ist eine empirische Wissenschaft, in der keine vollständigen und abschließenden Beweise erbracht werden, wie in den exakten Wissenschaften. Fragen nach der Wirksamkeit und dem Nutzen einer Behandlung gilt es wiederholt unter streng kontrollierten Bedingungen zu untersuchen und dadurch zunehmend zu bestätigen oder zu widerlegen.[5]

**Auf den Punkt gebracht**

*Die Medizin ist eine empirische Wissenschaft. Medizinisches Wissen wird schrittweise gewonnen und ist mehr oder weniger sicher. Korrekturen von Annahmen, die sich durch neue Studien als falsch erweisen, sind in der Medizin etwas Normales.*

Diese Aussage gilt grundsätzlich auch für Public-Health, allerdings mit der wichtigen Einschränkung, dass die Untersuchungsbedingungen für Public-Health-Fragestellungen zumeist nicht streng kontrolliert werden können wie in randomisierten kontrollierten Studien.

**Die wissenschaftliche Denkweise**

Die wissenschaftliche Denkweise geht davon aus, dass es die Wahrheit gibt. Es gibt die Wahrheit bzw. eine zutreffende Antwort auf die Frage, ob der Konsum von Eigelb die Entstehung des Herzinfarktes begünstigt, ob Betablocker nach Herzinfarkt die Lebenserwartung verbessern, ob der Presssaft der Pflanze Echinacea

Erkältungen verhindert, ob Homöopathie Migräneanfälle verhindert oder verkürzt. Eine wissenschaftliche Denkweise ist nicht angeboren sondern erlernt und erworben. Wissenschaftliche Denkweise bedeutet, die Realität bezüglich der zu untersuchenden Frage mit der am besten geeigneten Methode so wenig verzerrt wie möglich abzubilden. Die Frage wird als eine Hypothese aufgefasst, als eine unbewiesene Annahme, die zu überprüfen ist. Der Suche nach Wissen und Wahrheit erscheint es dienlich, den Versuch zu unternehmen, eine Hypothese mit bester wissenschaftlicher Methodik zu widerlegen. Gelingt dies wiederholt nicht, wird es wahrscheinlicher, dass die Hypothese zutrifft. Diese Denkweise entspricht dem *kritischen Rationalismus* des Philosophen Karl Popper. Der kritische Rationalismus sucht also keine definitive positive Bestätigung einer Hypothese. Vielmehr geht es darum, eine Hypothese ständig zu widerlegen (falsifizieren). Je häufiger die Widerlegung misslingt, desto eher trifft die Hypothese zu.

Neben der Auswahl der geeigneten Forschungsmethoden erscheint ein weiterer Aspekt von ausschlaggebender Bedeutung – die *Ergebnisoffenheit*. Der Forscher sollte leidenschaftslos bezüglich der Ergebnisse seiner Untersuchung sein. Ist er es nicht, besteht die Gefahr, dass er durch methodische Ungenauigkeiten oder Fehler verzerrte Ergebnisse erzielt. Menschen neigen dazu, die Fakten selektiv wahrzunehmen und so zu gewichten, dass sie dem gewünschten Ergebnis bzw. der vorgefertigten Meinung entsprechen. Besonders groß ist die Gefährdung der Ergebnisoffenheit, wenn materielle, psychologische oder soziale Vorteile von den Ergebnissen abhängen. Wenn Forschungsergebnisse sich negativ auf die eigene Situation auswirken könnten, ist die Fähigkeit zur nüchternen, ergebnisoffenen Rezeption fast zwangsläufig beeinträchtigt. Grundlegend für wissenschaftliches Denken sind Neugier, Offenheit,

---

4 Gøtzsche und Nielsen 2006
5 Raspe 2001

die Fähigkeit, »alle Dinge im Leben mindestens einmal zu bezweifeln« sowie das Wissen um die Unvollständigkeit und Vorläufigkeit von Erkenntnissen.

Eine besondere Möglichkeit, Offenheit und Zweifel zu vermeiden, ist eine Denkweise, die von zwei nebeneinander bestehenden Theorien des Erkenntnisgewinns ausgeht, ein Art »Zwei-Welten-Theorie«. Vertreter dieser Denkweise bestreiten nicht die Gültigkeit von Wissenschaft, relativieren diese aber mit der Aussage, dass mit Wissenschaft nur ein Teil der Wirklichkeit zu erklären sei. Daneben existiere eine Parallelwelt, in der alles Objektive und Beschränkende aufgehoben sei. In dieser Parallelwelt erscheint es dann beispielsweise möglich, dass die Wirkstärke einer Substanz umso höher ist, je stärker sie verdünnt wird. Diese Denkweise immunisiert gegen jegliche Ergebnisse von Hypothesenprüfung. Da sich die Anhänger dieser Denkweise in zwei Welten bewegen, erscheinen ihnen diejenigen, die auf Wissenschaftlichkeit bestehen und somit »nur« in einer Welt leben, als beschränkt und eindimensional.

## Auf den Punkt gebracht
## von Albert Einstein

*»Zwei Dinge sind unendlich: Das Universum und die menschliche Dummheit. Aber beim Universum bin ich mir nicht ganz sicher.«*

## 1.2    Die Kluft zwischen Wissen und Handeln

Mehr für die Gesundheit tun, gesund essen, sich mehr bewegen, häufiger ins Fitnessstudio gehen, nicht mehr rauchen und trinken: aus dem persönlichen Bereich wird jedem vertraut sein, dass es nicht immer gelingt, das Wissen um gute Gesundheit in Handeln umzusetzen. Auch im gesellschaftlichen Bereich ist der Weg von der Evidenz – also den wissenschaftlichen Nachweisen – in die Praxis nicht immer geradlinig, wie das Beispiel des Klimawandels zeigt.

Das Verhalten von Individuen wie auch das von Organisationen ist von einem breiten Spektrum von Faktoren abhängig, von denen Wissen nur einer unter vielen ist. Der Transfer von Evidenz in die Praxis zur Qualitätsentwicklung gesundheitlicher Versorgung hat sich zu einem eigenen Wissenschaftszweig mit zahlreichen aber empirisch nur ansatzweise überprüften Theorien entwickelt. Bislang ist die Evidenz für die Frage des Transfers von Evidenz in die Praxis noch recht lückenhaft.

Eine einfache Theorie der Veränderung geht davon aus, dass wissenschaftliche Erkenntnisse z.B. in Fachzeitschriften veröffentlich werden, auf diesem Wege zu den Praktikern gelangen und diese daraufhin ihre Vorgehensweisen verändern. Diese Theorie funktioniert in der Praxis eher nicht.[6] Weitergehende Theorien befassen sich mit den Annahmen und Haltungen von Individuen, andere mit den sozialen und ökonomischen Einflüssen der Umwelt.

Die Lerntheorie untersucht Faktoren, die erklären, warum Verhalten verändert bzw. beibehalten wird. Die Motivation zur Verhaltensänderung wird danach durch positive Konsequenzen, Verstärkung, Bestätigung, Belohnung gefördert. Als wenig wirksam gelten Bestrafung und Kritik. Der Effekt der positiven Verstärker hängt davon ab, wie erstrebenswert diese Verstärker für die Person sind, die sie erhalten. Gelingt es nicht, Motivation zu erzielen, ist die Wahrscheinlichkeit für Verhaltensänderungen gering.

Veränderungskonzepte wie Audit, Feedback, Fee-for-service, Beitragsermäßigungen stützen sich auf Elemente von Lerntheorien. Das Fazit einer systematischen Übersichtsarbeit des NHS Centre for Reviews and Dissemination lautet, dass zwar manche Methoden in manchen Situationen wirksam sind, aber keine Methode in allen Situationen.[6]

---

6 NHS Centre for Reviews and Dissemination 1999

Lerntheorien mögen danach unmittelbar das Verhalten der Deutschen Gesellschaft für Orthopädie und Orthopädische Chirurgie sowie des Berufsverbandes der Ärzte für Orthopädie in der Frage der Behandlung der Kniegelenksarthrose erklären: obwohl seit der Veröffentlichung einer Studie am 11. Juli 2002 bekannt war, dass die operative Knorpelglättung und die Gelenkspülung nicht besser wirken als Plazebo[7], hielten beide Fachgesellschaften ihre Empfehlung für den Eingriff in einer Leitlinie vom April 2002[8] bis zum August 2008 aufrecht. Der Wegfall eines lukrativen Tätigkeitsbereiches ist eine Konsequenz, die nicht zur Verhaltensänderung motiviert. Ebenso einleuchtend ist der Sachverhalt, dass der Verband klassischer Homöopathen Deutschlands e.V. (*www.vkhd.de*) die vorhandene Evidenz zur – fehlenden – Wirksamkeit der Homöopathie über Plazeboeffekte hinaus nicht in die Praxis umsetzt: er müsste dann seinen Mitgliedern mitteilen, dass alles ein großer Irrtum war und sich auflösen.

Modelle der *sozialen Kognition* befassen sich mit den Annahmen, Wahrnehmungen und Abwägungen von Vorteilen (benefit) und mit Barrieren für Verhaltensänderungen, mit Haltungen anderer wichtiger Personen und der Selbstwirksamkeit, also dem Glauben an die eigene Fähigkeit, ein bestimmtes Verhalten zu entwickeln. Hierzu zählt das Modell der Stadien der Veränderungsbereitschaft von Prochaska[9]. In dem Modell der Diffusion von Innovationen von Rogers [10] werden Personen nach ihrer Veränderungsbereitschaft in »innovators, early adopters, early majority, late majority und laggards« unterteilt und danach differenzierte Vorgehensweisen für erwünschte Veränderungen entwickelt.

Modelle der *Organisationsentwicklung* fokussieren nicht auf Individuen sondern auf Organisationen, von denen ebenfalls angenommen wird, dass diese Veränderungsprozesse in verschiedenen Phasen durchlaufen. So unterscheidet das Modell von Lewin drei Phasen[11]. Unfreezing geht von der Einsicht aus, dass es so wie bisher nicht weitergehen kann. Changing bedeutet die Realisierung der notwendigen Veränderungen und Refreezing deren Stabilisierung durch neue Haltungen, Unterstützung und Verstärkung.

Das Fazit dieses Abschnitts soll lauten, dass der Weg der Evidenz in die Praxis wissenschaftlich begründete Konzepte für die Gestaltung der erforderlichen Prozesse erfordert. Lücken in der Umsetzung sollten nicht beklagt, moralisch bewertet oder als persönliche Verfehlung gedeutet, sondern wissenschaftlich analysiert und geschlossen werden.

### Vertiefung

■ *NHS Centre for Reviews and Dissemination (1999). Getting evidence into practice http:// www.york.ac.uk/inst/crd/ehcb.htm. Ein immer noch anregender und hilfreicher Überblick über evidenzbasierte Methoden Wissen zu verbreiten und zu implementieren.*

■ *Database of Abstracts of Reviews of Effects (DARE) http://www.crd.york.ac.uk/crdweb/Home. aspx?DB=DARE. Datenbank wissenschaftlich überprüfter wirksamer oder auch unwirksamer Verbreitungsmethoden.*

---

7 Moseley 2002
8 Dt. Ges. f. Orthopädie und orthopäd. Chirurgie + BV d. Ärzte f. Orthopädie 2002
9  Prochaska und DiClemente 1982
10 Rogers 1995

---

11 Lewin 1963

## 1.3 Zweifel und Skepsis als Motor für wissenschaftlichen Fortschritt

*"In God we trust; all others must show data".*
W. Edwards Deming

*«It's a capital mistake to theorize before one has data. Insensibly one begins to twist facts to suit theories, instead of theories to suit facts."*
Sherlock Holmes[12]

Wissenschaftlicher Fortschritt lebt von Zweifel und Skepsis.

Der Aderlass als therapeutische Maßnahme wurde über mehr als 2000 Jahre nicht – oder nicht ernsthaft genug – in Frage gestellt. Eine Generation von Ärzten und Heilern reichte diese Methode als Erfahrungswissen an die nächste Generation weiter. Im Jahr 1809 stellte der englische Militärarzt Alexander Hamilton die Annahme der Heilwirkung in Frage und wies mit einem einfachen vergleichenden Versuch den todbringenden Effekt des Aderlasses nach.[13] Guten Glaubens haben Ärzte allein mit dem Aderlass eine nicht bezifferbare aber hohe Zahl der sich ihnen anvertrauenden Menschen geschädigt und getötet. Auch heute kann es immer wieder lohnend sein, allgemein anerkanntes Wissen zu bezweifeln und nach den Grundlagen und wissenschaftlichen Belegen der Annahmen zu fragen. Ganz im Sinne der Abbildung 1.2 lebt wissenschaftlicher Fortschritt nicht nur von der Untersuchung bislang unbeantworteter Fragen sondern auch von der Prüfung von nicht in Frage gestellten Antworten. In der Medizin wie auch in Public-Health gibt es keine endgültige Wahrheiten. Gängige Theorien und Vorgehensweisen spiegeln im günstigen Fall den Stand der wissenschaftlichen Erkenntnis wieder, im ungünstigen Fall hinken sie hinterher oder liegen gar im Widerspruch zum wissenschaftli-

*Abbildung 1.2 Epidemiologisches Denken*
*Nicht in Frage gestellte Antworten sind genauso wichtig wie unbeantwortete Fragen*
*© S. Harris*

chen Erkenntnisstand. Bei näherem Hinsehen erweist sich die empirisch-wissenschaftliche Begründung vieler Theorien und Vorgehensweisen in der Medizin sowie in Public-Health als noch recht schmal, nicht selten als unzureichend. Dies dürfte auch für andere Disziplinen wie z.B. die Pflege und die Soziale Arbeit gelten.

## 1.4 Fehlschlüsse durch unsystematische Beobachtung, Autoritäten und fehlende Skepsis

### Auf den Punkt gebracht

*Vor 2500 Jahren warnte Hippokrates: »Die Erfahrung allein ist eine gefährliche Lehrmeisterin. Die durch sie bloß allein geleitet Arzneikunst treiben, stürzen die Kranken leicht ins Grab«.*

Erfahrung ist das Wissen, das aus der Beobachtung von Einzelfällen gewonnen wird. Die Verallgemeinerung von Erfahrungen hat in der Vergangenheit häufig zu falschen Annahmen über die Wirksamkeit von Behandlungen geführt. Erfahrungen führen zu Hypothesen. Hypothe-

---

12 Doyle 1892, S. 53022
13 Milne und Chalmers 2002 b

sen müssen mit geeigneten Methoden geprüft werden.

Der kanadische Arzt und Ethiker Arthur Schafer schrieb im Jahr 1982:

*"If the study of the history of medicine teaches us anything, it is that clinical judgement without the check of scientific controls is a highly fallible compass."* [14]

Die Geschichte der Medizin ist nicht zuletzt eine Geschichte von Irrtümern. Der größte Teil des vor 100 Jahren gültigen Wissens über Therapieverfahren hat sich als falsch erwiesen. Die wenigsten der damals anerkannten Behandlungsmaßnahmen führen tatsächlich zu Besserung oder Heilung, wie das Merck Manual [15] aus dem Jahr 1899 eindrucksvoll dokumentiert (Abbildung 1.3). Wesentlich für den Fortschritt der Medizin war der Zuwachs an naturwissenschaftlich-medizinischem Wissen. Entscheidend wichtig war aber auch die Entwicklung von Methoden, mit denen die Wirksamkeit von Behandlungsverfahren verlässlich gemessen und Irrtümer erkannt werden konnten. Mit der randomisierten Studie wurde gerade erst Ende der 1940er Jahre eine Methode etabliert, die den fairen Vergleich zwischen zwei Behandlungsverfahren ermöglicht. Vom Beginn der Medizin in der Vorzeit bis dahin bestand die Legitimation medizinischen Handelns aus der Verallgemeinerung von Einzelfällen in Verbindung mit der vorherrschenden Theorie. Beobachtete Behandlungseffekte an einem oder mehreren Patienten in Verbindung mit plausiblen pathophysiologischen Erklärungen bildeten das Fundament der Medizin bis in die 1940er Jahre. Fast alles, was damals für richtig erachtet wurde, war – wie wir heute wissen – falsch.

Auch heute noch neigen einige Ärzte dazu, der Intuition bei der medizinischen Entscheidungsfindung eine große Bedeutung zuzumessen. Intuition ist zu verstehen als die – weitgehend unbewusste – Zusammenführung vielfältiger erfahrungsgeprägter Eindrücke zu wieder erkennbaren Mustern (»pattern recognition«), die zu verkürzten Handlungsroutinen führen. [16] So verstanden ist Intuition ein wichtiger Bestandteil ärztlicher Tätigkeit z.B. beim Erstellen einer ersten vorläufigen Diagnose. Intuition ist jedoch ungeeignet für die Messung der Wirksamkeit einer Behandlung. Verzerrungen drohen u.a. durch selektive Wahrnehmung, Suche nach Bestätigung, »subjektive Statistik« und Wunschdenken. Intuitive Annahmen und Entscheidungen sind stets zu reflektieren und zu prüfen, weil die Zuverlässigkeit der Mustererkennung mit dem Grad der Kontrolle in einer Situation korreliert: je weniger Kontrolle und je größer die Unsicherheit einer Situation, desto größer das Ausmaß an illusionärer (V)Erkennung – man sieht Dinge, die nicht real sind, was gerade in der Medizin nicht ungefährlich ist. [17]

Um die Wissenschaftlichkeit von Medizin wurde schon im frühen 19. Jahrhundert innerhalb der Pariser Ärzteschaft gestritten. Den Anhängern der unsystematischen Beobachtung traten die Befürworter der systematischen Untersuchung gegenüber. Letztere befürworteten die Ergänzung der aus klinischer Erfahrung gewonnenen Erkenntnisse um die »numerische Methode« – die Untersuchung medizinischer Sachverhalte mit Hilfe des präzisen, vergleichenden Beobachtens, der Aggregation (Anhäufung) von Patientendaten und der Anwendung von statistischen und mathematischen Methoden. Noch heute pflegen manche Ärzte eine Abneigung gegen systematische Studien und statistische Auswertungen, da sie unpersönlich und irrelevant für den immer einzigartigen Patienten seien – ein grundlegender, auf (Aus-)Bildungslücken beruhender Irrtum.

---

14 Schafer 1982
15 Merck's Manual 1899

16 Gigerenzer 2007
17 Whitson und Galinsky 2008

## Vor 100 Jahren – Merck Manual 1899

Die erste Auflage des Merck Manual, einem Lehrbuchs der Medizin, erschien 1899.[15] Im Teil »Behandlungsindikationen« wurden die Therapieverfahren aufgezählt, die für die jeweilige Krankheit als wirksam anerkannt waren. Das Buch stützte sich auf die »aktuellsten autoritativen Quellen« (»compiled from the most authoritative sources«), auf die anerkannten Experten und Meinungsführer des jeweiligen Fachgebietes. Das Merck Manual von 1899 fasste den Stand des medizinisch-therapeutischen Wissens der damaligen Zeit für die praktisch tätigen Ärzte zusammen (»A ready reference pocket book for the practicing physician«). Für den Diabetes mellitus beispielsweise wurden 68 Behandlungen aufgelistet. (Abbildung 1.3) Die Therapien reichen von A (Acetanilid) bis Z (Zinkvalerianat). Heute wissen wir, dass keines

| Diabetes Mellitus. | |
|---|---|
| *CAUTION: The urine of patients taking salicylic acid gives Trommer's test for sugar.* | Glycerinophosphates. Gold Bromide. Gold Chloride. Guaiacol. |
| Acetanilid. | Hemo-gallol: efficacious hematinic in anemic cases. |
| Acid, Arsenous. | Hydrogen Dioxide. |
| Acid,Gallic, with opium | Ichthalbin. |
| Acid, Lactic. | Iodoform. |
| Acid, Phosphoric, Diluted. | Iodole. |
| Acid, Phosphoric: to lessen thirst. | Iron: most useful along with morphine |
| Acidulated Water or Non-purgative Alkaline Water: for thirst. | Jaborandi. Jambul. Krameria. |
| Alkalies: alkaline waters are useful, when of hepatic origin, in obese subjects; and in delirium. | Levico Water. Lithium Carbonate or Citrate with Arsenic: if due to gout. Methylene Blue. |
| Almond Bread. Aloin. Alum. | Nux Vomica. Pancreatin: if due to pancreatic disease. |
| Ammonium Carbonate. Ammonium Citrate. Ammonium Phosphate. Antipyrine. Arsenic Bromide. | Pilocarpine Hydrochlorate. Potassium Bromide. Purgatives, Restricted Diet and Exercise: if due to high living and sedentary habits. |
| Arsenic: in thin subjects. | Quinine. Rhubarb. |
|  | Saccharin: as a harmless sweetener in place of sugar. |
| Belladonna: full doses. | Salicylates. |
| Calcium Lactophosphate. | Salines. Saliformin. |
| Calcium Sulphide. | Salol. |
| Codeine: a most efficient remedy; sometimes requires to be pushed to the extent of 10 grn. or more per diem. | Skim-Milk Diet. Sodium Bicarbonate. Sodium Carbonate: by intravenous injection in diabetic coma. |
| Colchicum and Iodides. | Sodium Citrate. |
| Creosote. | Sodium Phosphate: as purgative. |
| Diabetin. Diet. Ergot. Ether. Exalgin. | Sozoiodole-Sodium. Sulfonal. Thymol. Transfusion. Uranium Nitrate. |
| Glycerin: as remedy. | Zinc Valerianate. |

*Abbildung 1.3  Eine lange Liste von Irrtümern – anerkannte Behandlungen des Diabetes mellitus im Jahr 1899*

der angegebenen Therapieverfahren eine günstige Wirkung auf den Krankheitsverlauf des Diabetes mellitus gehabt hat. Einige Therapien waren mit Sicherheit schädlich: so ist Acetanilid eine toxische Substanz, die heutzutage als Sondermüll zu entsorgen ist. Andere Therapien waren zwar ebenfalls nicht nützlich aber immerhin ungefährlich.

## Ausgewählte Irrtümer der Medizin

Die Liste der Behandlungsverfahren, denen die Medizin fälschlicherweise mehr Nutzenpotenzial als Schadensrisiken unterstellte, ist lang.

Anzumerken ist hier, dass es der Anwendung wissenschaftlicher Methoden zu verdanken ist, dass Irrtümer aufgedeckt und korrigiert werden.

- Aderlass – das Allheilmittel der Humoralpathologie, anerkannt und angewandt über mehr als 1.500 Jahre, Schädlichkeit erwiesen 1809.
- (Fast) alle im Roman »Zauberberg« (Thomas Mann) beschriebenen Therapien bei Tuberkulose.
- Abwehrfermente als Methode zur Diagnostik vieler Krankheiten, verbunden mit dem Namen des Physiologie-Professors Emil Abderhalden[18] »in Mode« Anfang bis Mitte des 20. Jahrhunderts.
- Insulinkoma bei Schizophrenie, Anwendung 1933 bis ca. 1957.
- Unterbindung der Arterio mammaria interna (Herzkranzarterie) zur Behandlung der Angina pectoris, Schädlichkeit erwiesen 1959.[19]
- Sauerstoffgabe für Frühgeborene. Schädigung der Netzhaut mit der Folge von Sehbehinderung und Erblindung.
- Operation der verengten Halsschlagader bei Fehlen von Symptomen, Schädlichkeit erwiesen 1988.[20]

18 Köbberling 2006
19 Cobb et al. 1959
20 North American Symptomatic Carotid Endarterectomy Trial Collaborators (1991)

- Behandlung von Herzrhythmusstörungen nach Herzinfarkt mit Flecainid (Tambocor®), in Gebrauch 1970 bis 1989 – die Substanz unterdrückt Herzrhythmusstörungen, erhöht aber das Mortalitätsrisiko.[21]
- Bettruhe bei Rückenschmerzen – seit Hippokrates bis in die 90er Jahre des 20. Jahrhunderts.
- Juli 2002 Glättung des Knorpels im Rahmen einer Gelenksspiegelung (Arthroskopie) bei Kniegelenksarthrose.[22]
- Juli 2002 Hormongabe in den Wechseljahren zur Prävention von Gefäßerkrankungen.[23]
- 2004 Kortikosteroide bei Schädel-Hirn-Trauma – Sterblichkeit erhöht, nicht erniedrigt.[24]
- 2007 Kein gesundheitlicher Mehrwert durch Vitaminpräparate.[25]
- 2007 Implantation von Gefäßprothesen (Stents) bei beschwerdefreien Patienten nach Herzinfarkt – kein Vorteil gegenüber alleiniger Behandlung mit Medikamenten.[26]

## Vertiefung
### Georg Christoph Lichtenberg (1742-1799)

*Lichtenberg ist ein hervorragender Vertreter einer konstruktiv-skeptischen Grundhaltung. Dies kommt in seinen Aphorismen (philosophische Gedankensplitter) zum Ausdruck. Weitere Vertiefung incl. Links zu Volltexten:*
*www.lichtenberg-gesellschaft.de*

- *Man soll alle Dinge im Leben mindestens einmal bezweifeln.*
- *Dinge zu bezweifeln, die ganz ohne weitere Untersuchung jetzt geglaubt werden, das ist die Hauptsache überall.*
- *Es ist unmöglich, die Fackel der Wahrheit durch*

*ein Gedränge zu tragen, ohne jemandem den Bart zu versengen.*
- *Nichts setzt dem Fortgang der Wissenschaft mehr Hindernis entgegen, als wenn man zu wissen glaubt, was man noch nicht weiß. In diesen Fehler fallen gewöhnlich die schwärmerischen Erfinder von Hypothesen.*[27]

### Skepsis trainieren

- Gerd Gigerenzer (2004). Das Einmaleins der Skepsis. Über den richtigen Umgang mit Zahlen und Risiken.
- Kathrin Passig, Aleks Scholz (2007). Lexikon des Unwissens. Worauf es bisher keine Antwort gibt.
- Jürgen Bortz, Nicola Döring. Forschungsmethoden und Evaluation für Human- und Sozialwissenschaftler. 4. Auflage. Springer Verlag, 2006. *Gute Vermittlung empirisch-wissenschaftlicher Denk-, Handlungs- und Untersuchungsweisen. Weitgehender Verzicht auf mathematische Formeln.*
- Myth Busters www.chsrf.ca/mythbusters/html/myth22_e.php
- Keine Panik: Diese Krebsrisiken sind widerlegt. Krebsinformationsdienst www.krebsinformationsdienst.de/themen/risiken/mythen.php

### Unter dem Deckmantel der Wissenschaft: Schlagzeilen und Wirklichkeit

*Eine Flasche Wein am Tag stoppt Krebswachstum, es geht aber auch gesünder – Schlagzeile Deutsches Ärzteblatt online 31. 10. 2007*
*www.aerzteblatt.de/nachrichten/30313)*
Die chemische Substanzgruppe der Polyphenole bewirkt in niedriger Dosierung die Förderung und in höherer Dosierung die Hemmung von Gefäßneubildungen. Wissenschaftler der Universität von Angers stellten dies an lebenden Ratten fest. Daraus leiteten sie die – begründete

21 CAST 1991
22 Moseley et al. 2002
23 Writing Group for the Women's Health Initiative Investigators 2002
24 CRASH trial collaborators 2004
25 Bjelakovic et al. 2007
26 Boden et al. 2007

27 zitiert nach Köbberling 2006

– Hypothese ab, dass Phenole in niedriger Dosierung möglicherweise Ischämien (Durchblutungsmangel) am Herzmuskel verhindern und in hoher Dosierung das Tumorwachstum hemmen können. Phenole sind in Rotwein, grünem Tee, und Trauben enthalten (*www.fasebj.org/cgi/content/abstract/21/13/3511*). Dieser Tierversuch ist nicht direkt auf den Menschen übertragbar.

*»Alzheimer: Currywurst gegen das Vergessen«* – *Schlagzeile SPIEGEL-online 19. 04. 2004 www.spiegel.de/wissenschaft/mensch/0,1518,296005,00. html)*

Auf der Jahrestagung 2004 der Amerikanischen Physiologischen Gesellschaft in Washington berichtete Giovanni Scapagnini vom Institut für Neurowissenschaften in Catania über einen Versuch an Kulturen unterschiedlicher Hirnzellen von Ratten mit Curcumin. Wenn Gliazellen – eine bestimmte Art von Hirnzellen, die eine entscheidende Rolle bei der Versorgung der Nervenzellen spielen – dem Curryfarbstoff ausgesetzt wurden, bildeten diese mehr vom Schutzstoff HO-1 als ohne Curcumin. Die Studie ergab somit Hinweise darauf, dass Curcumin möglicherweise die Nervenzellen schützt.

Kommentar: Der Versuch an Zellkulturen von Ratten ist nicht direkt auf den Menschen übertragbar. Im Versuch geht es um einen bestimmten Bestandteil einer Currygewürzmischung, welcher direkt auf die Zellen aufgetragen wurde. Die Idee mit der Currywurst und der Schutzfunktion bei Menschen zeugt von Fantasie und Witz aber weniger von gutem Wissenschaftsjournalismus.

## 1.5   Interessenkonflikte als Problem für die Wissenschaft(lichkeit)

Interessenkonflikte sind eine Gefahr für die Wissenschaft, weil sie das Urteilsvermögen beeinträchtigen können.

Weithin anerkannt ist die Definition des amerikanischen Institute of Medicine.

### Definition

*Conflicts of interest are defined as circumstances that create a risk that professional judgments or actions regarding a primary interest will be unduly influenced by a secondary interest.*[28]

Interessenkonflikte sind nach dieser Definition Sachverhalte, die ein Risiko schaffen, professionelles Urteilsvermögen oder Handeln, das sich auf ein primäres Interesse bezieht, unangemessen durch ein sekundäres Interesse zu beeinflussen.

So ist das primäre Interesse ärztlichen Handelns das Wohl des Patienten und die dafür erforderliche bestmögliche Behandlung. Ein sekundäres Interesse mit unangemessener Wirkung auf das Patientenwohl können finanzielle Anreize sein, die dem Arzt eine Behandlung attraktiv erscheinen lassen, welche nicht die bestmögliche ist.

### Urteilsvermögen

Professionelles Urteilsvermögen bezieht sich auf die Fähigkeit von Angehörigen der Gesundheitsberufe, medizinisches und gesundheitliches Wissen und die Wissensfortschritte objektiv, unverzerrt und zum Vorteil der Gesundheit des einzelnen Patienten zu bewerten und anzuwenden. Im Bereich der Forschung geht es um die Fähigkeit, relevante Fragen zu stellen und valide, unverzerrte Ergebnisse durch ergebnisoffene wissenschaftliche Tätigkeit zu erstreben. Das professionelle Urteilsvermögen dient dem Patientenwohl und somit der Verwirklichung ethischer Werte und ist darauf bezogen nicht unabhängig. Professionelles Urteilsvermögen ist keine Fähigkeit, die einmal erworben wird und für alle Zukunft sicher erhalten bleibt. Es handelt sich vielmehr um einen kontinuierlichen Prozess der Aneignung und Erhaltung. Die Gefahr der Beeinträchtigung bzw. unangemessen Beeinflussung des Urteilsvermögens ist

---

28 Institute of Medicine 2009, S-4

allgegenwärtig. Ein Interessenkonflikt besteht dann, wenn diese Gefahr vernünftigerweise angenommen werden kann. Dies ist dann der Fall, wenn sich in der Vergangenheit gezeigt hat, dass ein zur Diskussion stehendes sekundäres Interesse bereits zur Beeinträchtigung geführt hat. Eine Beeinträchtigung des Urteilsvermögens kann sich z.B. zeigen:

- in einer einseitigen und verzerrenden Abwägung von Argumenten und Sachverhalten
- in der Vermeidung wichtiger Fragen
- in fehlender Ernsthaftigkeit in der Suche nach Wahrheit und
- in der Unfähigkeit, die Dinge zu sehen, wie sie wirklich sind.

### Primäres Interesse

Das primäre Interesse entspricht dem originären Anliegen der Berufsausübung. Für Angehörige von Gesundheitsberufen ist es das Wohl der Patienten. Für den in der medizinischen Versorgung tätigen Arzt handelt es sich um die bestmögliche Behandlung des einzelnen Patienten. Für den medizinischen Forscher ist es das Erzielen valider, zutreffender Forschungsergebnisse für einen Wissensfortschritt zum Wohl und Nutzen von Patienten und Bevölkerung.

Primäre Interessen sind von der Art der professionellen Tätigkeit abhängig und werden häufig in Leitbildern von Organisationen dargelegt, für Ärzte zum Beispiel in der Genfer Deklaration des Weltärztebundes, in der es unter anderem heißt: *»Die Gesundheit meines Patienten soll oberstes Gebot meines Handelns sein«* oder in der Berufsordnung der Bundesärztekammer *»Die Erhaltung und Wiederherstellung der Gesundheit meiner Patientinnen und Patienten soll oberstes Gebot meines Handelns sein«.*

### Sekundäres Interesse

Das sekundäre Interesse ist definiert als ein Sachverhalt, der das Urteilsvermögen in Hinblick auf das primäre Interesse beeinträchtigen kann.

Zwei Dinge sind hervorzuheben:

- der Sachverhalt kann das Urteilsvermögen beeinträchtigen, muss es aber nicht tatsächlich tun. Ein Interessenkonflikt liegt also auch dann vor, wenn das Urteilsvermögen nicht beeinträchtigt ist. Ein Interessenkonflikt ist daher auch nicht am Ergebnis einer Beurteilung oder Bewertung fest zu machen.
- Interessenkonflikt ist ein Zustand und nicht etwa – wie häufig angenommen – das Ergebnis einer Handlung oder ein verzerrtes Urteil oder eine verzerrte Bewertung.

Interessenkonflikt hat also nichts damit zu tun, ob sich eine Person beeinflusst fühlt oder nicht.

Nicht zu vereinbaren mit der hier dargelegten Definition ist der »gefühlte Interessenkonflikt« – wenn Betroffene ihre Auskunft über Interessenkonflikte darauf stützen, ob sie das Gefühl haben, einen Interessenkonflikt zu haben bzw. unangemessen beeinflusst zu werden.

Sekundäre Interessen können folgende Form annehmen:

- materiell
- psychologisch
- sozial

Die drei Formen sind nicht streng zu trennen. Am leichtesten zu erfassen sind die materiellen sekundären Interessen, aber häufig auch am leichtesten zu verbergen. Ein psychologisches sekundäres Interesse stellt z.B. die Förderung des Selbstwertgefühls durch materielle und persönliche Zuwendung dar. Ein soziales sekundäres Interesse besteht z.B. im beruflichen Fortkommen.

Die Herausgeber von PLoS Medicine haben für nicht-finanzielle Interessenkonflikte, die sie auch als »private Interessenkonflikte« bezeichnen, kürzlich eine Unterscheidung in persönliche, politische, ideologische und religiöse Interessenkonflikte vorgeschlagen.[29]

---

29 The PLoS Medicine Editors 2008

## Unangemessene Beeinflussung

Unangemessene Beeinflussung erfolgt, wenn professionelles Urteilsvermögen in eine Richtung beeinflusst wird, die von den primären Interessen der Profession abweicht. Ärzte sind z.B. als Verschreiber von Arzneimitteln zahlreichen Formen der Beeinflussung ausgesetzt.[30] Diese Beeinflussung hat in vielen Fällen zu einer verzerrten Bewertung von Arzneimitteln geführt, was für das primäre Interesse der bestmöglichen Patientenbehandlung abträglich ist.

Gezielte Beeinflussung stützt sich auf die Prinzipien Freundschaft und Reziprozität.

Personen, zu denen wir eine freundschaftliche Beziehung spüren, erfüllen wir Bitten gerne. Das Abschlagen einer Bitte fällt schwer. Pharma-

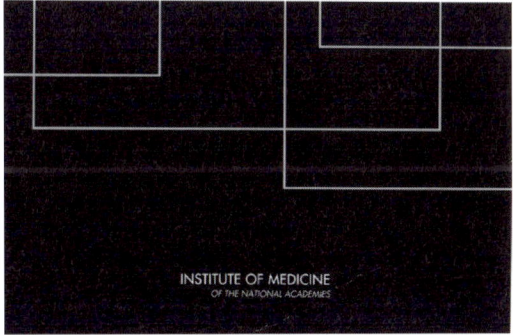

*Abbildung 1.4 Interessenkonflikte in der Medizin. Bericht des Institute of Medicine.*

vertreter werden systematisch darin ausgebildet, eine Beziehung zum Arzt aufzubauen, die dieser als freundschaftlich empfindet.[31]

Die Reziprozitätsregel besagt, dass wir uns für Gefälligkeiten, Geschenke, Einladungen und dergleichen zu revanchieren haben.[32] Diese Regel ist tief in allen menschlichen Gesellschaften verwurzelt. Sie ist eine Voraussetzung für sozialen Fortschritt, indem sie Vertrauen gegenüber Mitmenschen schafft und dadurch Gruppenbildung, Arbeitsteilung und die Errichtung von Systemen der gegenseitigen Hilfeleistung ermöglicht. Reziprozität stellt erlerntes und durch die Sozialisation verfestigtes Verhalten dar. Es handelt sich um eine fest etablierte soziale Norm. Der Verstoß gegen die Regel wird sanktioniert. Wer nur nimmt und nicht gibt oder auf Dauer mehr nimmt als gibt, wird geächtet. Die Regel scheint so tief im Menschen verwurzelt zu sein, dass ein Nichtbefolgen eine erhebliche bewusste Anstrengung erfordert und selbst dann nicht immer gelingt.[33] Diese Erkenntnisse gelten natürlich auch z.B. zwischen Pharmavertretern und Angehörigen der Gesundheitsberufe.

## Besonders hervorzuheben sind hierbei folgende Erkenntnisse:

- ▇ Die Reziprozitätsregel funktioniert weitgehend unabhängig von der Größe der Gabe – auch kleine Gaben veranlassen zu Gegengaben, die teils im Wert unverhältnismäßig sind. Es gibt keinen Schwellenwert, unter dem eine Beeinflussung deutlich weniger wahrscheinlich oder gar auszuschließen ist.[34] [35]
- ▇ Falsch ist die verbreitete Annahme, dass Geschenke ihre Wirkung über eine bewusste Entscheidung des Beschenkten erlangen. Die Regel funktioniert auch unbewusst.

30 Moynihan 2003

31 Fugh-Berman und Ahari 2007
32 Cialdini 2007
33 Sagarin et al. 2002
34 Dana und Loewenstein 2003
35 Grande et al. 2009

■ Die Regel funktioniert unabhängig von der
Sympathie, die der Empfänger für den Ge-
ber empfindet – wir fühlen uns auch Personen verpflichtet, die wir nicht mögen.[34]

■ Personen, die sich der Reziprozitätsregel
bewusst sind, sich aber als resistent oder
nicht beeinflussbar wahrnehmen, sind sogar
besonders anfällig für Beeinflussung. Dies
liegt daran, dass sich die »Illusion der Unver-
wundbarkeit« (das Gefühl, nicht beeinflussbar zu sein) als unzureichender Widerstand
gegen Beeinflussungsversuche manifestiert.[35]

### Vertiefung

■ *Klemperer D. Interessenkonflikte: Gefahr für das
ärztliche Urteilsvermögen. Deutsches Ärzteblatt,
3.10.2008  www.aerzteblatt.de/v4/archiv/artikel.
asp?id=61694*

■ *Rubrik Einflussnahme der Pharmazeutische Industrie in www.forum-gesundheitspolitik.de*

■ *Website www.interessenkonflikte.de*

# 2 Epidemiologie und Forschungsmethoden

## 2.1 Einleitung

**Auf den Punkt gebracht**

*Epidemiologie ist eine Disziplin zur Untersuchung der Bevölkerungsgesundheit. Mit epidemiologischen Methoden werden Verteilungsmuster von Krankheiten, Gesundheitsproblemen und Risikofaktoren aufgespürt und erklärt. Bevölkerungsbezogene (Public-Health-) Interventionen sollen die Probleme mindern oder lösen.*

In diesem Abschnitt sollen Vorgehensweisen und Methoden vorgestellt werden, die es ermöglichen, sich mit Fragen von Gesundheit und Krankheit wissenschaftlich auseinanderzusetzen.

Die Epidemiologie ist eine Methodenlehre zur Messung und Erklärung der Gesundheit einer Bevölkerung. Mit geeigneten Forschungsmethoden und Studienformen lassen sich Zusammenhänge zwischen Umwelteinwirkungen und Gesundheit – wie z.B. Handystrahlung und Hirntumoren – untersuchen aber auch die Frage nach der Wirksamkeit medizinischer Behandlungen.

Die Kenntnis von Forschungsmethoden ist nicht nur für die Durchführung von Forschung notwendig. sondern auch zur Beurteilung und kritischen Bewertung von Forschungsergebnissen. Täglich werden neue Forschungsergebnisse gemeldet – eine kritische Bewertung ist ohne Methodenwissen nicht möglich. Methoden der Epidemiologie bieten auch die Möglichkeit, die Wirksamkeit von präventiven und gesundheitsfördernden Maßnahmen zu erfassen.

Mit dem Ziel, wissenschaftliches Denken und rationale Problemlösungsfähigkeiten zu fördern, wurde in den USA ein Epidemiologie-Curriculum für Schüler ab zehn Jahren erstellt

– »Detectives in the classroom« (www.montclair.edu/detectives).

## 2.2 Was ist Epidemiologie?

Epidemiologie ist eine wissenschaftliche Disziplin, die sich mit Prinzipien und Methoden der Gewinnung von Informationen über die Bevölkerungsgesundheit befasst. Der Begriff Epidemiologie stammt aus dem Griechischen und bedeutet: die Lehre bzw. die Untersuchung (logos) von dem, was auf (epi) dem Volk (demos) liegt. Ursprünglich ging es um die Untersuchung des massenhaften Auftretens von Infektionskrankheiten (Epidemien, Seuchen), heutzutage aber generell um Krankheit verursachende und Gesundheit fördernde Faktoren. Im Blickpunkt von Epidemiologie und Public-Health steht die Gesundheit von Bevölkerungsgruppen oder ganzen Bevölkerungen – anders als in der Medizin, in der es um die Gesundheit bzw. Krankheit des einzelnen Patienten geht. Beide Sichtweisen ergänzen sich. Mit den Methoden der Epidemiologie werden Erkenntnisse über die Einflussfaktoren auf die Gesundheit von Populationen gewonnen. Public-Health ist die wissenschaftliche Disziplin, die diese Erkenntnisse zur Verbesserung der Gesundheit nutzt.

**Definition von Epidemiologie**

*The study of the distribution and determinants of health-related states or events in specified populations, and the application of this study to control health problems.*[36]

*Die Untersuchung der Verteilung und der Determinanten von Gesundheitszuständen in bestimmten Populationen und die Anwendung des dabei gewonnenen Wissens zur Kontrolle von Gesundheitsproblemen.*

36 Last 2001

Diese Definition enthält die grundlegenden Ideen der Epidemiologie.

■ Die Untersuchung der Verteilung von Gesundheit und Krankheit.

■ Dafür werden beispielsweise Krankheitsfälle oder Todesfälle und Todesursachen gezählt oder die Lebenserwartung festgehalten. In jedem Fall handelt es sich um Gesundheitsmaße.

■ Der Vergleich von Gesundheitsmaßen in unterschiedlichen Populationen.

■ Es geht um die Frage, ob sich Gesundheitsmaße (z.B. Krankheitshäufigkeiten) in unterschiedlichen Bevölkerungsgruppen unterscheiden. Populationen können definiert sein durch Merkmale wie Alter, Geschlecht, soziale Schicht, ethnische Zugehörigkeit oder Wohnregion.

■ Determinanten für Gesundheit und Krankheit untersuchen. Determinanten sind Faktoren, die ursächlich auf die Gesundheit einwirken. Das Spektrum der Determinanten ist breit und reicht von genetischen Faktoren über Gesundheitsverhalten bis hin zum Angebot an Lebensmitteln und gesetzlichen Regelungen zu Alkoholkonsum.

Im folgenden Abschnitt werden diese Prinzipien der Epidemiologie an der Choleraepidemie in London 1854 und an dem Neuauftreten von AIDS in Los Angeles 1981 dargelegt. Epidemiologie ist eine multiprofessionelle Disziplin und nutzt ein breites Spektrum von Theorien und Methoden der biomedizinischen Wissenschaften (z.B. Pathologie, Mikrobiologie, Immunologie, klinische Medizin), der Sozialwissenschaften (Psychologie, Soziologie, Politikwissenschaften) und der quantitativen Disziplinen (Mathematik, Statistik, Demographie).[37]

Statistische Methoden werden – nicht nur in der Medizin – häufig mit Skepsis betrachtet, wie es in dem folgenden, Mark Twain zugesprochenen Zitat zum Ausdruck kommt:

*"There are three kinds of lies: lies, damn lies, and statistics."*[38]

Einer der großen Epidemiologen und Statistiker des 20. Jahrhunderts, Fred Mosteller, hält dem entgegen:

*"It is easy to lie with statistics, but easier to lie without them."*[39]

Es mag tatsächlich leicht sein, mit Statistiken zu lügen. Wissenschaftler sind sicherlich nicht generell immun gegenüber der Versuchung, Studien zu manipulieren und zu verfälschen, um Ergebnisse zu erzielen, die ihnen materielle oder soziale Vorteile erbringen.[40] Selbst das freie Erfinden von Studien kommt vor.[41] Aus diesem Wissen sollte jedoch keine generelle Ablehnung wissenschaftlichen Vorgehens folgen. Notwendig ist vielmehr, die Integrität von Forschung so weit wie möglich sicherzustellen. Dazu kann die strikte Anwendung von Regelwerken wie Gute Epidemiologische Praxis und Good Clinical Practice dienen sowie die Minderung von Interessenkonflikten und Fehlanreizen im Wissenschaftsbetrieb.[42]

---

37 Kleinbaum et al. 1982, S. 24

38 http://en.wikipedia.org/wiki/Lies,_damned_lies,_and_statistics
39 Fred Mosteller war einer der einflussreichsten Statistiker des 20. Jahrhunderts. www.jameslindalibrary.org/trial_records/20th_Century/1970s/bunker/bunker_biog.html
40 Fehlinformation und Manipulation – tiefe Einblicke in Marketingstrategien für Medikamente am Beispiel Gabapentin. http://forum-gesundheitspolitik.de/artikel/artikel.pl?artikel=1489
41 http://forum-gesundheitspolitik.de/artikel/artikel.pl?artikel=1515
42 Klemperer 2008 c

**Vertiefung**

- *Leon Gordis (2001).Epidemiologie. Verlag im Kilian.*
- *Ruth Bonita (2008). Einführung in die Epidemiologie. 2. Aufl. Huber-Verlag*
- *Englisch:*
- *Raj Bhopal (2002). Concepts of Epidemiology. Oxford University Press*
- *Auf der Supercourse-Website stellen Wissenschaftler aus vielen Ländern ihre Lehrmaterialien öffentlich zur Verfügung. Supercourse http://www.pitt.edu/~super1/index.htm*
- *Detectives in the Classroom www.montclair.edu/detectives – Epidemiologie für Schüler.*

## 2.3 Cholera und AIDS – zwei Beispiele aus der Praxis der Epidemiologie

Ursprünglich befasste sich Epidemiologie mit der Untersuchung und Kontrolle von Krankheitsausbrüchen (Epidemien). Dies wird hier an einem historischen Beispiel gezeigt – der Choleraepidemie in London im Jahr 1854 – und dem jüngeren Beispiel von AIDS.

### 1854 – die Cholera in London

Wir schreiben das Jahr 1854 und befinden uns in London im westlichen Distrikt Soho. Der August war heiß und einige Dutzend Bewohner waren in diesem Monat bereits an der Cholera verstorben. Cholera war damals eine verbreitete Krankheit. Es handelt sich um eine Infektionskrankheit, was damals aber noch nicht bekannt war – der Erreger, das Bakterium Vibrio cholerae, war noch nicht entdeckt. Die Krankheit tritt plötzlich und heftig auf und sie verbreitet sich schnell. Der Erreger bildet einen Giftstoff, der Durchfall und Erbrechen hervorruft mit Flüssigkeitsverlusten von mehr als zwanzig Litern. Austrocknung und Elektrolytverluste führen bei der Mehrzahl der Betroffenen innerhalb kurzer Zeit zum Tode, wenn sie nicht behandelt werden.

Am 31. August 1854 explodierte die Situation in Soho – im Umkreis weniger Wohnblocks traten allein an diesem Tag 54 neue Fälle von Cholera auf, bis zum nächsten Abend weitere 143 Fälle, 70 Menschen waren bereits gestorben. Die Gesundheitsbehörden diskutierten rund um die Uhr, fanden aber keine Lösungsmöglichkeiten. Die Ursache der Cholera war unbekannt, das vorherrschende Erklärungsmodell war die Miasma-Theorie, der zufolge die Krankheit durch üble, giftige Dünste verbreitet wurde. Der Cholera-Erreger wurde erst im Jahr 1883, also 29 Jahre später, von Robert Koch entdeckt.

John Snow, ein Arzt, der sich schon länger mit der Cholera beschäftigte, untersuchte die Situation akribisch. Er war kein Anhänger der vorherrschenden Miasma-Theorie sondern vermutete eine Übertragung durch Trinkwasser. Er ging von Haus zu Haus, erfragte und zählte die Krankheits- und Todesfälle und zeichnete sie in eine Karte von Soho (Abbildung 2.1). Eine Häufung von Todesfällen im Bereich der Broad Street fiel ihm ins Auge. In der Annahme, dass die Krankheit durch das Trinkwasser des

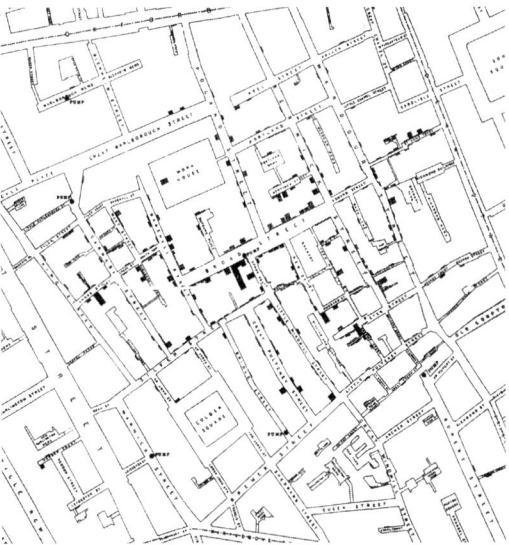

*Abbildung 2.1 Die Cholera in London, 1854. John Snows Karte von Soho. Quelle: Wikipedia.de*

dortigen Brunnens übertragen wurde, ließ er
den Brunnen durch Entfernen des Pumpen-
hebels stilllegen. Der Krankheitsausbruch kam
schlagartig zum Stillstand.[43] Das verunreinigte
Trinkwasser war als Ursache für den Choleraaus-
bruch erkannt – 30 Jahre bevor das Bakterium
entdeckt wurde.

Die von John Snow zur Lösung des Cholerapro-
blems gewählten Schritte zeigen die Grundmus-
ter epidemiologischer Forschung:

- Erkennen einer Häufung von Krankheits-
  fällen,
- Erkennen eines Verteilungsmusters durch
  Zählen, Zuordnen und Analysieren,
- Formulieren einer Hypothese zur Übertra-
  gung der Cholera,
- Intervention und damit Verifizierung der
  Hypothese.

**Vertiefung John Snow**

- *John Snow. On the Mode of Communication of
  Cholera. London: John Churchill, New Burling-
  ton Street, England, 1855 Volltext: http://www.
  ph.ucla.edu/epi/snow/snowbook.html Buch von
  John Snow aus dem Jahr 1855 über die Cholera
  in London im Jahr 1854*
- *Liste aller Publikationen von John Snow zur
  Cholera: http://matrix.msu.edu/~johnsnow/pub_-
  snowsreport1855.php*
- *Snows Publikationen und Berichte sind im Internet veröffentlicht, siehe z.B. The CIC Report
  http://matrix.msu.edu/~johnsnow/cholera.php*

**Los Angeles 1981 – die »Entdeckung« von
AIDS**

Am 5. Juni 1981 meldete Mortality and Morbidity Weekly, eine Zeitschrift der amerikanischen
*Centers for Disease Control and Prevention*, eine
auffällige Häufung von fünf Fällen einer seltenen Form der Lungenentzündung – der Pneumocystis carinii-Pneumonie – bei fünf bis dahin

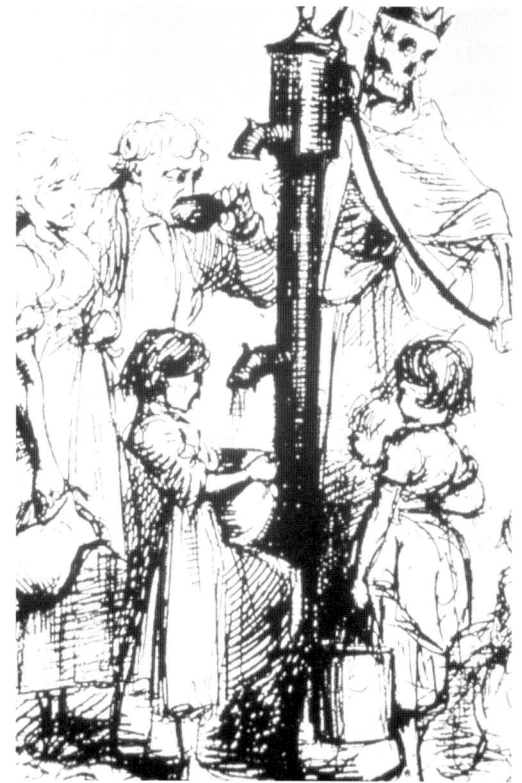

*Abbildung 2.2  Die Cholera in London, 1854. Nach-
bildung der Pumpe in der heutigen Broadwick Street.
Quelle: Wikipedia*

gesund erschienenen homosexuellen Männern.[44]
Dieser erste Bericht enthält eine sorgfältige Beschreibung der wesentlichen Merkmale und
Umstände der Betroffenen. Damit war die Aufmerksamkeit für ein neuartig erscheinendes Gesundheitsproblem geweckt, weitere Fallberichte
folgten. Eine erworbene Immunschwäche wird
als gemeinsames Merkmal entdeckt, im Jahr
1983 wird das verursachende Virus identifiziert
und die Krankheitsbezeichnung AIDS geprägt.
Im Jahr 1985 steht ein Test zur Verfügung, mit
dem Antikörper gegen das Virus nachgewiesen
werden können. Voraussetzung für die schnelle
Identifikation des bis dahin unbekannten Virus

---

43 www.ph.ucla.edu/epi/snow/uab_snow.htm       44 Anonymous 1981

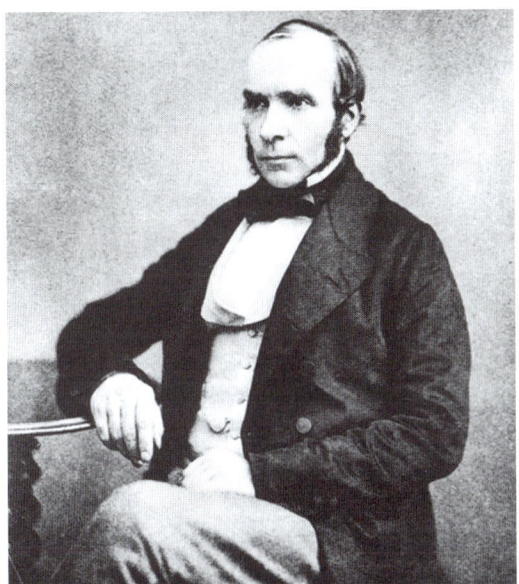

*Abbildung 2.3a John Snow*

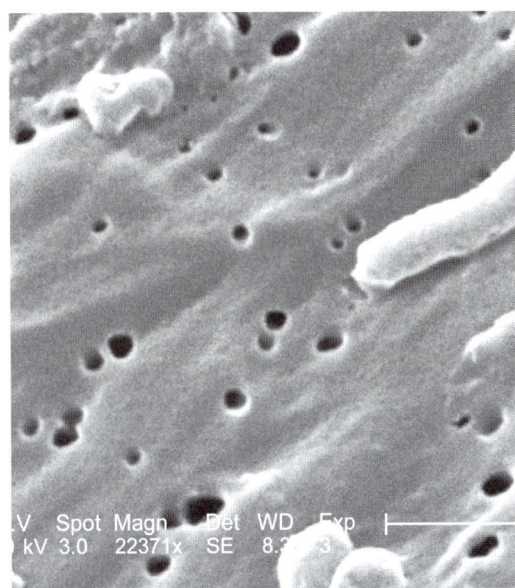

*Abbildung 2.3 b Das Bakterium Vibrio cholerae*

war der Stand der Grundlagenforschung im Virusbereich – mehrere Forscherteams hatten sich Ende der 1970er Jahre den Retroviren gewidmet, so dass Anfang der 1980er Jahre die wesentlichen Erkenntnisse und Methoden zur Verfügung standen, um das HI-Virus zu suchen und zu finden – AIDS ist somit ein Beispiel dafür, wie sich Epidemiologie und Grundlagenwissenschaften auf ideale Weise ergänzen können.

## 2.4 Ausgewählte Grundbegriffe der Epidemiologie

John Snow untersuchte die unterschiedlichen Mortalitätsraten und die unterschiedlichen Expositionen in verschiedenen Teilpopulationen der gegebenen Zielpopulation (Bewohner von Soho). Die Grundidee der Epidemiologie ist der Vergleich der Gesundheit unterschiedlicher Gruppen und der Faktoren, die dies ursächlich bewirken. Dafür wurden Begriffe und Konzepte entwickelt, von denen hier eine Auswahl dargelegt werden soll.

**Auf den Punkt gebracht**

*Die Epidemiologie verfügt über eine Reihe von Fachbegriffen, deren Verständnis es erleichtert, die Grundanliegen der Epidemiologie zu verstehen die wissenschaftliche Erfassung von Gesundheit und Krankheit sowie die Erforschung der Ursachen für die Unterschiede in unterschiedlichen Gruppen.*

Als **Population** wird jede durch mindestens ein Merkmal definierbare Gruppe von Menschen verstanden. Dabei kann es sich um die gesamte Bevölkerung eines Landes oder einer Region handeln, oder um eine durch eine spezifisch definierte Erkrankung gekennzeichnete Patientengruppe (Patientenpopulation). So lässt sich eine Bevölkerung nach sozioökonomischem Status, nach ethnischer Zugehörigkeit, nach Alter und vielen anderen Merkmalen in unterschiedliche (Teil-) Populationen aufteilen. Der Vergleich der Gesundheit in unterschiedlichen Populationen stellt – wie gesagt – die Grundidee der Epidemiologie dar.

Die Bewohner von Soho stellen die Population dar, die Snow im Jahr 1854 untersuchte. Eine

Unterteilung in Teilpopulationen erfolgte nach einem geographischen Kriterium – der Bezugsquelle für das Trinkwasser. Snow verglich die Choleratodesfälle der Personen, die das Wasser des Brunnens in der Broad Street zu sich nahmen (Exponierte) mit denen, die ihr Wasser aus anderen Brunnen bezogen (Nicht exponierte). Im ersten Schritt ergab Snows Analyse einen »geographischen Faktor«, von dem wir heute wissen, dass er mit einem biologischen Faktor, dem Choleraerreger in Verbindung stand. Nur selten fallen Ergebnisse so deutlich aus wie in diesem Beispiel.

Ein *Fall* ist eine Person innerhalb einer Population, die im Rahmen einer Untersuchung definierte gesundheitsbezogene Kriterien erfüllt.

Snow teilte die Menschen in Soho in zwei sich einander ausschließende (=dichotome) Kategorien ein: Ein »Fall« war eine an Cholera verstorbene Person, ein »Nicht-Fall« jede Person, die nicht an Cholera gestorben war.

Bei Merkmalen, die kontinuierlich ausgeprägt sind, ist die Falldefinition weniger einfach. Die Messung des Blutdrucks an 1.000 zufällig ausgewählten Menschen ergibt eine kontinuierliche Ausprägung der Werte. Es ergibt sich also nicht etwa eine dichotome Verteilung in zwei Gruppen, von denen eine normale und die andere erhöhte Werte aufweist. Ein »Fall« von Bluthochdruck erfordert die Festlegung eines Grenzwertes und – weil Blutdruckwerte schwanken und situationsabhängig sind – eine präzise Festlegung der Messmethode. Von dieser Grenzziehung hängt bei kontinuierlich ausgeprägten Merkmalen ab, wie viele Menschen in einer Untersuchung als krank bzw. als Fall betrachtet werden.

Für epidemiologische Untersuchungen sind präzise Falldefinitionen eine notwendige Voraussetzung. Anzumerken ist, dass der Begriff Fall in anderen Zusammenhängen anders definiert sein kann, wie z.B. in der Versorgungsforschung als Behandlungsepisode einer Person.

*Messung* bedeutet in der Epidemiologie die Zuordnung einer Exposition (einer Variablen, eines Merkmals) zu einer Skala[45] oder zu einer Kategorie. Die Exposition Rauchverhalten kann durch Befragung gemessen werden, als Kategorie (ja bzw. nein) oder in Ausprägungsgraden. Beispielsweise wurden in der British doctors' Study fünf Kategorien gebildet: lebenslange Nichtraucher, frühere Raucher sowie gegenwärtige Raucher mit einem täglichen Konsum von 1 – 14, 15 – 24 bzw. 25 oder mehr Zigaretten pro Tag. Es handelt sich um fünf Teilpopulationen, die durch die Exposition gegenüber einem vermuteten kausalen Faktor definiert sind.

### 2.4.1 Maße für die Gesundheit

Die Gesundheit von Populationen ist durch verschiedene Maße darstellbar, von denen hier die wichtigsten dargestellt werden.

*Morbidität* bezeichnet die Krankheitshäufigkeit in der Bevölkerung oder in Bevölkerungsgruppen in einem definierten Zeitraum. Die Dokumentation der spezifischen Krankheit erfolgt nach der Internationalen Klassifikation der Krankheiten und Todesursachen (ICD, 4.6.1).

Auffälligkeiten hinsichtlich der Morbidität – der Erhöhung der Krankheitshäufigkeit – für eine eigentlich seltene Form der Lungenentzündung in Los Angeles Anfang 1981 führten zur »Entdeckung« von AIDS.

*Mortalität* bezeichnet die Sterbehäufigkeit der Bevölkerung oder in Bevölkerungsgruppen in einem definierten Zeitraum. Die Dokumentation erfolgt nach der Internationalen Klassifikation der Krankheiten und Todesursachen (ICD). Die Begriffe Mortalität und Sterblichkeit sind gleichbedeutend. Säuglingssterblichkeit (Todesfälle bei Kindern unter 1 Jahr) sowie Kindersterblichkeit (Sterblichkeit bei Kindern unter 5 Jahren) sind Beispiele für die altersspezifische Mortalität. Sterberaten für unterschied-

---

45 Last 2001

liche Bevölkerungsgruppen, z.B. nach sozialer Schicht, Beruf oder ethnischer Zugehörigkeit, erlauben differenzierte Einblicke in die Bevölkerungsgesundheit.

Die Mortalität stieg im Jahr 1854 in London innerhalb kurzer Zeit infolge der Choleraepidemie sprunghaft an.

Die *Lebenserwartung* ab der Geburt ist ein Maß für die Gesundheit einer Bevölkerung, ebenso wie die verbleibende Lebenserwartung ab einem bestimmten Alter, z.B. die durchschnittlich verbleibenden Lebensjahre für 65-Jährige. Die Wahrscheinlichkeit, ein bestimmtes Lebensalter zu erreichen, ist eine andere Form, die Lebenserwartung auszudrücken. So stieg die Wahrscheinlichkeit, das 65. Lebensjahr zu erreichen, in England und Wales von 24 Prozent im Jahr 1900 auf 84 Prozent im Jahr 1997.[46]

*Inzidenz* ist das Maß für die neu aufgetretenen Krankheitsfälle in einer Population in einem bestimmten Zeitraum (meist ein Jahr). Zur Population werden nur diejenigen gezählt, die die entsprechende Krankheit entwickeln können (sog. Risikopopulation, Population at Risk) – z.B. bei Prostatakrebs nur Männer. Für Zwecke der Vergleichbarkeit wird die Inzidenz als Rate ausgedrückt und auf einen Nenner von 1.000 (oder auch 10.000 usw.) bezogen, entsprechend x Neuerkrankungen pro 1.000 Personen. Zwei Beispiele: die Inzidenz für den Herzinfarkt betrug im Jahr 2002 in Augsburg für 25- bis 74-jährige Männer 303 pro 100.000, für 25-bis74-jährige Frauen 93 pro 100.000 (www.gbe-bund.de). Die Inzidenz von Lungenkrebs beträgt in Mitteleuropa etwa 60 pro 100.000 Personen.

Der Anstieg der *Inzidenz* kann verschiedene Gründe haben, u.a.:

- ■ Anstieg einer Exposition, wie z.B. Rauchen.
- ■ Zunahme der Risikopopulation – steigt die Zahl älterer Menschen so steigt auch die

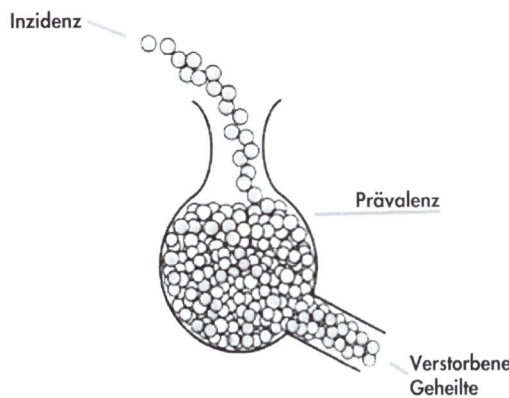

*Abbildung 2.4 Zusammenhang von Inzidenz und Prävalenz*

Zahl der Fälle von Alterskrankheiten, wie z.B. Demenz. Durch den Anstieg der Lebenserwartung in den ersten Jahrzehnten des 20. Jahrhunderts stieg die Zahl der Menschen mit Herz-Kreislauf-Krankheiten und Krebskrankheiten. Wichtig: Ein Anstieg der Zahl der Fälle bedeutet nicht unbedingt einen Anstieg der Rate, also des Anteils der Personen innerhalb der Risikopopulation, die eine Krankheit erleidet.

- ■ Früherkennung – bei Früherkennungsprogrammen steigt in der Anfangsphase die Inzidenz, weil Fälle erkannt werden, die ansonsten erst später diagnostiziert worden wären. Im Verlauf sollte die Inzidenz wieder auf das Ausgangsmaß sinken. Eine dauerhafte Erhöhung der Inzidenz ist auf die Entdeckung von Fällen zurückzuführen, die ohne Früherkennung niemals in Erscheinung getreten wären. Dies wird als Überdiagnose bezeichnet.
- ■ Erhöhte Aufmerksamkeit für ein Krankheitsbild – der Anstieg der Zahl der Fälle des Hyperkinetischen Syndroms (Synonyma: ADHD, ADHS) ist der gestiegenen Wahrnehmung geschuldet.
- ■ Verbesserung der diagnostischen Möglichkeiten – die Diagnose Osteoporose wurde

46 Department of Health 1999

vor Mitte der 1990er-Jahre nur selten gestellt. Seit der Einführung der Knochendichtemessung vergeben Ärzte diese Diagnose häufig.

- Erweiterung der Krankheitsdefinition – viele Krankheiten werden über biologische Messwerte definiert. Eine Veränderung der Kriterien führt je nach Richtung zu einer Erhöhung oder einer Absenkung der Inzidenz. Die Neudefinition der Osteoporose im Jahr 1994 hat zu einem Anstieg der Fälle geführt

*Prävalenz* ist ein Maß für die zu einem bestimmten Zeitpunkt (Punktprävalenz) oder in einem bestimmten Zeitraum (Perioden- und Lebenszeitprävalenz) in einer definierten Population vorhandenen Krankheitsfälle. Wenn z. B. in Regensburg aktuell 400 Menschen unter einer Erkältung leiden, beträgt die Prävalenz 400. Zu Zwecken der Vergleichbarkeit wird eine Rate gebildet, z. B. wie viele von 1.000 Regensburger Bürgern betroffen sind. Die *Punktprävalenz* für die Erkältungskrankheit wird durch die Frage erfasst: »Leiden Sie zur Zeit an einer Erkältung?«, die *Periodenprävalenz* durch die Frage: »Haben Sie während der letzten Monate bzw. Jahre an einer Erkältung gelitten?«, die *Lebenszeitprävalenz* durch die Frage: »Haben Sie jemals eine Erkältung gehabt?«.

Veränderungen der Prävalenz hängen nicht nur von der Inzidenz ab. Die Prävalenz sinkt auch, wenn verbesserte Behandlungsmöglichkeiten zu schnellerer Heilung führen. Die Prävalenz steigt, wenn verbesserte Behandlungsmöglichkeiten zu verlängertem Überleben mit der Krankheit führen, wie z. B. bei AIDS seit 1996.

### 2.4.2 Weitere Gesundheitsmaße

Weitere Gesundheitsmaße enthalten zusätzliche Dimensionen von Gesundheit, wie z. B. Lebensqualität und Behinderung.

- potenziell verlorene Lebensjahre – YPLL, years of potential life lost
- gesunde Lebenserwartung – HALE, healthy life expectancy
- behinderungsfreie Lebenserwartung – DFLE, disability-free life expectancy
- qualitätsangepasste Lebensjahre – QALY, quality-adjusted life years
- um Behinderungen bereinigte Lebensjahre – DALYs, disability-adjusted life years
- verlorene Lebensjahre – YLL, years of lost life
- mit Behinderung verbrachte Lebensjahre – YLD, years lost to disability

### 2.4.3 Grundbegriffe im Zusammenhang mit Kausalität

Der Nachweis bzw. der Ausschluss von Faktoren, die eine Krankheit verursachen, zählt zu den Kernaufgaben der Epidemiologie.

*Kausalität* bedeutet Ursächlichkeit und zwar in dem Sinne, dass ein Faktor A das Ergebnis B verursacht.

Mögliche Krankheitsursachen werden durch den Vergleich von Gruppen (z. B. Erkrankte und Gesunde) untersucht. Liegt ein möglicher Faktor in der Gruppe der Erkrankten häufiger vor als in der Gruppe der Nicht-Erkrankten, spricht man von einer statistischen Assoziation. Ob dieser Faktor ursächlich ist oder nicht, erfordert weitergehende Untersuchungen und Überlegungen. Wegen seiner Komplexität ist dem Begriff ein eigener Abschnitt gewidmet.

*Exposition* bezeichnet in der Epidemiologie eine Einwirkung, der jemand ausgesetzt ist. Exposition bezeichnet einen Faktor, der mit einem Outcome (Ergebnis) in einer erwiesenen oder vermuteten kausalen Beziehung steht. (s. Abbildung 2.6) Dieser Faktor kann in der Person liegen (psychologisch, verhaltensbezogen, biologisch, genetisch) oder in der Umwelt (physikalisch, chemisch, sozial). Bei dem Outcome handelt es sich häufig um eine Krankheit oder um ein Gesundheitsergebnis. Die Exposition kann zu einem einzigen Zeitpunkt, in einem umschriebenen Zeitraum oder dauerhaft bestehen. Die Quantifizierung (Messung) der Exposition kann einfach sein (z.B. Bestimmung eines Gens) oder schwierig und kann häufig nur näherungsweise erfolgen (z.B. Bluthochdruck über Jahre bestehend, aber nur in Abständen gemessen). Die Latenzzeit zwischen der Exposition gegenüber einem Risikofaktor und dem Auftreten einer Krankheit (Outcome) kann Jahre oder Jahrzehnte betragen.

Bei dem Beispiel der Choleraepidemie stellen Erkrankung und Tod an einer Durchfallerkrankung den Outcome dar. Als Exposition vermutete Snow zu Recht das Trinkwasser. Als Exposition wird in der Epidemiologie z.B. auch der Konsum von Gewaltvideos bezeichnet – über den Outcome streiten die Experten. Hier zeigt sich, dass für wissenschaftliche Zwecke die Exposition wie auch der vermutete Effekt präzise definiert werden müssen.

*Outcome* ist das Ergebnis einer Exposition. In dieser Begrifflichkeit ist z.B. das Behandlungsergebnis ein Outcome und die Behandlung eine Exposition. Als Endpunkt wird der vorab definierte Messparameter einer Studie bezeichnet (z.B. Senkung der Mortalität durch ein neues Medikament).

In Therapiefragen sind klinische Outcomes nicht immer gleichbedeutend mit patientenrelevanten Outcomes. Die Verbesserung eines klinischen Outcomes (z.B. Senkung des Blutfettspiegels) bedeutet nicht zwangsläufig eine Verbesserung für die Lebenserwartung oder die Lebensqualität eines Patienten – das Medikament Lipobay® wurde am 8. 8. 2001 vom Markt genommen, weil es zwar den Blutfettspiegel senkt, aber gleichzeitig die Sterblichkeit erhöht. *Risiko* ist die allgemeine Bezeichnung für die Häufigkeit oder Wahrscheinlichkeit des Auftretens eines Ereignisses (Erkrankung, Tod etc.) bezogen auf eine definierte Population und gegebenenfalls auf einen definierten Zeitraum.

Abweichend vom allgemeinen Sprachgebrauch wird der Begriff Risiko in der Epidemiologie nicht nur für unerwünschte sondern auch für erwünschte Ereignisse benutzt – wer Lotto spielt unterliegt dem Risiko, Millionär zu werden.

Als *Risikofaktor* wird eine Exposition bezeichnet, welche die Wahrscheinlichkeit des Auftretens einer Erkrankung erhöht. Traditionell wird der Begriff Risikofaktor in erster Linie im Zusammenhang mit Herz-Kreislauf-Krankheiten benutzt. Zumeist wird nur dann von einem Risikofaktor gesprochen, wenn eine kausale Beziehung zur Zielerkrankung besteht und eine Veränderung des Risikofaktors dann das Risiko für die Erkrankung verändert. Der Begriff Risikofaktor wurde in den 1960er-Jahren in die Medizin übernommen und bildet die Grundlage für das bis heute gebräuchliche Risikofaktorenkonzept (4.2.2).

*Determinante* ist jeder Faktor, der eine Veränderung in einem Gesundheitszustand oder in einem anderen Merkmal verursacht.[47] Unterschieden werden proximale (nahe) und distale (entfernte) Determinanten. Die Tabaksteuer ist beispielsweise eine distale Determinante für das Rauchverhalten in der Bevölkerung. Das Rauchen ist dagegen eine proximale Determinante für den Lungenkrebs.

*Störfaktor* (Confounder) ist ein Faktor, der in den Vergleichsgruppen ungleich verteilt ist und neben dem interessierenden Faktor das Ergebnis beeinflusst. Dies führt zu einer verzerrten Beurteilung des Effektes des interessierenden Faktors, sofern der Effekt des Störfaktors nicht berücksichtigt wird. In der Regel wird in der Medizin ein Outcome durch die Einwirkung von zahlreichen Expositionen bzw. Faktoren verursacht. Für die Beurteilung des Effektes von Bluthochdruck auf die Entstehung der koronaren Herzkrankheit stellt das Alter einen Störfaktor dar, weil das Alter ebenfalls ein Risikofaktor für die koronare Herzkrankheit ist. Das Alter stört die Messung des Bluthochdruckeffektes, wenn das

---

47 Porta 2008

Durchschnittsalter der Gruppen ungleich ist. Wird der Störfaktor Alter nicht berücksichtigt, erscheint der Effekt des Blutdrucks stärker als er in Wirklichkeit ist. Störfaktoren müssen daher »kontrolliert« oder »adjustiert« werden. Eine Möglichkeit zur Kontrolle besteht darin, Untergruppen gleichen Alters zu bilden (Stratifizierung) und die Blutdruckeffekte zu messen. Die Begriffe Störfaktor und Confounder sind gleichbedeutend. Confounder kommt vom lateinischen Word confundere und bedeutet vermischen.

*Odds* (Chancen) geben das Verhältnis von zwei Wahrscheinlichkeiten zueinander an. Wahrscheinlichkeit ist der Anteil der Personen, bei denen z.B. ein Test positiv ausfällt. Odds bezeichnet die daraus resultierende Chance für ein positives Ergebnis. Beträgt die Wahrscheinlichkeit für einen positiven Test 40 Prozent, lässt sich die Chance (Odds) als 40 : 60 ausdrücken entsprechend der Formel

$$Odds = \frac{\text{Wahrscheinlichkeit eines Ereignisses}}{1 - \text{Wahrscheinlichkeit eines Ereignisses}}$$

Die *Regressionsanalyse* dient dazu, den Wert einer (abhängigen) Variablen aus den Werten anderer (unabhängiger) Variablen vorherzusagen. Ein Outcome (abhängige Variable) wie z.B. das Körpergewicht ist das Ergebnis der Wirkung vieler (unabhängiger) Variablen (z.B. Alter, Geschlecht, Raucherverhalten, sozialer Status), die miteinander und mit dem Outcome in Beziehung stehen. Die verschiedenen Formen der Regressionsanalyse erlauben über Modellbildung die Effekte einer Variablen durch Adjustierung (Kontrolle) aller anderen festzustellen. Lineare Regressionsmodelle werden eingesetzt, wenn die abhängige Variable eine kontinuierliche Variable mit Normalverteilung ist, wie z.B. das Körpergewicht. Die logistische Regression prüft die Abhängigkeit einer dichotomen Variablen von anderen (unabhängigen) Variablen belie-

biger Skalierung.[48] Mit Hilfe der Regressionsanalyse nach Cox lässt sich untersuchen, wie unabhängige Variablen die Überlebenswahrscheinlichkeit beeinflussen – der Outcome (abhängige Variable) ist die Zeit bis zum Auftreten eines Ereignisses.

Zum besseren Verständnis der hier nur angedeuteten Techniken der Datenanalyse sei auf die Lehrbücher der Statistik und Epidemiologie verwiesen.

### 2.4.4 Effektmaße

Die Stärke der Wirkung einer Exposition auf ein Outcome lässt sich durch unterschiedliche Maße ausdrücken. Ausgangspunkt ist in der Regel der Vergleich von Gesunden mit Kranken sowie von Exponierten mit Nicht-Exponierten. Effekte können als Rate oder als Differenz dargestellt werden.

### Vierfeldertafel

Die Vierfeldertafel erleichtert Vergleiche und Berechnungen von Effektmaßen.

|  | erkrankt Fall | gesund Kontrolle | Summe |
|---|---|---|---|
| exponiert | a | b | a + b |
| nicht exponiert | c | d | c + d |
| Summe | a+ c | b + d |  |

*Abbildung 2.5 Die Vierfeldertafel*

---

48 Bühl und Zöfel 2005, S. 334

## Relatives Risiko

Das relative Risiko ist das Verhältnis der Krankheitsrate in der Gruppe der exponierten Personen zu der Krankheitsrate in der Gruppe der Nicht-Exponierten. Aus der Vierfeldertafel ergibt sich:

$$Relatives\ Risiko = \frac{\text{Inzidenz der Krankheit bei Exponierten}}{\text{Inzidenz der Krankheit bei Nicht-Exponierten}}$$

$$Relatives\ Risiko = \frac{a/\,(a{+}b)}{c/\,(c{+}d)}$$

Das relative Risiko gibt an, wie viel mal wahrscheinlicher ein Outcome für eine exponierte im Vergleich zu einer nicht-exponierten Person ist. Besteht die Exposition z.B. in einer Therapie, so drückt das relative Risiko aus, um wie viel die Wahrscheinlichkeit größer ist, gesund zu werden. Besteht die Exposition in einer Krebsfrüherkennungsuntersuchung, besagt das relative Risiko, um wie viel die Wahrscheinlichkeit größer ist, an einer Krankheit nicht zu sterben.

Für persönliche Entscheidungen gilt das relative Risiko als wenig hilfreich, weil die Größenordnung des Risikos außer acht bleibt. Sterben durch eine neue Therapie nur noch 10 von 100 statt 20 von 100, beträgt die relative Risikoreduktion 50 Prozent. Stirbt durch eine neue Therapie nur noch 1 von 100 statt 2 von 100 beträgt die relative Risikoreduktion ebenfalls 50 Prozent. Dieser Sachverhalt wird im Abschnitt Risikokommunikation noch einmal aufgegriffen. (S. 81)

Durch Teilnahme an der Brustkrebsfrüherkennung mindern Frauen zwischen 50 und 69 Jahren die Wahrscheinlichkeit an Brustkrebs zu sterben um ca. 25 Prozent – statt 4 von 1.000 sterben 3 von 1.000 Frauen an Brustkrebs.

Raucher haben im Vergleich zu Nichtrauchern ein relatives Risiko für Lungenkrebs von 10-20, für den Schlaganfall ist ihr Risiko etwa 3- bis 4-fach erhöht, für eine besondere Form des Schlaganfalls, die subarachnoide Hirnblutung, sogar um das siebenfache.

## Absolutes Risiko

Das absolute Risiko bezeichnet die als natürliche Zahl angegebene Wahrscheinlichkeit des Auftretens eines Ereignisses in einer Population.

Für eine 50-jährige Frau beträgt das absolute Risiko, in den kommenden 10 Jahren an Brustkrebs zu sterben 4 von 1.000.

Das absolute Risiko, also die Wahrscheinlichkeit dafür, dass die Früherkennung durch Mammographie den Tod an Brustkrebs verhindert, beträgt für Frauen zwischen 50 und 69 Jahren 1 zu 1.000.

## Odds Ratio

bezeichnet das Verhältnis (Ratio) der Odds (Chance), dass ein Ereignis oder Endpunkt in der experimentellen Gruppe eintritt, zu den Odds, dass das Ereignis in der Kontrollgruppe eintritt (2.3.1). Eine OR von 1 bedeutet, dass zwischen den Vergleichsgruppen kein Unterschied besteht. Bei ungünstigen Endpunkten zeigt eine OR < 1, dass die experimentelle Intervention die Odds für das Auftreten dieser ungünstigen Endpunkte zu senkt.

$$Odds\ Ratio = \frac{\dfrac{a}{a{+}c}}{\dfrac{c}{a{+}c}} \Bigg/ \frac{\dfrac{b}{b{+}d}}{\dfrac{d}{b{+}d}}$$

## Risikodifferenz

Die Risikodifferenz (Syn.: attributables Risiko) ist die Krankheitsrate in der Gruppe der exponierten Personen minus der Krankheitsrate in der Gruppe der nicht-exponierten Personen.

In der British Doctors Study betrug die Mortalität für Lungenkrebs pro 100.000

- lebenslange Nichtraucher                    16,9
- frühere Raucher                              68,8
- gegenwärtige Raucher insgesamt            249,0
  - 1-14 Zig./Tag                           130,6
  - 15-24 Zig./Tag                          233,8
  - ≥25 Zig./Tag                            415,2

Die Risikodifferenz zwischen starken Rauchern und Nichtrauchern beträgt somit

$$x = \frac{415,2 - 16,9}{100.000} = 398,3/100.000$$

398 der 415 Todesfälle an Lungenkrebs sind somit dem Rauchen zuzuschreiben.[49]

## 2.5  Subdisziplinen der Epidemiologie

Die Epidemiologie hat sich seit Snows Zeiten weiter entwickelt. Es entstanden mehrere Subdisziplinen:

Die *Umweltepidemiologie* untersucht u.a. die Einflüsse von Boden, Wasser, Luft und Klima auf die Gesundheit. Beispiele für Fragestellungen: Wie wirkt sich die Feinstaubkonzentration auf die Lebenserwartung aus?[50] Wie wirken sich Verkehrs- und Fluglärm auf den Blutdruck aus?[51] Die *Infektionsepidemiologie* befasst sich mit Infektionskrankheiten und Krankheiten durch Parasiten. Beispiel für Fragestellungen: Welche Faktoren fördern die Verbreitung von HIV in Afrika?[52]

Die *Sozialepidemiologie* untersucht u.a. die soziale Ungleichheit der Gesundheit und des Gesundheitsverhaltens. Beispiel für Fragestellungen: Welche Bedeutung hat das in den sozialen Schichten unterschiedliche Informations- und Partizipationsverhalten für die Ungleichheit der Versorgung?[53]

Die *Pharmakoepidemiologie* untersucht Medikamentenwirkungen und Medikamentennutzung. Beispiel für Fragestellungen: Verhindert ein Antibiotikaeinsatz bei Mittelohrentzündungen Folgeerkrankungen oder fördert er nur Antibiotikaresistenz?[54]

Die *klinische Epidemiologie* untersucht Forschungsfragen, die sich aus dem klinischen Alltag ergeben, wie z.B. die Wirksamkeit medizinischer Therapieverfahren und die Vorhersagekraft diagnostischer Marker. Das Konzept der evidenzbasierten Medizin stellt eine Weiterentwicklung der klinischen Epidemiologie dar. Angloamerikanische Wissenschaftler entwickelten es in den 1980er und 1990er Jahren mit dem expliziten Ziel, epidemiologisch gewonnene Erkenntnisse verstärkt zur Verbesserung von Behandlungsentscheidungen zu nutzen(Kapitel 3).

## 2.6  Kausalität

Ein primäres Anliegen der Epidemiologie ist die Untersuchung von Faktoren, welche Krankheit verursachen. Die vorangegangenen Begriffsklärungen sollen das Verständnis dieses Abschnitts erleichtern.

### Das Stöpselbeispiel

Nach einem »Blitzangriff« auf London im zweiten Weltkrieg stießen Rettungskräfte bei ihren Aufräumarbeiten in den Ruinen eines zerbombten Wohnblocks auf einen alten Mann, der nackt in einer Badewanne lag und bei vol-

49 Doll et al. 2005
50 Weniger Feinstaub – weniger Herzinfarkte http://forum-gesundheitspolitik.de/artikel/artikel.pl?artikel=1482
51 Verkehrs- und Fluglärm sind ein erheblicher Risikofaktor für Bluthochdruck – Ergebnisse einer neuen internationalen Studie http://forum-gesundheitspolitik.de/artikel/artikel.pl?artikel=1101
52 Studie zur Verbreitung von AIDS/HIV bilanziert: Ursächlich ist vor allem die Zahl infizierter Prostituierter. http://forum-gesundheitspolitik.de/artikel/artikel.pl?artikel=0755
53 Das Informations- und Partizipationsverhalten in unteren Sozialschichten bewirkt auch soziale Ungleichheit in der Versorgung http://forum-gesundheitspolitik.de/artikel/artikel.pl?artikel=1327
http://forum-gesundheitspolitik.de/artikel/artikel.pl?artikel=1511
54 http://forum-gesundheitspolitik.de/artikel/artikel.pl?artikel=1511

lem Bewusstsein war. Er sagte zu seinen Rettern: »Wissen Sie, das war das erstaunlichste Erlebnis, das ich je hatte. In dem Augenblick, als ich den Stöpsel zog und das Wasser abzulaufen begann, flog das ganze Haus in die Luft.«[55]

Kausalität bedeutet Ursache und Wirkung aufeinander zu beziehen. Kausalität besteht, wenn der Nachweis erbracht ist, dass eine Sache eine andere verursacht – wenn also ein kausaler Faktor A einen Effekt B bewirkt (Abbildung 2.6).

Im Alltag neigen wir dazu, den zeitlichen Zusammenhang zweier Ereignisse intuitiv als kausal zu interpretieren. Dies kann – wie das Stöpselbeispiel zeigt – zu Irrtümern führen, zu fehlerhafter Kausalattribution: Danach ist nicht deswegen.

**Kausale Zusammenhänge**

In der Medizin sind Beobachtungen an einzelnen Patienten eine wichtige Quelle für Hypothesen. Die durch Beobachtung gewonnenen Hypothesen über Exposition und Effekt müssen im nächsten Schritt mit epidemiologischen Methoden geprüft werden.

Für die Beziehung zwischen dem Ziehen des Stöpsels (A) und der Explosion des Hauses (B) gibt es vier Möglichkeiten:
1. A verursacht B (Kausalität)
2. B verursacht A (Kausalität)

3. A und B sind voneinander unabhängig, haben aber eine gemeinsame Ursache C.
4. A und B treten zufällig gemeinsam auf

Das Badewannenbeispiel als zufälliges gemeinsames Auftreten zweier Ereignisse zu verstehen, dürfte nicht schwer fallen.

Beispiele:
1. A verursacht B: Mit dem Hammer treffe ich nicht den Nagel in der Wand, sondern meinen Daumennagel – letzterer verfärbt sich blau. Der Hammerschlag (A) verursacht den Bluterguss (B).
2. B verursacht A: Eine schlechte Behandlung (A) verursacht bei Diabetikern Sehschäden (B). Sehschäden (B) verursachen eine schlechte Behandlung (A) – der Diabetiker kann möglicherweise die Blutzuckermessungen und die Insulininjektionen wegen der Sehschädigung nicht mehr sachgemäß durchführen. Verursacht der Gebrauch von Cannabis (A) die Schizophrenie (B) oder führt die Schizophrenie (B) vermehrt zum Gebrauch von Cannabis (A)? Die Schizophrenie tritt in der Bevölkerungsgruppe mit niedrigem Sozialstatus gehäuft auf. Erhöht die Zugehörigkeit zu dieser Gruppe das Risiko für die Schizophrenie oder erhöht die Schizophrenie das Risiko, in die Bevölkerungsgruppe mit niedrigem Sozialstatus abzusteigen?

*Einfaches Modell der Kausalität – A verursacht B*

| A kann stehen für | B kann stehen für |
|---|---|
| *unabhängige Variable* | *abhängige Variable* |
| *Exposition* | *Outcome* |
| *Therapie* | *Krankheit* |
| *Intervention* | *Gesundheitsergebnis* |
| *Risikofaktor* | *Endpunkt* |
| *Determinante* | *…* |
| *Merkmal* | |
| *…* | |

*Abbildung 2.6  Kausalitäten*

55 Ederer 1975, in Gordis 2001, S. 121

3. A und B unabhängig, gemeinsame Ursache C: Kaffeetrinken (A) geht mit einem erhöhten Risiko für Bauchspeicheldrüsenkrebs (B) einher. Es ist aber nicht das Kaffeetrinken, was zu einem erhöhten Risiko führt. Vielmehr ist der Kaffeekonsum unter Rauchern stärker verbreitet als unter Nichtrauchern. Rauchen (C) erhöht das Risiko für Bauchspeicheldrüsenkrebs. Nichtraucher haben kein erhöhtes Risiko, die Risikoerhöhung besteht also nur für Raucher. Damit ist der statistische Zusammenhang zwischen Kaffeetrinken und Bauchspeicheldrüsenkrebs erklärt: der »gemeinsame Nenner« ist das Rauchen.

4. A und B zufällig gemeinsam: Stöpselbeispiel.

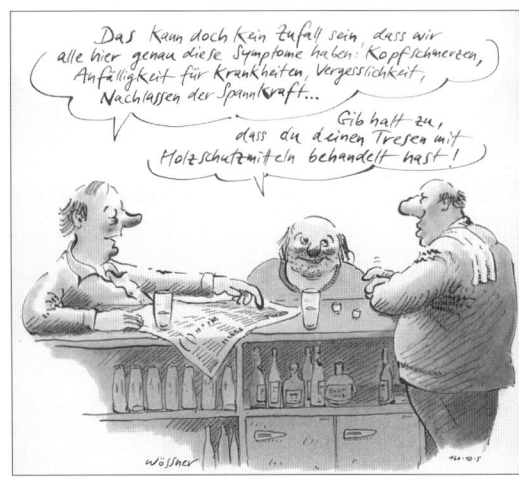

*Abbildung 2.7 Kausalattribution*
*© Freimut Wössner*

### Spezifische Ursache und spezifischer Effekt

Stellen Sie sich vor, Ihr Nachbar hat eine Leberzirrhose entwickelt. Beweist das, dass er ein Alkoholiker war? Ist Alkohol die einzige in Frage kommende Ursache für die Leberzirrhose? Kann die Leberzirrhose auch durch andere Ursachen hervorgerufen werden? Das Vorhandensein einer Leberzirrhose ist kein Beweis für den übermäßigen Konsum von Alkohol. Infektionen wie Hepatitis C und andere toxische Stoffe können ebenfalls eine Leberzirrhose verursachen. Alkohol ist somit keine spezifische Ursache für die Leberzirrhose und diese keine spezifische Folge von Alkohol. Eine Ursache ist spezifisch, wenn nur Ursache A den Effekt B auslöst. Ein Effekt B ist spezifisch, wenn er nur durch Ursache A ausgelöst wird. So wird die Tuberkulose nur durch den Tuberkuloseerreger ausgelöst. Bezogen auf Krankheiten sind viele Kausalfaktoren und Outcomes unspezifisch. So ist Tabakrauch an der Entstehung vieler Krankheiten beteiligt – z.B. Lungenkrebs, Blasenkrebs, koronare Herzkrankheit, chronische Bronchitis, plötzlicher Kindstod. Nicht nur die Ursachen sondern auch die Effekte sind in der Medizin zumeist unspezifisch – Krankheiten werden in aller Regel von mehr als einer Ursache ausgelöst – Lungenkrebs z.B. nicht nur durch Rauchen sondern auch durch Radonstrahlung oder genetische Faktoren.

### Hinreichende und notwendige Ursachen

Die Einteilung von Ursachen in hinreichend und notwendig dient dem Verständnis der Komplexität der Krankheitsentstehung.

Wenn Sie ohne Regenschirm duschen, werden Sie zwangsläufig nass.

Hinreichend ist eine Bedingung (= Kausalfaktor, ursächlicher Faktor), wenn bei ihrem Vorliegen ein Ereignis zwangsläufig eintritt – wie in dem Duschbeispiel. Für ein bestimmtes Ergebnis können unterschiedliche Bedingungen hinreichend sein.

Als notwendig wird eine Bedingung bezeichnet, ohne die ein Ereignis nicht eintritt. Ein Spaziergang im Regen kann auch nass machen. Ohne die Exposition Tuberkulosebakterium gibt es keinen Outcome Tuberkulose. Das Tuberkulosebakterium ist eine notwendige Bedingung für die Tuberkulose.

Handelt es sich auch um eine hinreichende Bedingung? Folgt der Exposition mit dem Tuberkuloseerreger zwangsläufig die Tuberkulose?

|  | Krankheit liegt vor | Krankheit liegt nicht vor |
|---|---|---|
| Exposition-liegt vor | ja | ja |
| Exposition-liegt nicht vor | nein | ja |

*Abbildung 2.8 Mögliche Zusammenhäng von Exposition und Krankheit bei einer notwendigen Bedingung*

Entwickelt also jede exponierte Person die Tuberkulose? Das ist zum Glück nicht der Fall – nur etwas 5 Prozent der Exponierten werden krank. Andere Faktoren bzw. Expositionen müssen dazu kommen, wie z.B. Schwächung der Immunabwehr. Die Exposition mit dem Tuberkulosebakterium ist also keine hinreichende Bedingung.

In der Medizin sind Bedingungen, die zugleich notwendig und hinreichend sind, eher selten. Ein Beispiel ist die Verdreifachung des Chromosoms 21 für das Down-Syndrom. Ohne diese Chromosomenstörung tritt die Krankheit nicht auf, mit der Störung tritt sie immer auf.

**Auf den Punkt gebracht**
*Hinreichend ist eine Exposition, deren Vorliegen zwangsläufig zu einem Outcome führt. Notwendig ist eine Bedingung, ohne die ein Outcome nicht eintritt.*

Diskussionen um die Ursachen von Gewalttätigkeit von Jugendlichen, wie z.B. Amokläufen, kreisen häufig darum, ob die angeschuldigten Ursachen hinreichend bzw. notwendig sind. Führen sog. Killerspiele zwangsläufig zur Aggressivität? Steigern sie bei jedem Spieler das Gewaltpotenzial? Handelt es sich bei dem Spielen dieser Gewaltspiele also um eine hinreichende Bedingung für Gewalttätigkeit?

### Monokausalität

Als Monokausalität wird die Verursachung einer Krankheit durch genau einen Kausalfaktor bezeichnet. Alle Menschen mit einem verdreifachten Chromosom 21 (Trisomie) entwickeln das Down-Syndrom. Die Verdreifachung des Chromosoms 21 ist eine sowohl notwendige als auch hinreichende Bedingung für das Down-Syndrom. Monokausalität ist in der Medizin selten. Zumeist handelt es sich dabei um monogenetische – durch die Veränderung eines Gens verursachte – Erkrankungen. Ein weiteres Beispiel ist die Mukoviszidose, der ein Defekt des Gens CFTR am Chromosom 7 zugrunde liegt. Auch der verrutschte Streifen des kleinen Tigers ist ein Beispiel für Monokausalität (Kapitel 4).

### Wirt, Agens, Umwelt

Krankheit bzw. Gesundheit lassen sich auch als das Ergebnis des Zusammenspiels von Wirt (betroffene Person), Agens (krank machender Faktor) und Umwelt auffassen. Dieses aus der Bakteriologie entlehnte Konzept betrachtet Merkmale auf Seiten der betroffenen Person, die als Anfälligkeit, Empfänglichkeit, Disposition, Vulnerabilität oder auch als Widerstandsfähigkeit, Hardiness oder Resilienz bezeichnet

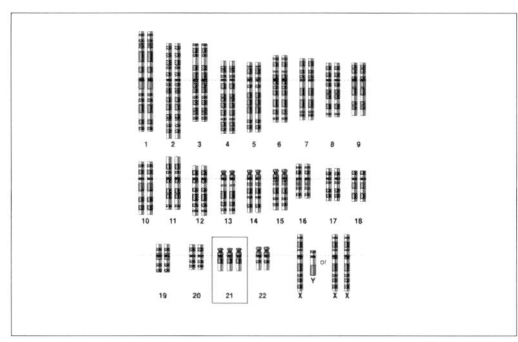

*Abbildung 2.9 Monokausalität – Trisomie 21 – die Verdreifachung des Chromosom 21 ist die Ursache für das Down-Syndrom*

werden. Auf die Person wirkt ein Agens ein, also ein Faktor, der Krankheit auslösen kann bzw. ein Erreger, ein Risikofaktor, eine Determinante oder eine Exposition. Sowohl Agens als auch Wirt sind in eine modifizierend wirkende physikalische, psychologische und soziale Umwelt eingebunden. Bezogen auf die Tuberkulose ist das Tuberkulosebakterium das Agens. Ist der Wirt nicht ausreichend widerstandsfähig, kommt es zur Erkrankung. Die physikalische Umwelt wirkt modifizierend auf das Agens – enge Wohnverhältnisse bedingen die verstärkte Exposition des Wirtes. Armut als ein Ergebnis der sozialen Umwelt kann durch Unterernährung die Abwehr des Wirtes schwächen und damit die Empfänglichkeit erhöhen.

## Multikausalität

Die meisten Krankheiten entstehen nicht durch einen einzigen Kausalfaktor, sondern durch zahlreiche Teilfaktoren biologischer, psychologischer und sozialer Natur. Diese bilden den jeweils individuellen zur Krankheit führenden Kausalmechanismus. Eine vollständige Erfassung dieses Mechanismus erscheint wegen der Variabilität der Teilfaktoren ausgeschlossen.

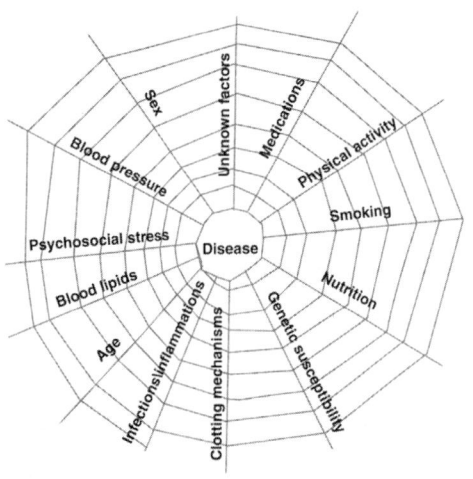

*Abbildung 2.10 Netz der Verursachung.* Quelle: *Friedman 1980 in McCrary und Bayona 2004, S. 11*

Menschen unterscheiden sich in ihrer genetischen Ausstattung und in der Umwelt, in der sie leben. Expositionen sind zumeist nur näherungsweise und in groben Kategorien erfassbar – die Messung des Risikofaktors Bluthochdruck gibt lediglich den jeweils aktuellen Wert wieder – wie stark die Exposition zwischenzeitlich ist, bleibt unbekannt.

Multikausalität lässt sich auch als ein Netz der Verursachung darstellen (Abbildung 2.10), in dem die Teilfaktoren sich gegenseitig beeinflussen können.

Teilursachen werden durch Beobachtung und Vergleich von Gruppen untersucht, die sich in der Exposition (z.B. Bluthochdruck) unterscheiden. Erhöhter Bluthochdruck ist ein Teilfaktor im Kausalmechanismus, der zu Herzinfarkt und Schlaganfall führt. Bluthochdruck ist allerdings weder eine hinreichende (nicht jeder Mensch mit hohem Blutdruck erleidet einen Herzinfarkt oder Schlaganfall) noch eine notwendige Bedingung (auch ohne Bluthochdruck kann man einen Herzinfarkt oder Schlaganfall erleiden). Der Teilfaktor Bluthochdruck erlaubt aber die Berechnung des Risikos. Die Frage, wie viele Personen unter dem Risiko in einem definierten Zeitraum krank werden, lässt sich beantworten – wen es genau trifft jedoch nicht. Die Unvollständigkeit des Wissens um Kausalmechanismen kommt in probabilistischen Aussagen (Wahrscheinlichkeitsaussagen) zum Ausdruck. Die Genauigkeit der Vorhersage lässt sich durch die Bildung eines Risikoprofils durch Einbezug mehrerer Risikofaktoren steigern (www.arriba-hausarzt.de).

### Auf den Punkt gebracht

*Die meisten Krankheiten werden zumeist durch einen Kausalmechanismus verursacht, der aus zahlreichen Teilfaktoren besteht. Der gesamte Kausalmechanismus lässt sich in der Regel wegen der großen Zahl von Teilfaktoren und ihrer Variabilität nur näherungsweise erfassen.*

Häufig wird über eine Krankheit, wie z.B. die Schizophrenie, gesagt, ihre Ursache sei nicht oder noch nicht bekannt. Eine derartige Aussage ist ungenau. Es trifft zu, dass der vollständige Kausalmechanismus nicht bekannt ist. Es gibt jedoch umfangreiches Wissen über biologische, psychologische und soziale Teilfaktoren. Dieses Wissen erlaubt immerhin eine wirksame Behandlung von Symptomen und Krankheitsfolgen, reicht aber nicht aus für eine Behandlung, die zur Heilung führt. Darin unterscheidet sich das Wissen über den Kausalmechanismus der Schizophrenie nicht von dem Wissen über den Kausalmechanismus der koronaren Herzkrankheit, die ebenfalls nicht heilbar ist. Ungenau ist auch die Aussage, bei einer vorliegenden Krankheit würden »nur die Symptome und nicht die Ursache behandelt«, denn die erfolgreiche Behandlung eines Symptoms setzt immer an einem oder mehreren Teilfaktoren des Kausalmechanismus an.

**Abstand der Ursache zur Wirkung**

Ursachen bzw. Teilfaktoren des Kausalmechanismus lassen sich auch durch ihre Nähe oder Ferne zur Wirkung charakterisieren. Nahe Ursachen werden als proximale, entfernte als distale Ursachen bezeichnet.

Verändern wir die Position des Lichtschalters, leuchtet die Glühbirne bzw. die Energiesparlampe auf. Der Lichtschalter ist eine nahe Teilursache für die an der Glühbirne auftretende Wirkung. Bei genauer Betrachtung handelt es sich um ein (Strom-)Netz der Verursachung. Kausalfaktoren mit zunehmender Distanz zur Glühbirne bzw. zur Energiesparlampe sind u.a. die zuführenden Stromleitungen, das Umspannwerk und das Kraftwerk. Die Produktion und Lieferung der Energieträger sind noch weiter entfernte Ursachen, die durch politische Konflikte gestört sein können. Somit ist eine Politik, welche Gas- oder Öllieferungen sichert, ein weiterer Teil des Kausalmechanismus.

Auch bei Krankheiten ist es wichtig, nicht nur die nahe liegenden Ursachen zu berücksichtigen. Das Rauchen von Tabak sowie Prozesse auf der zellulären und molekularen Ebene sind nahe Ursachen von Lungenkrebs. Weiter entfernt liegen Kausalfaktoren wie z.B. Verhaltensnormen in der jeweiligen peer group sowie politisch zu entscheidende Faktoren wie Tabakpreis, Griffnähe, Raumluftqualität und Werbemöglichkeiten für Tabakprodukte. Die nahen Faktoren erklären die Entstehung von Lungenkrebs beim Individuum. Der Trend in der Inzidenz innerhalb eines Landes, die Unterschiede innerhalb von Gruppen sowie die unterschiedlichen Raten im Ländervergleich sind nur durch die weiter entfernten Faktoren erklär- und veränderbar. Diese weiter entfernten Ursachen für Krankheit bzw. Gesundheit werden als soziale Determinanten bezeichnet.

Abbildung 2.10 stellt lediglich die nahen, biologischen Kausalfaktoren der koronaren Herzkrankheit dar. Die weiter entfernten Ursachen z.B. aus der sozialen Umwelt sind ausgespart. Die Struktur des Verursachungsnetzes wird jedoch wesentlich durch die sozialen Determinanten bestimmt. Biomedizinisch geprägtes Denken berücksichtigt distale Kausalfaktoren häufig nicht. »Hat jemand die Spinne

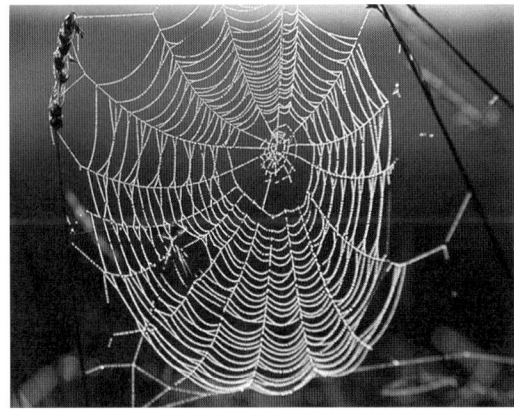

*Abbildung 2.11  Das Netz der Verursachung: »Hat jemand die Spinne gesehen?«*

gesehen?«[56] (Abbildung 2.11), fragt daher die amerikanische Soziologin Nancy Krieger. Das Konzept der sozialen Determinanten wird im Zusammenhang mit der sozialen Ungleichheit der Gesundheit vertieft.

### Hill's Anhaltspunkte für Kausalität

Austin Bradford Hill war ein englischer Statistiker und Epidemiologe. Anfang der 1950er Jahre veröffentlichte er mit Richard Doll zwei wegweisende Studien über den ursächlichen Zusammenhang von Rauchen und Lungenkrebs.[57][58]

In seinem berühmten Aufsatz "Environment and disease: Association or causation?"[59] aus dem Jahr 1965 beschäftigt er sich mit dem Problem des Zusammenhangs einer Exposition aus der Umwelt mit dem Auftreten einer Krankheit. Dazu stellt er fest, dass ein Ursache-Wirkungszusammenhang kaum jemals zweifelsfrei zu beweisen sei. Er entwickelte neun Anhaltspunkte für kritisches Nachdenken über mögliche Kausalität.

*"What I do not believe – and this has been suggested – is that we can usefully lay down some hard-and-fast rules of evidence that must be obeyed before we accept cause and effect. None of my nine viewpoints can bring indisputable evidence for or against the cause and- effect hypothesis and none can be required as a sine qua non. What they can do, with greater or less strength, is to help us to make up our minds on the fundamental question – is there any other way of explaining the set of facts before us, is there any other answer equally, or more, likely than cause and effect?"*[59]

### Die neun Anhaltspunkte lauten:

1. Stärke des statistischen Zusammenhangs.
2. Konsistenz: unterschiedliche Studienmethoden bei verschiedenen Populationen unter unterschiedlichen Bedingungen durch unterschiedliche Untersucher erbringen ähnliche oder übereinstimmende Ergebnisse.
3. Spezifität: die Ursache führt nur zu einer bestimmten Krankheit und diese Krankheit resultiert nur aus dieser einen Ursache.
4. Zeitlicher Zusammenhang: die Exposition gegenüber dem verursachenden Faktor erfolgt vor dem Krankheitsbeginn (und ist nicht etwa Folge der Krankheit).
5. Biologischer Gradient: Dosis-Wirkungs-Beziehung.
6. Plausibilität: Übereinstimmung mit biologischen oder pathophysiologischen Erkenntnissen.
7. Kohärenz: alle verfügbaren Beweise bezüglich des natürlichen Verlaufs und der Biologie der Erkrankung passen zusammen. Die angenommene kausale Beziehung steht nicht in Konflikt oder Widerspruch zu Erkenntnissen aus anderen Erkenntnisquellen wie Experiment, Epidemiologie oder Theorie.
8. Experiment: Belege z.B. aus klinischen Studien, Laborversuchen oder »Naturexperimenten«.
9. Analogie: eine Ähnlichkeit zwischen Dingen, die ansonsten unterschiedlich sind; eine schwächere Form des Beweises.

## 2.7 Epidemiologische Daten- und Studientypen

Epidemiologische Studien sollen Daten und Erkenntnisse liefern, mit denen die Gesundheit einer Bevölkerung oder von Teilpopulationen beschrieben, erklärt und verbessert werden kann.

### Datentypen

Bezüglich der Datentypen sind Primärdaten und Sekundärdaten zu unterscheiden.

*Primärdaten* werden im Rahmen von Studien gezielt und systematisch zu spezifischen Fragestellungen gewonnen. Die Studienform hängt von der Fragestellung ab. John Snow ist in Soho von Haustür zu Haustür gezogen und hat die

---

56 Krieger 1994
57 Doll und Hill 1950
58 Doll und Hill 1952
59 Hill 1965

Verteilung der in einem kurzen Zeitraum aufgetretenen Todesfälle an Cholera erfasst. Er hat
mit einer Befragung Primärdaten für eine Quer-
schnittstudie gewonnen.

*Sekundärdaten* sind Daten, die im Rahmen
der Routinetätigkeiten von Ämtern, Behörden
und Sozialversicherungsträgern systematisch
erhoben werden bzw. anfallen. Ein Beispiel für
Sekundärdaten sind die auf Todesbescheinigun-
gen vermerkten Todesursachen, die von den
Standesämtern an das Statistische Bundesamt
gemeldet werden und dort als Todesursachenstatistik vorliegen.

Die Quellen für Sekundärdaten sind vielfältig,
einige von ihnen sind frei verfügbar.

Auf der Website des *Statistischen Bundesamtes* (www.destatis.de) finden sich im Bereich
Gesundheit (http://tinyurl.com/cjjwxru) aktuelle Daten zu Gesundheitsausgaben (http://ti-
nyurl.com/exqys), Gesundheitspersonal (http://
tinyurl.com/exqys), Gesundheitszustand und
Risiken (http://tinyurl.com/d6a3lz), Krankenhäuser (http://tinyurl.com/d6a3lz), Krankheitskosten (http://tinyurl.com/dahkdu) und Todesursachen (http://tinyurl.com/co7nzj).

Das jeweils aktuelle Statistische Jahrbuch
enthält stets ein Kapitel über Gesundheit. Das
Jahrbuch ist kostenlos als PDF-Dokument er-
hältlich (www.destatis.de/jahrbuch).

Auch in den verschiedenen Zweigen der
Sozialversicherung werden systematisch umfangreiche Daten erhoben – für die Zielpopulation der Verstorbenen u.a. Sterbedatum und
Todesursache, für die Zielgruppe der Kranken-
hauspatienten u.a. die Einweisungs- bzw. Auf-
nahmediagnosen.[60] Die Rentenversicherung
stellt Daten über ein eigenes Forschungsdaten-
zentrum (http://www.fdz-rv.de) zur Verfügung.

**Studientypen**

Entsprechend der Vielfalt von Fragestellungen
verfügt die Epidemiologie über ein breites
Spektrum von Methoden. Für die Klassifizierung von Studientypen gibt es unterschiedliche
Möglichkeiten, von denen im Folgenden einige
kurz beschrieben werden. Weiter unten werden
einige Studientypen ausführlicher dargelegt.

In *Beobachtungsstudien* werden die Teilnehmer bezüglich der interessierenden Expositionen und Outcomes beobachtet, aber nicht
beeinflusst. Beispiel: Kohortenstudien, Fall-
Kontroll-Studien. In *experimentellen Studien*
greift der Untersucher aktiv ein, indem er die
Exposition festlegt. Beispiel: die randomisierte
kontrollierte Studie.

*Explorative Untersuchungen* erkunden ein-
en Bereich, über den noch wenig bekannt ist.
Dafür werden in erster Linie Befragungen und
Interviews eingesetzt, also qualitative Methoden.
Das Ergebnis sind Hypothesen, die dann im
nächsten Schritt mit weitergehenden Method-
en geprüft werden.

In *Querschnittuntersuchungen* werden die
Daten zu einem bestimmten Zeitpunkt (Stich-
tag) oder innerhalb eines umschriebenen Zeitraums erhoben. Beispiel: Befragungen. Zwei zeitlich aufeinander folgende Befragungen zum
selben Thema ergeben eine Längsschnittstudie.

In *Längsschnittuntersuchungen* werden
Daten zu in zeitlichen Abständen wiederholt
erhoben. Beispiel: Kohortenstudien, Wiederholungsbefragungen. Eine Kohortenstudie kann
man auch als zweimalige Querschnittuntersu-
chung an derselben Population auffassen. Bei
*prospektiven Studien* werden die Daten von
einem Ausgangszeitpunkt ausgehend in die Zukunft erhoben.

Bei *retrospektiven Studien* werden Daten
aus der Vergangenheit erhoben, z.B. durch Auswertung von Krankenakten oder durch Befragung von Patienten über Sachverhalte in der
Vergangenheit.

---

60 Swart und Ihle 2005

## 2.8  Grundprinzipien der Planung, Durchführung und Auswertung epidemiologischer Studien

Epidemiologische Forschung dient der Erweiterung des Wissens um die Gesundheit der Bevölkerung. Ausgangspunkt einer Untersuchung ist eine Hypothese bzw. eine Forschungsfrage. Die Hypothese kann z.B. lauten: »Kaffeekonsum ist ein Kausalfaktor (Risikofaktor) für die koronare Herzkrankheit«. Für die Zwecke der Forschung muss die allgemein gefasste Hypothese operationalisiert werden. Sie muss so konkret gefasst werden, dass sie mit einer epidemiologischen Methode untersuchbar ist.

Für das gegebene Beispiel könnte die operationalisierte Forschungsfrage lauten: »Frauen, die im Jahr 2010 im Landkreis Regensburg leben und einen Kaffeekonsum von zwei oder mehr Tassen am Tag angeben, haben ein höheres Risiko, in den kommenden 10 Jahren am Herzinfarkt zu sterben als Frauen mit einem geringeren Kaffeekonsum«. Dieser Schritt von der allgemeinen Hypothese zur operationalisierten Hypothese bzw. Forschungsfrage ist eine unabdingbare Voraussetzung für qualitativ hochwertige Untersuchungen mit möglichst fehlerarmen Ergebnissen. Die operationalisierte Forschungsfrage ist erforderlich für die Planung und das Design der Studie, für die Auswahl der Untersuchungsgruppe und der Erhebungsinstrumente und für die Fallzahlschätzung zur vorgegebenen Genauigkeitsanforderung. Die Charakteristika einer geplanten Studie werden im Studienplan detailliert, verbindlich und schriftlich vor Beginn der Untersuchung festgelegt (Abbildung 2.12). Dies gilt als wichtige Voraussetzung für Transparenz und Nachvollziehbarkeit einer Untersuchung.

## Gute Epidemiologische Praxis – Bestandteile eines Studienplans

- Fragestellung und Arbeitshypothesen
- Studientyp
- Studienbasis (Zielpopulation) und Studienpopulation
- Studienumfang und dessen Begründung
- Auswahl- und Rekrutierungsverfahren der Studienteilnehmer
- Definition sowie das Mess- und Erhebungsverfahren für die Zielvariablen (Endpunkte, engl. endpoints, outcome variables)
- Expositionen bzw. Risikofaktoren
- potentielle Confounder und Effektmodifikatoren
- Datenerfassungs- und Archivierungskonzeption
- Auswertungsstrategie einschließlich der statistischen Modelle
- Maßnahmen zur Qualitätssicherung
- Maßnahmen für die Gewährleistung des Datenschutzes und ethischer Prinzipien
- Zeitplan mit Festlegung der Verantwortlichkeiten

*Abbildung 2.12   Gute Epidemiologische Praxis – Bestandteile eines Studienplans. Quelle: Deutsche Gesellschaft für Epidemiologie 2008, S. 10*

Epidemiologische Untersuchungen können zumeist nicht an vollständigen Bevölkerungsgruppen durchgeführt werden. Die Frage nach dem Zusammenhang von Kaffeekonsum und Herzinfarkt kann nicht an allen Kaffeetrinkerinnen der Welt oder auch nur in Deutschland oder in Regensburg untersucht werden. Die Bevölkerungsgruppe, auf die verallgemeinert werden soll, wird als Zielpopulation bezeichnet. Die interessierende Zielpopulation ist daher in ihren relevanten Merkmalen (z.B. Alter, Geschlecht) präzise zu beschreiben. Aus der definierten Zielpopulation wird eine repräsentative Stichprobe gezogen. Die Personen, die an der Untersuchung teilnehmen, bilden die Studienpopulation.

### Validität und Bias

Epidemiologische Studien können als Spiegel verstanden werden, der ein möglichst getreues Abbild der Wirklichkeit – das »wahre«, gültige Bild – zeigen soll. Beschreiben die Ergebnisse einer Studie die Wirklichkeit zutreffend, werden sie als valide bezeichnet. Das lateinische Wort »validus« bedeutet »gültig«. Wird die Wirklichkeit unzutreffend erfasst, spricht man von Bias. Das englische Wort »bias« bedeutet »Verzerrung«. Bias führt dazu, dass die »wahren« Effekte einer Behandlung oder einer Exposition über- oder unterschätzt werden.

Mehrere Arten von Bias können unterschieden werden, von denen im Folgenden fünf kurz beschrieben werden:

*Selektionsbias* (selection bias) bezeichnet systematische Unterschiede bei der Zuordnung von Personen zu den Vergleichsgruppen. In der Folge können sich die Gruppen in prognostischen Variablen unterscheiden, also in Merkmalen, die sich auf die Endpunkte der Studie auswirken (zwei Beispiele auf S. 46).

*Zufallsfehler* (auch: Stichprobenfehler) können durch eine zu kleine und nicht repräsentative Stichprobe entstehen. Je größer die Stichprobe ist, desto geringer ist die Wahrscheinlichkeit für Zufallsfehler.

*Durchführungsbias* (performance bias) bezeichnet ungeplante systematische Unterschiede, die z. B. auftreten, wenn nicht zur Forschungsfrage gehörende Behandlungen in einer der Gruppen häufiger durchgeführt werden.

*Messungsbias* (measurement bias) bezeichnet Fehler beim Messen der Endpunkte bzw. Effekte. Das Risiko für diese Biasart ist hoch, wenn die Teilnehmer oder die Untersucher gegenüber der Gruppenzugehörigkeit nicht »verblindet«

(S. 51) sind. Handelt es sich bei den Endpunkten um Verhaltensweisen, wie z. B. Rauchen oder Alkoholkonsum, kann die soziale Erwünschtheit zu systematischen Messfehlern führen.

*Verlustbias* (attrition bias) tritt auf, wenn Studienteilnehmer zum Messen der Endpunkte nicht mehr zur Verfügung stehen. Da der Verlust in den Gruppen ungleich sein kann, sind systematische Unterschiede in der Zusammensetzung der Gruppen zum Messzeitpunkt möglich.

Bias steht in Verbindung mit der internen Validität einer Studie. *Interne Validität* bezeichnet das Ausmaß, mit dem die Ergebnisse einer Studie die »wahren« Effekt einer Intervention bzw. Exposition auf die Studienpopulation wiedergeben. Die *externe Validität* bezeichnet die Gültigkeit der Ergebnisse für die Zielpopulation. Als Zielpopulation werden diejenigen

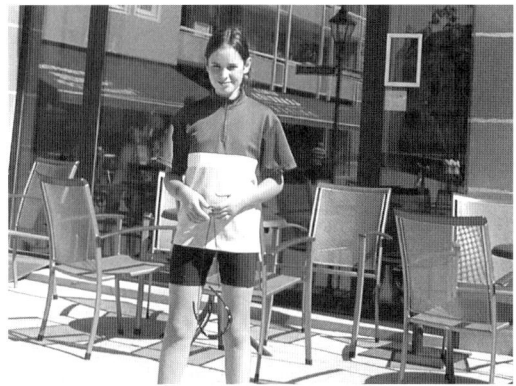

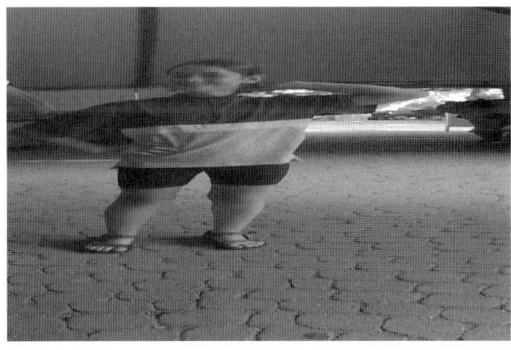

*Abbildung 2.13 »Wahres« Bild und Verzerrung*

Patienten bezeichnet, welche die untersuchte Therapie im medizinischen Alltag erhalten sollen. Die Zielpopulation kann sich in zahlreichen Merkmalen von der Studienpopulation unterscheiden. Für Therapieentscheidungen lautet die Frage: unterscheidet sich die Zielpopulation von der Studienpopulation in Merkmalen, die eine modifizierende Wirkung auf die Behandlungsergebnisse erwarten lassen? Solch ein Merkmal kann das Alter sein, das Geschlecht, der Gesundheitszustand bzw. das Krankheitsstadium oder eine vorhandene Medikation. Im Allgemeinen wissen wir aber nur wenig über die modifizierenden Faktoren.[61] Selbstverständlich erübrigt sich die Frage nach der externen Validität, wenn die interne Validität nicht gegeben ist.

Die Frage der externen Validität wird bisweilen unter den Begriffen »Studienbedingungen« oder »Laborbedingungen« und »Alltagsbedingungen« diskutiert. Die Ergebnisse von Studien seien u.a. aufgrund ihrer Ein- und Ausschlusskriterien sowie der Art der Durchführung unter »Laborbedingungen« nicht auf Patienten unter »Alltagsbedingungen« übertragbar.

Die Effekte einer Therapie unter Studienbedingungen werden als »effectiveness« und unter »Alltagsbedingungen« als »efficiency« bezeichnet. Mit dieser Vorstellung geht einher, dass die Ergebnisse von randomisierten kontrollierten Studien (RCTs) mit anderen Studienformen im Alltag überprüft werden sollen, z.B. mit sog. Anwendungsbeobachtungen, einer Studienform mit hoher Wahrscheinlichkeit für Bias. Es ist unstrittig, dass vor der Anwendung von Studienergebnissen die Frage der internen und externen Validität zu prüfen ist. Der Begriff »Alltagsbedingungen« ist jedoch unscharf definiert und bezieht sich auf zwei oben genannte Sachverhalte: die Zielpopulation un-

terscheidet sich möglicherweise von der Studienpopulation in Merkmalen, welche die Effekte der Intervention modifizieren; im Behandlungsalltag ist die Zahl der Variablen, die sich auf das Behandlungsergebnis auswirken, in der Regel größer. Inwieweit sich zusätzliche Variablen auf das Behandlungsergebnis auswirken, wäre nur mit weiteren RCTs feststellbar. Die Vorstellung, die externe Validität, wie z.B. Anwendungsbeobachtungen, durch Studien mit geringerer interner Validität erhöhen zu können, widerspricht der Logik.

### Auf den Punkt gebracht

*Validität bezeichnet die Nähe der Ergebnisse einer Untersuchung oder der daraus gezogenen Schlussfolgerungen zur Wahrheit. Bias (Verzerrung, systematischer Fehler) bezeichnet das Abweichen der Ergebnisse einer Untersuchung oder der daraus gezogenen Schlussfolgerungen von der Wahrheit. Ein möglichst hohes Maß an Validität bzw. ein möglichst niedriges Maß an Bias erfodern eine sorgfältige systematische Planung, Ausführung, Auswertung und Interpretation von Studien.*

### Verzerrung (Bias) am Beispiel Seekrankheit

Einem Schiffskapitän wurden Muster von Tabletten gegen Seekrankheit ausgehändigt, um diese während einer Schiffsfahrt zu testen. Die Bedeutung von Kontrollgruppen wurde ihm sorgfältig erklärt. Nachdem das Schiff zurückgekehrt war, berichtete der Kapitän begeistert von den Ergebnissen: »Praktisch jeder in der Kontrollgruppe war seekrank und nicht einer aus der Medikamentengruppe hatte irgendwelche Beschwerden. Ein wirklich tolles Zeug.« Ein Skeptiker fragte, wie er denn die Kontroll- und die Medikamentengruppe ausgewählt hätte. »Oh, das Zeug gab ich meinen Seeleuten und die Passagiere nahm ich als Kontrollgruppe.«[62]

Seemann wird bzw. bleibt man nicht, wenn man anfällig für Seekrankheit ist. Passagiere

---

61 Windeler 2008

62 Wilson 1975, zitiert nach Gordis 2001, S. 122

dürften im Vergleich eher und stärker zur Seekrankheit neigen. Lässt man dies außer acht, erscheint hier ein Medikament nützlich, das es möglicherweise nicht ist. In diesem Beispiel wurden sozusagen Äpfel mit Birnen verglichen.

### Verzerrung (Bias) am Beispiel der BCG-Impfung gegen Tuberkulose

In einer Untersuchung aus dem Jahr 1946 ging es um die Frage, inwieweit die BCG-Impfung vor Tuberkulose schützt.[63] Impfärzte in New York wurden angewiesen, eine Impfgruppe und eine Kontrollgruppe zu bilden. Von 445 geimpften Kindern starben 3 an Tuberkulose (0,67 Prozent), von den 545 nicht geimpften Kindern 18 (3,3 Prozent) – eine fünffach erhöhte Rate an Tuberkulosetoten in der Gruppe der Nichtgeimpften spricht erst einmal für eine starke Schutzwirkung der Impfung. Eine nähere Betrachtung zeigte jedoch Folgendes: Die Impfung erfordert einen zweiten Kontakt mit der Klinik nach einigen Tagen. Die Ärzte entschieden sich daher vorzugsweise dann für die Impfung, wenn es sich um Kinder aus Mittelschichtverhältnissen handelte. Bei diesen nahmen sie an, dass sie zuverlässig zur Kontrolle erscheinen würden. Kinder von sozial besser gestellten Eltern haben jedoch von vornherein ein sehr viel niedrigeres Risiko, mit dem Tuberkuloseerreger in Kontakt zu kommen bzw. die Krankheit im Falle der Exposition zu entwickeln. Das Ergebnis dieser Untersuchung bestätigt daher die niedrigere Erkrankungshäufigkeit der Mittelschichtkinder an Tuberkulose und nicht etwa den Effekt der Impfung. Die nicht-randomisierte Untersuchung ergibt in diesem Beispiel ein verzerrtes, falsches Abbild der Wirklichkeit. In einem zweiten Anlauf wurden die Kinder wechselnd der Impfgruppe bzw. der Kontrollgruppe zugeteilt (was noch nicht einer echten Randomisation entspricht). Jetzt war die Sterb-

lichkeit an Tuberkulose in beiden Gruppen gleich – es zeigte sich also keine Schutzwirkung der Impfung für die Tuberkulose.

### Fairer Vergleich

Beide Beispiele sollen verdeutlichen: Voraussetzungen dafür, dass Studien zutreffende (valide) Ergebnisse erbringen, ist das, was Epidemiologen einen »fairen Vergleich« nennen. Fairer Vergleich bedeutet im Sport, dass Wettkämpfe getrennt für Männer und Frauen und in verschiedenen Altersklassen ausgetragen werden. Der Wettlauf zwischen einem 21-jährigen Mann und einer 80-jährigen Frau würde allgemein als unfair empfunden werden. Zur Fairness gehört auch, dass der Leistungsvergleich nicht durch Doping verzerrt wird. Für Autorennen der Formel 1 gilt ein kompliziertes Regelwerk, um gleiche Voraussetzungen in der Konstruktion der Fahrzeuge zu herzustellen. Es geht also um faire, d.h. möglichst einheitliche Bedingungen für einen Vergleich. Ist dies nicht der Fall, entsteht Bias, also eine Über- oder Unterschätzung des Effektes. Fairness bedeutet für epidemiologische Studien, dass die Gleichheit von Struktur, Behandlung und Beobachtung – soweit wie möglich – gewährleistet sein müssen.[64]

*Fairer Vergleich* – ein Vergleich ist fair, wenn die Ausgangsbedingungen für die Überprüfung der Interventionen gleich sind.

*Strukturgleichheit* bedeutet, dass die zu vergleichenden Gruppen in den Merkmalen übereinstimmen, die sich auf das Zielkriterium (Outcome) auswirken. Im oben beschriebenen Beispiel Seekrankheit war diese Voraussetzung nicht gegeben. Daher war der Vergleich ziemlich unfair.

*Behandlungsgleichheit* bedeutet, dass keine wahrnehmbaren Unterschiede in der Durchführung der Behandlung bestehen. Weiß der Untersucher darüber Bescheid, ob der Patient die Behandlung erhalten hat oder nicht, kann ihn

---

63 Levine et al. 1946, zitiert nach Gordis 2001, S. 123

64 Windeler et al. 2008

das bei der Erfassung der Behandlungseffekte beeinflussen. Wenn er von der Wirksamkeit der Behandlung überzeugt ist oder einen persönlichen Vorteil bei positivem Ergebnis hat, kann es – auch unbewußt – zu verzerrten Ergebnissen kommen. Weiß ein Patient darüber Bescheid, ob er das Medikament oder Plazebo erhalten hat, wird ihn das in seiner Bewertung des Behandlungserfolges beeinflussen. Diese Quellen von Bias lassen sich zumeist durch Verblindung ausschalten. Hat der Proband keine Kenntnis über seinen Expositionsstatus (Medikament oder Plazebo), spricht man von einfacher Verblindung. Hat auch der Untersucher bzw. Auswerter keine Kenntnis über den Expositionsstatus, handelt es sich um eine »doppelte Verblindung«. In diesem kurzen Video (http://www.youtube.com/watch?v=RbBP_b5Pxnc) schildert der Operateur, wie er die Behandlungsgleichheit zwischen der echten Operation am Kniegelenk und der Scheinoperation hergestellt hat.[65] So dauerte die Scheinoperation genauso lang wie die echte Operation und die Geräusche einer Operation wurden simuliert. Lehrreich ist hier die Reaktion einiger Patienten, die nach zweijähriger Beobachtung eine Besserung angaben und dann erfuhren, dass sie nur die Scheinoperation erhalten hatten – einige konnten es einfach nicht glauben.

*Beobachtungsgleichheit* erfordert, dass derjenige, der die Behandlungsergebnisse z.B. durch Befragung erfasst, nicht weiß, ob der jeweilige Patient der Behandlungsgruppe oder der Kontrollgruppe zugeteilt ist.

Als *Störfaktoren* werden solche Faktoren bezeichnet, die neben dem interessierenden Faktor das Ergebnis (Outcome, Effekt) beeinflussen und dadurch zu verzerrten Beurteilungen des untersuchten Faktors führen (S. 33).

Für die Sicherstellung der Studienqualität liegen mehrere Regelwerke und Empfehlungen

vor, z.B. die bereits erwähnte »Gute Epidemiologische Praxis« (Abbildung 2.12), das CONSORT Statement (http://www.cochrane.de/ccconsi.htm) und das Methodenhandbuch des Instituts für Qualität und Wirtschaftlichkeit im Gesundheitswesen (http://www.iqwig.de/download/IQWiG_Methoden_Version_3_0.pdf). Die Veröffentlichung des Studienplans vor Beginn der Studie ist wünschenswert, weil dadurch die Transparenz bezüglich der Planung, der Durchführung, der Analyse, der Ergebnisse und der Interpretation hergestellt wird.

### Auf den Punkt gebracht

*Die Untersuchung kausaler Zusammenhänge erfordert den fairen Vergleich. Quellen für Bias sollten so weit wie möglich vermieden werden. Die Unsicherheit der Ergebnisse infolge nicht vermeidbarer Biasquellen sollten in der Interpretation der Ergebnisse angemessen berücksichtigt werden.*

### Quantitative und qualitative Forschungsmethoden

Forschungsmethoden lassen sich in qualitative und quantitative Methoden unterteilen. In der qualitativen Forschung werden verbale bzw. nicht-numerische Daten interpretativ verarbeitet, in der quantitativen Forschung werden Messwerte statistisch analysiert. Viele Forschungsprojekte kombinieren beide Herangehensweisen.[66]

Wann wendet man welche Form der Untersuchung an? Die beste Forschungsmethode ist diejenige, mit der sich die gestellte Frage am besten beantworten lässt.[67] Lautet die Frage: »Was halten Patienten davon, sich an der medizinischen Entscheidungsfindung zu beteiligen?« ist die Methode am besten geeignet, mit der es gelingt die Meinungen, Haltungen und Gefühle von Patienten zu dieser Frage in Erfah-

---

65 Moseley et al. 2002

66 Bortz und Döring 1995, S. 274
67 Sackett und Wennberg 1997

rung zu bringen; dies könnten z.B. Einzelinterviews, Fragebögen oder Fokusgruppen sein, also qualitative Methoden.

Lautet die Frage: »Wirkt Medikament A besser als Medikament B gegen Krankheit X« ist eine Methode erforderlich, die einen fairen Vergleich der Effekte beider Medikamente unter Ausschaltung aller Störfaktoren ermöglicht. Für diese Fragestellung hat sich die randomisierte kontrollierte Studie bewährt, eine quantitative Methode. Einige Wissenschaftler meinen, dass nur die quantitativen Verfahren weiter führen und degradieren Untersuchungen mit qualitativen Methoden zur »soft science«, also zu weicher, nicht aussagekräftiger, minderwertiger Wissenschaft. Diese Vorstellung beruht auf dem Unverständnis oder der Missachtung der Möglichkeiten qualitativer Forschung.

## 2.9 Ausgewählte Studientypen

Verbessert die Einnahme von Aspirin nach Herzinfarkt die Überlebenschancen? Ist das neue Medikament gegen Krankheit x besser als das bisherige Standardmedikament? Wirkt Homöopathie gegen Mittelohrentzündung? Löst Handystrahlung Hirntumore aus? Löst die Impfung gegen Mumps, Masern und Röteln Autismus aus? Führt ein niedriger im Vergleich zu einem höheren Rang in der beruflichen Hierarchie zu einem erhöhten Herzinfarktrisiko? Welche psychosoziale Intervention für Opiatabhängige wirkt besser – Case Management mit Motivierender Gesprächsführung oder Drogenberatung mit Psychoedukation?

Diese Fragen beziehen sich auf verschiedene Formen von Expositionen und ihre Outcomes. Als Forschungsfragen formuliert lassen sie sich mit geeigneten Studientypen untersuchen. Im Folgenden werden die randomisierte kontrollierte Studie, die Kohortenstudie, die Fall-Kontroll-Studie sowie Fallserien und Fallberichte vorgestellt.

### 2.9.1 Randomisierte kontrollierte Studie

In der randomisierten kontrollierten Studie (RCT – randomised controlled trial) werden zwei oder mehr Gruppen von Probanden oder Patienten zeitgleich bezüglich der Effekte bzw. der Outcomes von zwei (oder mehr) Interventionen verglichen. Dabei geht es um die Beantwortung der Frage, welche der Interventionen besser wirkt.

Die RCT ist in die Zukunft gerichtet, also eine *prospektive Studie*. Es werden zwei Gruppen verglichen, die sich im Expositionsstatus unterscheiden. Die Behandlung (der Expositionsstatus) wird in der RCT aktiv festgelegt. Es wird ein Versuch/ein Experiment/eine Intervention durchgeführt. Daher spricht man auch von einer *Interventionsstudie* bzw. von einer experimentellen Studie.

Die Strukturgleichheit von Behandlungsgruppe und Kontrollgruppe wird durch Zuteilung der Probanden nach dem Zufallsprinzip sichergestellt – ein Verfahren, das als *Randomisation* bezeichnet wird (engl. random = Zufall).

Die Prüfung eines Medikamentes gegen Seekrankheit könnte als RCT am Beispiel der Queen Mary 2 folgendermaßen aussehen.

Die Queen Mary 2 beherbergt eine Besatzung von 1.253 Personen und 2.620 Passagieren (http://de.wikipedia.org/wiki/Queen_Mary_2). Zur Herstellung kontrollierter Rahmenbedingungen wird jedem der insgesamt 3.873 Personen eine Nummer zugeordnet. Die Zuordnung der Nummern zu den beiden Gruppen erfolgt mit einem Zufallsgenerator. Ergebnis ist eine gleichmäßige Verteilung von Seeleuten und Passagieren auf beide Gruppen. Aber auch Männer und Frauen, Junge und Alte, gebildete und weniger gebildete Menschen, Personen mit großen und kleinen Füßen usw. werden gleichmäßig verteilt.

Die personengebundenen Störfaktoren – alle bekannten und unbekannten Merkmale, die sich auf das Behandlungsergebnis auswirken

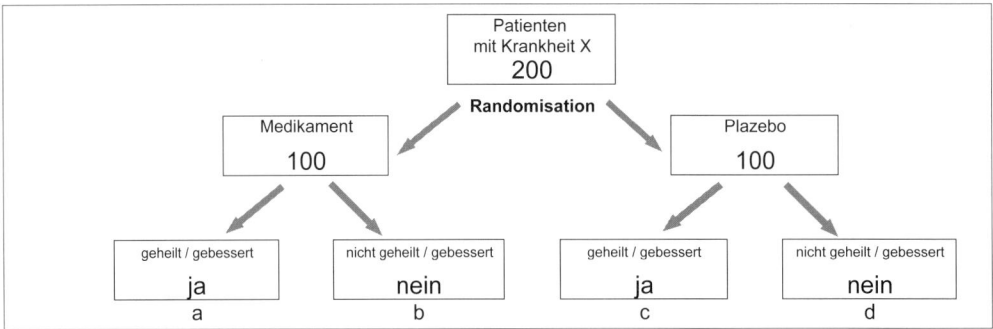

*Abbildung 2.14 Randomisierte kontrollierte Studie*

können – werden durch die Randomisierung gleichmäßig auf beide Gruppen verteilt und damit neutralisiert.[68] Die Ausschaltung sowohl der bekannten als auch der unbekannten Störfaktoren macht die Stärke und Bedeutung der RCT aus. Keine andere Studienform kann in vergleichbarem Maße die Strukturgleichheit gewährleisten.

Das Schema der RCT ist in Abbildung 2.14 am Beispiel einer Medikamentenprüfung dargestellt. Eine der beiden Gruppen von Versuchspersonen erhält ein neuartiges Medikament, z.B. gegen Seekrankheit (Exposition, Intervention) und die andere Gruppe (Vergleichsgruppe, Kontrollgruppe) eine andere Behandlung, z.B. die herkömmliche Behandlung oder eine Scheinbehandlung mit Plazebo.

Die beiden Gruppen unterscheiden sich dann nur noch in der Expositionsvariablen – also z.B. in der Behandlung mit dem Medikament oder dem Plazebo. Unterschiede im Ergebnis beider Gruppen sind daher mit hoher Wahrscheinlichkeit auf die Behandlung zurückzuführen.

### Definition: Randomisierung

*Ein Verfahren, das eine zufällige Verteilung der Patienten auf eine Therapie- und eine Kontrollgruppe bewirkt. Dies kann durch (computergenerierte) Zufallszahlen oder andere Mechanismen erreicht werden. Damit soll sicher gestellt werden, dass alle*

*Teilnehmer die gleiche Chance haben, der einen oder anderen Gruppe zugeordnet zu werden und es wahrscheinlich ist, dass sich (bei ausreichender Studiengröße) bekannte wie unbekannte Risiko- und Prognosefaktoren ausgeglichen auf die beiden Gruppen verteilen. Wenn sich zwischen den beiden Gruppen in den Endpunkten ein Unterschied zeigt, kann dieser tatsächlich der experimentellen Intervention zugeordnet werden.*[69]

Da sich Hoffnung und Zuversicht auf die Behandlungsergebnisse auswirken können, muss auch dieser Störfaktor auf beide Gruppen gleichmäßig verteilt sein. Die Patienten erfahren daher grundsätzlich nicht, ob sie das neue Verfahren oder das Standardverfahren bzw. Plazebo erhalten – diese Vorgehensweise wird als **Verblindung** bezeichnet. Auch der Untersucher sollte verblindet sein, da ansonsten – insbesondere bei subjektiven Endpunkten – die Gefahr für Messungsbias besteht. Handelt es sich allerdings um eindeutige Endpunkte, wie z.B. Tod, erscheint die Verblindung des Untersuchers weniger bedeutsam. Ist auch der Untersucher verblindet, liegt eine **doppelte Verblindung** vor. Die doppelte Verblindung stellt die **Beobachtungsgleichheit** sicher – ein wichtiges Kriterium zur Minderung von Bias.

---

68 Haynes et al. 2006, S. 173 ff.

69 EBM-Glossar des Deutsches Netzwerks evidenzbasierte Medizin

## Definition: Verblindung

*Geheimhaltung der Gruppenzuordnung (Therapie oder Kontrolle) vor Patienten, Durchführenden (Behandler, Auswerter) und begleitendem Personal. Mit der Verblindung soll verhindert werden, dass durch das Wissen um die Gruppenzugehörigkeit die Therapieantwort der Patienten, das Verhalten der Durchführenden oder die Bewertung der Ergebnisse beeinflusst werden. In einfach-blinden Studien wissen nur die Patienten nicht über ihre Zuordnung Bescheid. In doppelblinden Studien bleibt die Zuordnung dem Patienten und dem Durchführenden verborgen. Die Verblindung der Behandler und Patienten ist nicht immer machbar (z. B. beim Vergleich von chirurgischen mit medikamentösen Verfahren), stets jedoch die Verblindung der Auswerter.*[72]

Für den Vergleich von Interventionen ist die RCT die bestmögliche Form der Untersuchung. Fairness des Vergleichs und somit interne Validität lässt sich durch Randomisation und doppelte Verblindung sicherstellen. Zu prüfen bleibt jeweils die externe Validität, also die Gültigkeit der Ergebnisse für Populationen, die sich in wesentlichen Merkmalen von der Studienpopulation unterscheiden.

Kritisch anzumerken ist, dass Patientengruppen wie z.B. alte und multimorbide Patienten (Patienten mit zahlreichen Krankheiten) aber auch Frauen und Kinder in Therapiestudien häufig nicht ausreichend berücksichtigt werden.

RCTs sind ethisch nur zulässig, wenn
- es nachvollziehbare Gründe dafür gibt, dass die neue Methode sich als Verbesserung erweisen kann, und
- die Patienten nach umfassender Aufklärung über Chancen und Risiken ihr Einverständnis zur Teilnahme gegeben haben.

Für medizinische Interventionen mit »dramatischen Effekten« sind selbstverständlich keine RCTs erforderlich oder vertretbar. Beispiele für dramatische Effekte sind[70]
- schützende Wirkung des Fallschirms bei Sprüngen aus großen Höhen
- passive Impfung nach Biss durch Tollwut-infizierten Hund (erstmals 1885) – bis dahin hatte niemand nach Auftreten erster Tollwutsymptome überlebt
- akute lymphatische Leukämie bei Kindern – ohne Therapie starben alle Kinder, jetzt Heilung bei 75 Prozent
- Äther in der Chirurgie zur Schmerzlinderung
- Insulintherapie – bis zum therapeutischen Einsatz von Insulin führte das diabetische Koma zwangsläufig bei jedem Patienten zum Tode
- die operative Entfernung eines entzündeten Blinddarms

### Geschichtlicher Rückblick

Die erste randomisierte kontrollierte Studie erschien am 30. Oktober 1948 im British Medical Journal. Die RCT ist also eine vergleichsweise junge Methode der wissenschaftlichen Untersuchung. Ihre Entwicklung ist mit dem Namen Bradford Hill verbunden, einem Biostatistiker des damaligen Nationalen Englischen Forschungsinstitutes. Die erste RCT untersuchte die Wirksamkeit des Antibiotikums Streptomycin in der Behandlung der Lungentuberkulose im Vergleich zur damaligen Standardbehandlung, der Bettruhe. In der Behandlungsgruppe starben innerhalb von 6 Monaten 7 von 55 Patienten (7 Prozent), in der Plazebogruppe 14 von 52 Patienten (27 Prozent) – ein sehr starker Therapieeffekt.[71] Die Symptome der Tuberkulose sind mannigfaltig und wechselnd, der Verlauf unvorhersehbar – bemerkenswerte Besserungen traten immer wieder auf, auch ohne Therapie. So verwundert es nicht, dass ohne den fairen

70 Diaz und Neuhauser 2005
71 Medical Research Council Streptomycin in Tuberculosis Trials Committee 1948

Vergleich der RCT viele Therapiemaßnahmen für wirksam erachtet wurden, von denen wir heute wissen, dass sie unwirksam sind. Es lohnt sich, den Roman »Der Zauberberg« von Thomas Mann unter diesem Gesichtspunkt zu lesen.

## Wendepunkt

Die randomisierte kontrollierte Studie bedeutete einen Wendepunkt. Erst jetzt verfügte die medizinische Forschung über eine Methode, mit der wirksame von unwirksamen und nützliche von schädlichen Verfahren mit ausreichender Sicherheit unterschieden werden konnten.

## Kontrollierte Studien – der Wendepunkt 1948

Richard Doll und Bradford Hill gelten als »Väter« der randomisierten kontrollierten Studie. Der folgende Auszug stammt aus einem Aufsatz zum 50. Jahrestag der Veröffentlichung der Streptomycin-Studie.

*»Als ich 1937 mein Medizinstudium erfolgreich abschloss, wurden neue Behandlungsmethoden fast immer auf der Grundlage eingeführt, dass in den Händen von Professor A oder in den Händen eines Facharztes eines führenden Lehrkrankenhauses, die Ergebnisse einer kleinen Serie von Patienten (selten mehr als 50) besser waren im Vergleich zu den Ergebnissen von Professor B (oder einem anderen Facharzt) oder vom selben Untersucher zu einem früheren Zeitpunkt. Unter diesen Bedingungen erbrachten die Variabilität der Ergebnisse, der Zufall und die unbewusste (ganz zu schweigen von der bewussten) Selektion von Patienten scheinbar wichtige Unterschiede in den erzielten Ergebnissen; daraus folgte, dass es viele im Wettstreit stehende neue Behandlungen gab. Die Behandlung des Magengeschwürs war möglicherweise anfälliger für Behauptungen der Wirksamkeit einer Behandlung als die meisten anderen chronischen Krankheiten; als ich im Jahre 1948 begann, dies zu untersuchen, konnte ich bald eine Liste von Behandlungen erstellen, in der jeder Buchstabe des Alphabets besetzt war.*

*Standardbehandlungen wurden üblicherweise von einem Lehrbuch zum nächsten gereicht ohne jemals adäquat evaluiert zu werden.«*[72]

### 2.9.2 Kohortenstudien

In Kohortenstudien wird untersucht, ob eine Exposition mit einem Outcome in Verbindung steht. Der Begriff Kohortenstudie leitet sich vom lateinischen Wort cohors ab, das den zehnten Teil einer Legion des altrömischen Heeres bezeichnet. Bei Kohorten in der Epidemiologie handelt es sich um eine Personengruppe, in der sich sowohl exponierte als auch nicht-exponierte Personen befinden und der interessierende Outcome noch nicht eingetreten ist.

Bei der Exposition kann es sich um biologische, physiologische, psychologische und soziale Merkmale handeln. Als Outcome interessieren Krankheit und Tod. Die Kohorte wird über einen ausreichend langen Zeitraum beobachtet und das Auftreten bzw. Nichtauftreten des zur Diskussion stehenden Outcomes erfasst. Handelt es sich um das Neuauftreten einer Krankheit, kann die Kohortenstudie auch als Inzidenzstudie bezeichnet werden.

Zur Untersuchung des Zusammenhangs der vermuteten Risikofaktoren für die koronare Herzkrankheit wurden beispielsweise im Jahr 1950 die 30- bis 59-jährigen Männer einer amerikanischen Kleinstadt im mittleren Lebensalter zur Teilnahme an einer Studie eingeladen. Aufgenommen wurden nur diejenigen Männer, bei denen sich nach sorgfältigen Untersuchungen keine Hinweise für das Vorliegen einer koronaren Herzkrankheit ergeben hatten. Bei den Teilnehmern wurden die vermuteten Risikofaktoren erfragt und gemessen. Eine Studiendauer von 20 Jahren wurde veranschlagt, weil man zu Recht annahm, dass sich in diesem Zeitraum bei vielen Männern eine koronare Herzkrankheit zeigen würde. (Framingham-Studie (4.22))

---

72 Doll 1998 (Übersetzung des Autors)

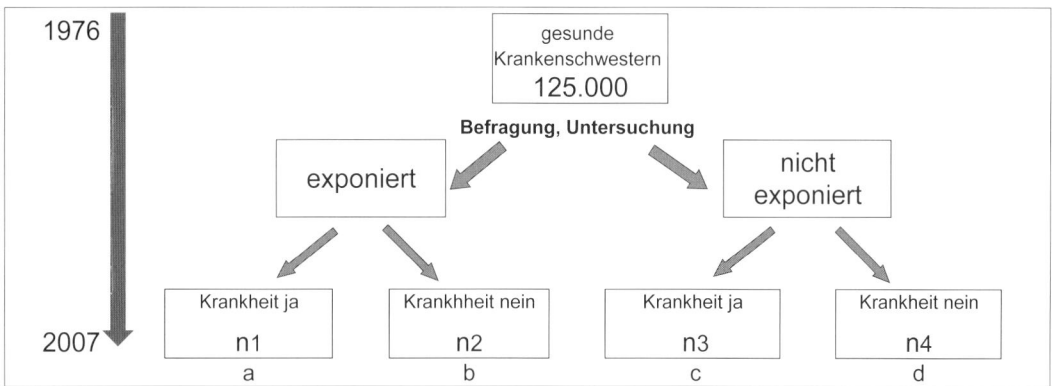

*Abbildung 2.15  Design einer Kohortenstudie*

Abbildung 2.15 zeigt das Design einer Kohortenstudie. Die Teilnehmer der Kohorte müssen in Bezug auf die untersuchte Krankheit gesund sein. Die Expositionen werden durch Fragebögen, Interviews, klinische Untersuchungen und Laboruntersuchungen zu Beginn und in der Folge zumeist in Abständen wiederholt erfasst. Für die Validität der Messung, also zur Vermeidung eines Messungsbias, ist eine einheitliche Vorgehensweise erforderlich. Soll beispielsweise der Blutdruck erfasst werden, sind genaue Vorgaben für die Messung notwendig.

Der Expositionsstatus wird von den Untersuchern gemessen, aber nicht beeinflusst. Die Zugehörigkeit zu den Gruppen ergibt sich aus dem Expositionsstatus. Es erfolgt keine aktive Einteilung wie bei der RCT. Daher können die Gruppen auch sehr unterschiedlich groß sein.

Die im Laufe der Zeit auftretenden Neuerkrankungen werden gezählt und verglichen. Ist die Inzidenzrate in der Gruppe der Exponierten höher als in der Gruppe der Nicht-Exponierten, spricht man von einem Zusammenhang bzw. einer Assoziation von Exposition und Outcome.

Da sich die Gruppe der Exponierten von der Gruppe der Nicht-Exponierten zumeist systematisch unterscheidet, müssen die Störfaktoren bei der Auswertung berücksichtigt werden. Handelt es sich bei der Exposition beispielsweise um den Rauchstatus, ist zu berücksichtigen, dass sich Raucher auch in anderen gesundheitsrelevanten Faktoren von Nichtrauchern unterscheiden, wie z.B. der körperlichen Aktivität. Es besteht also keine Strukturgleichheit der Gruppen der Exponierten und der Nicht-Exponierten.

Um die Strukturgleichheit zumindest näherungsweise herzustellen, werden die bekannten Störfaktoren durch statistische Verfahren, wie Stratifizierung und multivariate Analyse ausgeglichen bzw. kontrolliert (siehe Lehrbücher der Epidemiologie). Voraussetzung für die Kontrolle der Störfaktoren ist ihre genaue Messung. Unbekannte und nicht gemessene Störfaktoren können naturgemäß nicht kontrolliert werden.

Abbildung 2.16 zeigt das Ergebnis einer Kohortenstudie in einer Vierfeldertafel. Im Beobachtungszeitraum trat die koronare Herzkrankheit bei 84 von 2916 Rauchern und bei 87 von 4913 Nichtrauchern neu auf. Die Inzidenzraten für die 3.000 Raucher berechnen sich aus $a/(a+b)$, die der 5.000 Nichtraucher aus $c/(c+d)$. Für Raucher beträgt in diesem Beispiel die Inzidenzrate 228,0/1.000, für Nichtraucher 17,4/1.000. Somit liegt eine starke statistische Assoziation zwischen der Exposition (Rauchen) und dem Outcome (koronare Herzkrankheit) vor.

Je nach Fragestellung werden unterschiedliche Kohorten gebildet. Geburtskohorten z.B.

|                | KHK ist aufgetreten | KHK ist nicht aufgetreten |
|----------------|:-------------------:|:-------------------------:|
| Raucher        | 84                  | 2916                      |
| Nichtraucher   | 87                  | 4913                      |

*Abbildung 2.16   Vierfeldertafel – Ergebnisse einer Kohortenstudie zu Rauchen und koronarer Herzkrankheit. Zahlen aus: Gordis 2001, S. 156*

bestehen aus Personen eines Jahrgangs und bieten die Möglichkeit, Expositionen in der Kindheit in Bezug auf Outcomes im Erwachsenenalter zu untersuchen. Ein Beispiel ist die Avon Longitudinal Study of Parents and Children (www.bristol.ac.uk/alspac).

Krankenschwestern bilden die Kohorte der Nurses' Health Studies (NHS, www.nurseshealthstudy.org), in deren Fokus Krebsprävention, Herz-Kreislauf-Krankheiten und Diabetes stehen. Die NHS I begann 1976 mit 122.000 Krankenschwestern, die im Jahr 1976 30 – 55 Jahre alt waren und im Abstand von 2 Jahren befragt wurden. Die NHS II umfasst weitere 116.000 Krankenschwestern, die 1989 zwischen 25 – 42 Jahre alt waren. Die Fragebögen der Studie sind auf der Website veröffentlicht (www.channing.harvard.edu/nhs/questionnaires/index.shtml).

### Die Britische Ärztestudie

Die Britische Ärztestudie (British Doctors Study) begann im Jahr 1951 und endete mit einer Nachbefragung nach 50 Jahren.[73]

Anknüpfend an die Ergebnisse mehrerer Fall-Kontroll-Studien wollten Richard Doll und Bradford Hill den Zusammenhang von Rauchen und Lungenkrebs in einer prospektiven, in die Zukunft gerichteten Kohortenstudie untersuchen. Dazu schrieben sie alle englischen Ärzte an. 34.439 erklärten sich zur Teilnahme bereit. Ärztinnen wurden nicht einbezogen, weil die Raucherquote bei Frauen damals noch sehr niedrig war. Im Jahr 1951 wurden die Teilnehmer erstmals nach ihrem Tabakkonsum befragt. Nachbefragungen wurden in den Jahren 1957, 1966, 1972, 1978, 1990 und 2001 durchgeführt. Für die verstorbenen Ärzte wurden Todeszeitpunkt und Todesursache ermittelt. Zur Auswertung wurden Gruppen entsprechend der Anzahl der täglich gerauchten Zigaretten gebildet (1 – 14, 15 – 24, 25 und mehr Ex-Raucher, lebenslange Nichtraucher). Der Tabakkonsum konnte auf diese Weise mit der Lebenserwartung und der Todesursache in Zusammenhang gebracht werden. Bereits nach vier Jahren bestätigte sich die Hypothese, dass die Lungenkrebsmortalität bei Rauchern erhöht ist. In der Folge zeigte sich eine Erhöhung der Mortalität bei Rauchern für eine Reihe weiterer Krankheiten. Das Fazit nach 50 Jahren lautet: je höher der Tabakkonsum desto höher die Gesamtmortalität und die Krebsmortalität und desto niedriger die Lebenserwartung. Abbildung 2.17 zeigt die Überlebenskurven von Nichtrauchern und Rauchern der Jahrgänge 1900 bis 1930 – der Zeitpunkt, zu dem die Hälfte der rauchenden Ärzte verstorben ist, liegt 10 Jahre früher als der Zeitpunkt, zu dem die Hälfte der Nichtraucher verstorben ist.[75]

### Weitere bedeutende Kohortenstudien

■ The Million Women Study. Mehr als eine Million englische Frauen ab 50 Jahren, die zur Brustkrebsfrüherkennung eingeladen wurden, Aufnahme in die Studie zwischen 1996 und 2001. Forschungsfragen in Zusammenhang mit Brustkrebs www.millionwomenstudy.org. Fragebögen www.millionwomenstudy.org/questionnaires

73 Doll et al. 2004

■ Whitehall-Studien [74] [75] www.ucl.ac.uk/white-hall II.

■ Health Professionals Follow-Up Study www.hsph.harvard.edu/hpfs

■ Coronary Artery Risk Development in Young Adults (CARDIA) http://www.nhlbi.nih.gov/resources/deca/descriptions/cardia.htm

■ The Nun Study www.mc.uky.edu/nunnet Die im Jahr 1990 initiierte »Nonnenstudie« befasst sich mit Altern und der Alzheimer-Krankheit. Die Kohorte besteht aus 678 Nonnen im Alter von 75 bis 108 Jahren.

### 2.9.3 Fall-Kontroll-Studie

Ausgangspunkt der Fall-Kontroll-Studie ist der bereits eingetretene Outcome – die Patienten sind also bereits krank. Im Blick zurück (retrospektiv) werden Expositionen erfasst, die im Verdacht stehen, die Krankheit zu verursachen.

In den 1930er und 1940er Jahren fiel ein steiler Anstieg der Inzidenz von Lungenkrebs auf.

Doll und Hill berichteten im Jahr 1950 über die Vervielfachung der Sterblichkeit an Lungenkrebs in den 25 Jahren zwischen 1922 und 1947 – zwischen 1901 und 1920 starben jährlich 1,1 von 100.000 Männern und 0,7 von 100.000 Frauen an Lungenkrebs, im Zeitraum von 1936 – 1939 10,6 Männer und 2,5 Frauen. Die Ursachen waren damals unbekannt und die Hypothesen bezogen sich zum einen auf ein vermehrtes Erkennen von Lungenkrebs durch verbesserte Diagnosemöglichkeiten, zum anderen auf Schadstoffe in der Umwelt durch Autoabgase, die Ausdünstungen von geteerten Oberflächen, aus Gaswerken, Fabriken und der Kohleverbrennung.[76]

Alton Ochsner, Chirurg in New Orleans, beobachtete 1939, dass fast alle Patienten, die er wegen Lungenkrebs operierte, Raucher waren:

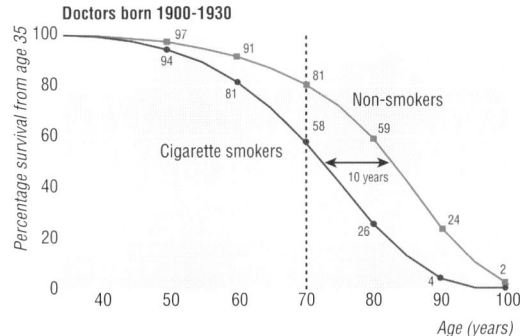

*Abbildung 2.17  Überlebenskurven der Ärzte in den Jahrgängen 1900-1930 nach 50 Jahren Beobachtung, oben die Kurve der Nichtraucher, unten die Kurve der Raucher*

*"In our opinion the increase in smoking with the universal custom of inhaling is probably a responsible factor, as the inhaled smoke, constantly repeated over a long period of time, undoubtedly is a source of chronic irritation to the bronchial mucosa."*[77]

Die im Jahr 1940 veröffentlichten tierexperimentellen Untersuchungen von Roffo gaben der Hypothese zusätzliches Gewicht.[78]

Wie konnte nun die Frage geklärt werden, ob das Rauchen oder die Teerdünste oder eine andere Ursache den Inzidenzanstieg für den Lungenkrebs erklären? Die Fall-Kontroll-Studie stellt eine Möglichkeit dar, Ergebnisse in kurzer Zeit und mit vergleichsweise geringem Aufwand zu erzielen.

Das Prinzip besteht in dem Vergleich von »Fällen« mit »Kontrollen«. Als Fälle werden die erkrankten Personen bezeichnet. Kontrollen sind gesunde Personen. Die Kontrollgruppe wird gebildet, indem jeder Person der Fallgruppe mindestens eine Person als »Kontrolle« zugeordnet wird, die ihr in den wesentlichen Merkmalen (z.B. Alter, Geschlecht, Gesundheitsverhalten) möglichst ähnlich ist. Diese Paarbildung wird »matching« genannt. Ergeb-

74 Bosma et al. 1997
75 Marmot et al. 1984
76 Doll und Hill 1950

77 Ochsner und Debakey 1939 in Ventura 2001
78 Roffo 1940

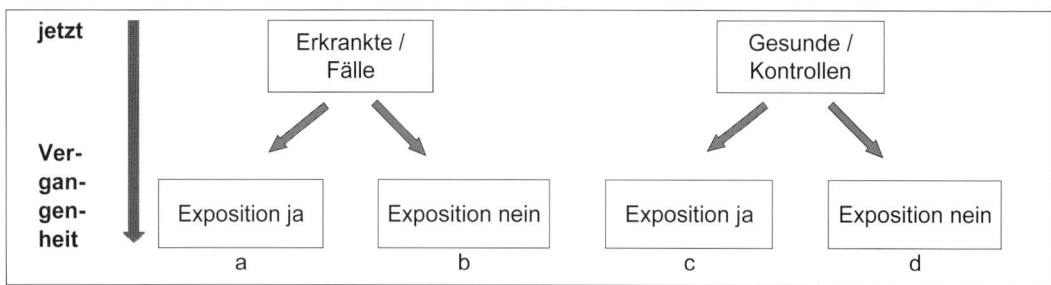

*Abbildung 2.18  Design einer Fall-Kontrollstudie*

nis des Matching ist ein möglichst hohes Maß an Strukturgleichheit. Alle Studienteilnehmer, die Fälle wie die Kontrollen, werden nun nach dem Vorliegen der Exposition in der Vergangenheit befragt. Geht es um den Zusammenhang von Tabak und Lungenkrebs, wird nach dem Tabakkonsum gefragt, für die Frage nach Handystrahlung und Hirntumor wird nach dem Handygebrauch gefragt.

Die erste Fall-Kontroll-Studie zum Zusammenhang von Tabak und Lungenkrebs veröffentlichte der deutsche Forscher Franz Hermann Müller bereits 1939. 86 Patienten mit Lungenkrebs verglich er mit 86 nicht an Lungenkrebs Erkrankten. Er stellte fest, dass sich unter den 86 Kranken 56 starke Raucher und 3 Nichtraucher befanden, während die Gruppe der Gesunden 31 starke Raucher und 14 Nichtraucher aufwies.[79] Im Jahr 1950 wurden vier Fall-Kontroll-Studien veröffentlicht, die alle in die Richtung Tabak als Ursache wiesen.[80] Die Ergebnisse der Studie von Richard Doll und Bradford Hill aus dem Jahr 1952 sind in Abbildung 2.19 dargestellt. Der Vergleich von 1357 Patienten mit Lungenkrebs mit der entsprechenden Zahl gesunder Kontrollpersonen zeigt einen deutlich höheren Tabakkonsum bei den Lungenkrebspatienten – insbesondere waren die starken Raucher bei den an Lungenkrebs Erkrankten überrepräsentiert.

Ist die Fall-Kontrollstudie dazu geeignet, die Wirklichkeit unverzerrt abzubilden? Auch wenn im genannten Beispiel die Ergebnisse in die richtige Richtung wiesen, ist die Irrtumswahrscheinlichkeit der Fall-Kontrollstudie relativ hoch. Das Problem besteht darin, dass Struktur- und Beobachtungsgleichheit nur näherungsweise herstellbar sind.

Das oben beschriebene Matching ist der Versuch, die Gruppen so ähnlich wie möglich zu machen. Matching ist jedoch ein relativ grobes Verfahren und unbekannte Störfaktoren können naturgemäß nicht berücksichtigt werden.

Auch bei der Erfassung der Exposition ist Bias kaum zu vermeiden. Die Messung der Exposition erfolgt durch eine Auswertung von Krankenunterlagen bzw. eine Befragung der Teilnehmer über Sachverhalte in der Vergangenheit. Die Dokumentation in Krankenakten gilt jedoch als lückenhaft und auch das Gedächtnis ist ein eher unzuverlässiger Datenspeicher. Das Gedächtnis gilt als ein eher unzuverlässiger Datenspeicher. Hinzu kommt, dass Erkrankte viel intensiver über mögliche Krankheitsursachen bzw. Expositionen nachdenken und sich möglicherweise an Sachverhalte erinnern, die Gesunde längst vergessen haben (»recall bias« – Fehler durch Erinnerungslücken). Nicht auszuschließen ist auch, dass Befragte wissentlich, aus Gründen wie Scham, falsche Angaben machen.

Die Grenzen der Fall-Kontroll-Studie liegen also darin, dass die Strukturgleichheit durch Matching nur näherungsweise herstellbar ist,

79 Müller 1939 in Doll und Hill 1950
80 Lopez 1999

| Zigaretten pro Tag | Patienten mit Lungenkrebs | Kontroll-gruppe |
|---|---|---|
| 0 | 7 | 61 |
| 1–4 | 55 | 129 |
| 5 – 14 | 489 | 570 |
| 15 –24 | 475 | 431 |
| 25 – 49 | 293 | 154 |
| >50 | 38 | 12 |
|  | 1.357 | 1.357 |

*Abbildung 2.19  Fall-Kontrollstudie zu Lungenkrebs und Rauchen 1952. Höherer Zigarettenkonsum bei 1.357 Patienten mit Lungenkrebs im Vergleich zu 1.357 Personen ohne Lungenkrebs.*
*Quelle: Doll und Hill 1952*

und die Beobachtungsgleichheit wegen systematisch unterschiedlicher Gedächtnisleistungen eher unwahrscheinlich ist.

Wurde in einer oder mehreren Fall-Kontroll-Studien ein Verdacht erhärtet, ist der folgende Schritt häufig eine prospektive Beobachtungsstudie, also eine Kohortenstudie.

### 2.9.4  Fallberichte und Fallserien

Fallberichte (Syn.: Fallstudien, Kasuistiken, engl.: case studies) sind detaillierte Beschreibungen einzelner Krankheitsfälle. In früheren Zeiten füllten sie einen wesentlichen Teil der medizinischen Literatur. Heutzutage sind sie bedeutsam für die Erfassung unklarer oder bislang unbekannter Phänomene und Ereignisse. Fallberichte können wertvoll für die Hypothesenbildung sein. Für die Hypothesentestung im Sinne des kausalen Nachweises von Exposition und Effekt sind sie jedoch weitgehend untauglich, so z.B. zur Beurteilung von Therapieeffekten. Eine wichtige Bedeutung haben sie für die Qualitätssicherung und Patientensicherheit in Form der »Critical incident reports«. Dabei handelt

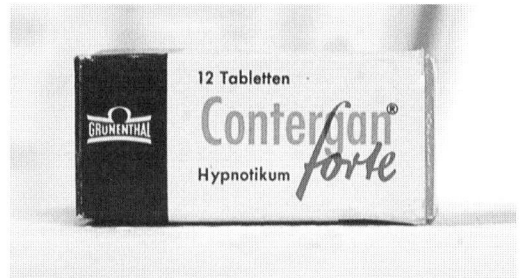

*Abbildung 2.20  Contergan*

es sich um Berichte über medizinische Fehler und Beinahe-Fehler mit dem Ziel der Fehlerursachenbeseitigung.[81] Cases Network (http://casesnetwork.com) – ein Netzwerk von Wissenschaftlern und Praktikern – befasst sich mit der Nutzung von Fallberichten für den Wissensfortschritt in der Medizin und gibt eine eigene Fachzeitschrift heraus (http://www.casesjournal.com – open access).

Eine der größten Medikamenten-Katastrophen in der Medizingeschichte wurde durch einen Fallbericht aufgedeckt. Im Jahr 1961 fiel dem australischen Arzt William McBride ein äußerst seltener Geburtsfehler bei drei Neugeborenen in seiner Klinik auf. Es handelte sich um die Phokomelie, eine Fehlbildung von Armen und Beinen. Alle drei Mütter dieser Babys hatten während der Schwangerschaft ein seit 1957 von der pharmazeutischen Firma Chemie Grünenthal vermarktetes Beruhigungsmittel eingenommen, das auch zur Behandlung von Schwangerschaftserbrechen eingesetzt wurde. Da die Fehlbildung selten war und alle drei Frauen das Medikament eingenommen hatten, bestand hier der begründete Verdacht, dass das Medikament die Fehlbildung verursacht hatte. Es handelte sich um die Substanz Thalidomid, die unter dem Namen Contergan verkauft wurde.

---

81 Kohn et al. 2000, S. 63 ff.

## THALIDOMIDE AND CONGENITAL ABNORMALITIES

Sir,—Congenital abnormalities are present in approximately 1·5% of babies. In recent months I have observed that the incidence of multiple severe abnormalities in babies delivered of women who were given the drug thalidomide ('Distaval') during pregnancy, as an antiemetic or as a sedative, to be almost 20%.

These abnormalities are present in structures developed from mesenchyme—i.e., the bones and musculature of the gut. Bony development seems to be affected in a very striking manner, resulting in polydactyly, syndactyly, and failure of development of long bones (abnormally short femora and radii).

Have any of your readers seen similar abnormalities in babies delivered of women who have taken this drug during pregnancy?

Hurstville, New South Wales.              W. G. McBRIDE.

*Abbildung 2.21 Thalidomid und angeborene Fehlbildungen, Brief von W. McBride, Lancet vom 16. 12. 1961*

Um weiteren Schaden zu verhindern, veröffentlichte McBride seine Beobachtung in einem kurzen Brief an eine weltweit verbreitete medizinische Fachzeitschrift.[82]

Dieser Brief stellt einen Fallbericht dar. Ein Fallbericht beschreibt die Krankengeschichte eines einzelnen Patienten oder auch – wie in diesem Beispiel – einen Fall, der aus den Krankengeschichten mehrerer Patienten besteht. In der Folge bestätigte sich der kausale Zusammenhang zwischen Thalidomid und den Fehlbildungen. Contergan wurde vom Markt genommen, nachdem es mehrere Tausend Menschen geschädigt hatte. Die Systeme der Zulassung und Überwachung von Medikamenten wurden als Ergebnis dieser Katastrophe grundlegend verändert (7.13.3).

### Unerwünschte Arzneimittelwirkungen

Fallberichte bilden einen wesentlichen Bestandteil der Arzneimittelsicherheit. Jeder Arzt ist nach der ärztlichen Berufsordnung dazu verpflichtet, Fälle von unerwünschten Arzneimittelwirkungen an die Arzneimittelkommission der deutschen Ärzteschaft zu melden. Dabei ist die Arzneimittelkommission grundsätzlich an allen Meldungen bzw. Verdachtsmeldungen über unerwünschte Arzneimittelwirkungen interessiert, seien sie unbekannt oder bereits bekannt, schwerwiegend oder leicht, seltener oder häufig auftretend. Fallberichte können Ausgangspunkt für weitergehende Untersuchungen sein (www.akdae.de/50/50/index.html).

Eine Sonderform der Fallberichte sind die sog. Testimonials (lat. Testimonium – Zeugnis). Hierbei handelt es sich um die – häufig euphorischen – Berichte Betroffener, in denen sie in zumeist dankender Form über ihre posi-

82 McBride 1961

tiven Erfahrungen mit Therapieverfahren, Medikamenten oder Produkten berichten. Die Beschreibung von Krankheitsbild, Intervention und Effekt ist in der Regel unpräzise, so dass keine Möglichkeit besteht, den Fall nachzuvollziehen. Testimonials werden in der Werbung für nicht-medizinische Produkte eingesetzt (z.B. Thomas Gottschalk für HARIBO) und haben auch in der Medizin häufig werbenden Charakter.

Im Gesundheitsbereich setzen insbesondere Scharlatane und Geschäftemacher auf die Überzeugungskraft der Testimonials. Der gutgläubigen Kundschaft suggerieren diese Berichte die Wirksamkeit der angebotenen Produkte bei allen nur erdenklichen Gesundheitsproblemen, insbesondere auch bei Krankheiten, die nicht heilbar sind und zum Tode führen (siehe z.B. Website Hulda Clark http://www.drclark. de und ihr Buch »The cure for all diseases«, das als Volltext zum Download zur Verfügung steht http://www.royalrife.com/cure.pdf).

## Testimonials als Marketing

Besonders aggressiv wirbt der Unternehmer Matthias Rath (http://www.drrath.com), der mit offensivem Marketing und haltlosen Versprechungen seine hochpreisigen Vitaminpräparate weltweit absetzt. Auf der Website »Erfahrungsberichte« findet sich eine lange Liste von Krankheiten mit den dazu jeweils passenden euphorischen Patientenberichten.

*Sehr geehrter Herr Dr. Rath,*
*von einem Tumor bei mir kann gar keine Rede mehr sein, wie vor gut 2 Jahren diagnostiziert worden ist. Nach vielen Untersuchungen im Krankenhaus fand man einen Tumor in meiner Bauchspeicheldrüse. Da meine letzten Reserven durch die ganzen Untersuchungen vom Tomographen bis hin zum Kernspin aufgezehrt worden sind, bat ich um einen Aufenthalt zu Hause, um mich zu erholen.*
*Ein Jahr zuvor hatte ich von einer alten Dame*

*gehört, wie ihr Sohn durch ein Naturheilverfahren auf Grundlage der Zellular-Medizin den Krebs besiegt hatte und ich wusste, das ist der Weg, den ich auch gehen werde! Also besorgte ich mir Naturheilstoffe und fing sofort mit dem Verzehr an. Nach vier Wochen riefen die Ärzte an und baten mich zu der Operation zu kommen, da sie nun ein Bett frei hätten. Doch ich hörte auf meine innere Stimme und lehnte ab. Mit Erfolg – nur 4 Monate später hatte ich den Krebs besiegt! Und zwar ausschließlich mit Vitaminpräparaten! Ich danke Gott, Ihnen und Ihr Team von ganzem Herzen. Nochmals vielen Dank für Ihre Arbeit.*

*Anita Himmler[83]*

## 2.10 Die epidemiologische Sequenz

Die epidemiologische Sequenz[84] führt von der Vermutung eines Gesundheitsproblems über eine Reihe von Zwischenschritten bis zur Lösung des Problems. Wie das Beispiel Rauchen und Lungenkrebs zeigt, kann der Weg Jahre und Jahrzehnte erfordern.

*Beobachten.* Wissenschaftliche Beobachtungen zu Rauchen und Lungenkrebs wurden in den 1920er Jahren veröffentlicht, insbesondere zur kürzeren Lebenserwartung von Rauchern im Vergleich zu Nichtrauchern.

*Zählen von Fällen oder Ereignissen.* Seit Anfang der 1930er Jahre fiel in den Todesursachenstatistiken in den USA ein Anstieg von Lungenkrebs auf.

*Eine Hypothese entwickeln.* Von einigen der >4000 chemischen Bestandteile des Tabakrauchs wusste man, dass sie bei Tieren krebserzeugend wirken. Die Hypothese lag nahe, dass Tabakrauch auch für den Menschen krebserregende Substanzen enthält.

*Testen der Hypothese – Vergleiche durch-*

---

83 www.4ger.dr-rath-foundation.org/NATUERLICHE_GESUNDHEIT/testimonials/krebs. html.
84 Wallace und Doebbling 1998, S. 8

*führen.* 1950 wurden fünf größere Fall-Kontroll-Studien veröffentlicht, die übereinstimmend einen Zusammenhang zwischen Rauchen und Lungenkrebs feststellten. Dieser Zusammenhang wurde 1954 durch die 1951 begonnene Kohortenstudie von Richard Doll und Bradford Hill mit 40.000 englischen Ärzten bestätigt. Hier zeigte sich insbesondere eine Dosis-Wirkungs-Beziehung. Die Assoziation von Rauchen und Lungenkrebs wurde allgemein akzeptiert, die Kausalität hingegen zumindest von Seiten der Tabakindustrie in Zweifel gezogen.

***Experimentelle Studien durchführen.*** Versuche an Hunden zeigten, dass Tabakrauch zur Zell-Entartung und in der Folge zu Lungenkrebs führt.

***Wissenschaftliche Schlussfolgerung ziehen.*** Beobachtungen, Mortalitätstrends in verschiedenen Ländern, epidemiologische Vergleiche von großen Gruppen in verschiedenen Ländern und die biologischen Effekte von Tabakrauch führten zur Schlussfolgerung, dass Rauchen das Risiko erhöht, an Lungenkrebs zu sterben.

***Intervenieren und evaluieren.*** Public-Health-Maßnahmen bewirkten eine Reduktion des Tabakkonsums bei Männern in den USA und in anderen Ländern, begleitet durch eine Senkung der Lungenkrebsrate. Im Jahr 1964 erschien in den USA der »Surgeon General's Report on Smoking and Health«. In diesem Dokument wurde der kausale Zusammenhang von Rauchen und Lungenkrebs erstmals offiziell anerkannt und zur Grundlage von politischem Handeln gemacht.[85]

### Vertiefung

■ *1964 Surgeon General Report: Reducing the Health Consequences of Smoking www.cdc.gov/tobacco/sgr/sgr_1964/sgr64.htm. In diesem Bericht wurde erstmals von staatlicher Seite anerkannt, dass zwischen Rauchen und Lungenkrebs ein kausaler Zusammenhang besteht. Die methodischen Darlegungen und die Diskussion des Kausalitätsbegriffs sind bis heute lesenswert.*

■ *History of the 1964 Surgeon General's Report on Smoking and Health http://www.cdc.gov/tobacco/30yrsgen.htm*

## 2.11 Gesundheitsberichterstattung

Gesundheitsberichterstattung (GBE) dient dazu, eine Brücke zwischen Wissenschaft und Praxis zu schlagen. Dazu werden mit epidemiologischen Methoden gewonnene Erkenntnisse über den Gesundheitszustand der Bevölkerung in eine allgemein verständliche Form gebracht, so dass sie von Politik, Verwaltung und Bürgern benutzt werden können. Produzenten von GBE sind u.a. der Bund, die Länder und die Kommunen. Auf der Bundesebene ist das Robert Koch-Institut federführend und nimmt die Aufgabe gemeinsam mit dem Statistischen Bundesamt wahr. Darüber hinaus gibt es eine Reihe von Studien, die grundlegende Daten zur Gesundheit erheben, deren Hauptthema aber nicht die Gesundheit ist. Dazu zählen z.B. das Soziooekonomische Panel, die Shell-Jugendstudie und die WORLD VISION Kinderstudie.

In den Bundesländern sind die Landesgesundheitsbehörden und auf der kommunalen Ebene die Gesundheitsämter zuständig (http://tinyurl.com/dg5557).

In Gesundheitsberichten werden vorhandene Daten sowie die Literatur zum jeweiligen Thema aufgearbeitet, interpretiert und bewertet. Im Idealfall zeigt GBE Gesundheitsprobleme, Handlungsbedarf und Lösungsmöglichkeiten auf. Der Politik wird damit die Möglichkeit gegeben, Probleme zu erkennen und mit geeigneten Maßnahmen zu reagieren.

### Gesundheitsberichterstattung des Bundes

Das Robert-Koch-Institut (RKI) ist eine dem Bundesgesundheitsministerium nachgeordnete

---

85 The Suregeon General 1964

Einrichtung. Sein Auftrag besteht nicht nur in der Überwachung und Prävention von Infektionskrankheiten und von chronischen Erkrankungen sondern auch in der GBE. Mit Befragungen und Studien zu Gesundheitszustand und Gesundheitsverhalten, zur Versorgung sowie zu den Lebensbedingungen generiert das RKI Primärdaten für Gesundheitsberichte. Hierzu zählen:

- Studie zur Gesundheit Erwachsener in Deutschland (DEGS http://tinyurl.com/cu2v62). Die Daten werden von 2008 bis 2011 an einer repräsentativen Bevölkerungsstichprobe erhoben. Die Teilnehmer des Gesundheitssurvey 1998 werden erneut eingeladen, so dass hier Längsschnittdaten im Sinne einer Kohortenstudie gewonnen werden.
- Studie zur Gesundheit von Kindern und Jugendlichen in Deutschland (KIGGS www.kiggs.de). Die Daten wurden durch Untersuchung und Befragung von 17.641 Kindern und Jugendlichen in den Jahren 2003 bis 2006 erhoben. Mit dieser Studie liegen erstmalig aussagekräftige Daten zur Kindergesundheit in Deutschland vor.

Ergänzend zu diesen großen Studien werden regelmäßige telefonische Gesundheitssurveys an repräsentativen Bevölkerungsstichproben durchgeführt (http://tinyurl.com/4uj6to). In der Befragung »Gesundheit in Deutschland aktuell« (GEDA http://tinyurl.com/dgr272) wurden von Juli 2008 bis April 2009 25.000 in Deutschland lebende über 18-jährige Personen befragt.

Die Ergebnisse werden in Form von Gesundheitsberichten veröffentlicht, wie »Gesundheit in Deutschland« (http://tinyurl.com/6zvhns).

Die Daten einiger Befragungen stehen allen interessierten Wissenschaftlern für eigene Auswertungen in sog. Public Use Files zur Verfügung (http://tinyurl.com/cnmhoy).

Das RKI veröffentlicht weiterhin Themenhefte und Schwerpunktberichte (http://tinyurl.com/6euk73) zu einem breiten Themenspektrum: Krankheiten wie Hepatitis C oder Diabetes mellitus, sozialmedizinische Fragen wie Arbeitslosigkeit und Gesundheit oder Migration und Gesundheit bis hin zu Gesundheitsverhalten wie körperliche Aktivität.

Als weitere wichtige Institution ist die Bundeszentrale für gesundheitliche Aufklärung zu nennen, die mit einer Reihe von Befragungen Daten für verschiedene Präventionsbereiche erhebt (http://tinyurl.com/6bdysl).

Zu nennen sind insbesondere die Wiederholungsbefragungen:

- AIDS im öffentlichen Bewusstsein. In dieser jährlichen Befragung werden Wissen, Einstellungen und Verhalten einer repräsentativen Stichprobe zum Schutz vor AIDS erhoben. Die Ergebnisse dienen dazu, die Wirksamkeit der AIDS-Aufklärungskampagne »Gib AIDS keine Chance« (5.7.1) zu beurteilen und Hinweise für notwenige Anpassungen zu erhalten.
- Die Drogenaffinität Jugendlicher. Hier werden seit den 1970er-Jahren 12- bis 19-jährige Jugendliche nach ihrem Konsum von Alkohol, Tabak und illegalen Drogen befragt.

GBE hat in der Bundesrepublik lange ein Schattendasein geführt. Dies ist gleichzeitig Ursache wie Folge davon, dass Gesundheitspolitik sich lange Zeit mit den Kosten der Versorgung aber weniger mit der Verbesserung der Gesundheit befasst hat.

### Sozio-oekonomisches Panel

Das Sozio-oekonomische Panel (SOEP www.diw.de/deutsch/sop) ist eine repräsentative

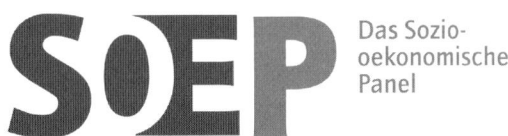

*Abbildung 2.22 Sozio-oekonomisches Panel*

Längsschnittstudie privater Haushalte in der Bundesrepublik Deutschland. Als Panel wird eine repräsentative Personengruppe bezeichnet, an der mehrmalige Befragungen durchgeführt werden. Beheimatet ist das SOEP am Deutschen Institut für Wirtschaftsforschung (DIW).

Durch jährliche Wiederholungsbefragungen von Haushalten in Deutschland werden soziale, ökonomische und gesundheitliche Daten von Deutschen, Ausländern und Zuwanderern für sozial- und wirtschaftswissenschaftliche Zwecke erfasst. Im Jahr 1984 bestand das Panel aus 5.921 repräsentativ ausgewählten Haushalten mit 12.290 Personen, im Jahr 2006 waren davon noch 3.476 Haushalte mit 6.203 Personen verblieben. Weitere Stichproben sind das SOEP-Ost (Beginn 1990), die Zuwanderer-Stichprobe (Beginn 1994/1995) und eine sog. Ergänzungsstichprobe (Beginn 1998). Themenschwerpunkte sind unter anderem Haushaltszusammensetzung, Erwerbs- und Familienbiographie, Erwerbsbeteiligung und berufliche Mobilität, Einkommensverläufe, Gesundheit und Lebenszufriedenheit. Für die Sozialmedizin sind die Beobachtung und Analyse sozialer und gesundheitlicher Daten von Interesse. Das SOEP hat wesentliche Erkenntnisse zur gesundheitlichen Ungleichheit in Deutschland erbracht. Zur Vertiefung ist der WIKIPEDIA-Eintrag geeignet (http://de.wikipedia.org/wiki/Sozio-oekonomisches_Panel).

## Shell-Jugendstudie

Die nach dem Sponsor benannte Shell-Jugendstudie (http://www.shell.de/jugendstudie) wurde 1953 erstmals durchgeführt. Mit unterschiedlichen Schwerpunkten werden Jugendliche nach ihren Meinungen und Verhaltensweisen befragt. Für die 15. Jugendstudie 2006 wurde eine repräsentative Stichprobe von 2532 Jugendlichen im Alter von 12 bis 25 Jahren von TNS-Infratest persönlich interviewt. Im Bereich Freizeit und Gesundheit zeigte die Studie die Abhängigkeit des Gesundheitsverhaltens von der sozialen

Schichtzugehörigkeit. So konsumieren 46 Prozent der Befragten aus der unteren Sozialschicht täglich Cola/Limonade, aber nur 12 Prozent in der oberen Sozialschicht, 38 Prozent der Unter-

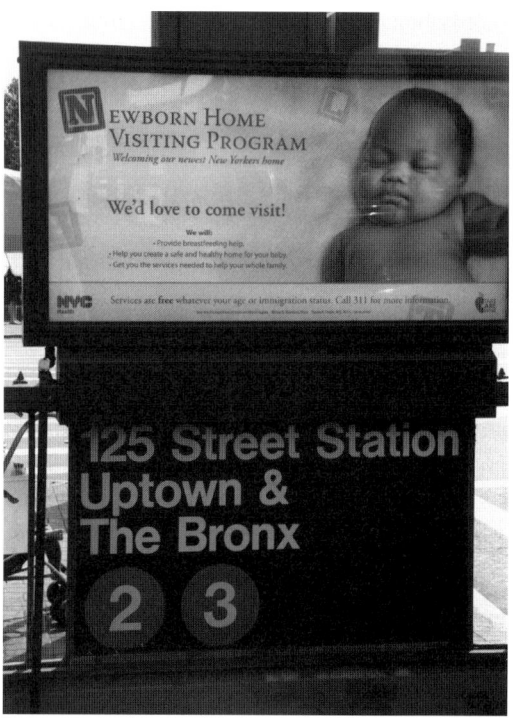

*Abbildung 2.23*
*Kindergesundheit, Harlem, New York*

suchten in der unteren Sozialschicht rauchen, aber nur 14 Prozent in der oberen Sozialschicht.

## Kinderstudie

Im Jahr 2007 ließ das Kinderhilfswerk World Vision erstmals eine Befragung von Kindern im Alter von 8 bis 11 Jahren durchführen. Für die Studie »Kinder in Deutschland 2007«[86] wurde eine repräsentative Stichprobe von 1.592 Kindern persönlich befragt. Die Eltern erhielten einen Fragebogen, in dem die familiäre und die soziale Situation erfasst wurde. Deutlich wurde

---

86 Hurrelmann und Andresen 2007

u.a., dass das Bildungssystem Kinder aus bildungsfernen Elternhäusern nur unzureichend fördert und auch aus diesem Grund Armut von einer Generation auf die nächste »vererbt« wird.

## Krankheitsregister

Krankheitsregister gibt es in Deutschland für Krebserkrankungen von Kindern (Deutsches Kinderkrebsregister, http://www.kinderkrebs-register.de), auf der Länderebene für Krebserkrankungen von Erwachsenen (z.B. Bevölkerungsbezogenes Krebsregister Bayern, http://www.ekr.med.uni-erlangen.de) und für meldepflichtige Erkrankungen beim RKI (http://tiny-url.com/47o87u). Vollständigkeit ist am ehesten beim Kinderkrebsregister gegeben. Bei den übrigen Registern ist von mehr oder weniger hohen Dunkelziffern auszugehen.

Die Prävalenzen und Inzidenzen aller anderen Erkrankungen müssen aus repräsentativen Befragungen und anderen Datenquellen, wie z.B. den Diagnosestatistiken der Krankenkassen ermittelt werden.

## Gesundheitsberichterstattung der Länder

Auch die Bundesländer verfügen über eine Gesundheitsberichterstattung. Die Zuständigkeit in Bayern liegt beim Landesamt für Gesundheit und Lebensmittelsicherheit.

Die Gesundheitsberichterstattung, so heißt es auf der Website, erstellt Analysen der gesundheitlichen Situation der bayerischen Bevölkerung und formuliert dazu gesundheitspolitische Handlungsoptionen. Zu den aufgearbeiteten Gesundheitsproblemen zählen Übergewicht und Adipositas bei Kindern in Bayern, psychische Gesundheit, Rauchen und Nichtrauchen in Bayern, der Impfstatus der Kinder in Bayern.

# 3  Evidenzbasierte Medizin und evidenzbasierte Praxis

Die Verbesserungen von Entscheidungen in der Medizin durch Einbezug des aktuellen Wissens aus hochwertigen Studien in den Entscheidungsprozess – dies ist der Kern der evidenzbasierten Medizin. Das Konzept wurde in den 1980er Jahren von angloamerikanischen Wissenschaftlern entwickelt, die erkannt hatten, dass die wissenschaftlichen Grundlagen vieler, wenn nicht der meisten Vorgehensweisen in der Medizin unzureichend waren. Neues Wissen aus Studien wurde in der Praxis nicht ausreichend berücksichtigt. Es fehlten Konzepte, die den Ärzten Orientierung in der Flut wissenschaftlicher Publikationen gaben. So wurde Patienten häufig der Vorteil des Wissensfortschritts vorenthalten.

Wissenschaftler und Praktiker aus anderen Disziplinen haben die Idee aufgegriffen, die wissenschaftlichen Grundlagen ihrer jeweiligen Disziplin zu verbessern – so z.B. die Pflege (Evidence-based Nursing and Caring)[87], die Soziale Arbeit (Evidence-based Social Work)[88] und die Psychologie (Evidence-based practice in psychology, EBPP)[89]. Auch Berufe wie Physiotherapeuten und Hebammen öffnen sich zunehmend der Idee einer evidenzbasierten Praxis.

Das Wort Evidenz bedeutet in Zusammenhang mit evidenzbasierter Medizin »Beweis, Nachweis, Beleg«, entsprechend dem englischen Wort evidence (»facts or signs that show clearly that something exists or is true«[90]). Im Deutschen bedeutet das Adjektiv »evident« ursprünglich etwas anderes, nämlich laut Duden »unmittelbar einleuchtend, keines Beweises bedürfend«.

87 http://ebn-zentrum.de
88 Meng 2006
89 American Psychological Association 2005
90 Longman Dictionary of Contemporary English, 2005

**Definition:**

*Evidenzbasierte Medizin ist die gewissenhafte, ausdrückliche und vernünftige Nutzung der gegenwärtig besten wissenschaftlichen Evidenz für Entscheidungen in der medizinischen Versorgung individueller Patienten. Evidenzbasierte Medizin erfordert die Integration der besten Evidenz aus der Forschung mit unserer klinischen Expertise und den individuellen Bedürfnissen und der individuellen Situation unseres Patienten.*[91]

Diese Definition einer Arbeitsgruppe um David Sackett fokussiert auf die zwischen Arzt und Patient zu treffenden Entscheidungen. Der Begriff »individuelle klinische Expertise« bezeichnet die Erfahrung, die Ärzte im medizinischen Alltag gewinnen. Diese Erfahrung ist eine notwendige Voraussetzung für das Erfassen, Einordnen und Verstehen von Symptomen, für die Formulierung zielführender Hypothesen und für die Anwendung von Studienwissen zum Nutzen des Patienten.

Die Formulierung »bestmöglicher externer Beweis« aus systematischer Forschung ist folgendermaßen zu verstehen: systematische Forschung ist gleichzusetzen mit wissenschaftlichen Untersuchungen (die ja stets einem Plan, einer Systematik folgen); das Wort »extern« in Zusammenhang mit dem Wort »Beweis« verdeutlicht, dass es um Wissen geht, das außerhalb der Arzt-Patient-Beziehung gewonnen wurde; das Wort »bestmöglicher« in Zusammenhang mit »Beweis« hebt hervor, dass vorhandene Evidenz darauf zu prüfen ist, ob sie die bestmögliche ist; der »bestmögliche externe Beweis aus systematischer Forschung« ist das Ergebnis umfassender Recherche von Literatur

91 Straus et al. 2005, S. 1

und ihrer Bewertung. »*Beste wissenschaftliche Evidenz*« sind die Ergebnisse aus valider, klinisch relevanter, patientenzentrierter Forschung zur Genauigkeit von diagnostischen Untersuchungen, zur Vorhersagekraft prognostischer Marker und zur Wirksamkeit von therapeutischen, rehabilitativen und präventiven Maßnahmen. Die Integration von »*individuellen Bedürfnissen und der individuellen Situation unseres Patienten*« bezieht sich darauf, dass die Evidenz zwar eine notwendige aber nicht hinreichende Voraussetzung für bessere Entscheidungen ist. Als »gut« sind medizinische Entscheidungen erst dann zu betrachten, wenn die erstrebten Ergebnisse – z.B. einer Behandlung – den Präferenzen des Patienten entsprechen. Der Begriff Patientenbedürfnisse bezeichnet die individuellen Präferenzen, Bedenken und Erwartungen des Patienten, die in die klinische Entscheidung integriert werden müssen, wenn die Entscheidung dem Patienten nutzen soll.

In der ersten Version dieser Definition aus dem Jahr 1996 kam der Patient noch nicht vor. Der zweite Satz lautete damals: »*Die Praxis der EBM bedeutet die Integration individueller klinischer Expertise mit dem bestmöglichen externen Beweis aus systematischer Forschung.*«[92] Die Autorengruppe hat offensichtlich dazu gelernt und entsprechend nachgebessert.

## EBM als Schutz – Beispiel akuter Kreuzschmerz

Im medizinischen Alltag ist bislang nicht sichergestellt, dass Ärzte den Patienten Behandlungen auf Grundlage der besten wissenschaftlichen Evidenz vorschlagen. Das folgende alltagsnahe Beispiel soll dies verdeutlichen.

Ein Patient verspürt nach einer Drehbewegung einen reißenden Schmerz im Bereich der Lendenwirbelsäule, der sich bei Bewegung verstärkt. Der Schmerz hält seit Stunden an, er strahlt nicht ins Bein aus und ist mittelstark. Der Arzt stellt dem Patienten einige Fragen, untersucht und stellt die Diagnose »unkomplizierter Kreuzschmerz«. Mehrere Vorgehensweisen sind in dieser Situation im medizinischen Alltag verbreitet, z.B.:

*Vorgehensweise 1:* Der Arzt veranlasst eine Röntgenaufnahme der Wirbelsäule, evtl. auch eine Computertomographie oder eine Kernspintomographie. Dem Patienten teilt er mit, dass die Räume zwischen den Wirbeln verengt seien. Die Behandlung besteht in einer täglichen Schmerzspritze, zu der er den Patienten einbestellt. Dazu verschreibt er Massagen und Physiotherapie.

*Vorgehensweise 2:* Der Arzt erklärt dem Patienten, dass fast alle Patienten innerhalb von Tagen oder Wochen beschwerdefrei oder zumindest wieder arbeitsfähig werden. Weitere Untersuchungen veranlasst er nicht. Er verschreibt dem Patienten ein Schmerzmedikament (z.B. Ibuprofen oder Naproxen) und ermuntert ihn zu körperlicher Aktivität, soweit es der Schmerz zulässt. Die Kompetenz des Patienten fördert er durch die Patienteninformation der Deutschen Gesellschaft für Allgemeinmedizin und Familienmedizin zum Kreuzschmerz (www.degam.de/Leitlinien/Kreuzschmerz).

Die zweite Vorgehensweise berücksichtigt die aktuelle und beste Evidenz zum unkomplizierten Kreuzschmerz:[93]

■ 9 von 10 Patienten sind ohne spezifische Behandlung spätestens nach 6 Wochen beschwerdefrei oder zumindest beschwerdearm.

■ Für keine der zahlreichen nicht-medikamentösen Therapien liegt überzeugende Evidenz für eine Verkürzung der Beschwerdedauer vor.

---

92 Sackett et al. 1996

93 Deutsche Gesellschaft für Allgemeinmedizin und Familienmedizin 2006

- Durch körperliche Alltagsaktivitäten wird die Beschwerdedauer verkürzt, durch Bettruhe dagegen verlängert.
- Bildgebende Diagnostik gibt weder nützliche Hinweise für die Ursache noch für die Therapie.
- Schmerzspritzen wirken nicht besser als Schmerztabletten, sind aber bezüglich unerwünschter Wirkungen gefährlicher und können zur Chronifizierung des Schmerzes beitragen.

Ein informierter Arzt erspart hier dem Patienten Behandlungen, die mehr Schaden als Nutzen versprechen. Patienten können sich mit Hilfe evidenzbasierter Gesundheitsinformationen darüber informieren, welche Behandlung die beste ist.

### Fünf Schritte zur Lösung eines klinischen Problems

Praktisch angewandt wird EBM in fünf Schritten:

1. *Fragestellung.* Das klinische Problem wird in eine präzise, beantwortbare Frage gefasst. Die Frage sollte beinhalten: das Patientenproblem, die in Frage kommende Intervention ggf. im Vergleich zu keiner oder einer anderen Intervention sowie die relevanten Outcomes.
2. *Evidenz suchen.* Eine Literaturrecherche soll die beste Evidenz liefern. In Datenbanken wird nach systematischen Übersichtsarbeiten, Metaanalysen und Einzelstudien gesucht.
3. *Evidenz bewerten.* Die Evidenz wird auf Validität, Relevanz und Brauchbarkeit untersucht.
4. *Entscheidung treffen.* Liegt gute Evidenz vor, wird sie für die Lösung des klinischen Problems genutzt, vorzugsweise im Rahmen einer strukturierten Kommunikation zwischen Arzt und Patient. Der Patient wägt dafür den potenziellen Nutzen und Schaden auf Grundlage der Evidenz ab (Shared Decision-Making, 3.5).
5. *Evaluation.* Im letzten Schritt wird die Durchführung der Schritte 1 bis 4 auf Stärken und Verbesserungsbereiche geprüft. Methoden wie Feedback und Audit können hier zur kontinuierlichen Qualitätsentwicklung beitragen.[94]

Ausgangspunkt ist das klinische Problem des Patienten, das in eine möglichst präzise, beantwortbare Frage übersetzt wird. Die zur Beantwortung in Frage kommenden Studien werden durch eine systematische Recherche aufgespürt. In einem Qualitätscheck werden sie auf Aktualität, Qualität und Anwendbarkeit kritisch geprüft. Der nächste Schritt besteht darin, das generierte Wissen zum Nutzen des Patienten anzuwenden. Im letzten Schritt geht es um die ständige Qualitätsentwicklung in den vier vorherigen Schritten. Jeder dieser Schritte benötigt Techniken, Fertigkeiten und Übung.

Die Lösung eines Problems mit Hilfe dieser fünf Schritte ist natürlich aufwändig. Müsste jeder Arzt jede im klinischen Alltag auftretende Frage mit Hilfe der fünf Schritte beantworten, würde dies alle zeitlichen Möglichkeiten sprengen. Eine Hilfestellung bietet hier die aufbereitete Evidenz (3.3).

### Die fünf Schritte der EBM am Beispiel Echinacin

Echinacin ist ein Präparat, dass zur Vorbeugung und Behandlung von Erkältungskrankheiten angeboten wird. Der Hersteller, die Firma Madaus, bezeichnet Echinacin als rein pflanzliches Arzneimittel, das auf natürlicher Basis die körpereigenen Abwehrkräfte steigert. Als wirksamer Bestandteil wird der Presssaft aus der frischen blühenden Pflanze Roter Sonnenhut bezeichnet, dessen natürliche Heilkraft schon seit über 100 Jahren bekannt sei. MADAUS schreibt sich selbst den »großen Verdienst« zu,

---

94 Website Centre for Evidence Based Medicine, University of Oxford, www.cebm.net

in Deutschland als erster erkannt zu haben, dass »sich der Rote Sonnenhut auch hervorragend zur Steigerung der Immunkraft eignet.« (www. madaus.de).

Stellen Sie sich vor, alle Menschen um Sie herum sind erkältet. Sie sind Studentin der Sozialpädagogik im 3. Semester an der Hochschule Regensburg und befinden sich in der Endphase der Vorbereitung auf die Prüfung in Sozialmedizin. Eine Erkältung ist das Letzte, was Sie sich jetzt erlauben können. Kommilitoninnen raten Ihnen zur Einnahme von Echinacin, weil sie die Erfahrung gemacht hätten, dass man damit seine Abwehr stärken und Infekte verhindern oder zumindest verkürzen könne. Sie wissen, dass Erfahrungsberichte für die Beurteilung der Wirksamkeit nicht verlässlich sind (2.9.4) und möchten es jetzt genau wissen. Daher wenden Sie die fünf Schritte der evidenzbasierten Medizin an.

*Schritt 1: Fragestellung.* Sie formulieren Fragen, die aus Ihrer Sicht relevant sind. Darin sind insbesondere die Behandlungsergebnisse enthalten, die Ihnen wichtig sind.
- Verhindert Echinacin Erkältungskrankheiten bei Erwachsenen?
- Mindert Echinacin die Symptome?
- Verkürzt Echinacin die Dauer einer Erkältung?
- Hat Echinacin unerwünschte Wirkungen?

Weniger wichtig erscheint Ihnen eine Frage wie: Vermehrt Echinacin die Zahl der Abwehrzellen? Selbst wenn dies zuträfe, bliebe das offen, was für Sie relevant ist – ob Krankheit verhindert oder verkürzt wird. Die Zahl der Abwehrzellen ist ein sog. Surrogatparameter, d.h. ein Behandlungsergebnis, das nicht sicher oder vielleicht auch gar nicht mit einer objektiven oder subjektiven Verbesserung des Gesundheitszustandes in Verbindung steht.

*Schritt 2: Literaturrecherche.* Die Durchführung einer systematischen Literaturrecherche muss erlernt sein und ist aufwändig. Für viele Fragen haben Experten diese Arbeit schon geleistet und stellen die Ergebnisse als aufberei-

tete Evidenz zur Verfügung. Ihre Frage zu Echinacin wurde in einer Cochrane Review untersucht. Diese finden Sie, wenn Sie die Suchmaske der Datenbank (www.mrw.interscience.wiley. com/cochrane/cochrane_search_fs.html) öffnen und »echinacea« in »record title« eingeben. Es erscheint ein Treffer (http://tinyurl. com/5el4mg) aus dem Jahr 2006. Die Zusammenfassung (Abstract) steht kostenlos zur Verfügung.

*Schritt 3: Evidenzbewertung.* Da Sie mit Evidenz arbeiten, die von einer seriösen Institution aufbereitet wurde, entfällt eine detaillierte Prüfung einzelner Studien (was ebenfalls erlernt sein muss). Der Zusammenfassung ist zu entnehmen, dass 16 randomisierte kontrollierte Studien in die Übersicht aufgenommen wurden. Insgesamt wurden 22 Vergleiche von Echinacea-Präparationen durchgeführt, in 19 Fällen mit Plazebo, in drei Fällen mit Nicht-Behandlung. Bis auf einen seien alle Vergleiche mit doppelter Verblindung durchgeführt. Die Mehrzahl der Studien sei von annehmbarer bis guter Qualität. Die Präparate werden aus unterschiedlichen Arten und unterschiedlichen Bestandteilen der Echinacea-Pflanze gewonnen. Einige Studien bescheinigen Wirksamkeit, andere nicht – die Ergebnisse sind also widersprüchlich, ein in der Medizin nicht seltenes Phänomen. In der Langfassung wird die Frage nach Bias (Verzerrung) diskutiert und Probleme bezüglich der Verblindung in einigen Studien genannt. Weitere mögliche Gründe für die Widersprüche: die eingesetzten Präparate waren in der Darreichungsform und in der Wirkstoffkonzentration sehr unterschiedlich; die Probandenzahlen waren in einigen Studien klein (was zufällige Ergebnisse begünstigte); die Randomisation war nicht fachgerecht; die doppelte Verblindung war nicht gewährleistet.

*Schritt 4: Eine Entscheidung treffen.* Hier überprüfen Sie die Ergebnisse im Hinblick auf eine Entscheidung für oder gegen Echinacin.

■ Verhindert Echinacin Erkältungskrankheiten bei Erwachsenen? Keine der Studien gibt Hinweise darauf, dass Echinacin Erkältungen verhindert.

■ Schwächt Echinacin die Symptome oder verkürzt es die Dauer einer Erkältung im Vergleich zu Plazebo? Im Vergleich zu Plazebo wird in neun Studien über signifikante Effekte berichtet, in einer Studie über einen Trend und in sechs Studien über keinen Effekt.

Das Fazit für den möglichen Nutzen lautet also: Erkältungen verhindern – keine Evidenz, günstigerer Verlauf – kann sein, vielleicht aber auch nicht. Für eine gute Entscheidung benötigen Sie auch Informationen über mögliche Schäden. Diese finden Sie z.B. im Beipackzettel, im Arzneimittelkursbuch[95] oder im Handbuch Medikamente der Stiftung Warentest. Im Arzneimittelkursbuch finden Sie die Information, dass Echinacea-purpurea-Presssaft als unreines Stoffgemisch aus zahlreichen unterschiedlichen Eiweißstoffen schwere allergische Reaktionen auslösen kann. Die Häufigkeit liegt im Promillebereich. Harmlos ist dieses pflanzliche Mittel also nicht. Das Buch der Stiftung Warentest ist auch online zugänglich (www.medikamente-im-test.de). Sie geben im A – Z Index »Echinacin« ein, gelangen zum Kapitel Erkältung, das Sie sich für 3 € als PDF-Dokument herunterladen können. Zu Echinacin finden Sie die folgende Bewertung:

»*Mit Einschränkung geeignet zur unterstützenden Behandlung bei häufig wiederkehrenden Atemwegsinfekten. Die bislang vorliegenden Studien reichen noch nicht aus, um die therapeutische Wirksamkeit abschließend nachzuweisen.*«

Wie beantworten Sie jetzt Ihre Ausgangsfragen? Eine Erkältung verhindern – das funktioniert mit Echinacin nach derzeitigem Wissensstand nicht. Sie sind aber natürlich frei darin, sich nach dem Prinzip Hoffnung trotzdem für die Einnahme zu entscheiden. Das werden Sie dann tun, wenn für Sie in der Abwägung von Nutzen und Schaden die Hoffnung (als Nutzen) schwerer wiegt als die Kosten und mögliche allergische Reaktionen, die auch schwer sein können (als Schaden).

Verläuft ein bereits eingetretener Erkältungsinfekt mit Echinacin milder oder dauert er kürzer? Das wissen wir nicht genau, die Studienergebnisse sind widersprüchlich. Was tun? Auch hier wägen Sie den möglichen bzw. unsicheren Nutzen gegen den möglichen Schaden ab. In Ihre Überlegungen werden auch die Kosten einfließen, die je nach Präparat bis zu 1,80 € pro Tag betragen können. Eine »richtige« Entscheidung gibt es nicht. Die richtige Entscheidung ist das Ergebnis Ihrer persönlichen und subjektiven Bewertung, die sich auf die vorhandene Evidenz gründet.

*Schritt 5: Evaluation* Im 5. Schritt überprüfen Sie, ob Ihre Entscheidung richtig war. Die bestandene Prüfung und der zeitliche Abstand verändern möglicherweise Ihre Bewertung von möglichem Nutzen und Schaden von Echinacin. Dies könnte Ihre Entscheidung beim nächsten drohenden oder tatsächlichen Erkältungsinfekt beeinflussen.

### Nachtrag zu Echinacin

Eine Metaanalyse aus dem Jahr 2007[96] erweckte den Eindruck, dass Echinacin-Zubereitungen entgegen den bisherigen Erkenntnissen doch effektiv sind – das Erkältungskrankheitsrisiko würde um 60 Prozent gesenkt und die Krankheitsdauer um 1,4 Tage verkürzt. So wurde es auch in seriösen Tageszeitungen gemeldet (z.B. Süddeutsche Zeitung 28. 6. 2007, S. 16). Bei näherer Betrachtung wies die Arbeit jedoch gravierende methodische Mängel auf, so dass die Ergebnisse nicht als vertrauenswürdig anzusehen sind (arznei-telegramm 2007; 38:69 – Juli-Ausgabe).

---

95 Institut für Arzneimittelinformation 2006

96 Shah et al. 2007

## Vertiefung

- *David L Sackett et al. Was ist Evidenzbasierte Medizin und was nicht? Grundlegender, häufig zitierter Aufsatz, kurs_F19 deutsche Übersetzung http://kurse.fh-regensburg.de/kursdateien/1996BMJEBMPerleth.doc englisches Original http://bmj.bmjjournals.com/cgi/content/full/312/7023/71englisches Original, editiert, mit Verständnishilfen versehen http://kurse.fh-regensburg.de/kurs_F19/kursdateien/1996Sackett.pdf*

- *EBM-Glossar, Deutsches Netzwerk Evidenzbasierte Medizin, Stand Oktober 2006 http://www.ebm-netzwerk.de/grundlagen/grundlagen/glossar*

- *weitere ausgewählte englische Literatur zu EBM auf der Website des Journal Club www.klemperer19.de.ms èliteratur*

*Websites der EBM-Pioniere*

- *England: Oxford Centre for Evidence Based Medicine http://www.cebm.net*

- *Kanada: McMaster University. Health Information Research Unit Evidence-Based – Health Informatics http://hiru.mcmaster.ca*

- *Deutschland: Deutsches Netzwerk evidenzbasierte Medizin http://www.ebm-netzwerk.de*

## 3.1  Methoden in der evidenzbasierten Medizin

Evidenz ist jedes Ergebnis wissenschaftlicher Forschung, das zur Klärung kausaler Zusammenhänge oder zum Verstehen von Aspekten der Versorgung beiträgt. Welche wissenschaftliche Methode am besten geeignet ist, richtet sich nach der Fragestellung. Im medizinischen Alltag werden Behandlungsverfahren bisweilen als »evidenzbasiert« bzw. »nicht evidenzbasiert« bezeichnet. Dieser Sprachregelung liegt die falsche Vorstellung zugrunde, Evidenz sei entweder vorhanden oder nicht. Richtig ist hingegen, dass für die jeweilige Fragestellung die vorhandene Evidenz zu bewerten ist. Liegt keine Evidenz höherer Stufe vor, kann die Expertenmeinung durchaus die beste verfügbare Evidenz und so-

mit eine rationale Grundlage für eine Behandlungsentscheidung sein. Die Protagonisten der EBM haben ausdrücklich festgestellt, dass jede empirische Beobachtung einen potentiellen Beweis darstellt. *"What is the nature of the evidence in EBM? We suggest a broad definition: any empirical observation about the apparent relationship between events constitutes potential evidence. (…) The hierarchy makes it clear that any statement to the effect that there is no evidence addressing the effect of a particular treatment is a non sequitur."* [97] [lat. non sequitur – logischer Fehler innerhalb der Argumentation eines Beweises].

Im Folgenden einige Beispiel für Fragestellungen und die am besten geeigneten Untersuchungsmethoden.

*Therapieverfahren.* Zur Untersuchung der Wirksamkeit von Therapieverfahren ist der faire Vergleich durch eine randomisierte kontrollierte

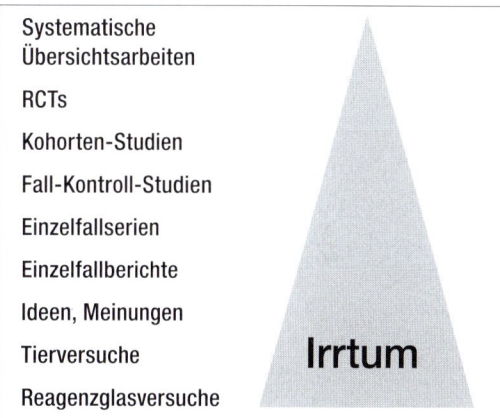

*Abbildung 3.1  Hierarchie der Methoden zur Wirksamkeitsprüfung therapeutischer Interventionen*

Studie am besten geeignet. Liegen bereits mehrere Untersuchungen vor, können diese in einer systematischen Übersichtsarbeit zusammengefasst werden. Eine Hierarchie der Methoden zur Gewinnung von Evidenz für Therapieverfahren zeigt Abbildung 3.1.

97 Guyatt et al. 2000

*Umweltexpositionen.* Die Effekte von Tabakrauch, Lärm oder elektromagnetischer Strahlung sind am besten durch Beobachtungsstudien wie Kohortenstudien und Fall-Kontroll-Studien zu erfassen. RCTs sind nicht praktikabel und wären auch aus ethischen Gründen nicht zulässig.

*Komplikationen.* Wie groß beispielsweise das Risiko für die Durchstoßung der Darmwand bei einer Darmspiegelung ist, lässt sich am besten in einer Fallserie feststellen.

*Diagnostik.* Für die Fragen nach der Genauigkeit und dem Nutzen diagnostischer Tests stehen unterschiedliche Methoden zur Verfügung. Genauigkeit bedeutet, dass der Test sicher zwischen Gesunden und Kranken unterscheidet, der Test also eine hohe Sensitivität und Spezifität aufweist (5.10.1). Dazu kann der Vergleich der Testmethode mit einem »Goldstandard« dienen – wie z.B. der Vergleich von Belastungs-EKG und Koronarangiographie in der Diagnose der koronaren Herzkrankheit, bei der die direkte Betrachtung der Koronargefäße in der Angiographie den Goldstandard darstellt. Die Überlegenheit eines neuen diagnostischen Tests sollte im Vergleich zum bisherigen Standard in einer randomisierten kontrollierten Studie in Hinblick auf patientenrelevante Outcomes geprüft werden.

*Warum?* Lautet die Frage »warum?«, sind befragende Methoden einzusetzen. Um zu verstehen, warum die einen Patienten das vom Arzt verschriebene Medikament einnehmen und andere es in den Müll werfen, müssen die Patienten interviewt werden.

## 3.2  Widerstand gegen die evidenzbasierte Medizin

EBM gründet auf wissenschaftlichen Prinzipien und Methoden. Wissenschaftler stellen fortlaufend Fragen, generieren falsifizierbare Hypothesen und prüfen diese mit gut geplanten Studien. So gesehen sind einige Ärzte Wissenschaftler, die meisten aber nicht. Die meisten Ärzte arbeiten nach gewohnten Mustern und Regeln, über die sie oft improvisieren. *»In their methods of working they are more like jazz musicians than scientists.«*[98] Damit kommen sie gut zurecht. Die Herausforderung, die EBM bedeutet, verspricht diesen Ärzten erst einmal keinen Vorteil, ist eher unwillkommen und kann Widerstand hervorrufen.

Die Medizin hat eine lange paternalistische Tradition, in der ärztliche Autoritäten mit ihrem Erfahrungswissen, ihrer Intuition und ihren Meinungen darüber bestimmten, was anerkannte Lehrmeinung ist und was nicht. Ironisch wird diese Tradition auch als *»Eminence-based Medicine«* bezeichnet. Die Wahrscheinlichkeit für Bias ist bei Meinungen – auch denen von Experten – hoch, daher ist der Stellenwert von Meinungen in der EBM niedrig. Die EBM stellt für »Eminenzen« eine Bedrohung ihres Status und oftmals auch ihres Selbstbilds dar.

Ein weiterer Grund für Widerstand dürfte in der Enttäuschung über die Ergebnisse wissenschaftlicher Studien liegen. Wenn eine Behandlungsmethode in mehrfachen, methodisch einwandfreien, fairen Vergleichen keine stärkeren Wirkungen zeigt als ein Plazebo, muss man nüchtern oder gegebenenfalls ernüchtert feststellen, dass die Methode nicht stärker wirkt als das Plazebo. Dies zu akzeptieren fällt verständlicherweise denen schwer, die sich solch einer Therapiemethode verschrieben haben und Anerkennung und Einkommen daraus ziehen. Die Aufgabe der Therapiemethode führt somit eher zu Nachteilen. In dieser misslichen Lage liegt es nahe, die »guten Erfahrungen« zu beschwören, die man mit der Methode gemacht hat und zu übersehen, dass diese mit einem fairen Vergleich nichts zu tun haben.[99]

Die Veränderung von Haltungen und Verhaltensweisen erfordert eine Analyse der Fakto-

---

98 Smith 2004 b
99 Klemperer 2008 b

ren, die Verhaltensänderungen behindern bzw. erleichtern. Mit geeigneten Methoden, die auf der persönlichen aber auch institutionellen Ebene ansetzen, lassen sich durchaus erwünschte Verhaltensänderungen bewirken und mehr Evidenz in die Praxis bringen (1.2).

Der Psychiater Eugen Bleuler hat die der Eminenz-basierten Medizin zugrunde liegenden Haltungen und Denkweisen bereits 1919 in seinem Buch »Das autistisch-undisziplinierte Denken in der Medizin und seine Überwindung« beschrieben. Autistisch-undiszipliniertes Denken beschreibt er als ein »*Denken, das keine Rücksicht nimmt auf die Grenzen der Erfahrung, und das auf eine Kontrolle der Resultate an der Wirklichkeit und eine logische Kritik verzichtet, d.h. analog und in gewissem Sinne geradezu identisch ist mit dem Denken im Traume und dem des autistischen Schizophrenen, der, sich um die Wirklichkeit möglichst wenig kümmernd, im Größenwahn seine Wünsche erfüllt und im Verfolgungswahn seine eigene Unfähigkeit in die Umgebung projiziert. Es ist deshalb das autistische Denken genannt worden. Dieses hat seine besonderen, von der (realistischen) Logik abweichenden Gesetze, es sucht nicht Wahrheit, sondern Erfüllung von Wünschen; zufällige Ideenverbindungen, vage Analogien, vor allem aber affektive Bedürfnisse ersetzen ihm an vielen Orten die im strengen realistisch-logischen Denken zu verwendenden Erfahrungsassoziationen und wo diese zugezogen werden, geschieht es doch in ungenügender, nachlässiger Weise.*«[100]*

Aus diesem Wunschdenken folge in Verbindung mit dem Bestreben, den Patienten zu helfen, ein schädlicher Übereifer:

»*Auch in der Medizin ist der Trieb zu helfen noch zu prompt und ungehemmt; die Überlegung, wie und wo zu helfen noch zu langsam und zu zurückhaltend. Man hat immer noch zu sehr den Trieb, etwas gegen die Krankheit zu tun, statt der Überlegung, wie kann ich helfen. Daher die vielen Fehlgrif-*

*fe und das eifrige ärztliche Bemühen, bei von selbst heilenden und bei unheilbaren Krankheiten.*«[100]

## Beispiel für »Eminenzbasierte Medizin«

»*Als ich ein junger Medizinstudent war, besuchte ein sehr wichtiger Chirurg aus Boston meine Universität und trug eine lange Abhandlung über eine große Zahl von Patienten vor, die sich einer erfolgreichen operativen Gefäßrekonstruktion unterzogen hatten. Am Ende der Vorlesung fragte ein junger Student aus der hintersten Reihe schüchtern: ›Haben Sie irgend eine Kontrollgruppe?‹ Da richtete sich der große Chirurg zu seiner vollen Größe auf, schlug mit der Faust auf den Tisch und sagte: ›Meinen Sie, ich hätte nur die Hälfte der Patienten operieren sollen?‹ Im Saal wurde es daraufhin sehr ruhig. Die Stimme aus dem Hintergrund antwortete sehr zögerlich: ›Ja, daran hatte ich gedacht.‹ Erst jetzt krachte die Faust des Besuchers richtig auf den Tisch als er donnernd brüllte: ›Natürlich nicht. Das hätte die Hälfte von ihnen zum Tode verurteilt.‹ Mein Gott, war das still geworden, man hörte kaum die kleine Stimme fragen: ›Welche Hälfte?‹*«[101]

## Wunschdenken in der Medizin – 85 Jahre nach Eugen Bleuler

Leserbrief zur Diskussion über Schul- und Alternativmethoden in der Medizin, Deutsches Ärzteblatt 17. 09. 2004

»*Das ganze Getöse um Iscador [Mistelextrakt] in der Krebsmedizin hat mich köstlich amüsiert. Mir kommt es vor, als wolle man die Existenz Gottes wissenschaftlich beweisen. Als Medizinalassistent wurde ich 1976 mit dem Fall einer Frau konfrontiert, die ca. fünf Jahre nach Mammaamputation [operative Entfernung der Brust]wegen Brustkrebses ca. kirschgroße Lungenmetastasen hatte. Nach einem halben Jahr Iscador-Behandlung waren diese Metastasen verschwunden. Seitdem habe ich viele Krebspatienten, die von der Schulmedizin aufgegeben worden waren, erfolgreich mit Iscador behandelt und in*

---

100 Bleuler 1919

101 Pracock 1974, zitiert nach Gordis 2001, S. 120f.

*einigen Fällen, entgegen der Prognose, bis zu zehn Jahren Lebensverlängerung heraushandeln können. Diese Patienten haben bis zum letzten Atemzug kein Schmerzmittel einnehmen müssen.*

*Diese heute übliche Verwissenschaftlichung des Alltags ist nur noch lächerlich. Wir tun so, als sei ein Stein erst nach unten gefallen, nachdem Newton das Freie-Fall-Gesetz formulierte hat. Vorher blieb er vielleicht in ein Meter Höhe ratlos in der Luft stehen oder stieg vielleicht sogar nach oben. Dieser ganze evidenzbasierte Schwachsinn, der uns zurzeit mit seinen Studien überrollt, dient doch nur zur Schaffung neuer Lehrstühle, Ämter und Pöstchen. Die Medizin ist keine Naturwissenschaft, sie ist überwiegend eine Erfahrungswissenschaft, die sich bestimmter Bereiche der Naturwissenschaften bedient. Ich kümmere mich weiter um meine Patienten (nur noch privat) und habe mich aus dem heutigen medizinischen Schwachsinn ausgeklinkt«.* (www.aerzteblatt.de/v4/archiv/artikel.asp?id=43424)

### 3.3  Aufbereitete Evidenz

Um sich fachlich auf dem Laufenden zu halten, müssten amerikanische Ärzte aus den über 17.000 Veröffentlichungen pro Jahr, die in etwa 300 medizinischen Fachzeitschriften erscheinen, das Wesentliche herausfiltern, hieß es im Jahr 1954.[102] 1940 erschienen etwa 2.300 biomedizinische Fachzeitschriften,[103] 1979 mehr als 10.000 mit über 2 Millionen Publikationen pro Jahr.[104] Die Anzahl der publizierten randomisierten kontrollierten Studien wird 1995 auf etwa 9.000 pro Jahr geschätzt. Die aktuellen Zahlen sind zwar nicht bekannt, dürften aber deutlich höher liegen. Anhand der Originalliteratur up-to-date zu bleiben, dürfte für praktizierende Ärzte unmöglich sein. Der Aufwand für das Zeitschriftenscreening sowie die Bewertung von Relevanz und Qualität der Studien dürfte das Zeitbudget und deutlich überschreiten. Zur Lösung dieses Problems und zur Unterstützung von Entscheidungen im medizinischen im Alltag besteht mittlerweile ein umfangreiches Angebot an Evidenz in aufgearbeiteter Form.

Hier einige ausgewählte Beispiele:

***Zeitschriften*** wie Journal Watch (www.jwatch.org) und ACO Journal Club (www.acpjc.org) selektieren Studien aus zahlreichen Fachzeitschriften und fassen sie zusammen.

***Datenbanken:*** Die Cochrane Library (www.thecochranelibrary.com) bietet den Zugriff auf die Abstracts aller Cochrane Reviews (s.u.). EvidenceUpdates (http://plus.mcmaster.ca/EvidenceUpdates) besteht aus einer durchsuchbaren Datenbank, in die Abstracts selektierter Studien eingestellt und nach Relevanz und Neuigkeitswert beurteilt werden. Die atd Arzneimitteldatenbank (www.arznei-telegramm.de/db/pin.php3?&knr=054422/313868) enthält Informationen über etwa 14.500 Arzneimittel.

***Systematische Übersichtsarbeiten*** und ***Metaanalysen*** fassen das Wissen zu bestimmten Fragestellungen zusammen:

■ Therapie – z.B. Vergleich von Nutzen und Schaden unterschiedlicher Behandlungsmöglichkeiten beim nicht-metastasierten Prostatakrebs[105], Wirksamkeit der Methadonbehandlung von Heroinabhängigen,[106]

■ Diagnose – z.B. bildgebende Verfahren beim Kreuzschmerz,[107]

■ Krankheitsfrüherkennung – z.B. Überdiagnose bei der Brustkrebsfrüherkennung,[108]

■ Prävention und Gesundheitsförderung – Wirksamkeit von Interventionen zur Förderung körperlicher Aktivität bei Kindern und Jugendlichen,[109]

■ psychosoziale Interventionen – Psychoeduka-

---

102 Olkin 1995
103 Bernier 1979 in Haynes 1986
104 Wilt et al. 2008

105 Mattick et al. 2009
106 Chou et al. 2009
107 Jorgensen und Gøtzsche 2009
108 van Sluijs et al. 2007
109 Pekkala et al. 2002

tion für Patienten mit Schizophrenie,[110] Veränderungen sozialer Normen zur Minderung des Alkoholmissbrauchs bei Studenten.[111]

*Leitlinien* sind »*systematisch entwickelte, wissenschaftlich begründete und praxisorientierte Entscheidungshilfen für die angemessene ärztliche Vorgehensweise bei speziellen gesundheitlichen Problemen*«.[112]

Sie sollen den Transfer der Evidenz in die Praxis fördern. In methodisch guten Leitlinien geht die Expertise von unabhängigen Medizinern, Wissenschaftlern und auch Patienten im Rahmen eines systematischen, transparenten Vorgehens ein. Die Federführung für die Erstellung von Leitlinien liegt in Deutschland bei der Arbeitsgemeinschaft der Wissenschaftlichen Medizinischen Fachgesellschaften (www.awmf-online.de) und dem Ärztlichen Zentrum für Qualität in der Medizin (www.azq.de). Das Programm der Nationalen Versorgungsleitlinien (NVL-Programm) ist ein gemeinschaftliches Projekt von Bundesärztekammer, Arbeitsgemeinschaft der Wissenschaftlichen Medizinischen Fachgesellschaften und Kassenärztlicher Bundesvereinigung (www.versorgungsleitlinien.de). NVLs sollen für prioritäre Gesundheitsprobleme die bestmöglichen Vorgehens- und Behandlungsweisen beschreiben.

## Systematische Übersichtsarbeit

*Sekundärforschung, bei der zu einer klar formulierten Frage alle verfügbaren Primärstudien systematisch und nach expliziten Methoden identifiziert, ausgewählt und kritisch bewertet und die Ergebnisse extrahiert und deskriptiv oder mit statistischen Methoden quantitativ (Meta-Analyse) zusammengefasst werden.*[113]

## Metaanalyse

*Statistisches Verfahren, um die Ergebnisse mehrerer Studien, die die gleiche Frage bearbeiten, quantitativ zu einem Gesamtergebnis zusammenzufassen und dadurch die Aussagekraft (Genauigkeit der Effektschätzer) gegenüber Einzelstudien zu erhöhen. Meta-Analysen werden mit zunehmender Häufigkeit in systematischen Übersichtsarbeiten eingesetzt. Allerdings beruht nicht jede Meta-Analyse auf einer systematischen Übersichtsarbeit.*

Eine systematische Übersichtsarbeit ist eine besondere Art von Forschungsprojekt. Wie bei anderen Forschungsprojekten geht es um eine oder mehrere Forschungsfragen. Die Antwort wird in bereits vorhandenen systematischen Übersichtsarbeiten und – in erster Linie – in Originalarbeiten gesucht und nicht in der Untersuchung von Studienteilnehmern. Da sich systematische Übersichtsarbeiten auf bereits durchgeführte Studien (Primärforschunug) beziehen, werden sie als Sekundärforschung bezeichnet. Als *Cochrane Reviews* werden systematische Übersichtsarbeiten bezeichnet, die von Arbeitsgruppen der Cochrane Collaboration erarbeitet werden. Systematische Übersichtsarbeiten sind – wie jede wissenschaftliche Untersuchung – anfällig für Verzerrung (Bias), erfordern eine sorgfältige, systematische und transparente Vorgehensweise und werden entsprechend der oben (S. 66) beschriebenen fünf Schritte entwickelt:

1. Fragestellung formulieren
2. Literatursuche durchführen
3. Selektions- und Bewertungsmethoden darlegen
4. Vorgehen bei der Datenextraktion darlegen
5. Vorgehen bei der Analyse darlegen[114]

---

110 AWMF und ÄZQ 2007
111 Moreira et al. 2009
112 Deutsches Cochrane Zentrum. Cochrane-Glossar
113 Deutsches Netzwerk evidenzbasierte Medizin, EBM-Glossar

---

114 Haynes et al. 2006, S. 17 f.

## Vertiefung

- Ausgewählte elektronische Zeitschriften mit Bezug zur EbM www.ebm-netzwerk.de/links/literatur/zeitschriften
- Brian Haynes. Conducting Systematic Reviews. in: Haynes, Sackett, Guyatt und Tugwell. Clinical Epidemiology. 3rd ed. 2006, S. 15 – 48
- Egger M, Davey Smith G, Altman D (eds). Systematic Reviews in Health Care. BMJ 2001 www.systematicreviews.com
- Cochrane Handbook for Systematic Reviews of Interventions www.cochrane.org/resources/handbook/index.htm

## 3.4 EBM-orientierte Organisationen

Im Folgenden sollen zwei Organisationen vorgestellt werden, die eine führende Rolle bei der Verbreitung der EBM spielen.

### Cochrane Collaboration

Die Cochrane Collaboration befasst sich mit der systematischen Sammlung und Auswertung medizinischer Forschungsergebnisse und macht sie öffentlich zugänglich. Hauptaufgabe ist die Erstellung, Verbreitung und Aktualisierung von systematischen Übersichtsarbeiten.

Die Cochrane Collaboration ist als ein internationales Netzwerk mit 12 *Zentren* organisiert, an dem sich mehr als 11.000 Personen aus über 90 Ländern beteiligen. Das Zentrum für den deutschsprachigen Bereich ist an der Universität Freiburg (www.cochrane.de) angesiedelt.

Die über 50 *Cochrane Review Groups* befassen sich mit jeweils einem medizinischen Themengebiet, wie z.B. akute Atemwegsinfekte, Brustkrebs, Augenkrankheiten oder HIV/AIDS (www.cochrane.org/contact/entities.htm#CRGLIST). Die Gruppen sind international und multidisziplinär zusammengesetzt – klinische Experten (Fachärzte) arbeiten zusammen mit Methodikern der klinischen Epidemiologie, Recherche-Spezialisten und Statistikern, um gemeinsam systematische Übersichten zu erstellen und zu aktualisieren.

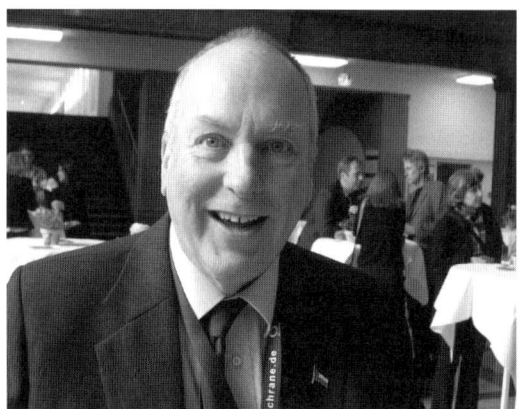

*Abbildung 3.2 Sir Iain Chalmers, Mitbegründer der Cochrane Collaboration*

Die *Methodengruppen* arbeiten an der Weiterentwicklung der Methodik für Systematische Übersichten. Gruppen bestehen zu Fragen wie unerwünschte Arzneimittelwirkungen (Cochrane Adverse Effects Methods Group http://aemg.cochrane.org/en/index.html), Verzerrungen (Bias Methods Group www.chalmersresearch.com/bmg/index.html) und qualitative Methoden (Qualitative Research Methods Group www.joannabriggs.edu.au/cqrmg/about.html).

Felder und Netzwerke bilden sich zu krankheitsübergreifenden Themen, wie Krebs, alternative Medizin, Kindergesundheit oder Beteiligung von Wissenschaftlern aus Entwicklungsländern. Hervorgehoben sei hier das *Consumer Network* (www.cochrane.org/consumers), das Nutzeraspekte in die systematischen Übersichten einbringt und diese den Nutzern bzw. Patienten und Bürgern verfügbar macht.

Die *Cochrane Library* (www3.interscience.wiley.com/cgi-bin/mrwhome/106568753/ProductDescriptions.html) besteht aus mehreren Datenbanken, wie z.B. der Datenbank der systematischen Übersichtsarbeiten (Cochrane Database of Systematic Reviews – CDSR) und dem Register für kontrollierte Studien (The Cochrane Central Register of Controlled Trials). Die CDSR enthält 5821 systematische Übersichtsarbeiten (Stand: August 2009) mit frei zugänglichen Zusammenfassungen (Abstracts), die auch in laienverständlicher Form (Plain language summary) vorliegen. Die Nutzung dieser Datenbank ist für Laien, die über Kenntnisse der englischen Sprache verfügen, ohne weiteres möglich. Ein Tool dazu findet sich unter http://www.machen-sie-sich-schlau.de/3/tool_msss.doc. Ein Teil der Plain language summaries liegt in deutscher Übersetzung vor (www.cochrane.org/reviews/index_de.htm).

**Vertiefung**
- The Cochrane Collaboration – International Leaflets www.cochrane.org/resources/brochure.htm#CRG
- Archie Cochrane (1971). Effectiveness and Efficiency. Buchbesprechung: www.bmj.com/cgi/content/full/328/7438/529 Dieses Buch zeigt Cochrane als Vor- und Querdenker und ist auch heute noch eine lohnende Lektüre.
- Biographie von Archie Cochrane www.cochrane.de/de/Biographie_Archie_Cochrane.htm und www.cochrane.org/docs/archieco.htm
- Archie Cochrane Archive Universität Cardiff www.cardiff.ac.uk/insrv/libraries/scolar/archives/cochrane/index.html

**Deutsches Netzwerk Evidenzbasierte Medizin**
Das Deutsche Netzwerk Evidenzbasierte Medizin (www.dnebm.de) wurde im Jahr 2000 gegründet, um die EBM in der Praxis, in der Gesundheitsversorgung, in der Lehre und in der Forschung zu verbreiten und weiter zu entwickeln. Es handelt sich um einen Zusammenschluss von etwa 800 (Dezember 2009) Ärzten, Zahnärzten, Apothekern, Pflegekräften, Epidemiologen und Angehörigen weiterer Berufsgruppen. Die Arbeit erfolgt in zwölf Fachbereichen. Auf der Website finden sich umfassende Informationsmaterialien.

## 3.5 Shared Decision Making – ein modernes Konzept der Arzt-Patient-Kommunikation

Das Leitbild des dominanten, väterlich-wohlmeinenden Arztes, der die Gesundheitsentscheidungen für seine Patienten trifft, herrschte bis in die 1980er Jahre vor und entsprach vermutlich auch den Bedürfnissen der meisten Patienten.[115] Heutzutage wünscht die Mehrzahl der Patienten, ihr Gesundheitsproblem zu verstehen und sich an Entscheidungen über die Problemlösung auf Grundlage zuverlässiger Informationen zu teilzuhaben.[116] Die gesamtgesellschaftliche Tendenz zu mehr Bürgerrechten, einem höheren Maß an Autonomie und Selbstverantwortung und verbesserten Informationsmöglichkeiten hat auch das Gesundheitssystem erreicht. Shared Decision Making (SDM), in den 1990er Jahren entwickelt, ist ein Konzept der Arzt-Patient-Kommunikation, das die gewandelten Patientenbedürfnisse berücksichtigt.

Die heutzutage auch für medizinische Laien gegebenen Möglichkeiten, sich über Gesundheitsthemen zu informieren, tragen darüber hinaus zur Emanzipation der Patienten bei (Abbildung 3.3).

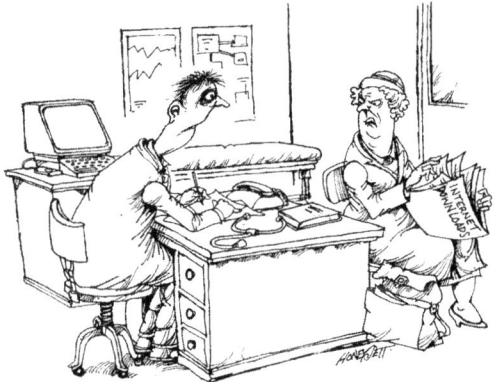

"I'M SORRY DOCTOR, BUT AGAIN I HAVE TO DISAGREE."

*Abbildung 3.3 Die Arzt-Patient-Beziehung hat sich verändert. Quelle: Jadad 1999*

115 Arora und McHorney 2000
116 Böcken et al. 2004, Coulter und Magee 2003

Der SVR Gesundheit hat mit den beiden Kapiteln »Optimierung des Nutzerverhaltens durch Kompetenz und Partizipation« im Gutachten 2000/2001 sowie »Wege zur Nutzerorientierung und Partizipation« im Gutachten 2003 die politischen Aspekte der Patientenorientierung umfassend und wegweisend analysiert und beschrieben.

Das darin entwickelte Leitbild (Abbildung 3.4) entspricht den Bedürfnissen von Patienten, wie sie aus einer Reihe empirischer Studien bekannt sind[117] und beschreibt den mündigen,

zusammengefasst.[118] Die Frage nach »how to do it« bezieht sich auf die Qualität der Leistungserbringung, die aus Sicht der Patienten lautete: Welcher Arzt bzw. welches Krankenhaus ist am besten? Die Beantwortung dieser Frage erfordert eine Qualitätstransparenz, wie sie in Deutschland noch nicht gegeben ist, auch wenn Fortschritte zu verzeichnen sind – im Krankenhausbereich mehr als bei den niedergelassenen Ärzten.[119] Die Frage nach dem »what to do« bezieht sich auf die Behandlungsentscheidung.

---

**Mündiger, informierter und kompetenter Patient**

→　realistische Erwartungen an Outcomes

→　Entscheidungen, die seinen Erwartungen und Bedürfnissen entsprechen

→　Über-, Unter- und Fehlversorgung　↓

---

*Abbildung 3.4　Patientenleitbild des SVRGesundheit*

informierten und kompetenten Patienten, der mit realistischen Erwartungen Entscheidungen trifft, die seinen Erwartungen und Bedürfnissen entsprechen. Auf der Systemebene soll dies zu einer Minderung von Über-, Unter- und Fehlversorgung führen. Auf der Mikroebene der Arzt-Patient-Beziehung fordert das Leitbild eine Kommunikation und Entscheidungsfindung, welche sowohl die wissenschaftliche Evidenz über die Behandlungsmöglichkeiten des konkreten Gesundheitsproblems als auch die Wünsche und Bedürfnisse des Patienten berücksichtigt.

Die Patienten möchten wissen, welche Maßnahme die besten Behandlungsergebnisse erwarten lässt und welcher Behandler dafür am besten qualifiziert ist. David Eddy, einer der Vordenker der evidenzbasierten Medizin, hat diese Hauptkomponenten von Qualität mit den knappen Worten »*What to do and how to do it*«

### 3.5.1　Evidenz und Präferenz – die Anatomie einer Entscheidung

Der Weg zur Entscheidung – »what to do« – lässt sich in zwei Schritte unterteilen, wie die »Anatomie einer Entscheidung« verdeutlicht.

Im *ersten Schritt* geht es um die Informationsgrundlage (Abbildung 3.5). Der Patient benötigt evidenzbasierte Informationen, d.h. das beste und aktuellste Wissen aus empirischer Forschung. Welche Ansprüche an die Informationen zu stellen sind, hat eine Arbeitsgruppe unter Federführung des Deutschen Netzwerks evidenzbasierte Medizin im Jahr 2009 in dem Grundsatzpapier »Gute Praxis Gesundheitsinformation« dargelegt.[120]

---

117 Klemperer und Rosenwirth 2005, S. 12 f.

118 Eddy 1990
119 Gruhl und Klemperer 2008
120 Fachbereich Patienteninformation und Patientenbeteiligung 2009

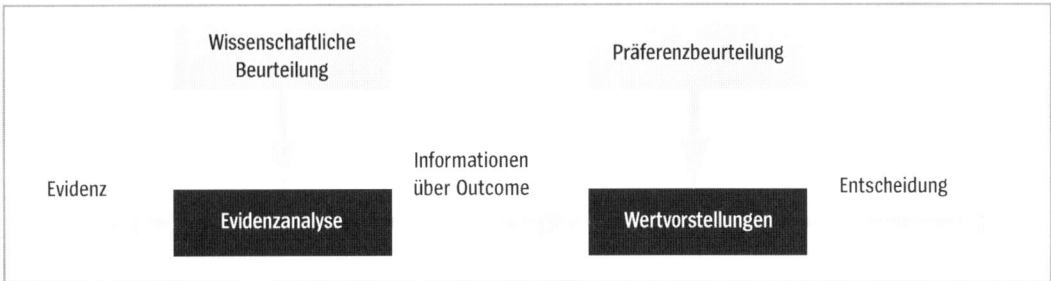

*Abbildung 3.5 »Anatomie« einer Entscheidung (nach Eddy 1990)*

## Evidenzbasierte Gesundheitsinformationen

Die Informationen müssen evidenzbasiert sein, d.h. das Ergebnis systematische Suche, Auswahl, kritischer Durchsicht und Bewertung von wissenschaftlicher Literatur. Ziel ist die Verringerung der Ergebnisverzerrung (bias) und die angemessene Berücksichtigung der Verlässlichkeit der Information bezogen auf die Sicherheit der Ergebnisse.[126]

*Informationen über Erkrankungen* sollen ein realistisches Bild über das Wissen und die Grenzen des Wissens der Ursachen, des Erscheinungsbildes, der Diagnostik, des Verlaufs, der Krankheitsbewältigung, bestehender Beratungs- und Kontaktmöglichkeiten sowie der vorhandenen Präventions-, Früherkennungs- und Behandlungsmöglichkeiten und -ergebnisse vermitteln. *Informationen über Behandlungsergebnisse* sollen sich auf Ergebnisse beziehen, die für die Patienten relevant sind. Patientenrelevante Ergebnisse einer Behandlung beziehen sich je nach Fragestellung auf

- die Sterblichkeit (Mortalität),
- die Beschwerde- und Krankheitswahrscheinlichkeit (Morbidität),
- die gesundheitsbezogene Lebensqualität und
- die Begleitumstände der Behandlung (z.B. Zeitaufwand, körperliche, seelische und auch finanzielle Belastungen).

Die Informationen sollen auch Angaben darüber einschließen, mit welcher Wahrscheinlichkeit erwünschte und unerwünschte Therapieeffekte zu erwarten sind. In der OPTION-Skala des Shared Decision-Making-Konzepts (Abbildung 3.7) werden mit Schritt 1 die Kriterien 4 und 5 erfasst.

Im *zweiten Schritt* (Abbildung 3.5) bewertet der Patient die Informationen über die zu erwartenden Behandlungsergebnisse, wägt den potenziellen Nutzen und Schaden ab und entscheidet gemäß seiner Präferenzen, d.h. seiner persönlicher Wünsche, Bedürfnisse und Behandlungsziele. Dieser Aspekt der Entscheidungsfindung – das Einbringen der individuellen Präferenz – ist persönlicher und subjektiver und nicht wissenschaftlicher Natur. Es handelt sich um ein Werturteil, das von Person zu Person unterschiedlich ausfallen kann.

Sind die Nutzenwahrscheinlichkeiten einer Behandlung sehr viel höher als die Schadensrisiken, dürften sich explizite Abwägungsprozesse zumeist erübrigen, wie z.B. die Entfernung des Blinddarms bei einer akuten Blinddarmentzündung. In den meisten Entscheidungssituationen liegen Nutzen und Schaden jedoch enger beieinander. Die Präferenzklärung ist dann eine notwendige Bedingung für eine gute Entscheidung. Solche Entscheidungen werden als »präferenzsensitiv« bezeichnet.[121] Für die subjektive Be-

---

121 Mullhan 2004

wertung der Evidenz hilft es dem Patienten zu wissen, welche Erfahrungen andere Patienten in einer vergleichbaren Entscheidungssituation gemacht haben. Entsprechende Erfahrungsberichte stellt die englische Stiftung DIPEx auf ihrer Website www.healthtalkonline.org zur Verfügung. Die Informationen werden systematisch für einzelne Krankheitsbilder durch Befragung von 30 bis 40 Patienten mit Hilfe der qualitativen Methode des Tiefeninterviews gewonnen. Ein daran angelehntes deutsches Projekt wird derzeit entwickelt (www.healthtalkonline.de).

Beide Aspekte der Entscheidung sind Bestandteil der im Abschnitt 7.2 dargelegten Qualitätsdefinition – die Evidenz als objektive Komponente (»in Übereinstimmung mit dem aktuellen Wissen des Berufsstandes«) und die Präferenz (»vom Patienten erwünschte auf die Gesundheit bezogene Ergebnisse«) als subjektive Komponente.

### Präferenzsensitivität am Beispiel der gutartigen Prostatavergrößerung

In manchen Entscheidungssituationen führen unterschiedliche Behandlungsoptionen zu unterschiedlichen Behandlungsergebnissen (Outcomes), deren Erwünschtheit nur der Patient selbst beurteilen kann. Solch eine Situation wird im Folgenden geschildert.

Ein 60-jähriger Mann hat wegen einer gutartigen Vergrößerung der Vorsteherdrüse (Prostata) Schwierigkeiten beim Wasserlassen. Die vergrößerte Prostata drückt auf die Harnröhre und engt sie ein. Eine Operation der Prostata kann dieses Problem beseitigen, führt aber bei einem Teil der Patienten zu sexuellen Funktionsstörungen.

Die Optionen lauten:

- Probleme beim Wasserlassen behoben aber möglicherweise Impotenz
- Potenz erhalten bei Weiterbestehen und evtl. Verschlimmerung der Probleme beim Wasserlassen.

Was ist die richtige Entscheidung? Ganz offensichtlich ist hier keine der beiden Optionen, die für sich genommen richtig. Es liegt auf der Hand, dass nur der Patient (ggf. mit seiner Partnerin oder seinem Partner) die »richtige«, zu seiner Lebenssituation passende Entscheidung treffen kann, denn er und nicht der Arzt hat mit den Folgen zu leben, zu denen Impotenz und Inkontinenz zählen können.[122] Ausschlaggebend für die Entscheidung muss sein, welche Bedeutung der Patient der jeweiligen Option zumisst. Über das für diese Entscheidung relevante Wissen verfügt ausschließlich der Patient. Er muss in diesem Beispiel abwägen (entsprechend Schritt 6 und 7 der OPTION-Skala, Abbildung 3.7), was für ihn schwerer wiegt – die Probleme beim Wasserlassen oder die mögliche Impotenz.

### 3.5.2  Modelle der Arzt-Patient-Kommunikation

Die Art und Weise, in der Arzt und Patient miteinander kommunizieren, lässt sich in drei idealtypische Modelle fassen (Abbildung 3.6).

Im *paternalistischen Modell* dominiert der Arzt.[123] Er stellt den Gesundheitszustand des Patienten fest und entscheidet über die diagnostischen und therapeutischen Maßnahmen, die aus seiner professionellen Sicht am besten dazu geeignet sind, die Gesundheit des Patienten wieder herzustellen. Die Zustimmung des Patienten verschafft er sich durch selektives Informieren. Botschaften, die den Patienten in Zweifel stürzen könnten, enthält er ihm vor. Der Arzt entscheidet allein, welche Behandlung der Patient erhält. Die Zustimmung des Patienten setzt er als selbstverständlich voraus, die juristisch erforderliche Aufklärung und die Einwilligung sind Formsache. Das paternalistische Modell der Arzt-Patient-Beziehung korreliert mit dem

---

122 Früherkennung von Prostatakrebs durch den PSA-Test: Schaden ja, Nutzen nein http://forum-gesundheitspolitik.de/artikel/artikel.pl?artikel=1200
123 Charles et al. 1999

| | Shared Decision | |
|:---:|:---:|:---:|
| **paternalistisch** | **Making** | **informativ** |
| ●———————————————————————● | | |
| **Arzt** | **Patient und Arzt** | **Patient** |
| **allein** | **gemeinsam** | **allein** |

*Abbildung 3.6  Modelle der Arzt-Patient-Beziehung*

biomedizinischen Modell von Krankheit.[124] Es prägt die Arzt-Patient-Kommunikation durch Fokussierung auf die Behebung struktureller und funktioneller Veränderungen des Organismus. Dies geschieht unter häufig unzureichender Berücksichtigung der emotionalen und kognitiven Bedürfnisse der Patienten und unzureichender Erwägung patientenrelevanter Behandlungsziele.

Beide Schritte der Entscheidung werden uneingeschränkt vom Arzt definiert und ausgeführt. Der Patient geht die Schritte genauso mit, wie es der Arzt vorgibt.

Die paternalistische Form der Arzt-Patient-Kommunikation kann in manchen Situationen durchaus den Bedürfnissen mancher Patienten entsprechen. So können sich Patienten in belastenden Situationen, die weitreichende Entscheidungen erfordern, überfordert fühlen. Dies kann der Fall sein, wenn sie umfassend informiert sind, aber es ihnen nicht gelingt, unter mehreren Behandlungsmöglichkeiten die eigenen Präferenzen zu erkennen. Ein Arzt, der über die Sachinformationen verfügt und den Patienten in seiner Lebenssituation kennt, kann mit einer dominanten-paternalistischen Kommunikation durchaus den Bedürfnissen des Patienten entsprechen und dadurch entlastend und hilfreich sein.

## Hilfreicher Paternalismus

Franz Ingelfinger, von 1967 bis 1977 Herausgeber des *New England Journal of Medicine*, entwickelte Mitte der 1970-er Jahre einen Speiseröhrenkrebs. Er war selbst Arzt und Gastroenterologe und somit über seine Krankheit bestens informiert. Von allen Seiten erhielt er zusätzliche Informationen und Ratschläge. In einem Aufsatz[125] schrieb er 1980, dass er und seine Familie *»in zunehmendem Maße verwirrt und emotional verzweifelt wurden. Schließlich, als der Schmerz der Unentschiedenheit fast unerträglich geworden war, sagte ein kluger Freund: ›Was Du brauchst, ist ein Arzt.‹ Er sagte mir, ich solle die Informationen vergessen, die ich von allen Seiten erhielt und solle stattdessen einen Arzt aufsuchen, der dominant sei und mir sagen würde, was zu tun sei.«* Als er diesen Arzt gefunden hatte, habe er eine *»sofortige und enorme Erleichterung gespürt«*.

Zu diesem Beispiel ist einschränkend anzumerken, dass die Evidenz zur Behandlung seines Gesundheitsproblems damals gering und uneindeutig war – heute würde ihm eine eigene Entscheidung wahrscheinlich leichter fallen. Dies zeigt, dass die Kommunikationsbedürfnisse und Beteiligungswünsche der Patienten von der Situation, vom Kontext und von der verfügbaren Evidenz abhängig sind.

---

124 Engel 1996

125 Ingelfinger 1980

Das *informative Modell* wird auch als Konsumenten-Modell bezeichnet (Abbildung 3.6). Der Arzt stellt dem Patienten die erforderlichen Informationen über die Krankheit und die Behandlungsmöglichkeiten zur Verfügung. Der Patient wägt Nutzen und Schaden ab und trifft die Entscheidung, ohne den Arzt einzubeziehen. Das informative Modell geht davon aus, dass der Patient seine Entscheidung ohne Unterstützung des Arztes aufgrund feststehender, ihm bekannter und bewusster Werte trifft. Dem Arzt kommt dann nur noch die Aufgabe zu, die Entscheidung umzusetzen. Er erfüllt hier eher die Rolle eines Technikers, der für angemessene Informationen – erster Schritt der Entscheidung – zu sorgen und sich bei der Präferenzklärung – zweiter Schritt der Entscheidung – herauszuhalten hat. Diese Kommunikationsform dürften Patienten bevorzugen, die ihrem Arzt eine ergebnisoffene, ausschließlich an den Patienteninteressen orientierte Kommunikation nicht zutrauen.

*Shared Decision Making* (Partizipative Entscheidungsfindung) liegt eine systematische Vorgehensweise zugrunde, mit der die Informationen und die Beteiligung des Patienten sichergestellt werden sollen.

**Definition**

*Partizipative Entscheidungsfindung ist ein Interaktionsprozess mit dem Ziel, unter gleichberechtigter aktiver Beteiligung von Patient und Arzt auf Basis geteilter Information zu einer gemeinsam verantworteten Übereinkunft zu kommen.*[126]

Arzt und Patient kommunizieren auf einer partnerschaftlichen Ebene über die objektiven und subjektiven Aspekte einer anstehenden Entscheidung. Diese Entscheidung kann aus zwei oder mehr Optionen bestehen, wobei eine davon auch beobachtendes Abwarten sein kann.

Vom paternalistischen und informativen Modell der Arzt-Patient-Kommunikation ist das SDM-Modell anhand der drei Bereiche: Informationsfluss, Abwägen und Entscheidung unterscheidbar. Das SDM-Modell ist gekennzeichnet durch Interaktion zwischen Arzt und Patient, gegenseitige Information, gemeinsames Abwägen und gemeinsames Entscheiden. Der Patient informiert dabei den Arzt auch über seine subjektiven behandlungsrelevanten Bedürfnisse und Präferenzen.

Die OPTION-Skala beschreibt die einzelnen Schritte und ärztlichen Kompetenzen, die zur Beteiligung des Patienten am Entscheidungsfindungsprozess erforderlich sind.

1. Der Arzt lenkt die Aufmerksamkeit auf ein erkanntes Problem, das einen Entscheidungsfindungsprozess erfordert.
2. Der Arzt stellt fest, dass es mehr als nur eine Möglichkeit gibt, mit dem Problem umzugehen (»equipoise«).
3. Der Arzt bringt in Erfahrung, welche Vorgehensweise der Patient bevorzugt, um sich über die Entscheidung zu informieren, Informationen zur Unterstützung des Entscheidungsprozesses zu erhalten.
4. Der Arzt nennt die Optionen, zu denen zählen kann, keine Maßnahme zu ergreifen.
5. Der Arzt erklärt dem Patienten den Nutzen und Schaden der Behandlung. Eine Option kann lauten, keine Maßnahme zu ergreifen.
6. Der Arzt exploriert die Erwartungen und Vorstellungen des Patienten darüber, wie mit dem Problem umgegangen werden soll.
7. Der Arzt exploriert die Sorgen und Ängste des Patienten darüber, wie mit dem Problem umgegangen werden soll.
8. Der Arzt prüft, ob der Patient die Informationen verstanden hat.

126 www.patient-als-partner.de

9. Der Arzt bietet dem Patienten explizit die Möglichkeit an, während des Entscheidungsprozesses Fragen zu stellen.

10. Der Arzt bringt das vom Patienten gewünschte Ausmaß an Beteiligung an der Entscheidung in Erfahrung.

11. Der Arzt stellt die Notwendigkeit einer Entscheidung (oder eines Aufschubs) fest.

12. Der Arzt weist auf die Notwendigkeit einer Überprüfung der Entscheidung (oder eines Aufschubs) hin.[127]

*Abbildung 3.7  OPTION Skala (observing patient involvement)-Skala zur Messung der Arzt-Patienten-Kommunikation1*

Eine Strukturierung der Arzt-Patient-Kommunikation gemäß den OPTION-Kriterien ist weniger aufwändig, als es auf den ersten Blick erscheinen mag. Eine Cluster-randomisierte kontrollierte Interventionsstudie, die 23 Allgemeinärzte und 405 Patienten mit neu diagnostizierter Depression einschloss, ergab keinen höheren Zeitaufwand bei den Ärzten, die nach dem SDM-Konzept kommunizierten, im Vergleich zu den Ärzten, die konventionell kommunizierten.[128] Die durchschnittliche Gesprächsdauer in englischen Allgemeinmedizinpraxen stieg von durchschnittlich acht auf zehn Minuten.[129]

SDM hat sich als eine wirksame Kommunikationsform erwiesen. Eine Auswertung von 10 systematischen Übersichtsarbeiten mit insgesamt 256 randomisierten kontrollierten Studien zeigte im Vergleich zu konventioneller Kommunikation Vorteile für die Patienten: eine Zunahme des Wissens, realistischere Erwartungen über Behandlungsverläufe, aktive Beteiligung am medizinischen Behandlungsprozess, Verringerung von Entscheidungskonflikten, Abnahme der Unentschlossenheit gegenüber Behandlun-

gen, Verbesserung der Arzt-Patienten-Kommunikation sowie Verbesserung der Risikowahrnehmung.[130] Die Forderung nach stärkerer Verankerung von SDM im medizinischen Alltag erscheint daher zeitgemäß.

**Vertiefung**

▨ *David Klemperer, Melanie Rosenwirth. Chartbook Shared Decision Making. Bertelsmann 2005- http://patient-im-mittelpunkt.de/2005-07chartbookSDM.pdf131*

▨ *Hintergundpapier 1 zum SDM-Chartbook: Was ist Shared Decision Making?* http://patient-im-mittelpunkt.de/2005-07HGP1.pdf

▨ *Hintergundpapier 2 zum SDM-Chartbook: Die Sicht der Patienten* http://patient-im-mittelpunkt.de/2005-07HGP2.pdf

▨ *Hintergundpapier 3 zum SDM-Chartbook: Die Sicht der Ärzte* http://patient-im-mittelpunkt.de/2005-07HGP3.pdf

### 3.5.3  Risikokommunikation

Medizinische Behandlung soll den Verlauf einer Erkrankung oder Störung günstig beeinflussen. Die Entscheidung für oder gegen eine Behandlung muss folgende Fragen berücksichtigen:

▨ Wie verläuft die Krankheit ohne Behandlung?

▨ Wie hoch ist die Wahrscheinlichkeit, dass die Behandlung den Verlauf günstig beeinflusst?

▨ Wie sieht das Ergebnis der individuellen Bilanz von Nutzenwahrscheinlichkeiten und Schadenrisiken aus?

Die Frage, ob der Verlauf einer Krankheit mit Behandlung günstiger ist (z.B. kürzer, weniger Beschwerden, geringeres Risiko) als ohne, ist nicht banal und kann zuverlässig nur im fairen Vergleich beantwortet werden, also mit randomisierten kontrollierten Studien. Tatsächlich verlaufen viele Krankheiten »gutartig« – sie heilen ohne genauso wie mit Behandlung, so

---

127  Elwyn et al. 2005
128  Loh et al. 2007 a
129  Towle et al. 1999

130  Loh et al. 2007 b
131  Klemperer und Rosenwirth 2005

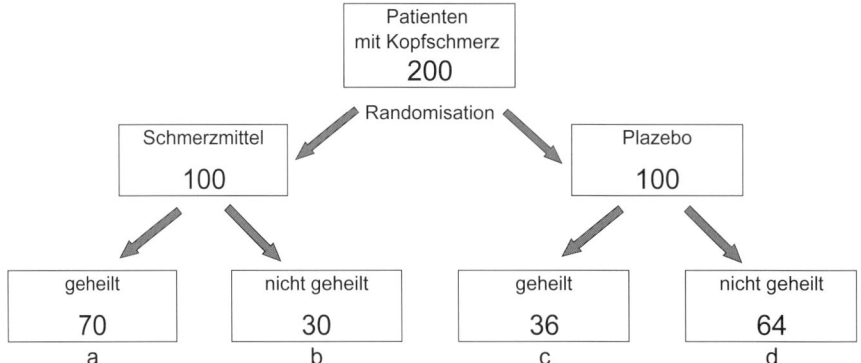

*Abbildung 3.8  Wirksamkeit am Beispiel der Behandlung von Kopfschmerz (Zahlen hypothetisch)*

z.B. Erkältungsinfekte und der unkomplizierte Kreuzschmerz.

Therapieziele sind selten bei 100 Prozent, also bei allen Patienten erreichbar. Die Größe der Erfolgs- bzw. Misserfolgsquoten ist ebenfalls nur mit randomisierten kontrollierten Studien messbar. Abbildung 3.8 verdeutlicht dies am Beispiel der Behandlung von Kopfschmerzen mit einem Schmerzmittel – die Zahlen sind hypothetisch aber realitätsnah.

Die 200 Kopfschmerzpatienten wurden durch Randomisation in zwei Gruppen aufgeteilt. Sowohl in der Schmerzmittel-Gruppe als auch in der Plazebo-Gruppe gibt es geheilte wie nicht-geheilte Patienten.

■ Bei einem Teil der Patienten verschwinden

|  |  |  | Formel allgemein | Formel mit Zahlen aus Abbildung 3.8 |
|---|---|---|---|---|
| Heilung bei Behandlung (Y) | 70 | % | $Y = \dfrac{a}{a+b}$ | $Y = \dfrac{70}{70 + 30} = 70\%$ |
| Heilung ohne Behandlung (X) | 36 | % | $Y = \dfrac{c}{c+d}$ | $X = \dfrac{36}{36 + 64} = 36\%$ |
| Verbesserung der Heilungschancen | 1,94 | | Y/X | 70/36 |
| relative Risikoreduktion (RRR) | 49 | % | $[1-(X/Y)] \times 100$ | $1-(36/70) \times 100$ |
| absolute Risikoreduktion (ARR) | 34 | % | X-Y | 70-36 |
| Number needed to treat (NNT) | 3 | n | 1/ARR | 1/34 |

*Abbildung 3.9  Wirksamkeit der Behandlung  (Zahlen re. Spalte aus Abbildung 3.8)*

| Behandlungsgruppe | | Plazebogruppe | | relative |
| Überlebende | Todesfälle | Überlebende | Todesfälle | Risikoreduktion (%) |
| --- | --- | --- | --- | --- |
| 9.000 | 1000 | 8.000 | 2.000 | 50 |
| 9.900 | 100 | 9.800 | 200 | 50 |
| 9.990 | 10 | 9.980 | 20 | 50 |
| 9.999 | 1 | 9.998 | 2 | 50 |

*Abbildung 3.10 Relatives Risiko, absolutes Risiko*

die Kopfschmerzen ohne Behandlung (natürlicher Verlauf).

■ Bei einem anderen Teil verschwinden die Kopfschmerzen trotz Behandlung nicht (Behandlung hilft nicht jedem Patienten).

Die Wirksamkeit der Behandlung ergibt sich aus dem Vergleich der Felder a und c. Feld a zeigt, dass 70 Prozent der Patienten mit Schmerzmittel geheilt sind, Feld c zeigt, dass 36 Prozent der Patienten auch ohne Schmerzmittel geheilt sind. Tatsächlich werden also 34 von 100 Patienten durch das Schmerzmittel geheilt werden (a minus c).

■ 66 Patienten profitieren nicht von dem Schmerzmittel, denn 36 Patienten wären auch ohne Schmerzmittel geheilt (Feld c).

■ 30 Patienten sind auch mit Schmerzmittel nicht geheilt (Feld b).

Abbildung 3.9 verdeutlicht diese Zusammenhänge. Abbildung 3.10 zeigt anhand hypothetischer Zahlen die Ergebnisse einer randomisierten kontrollierten Studie mit 20.000 Personen – je 10.000 Erkrankte in der Behandlungs- bzw. Plazebogruppe.

In der oberen Zeile sterben ohne Behandlung 2000, mit Behandlung 1.000 Personen. Die Sterbewahrscheinlichkeit ist also halbiert (relative Risikoreduktion, RRR 50 Prozent). 1.000 von 10.000 Personen haben ihr Überleben der Behandlung zu verdanken (absolute Risikoreduktion, ARR 10 Prozent).

In der unteren Zeile sterben ohne Behandlung zwei Personen, mit Behandlung eine Person. Auch hier ist die Sterbewahrscheinlichkeit

halbiert (RRR 50 Prozent). Eine von 10.000 Personen hat ihr Überleben der Behandlung zu verdanken (ARR 0,01 Prozent).

Bei gleicher relativer Risikominderung unterscheidet sich also die absolute Risikominderung um Dimensionen. Die relative Risikoreduktion informiert also nicht über die Größenordnung eines Effektes. Die Darstellung der absoluten Risikoreduktion ist daher ein obligater Bestandteil einer evidenzbasierten Patienteninformation, soweit sie aus Studien bekannt ist. Für eine realistische Sicht des Nutzens ist die Angabe der ARR – »Wie viele von 100 Patienten werden durch die Behandlung geheilt?« – und der Numbers neded to treat – »Wie viele Patienten müssen behandelt werden, damit einer geheilt wird?« – erforderlich. Im Beispiel der Abbil-

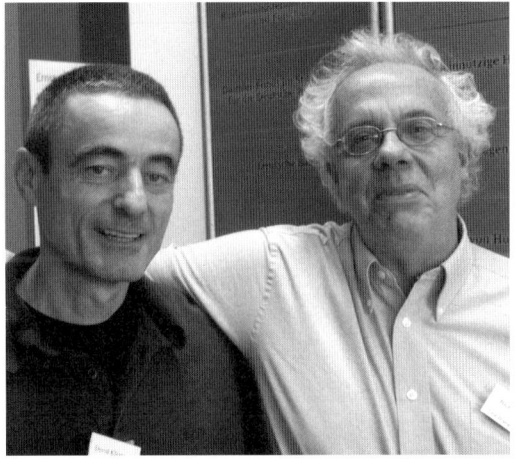

*Abbildung 3.11 Richard Smith (re.) und der Autor, Oktober 2009*

dung 3.8 werden von 100 Patienten 34 durch das Schmerzmedikament geheilt (ARR); von 3 behandelten Patienten profitiert einer von der Behandlung (NNT).

Die Tatsache, dass erwünschte wie unerwünschte Effekte einer Behandlung nur mit einer gewissen Wahrscheinlichkeit eintreten, bedeutet Unsicherheit. Ein wesentlicher Bestandteil einer aufrichtigen Arzt-Patient-Beziehung ist, diese Unsicherheit zu teilen und den Patienten über die Erfolgswahrscheinlichkeit und Schadensrisiken einer in Frage kommenden Behandlung zu informieren. Unsicherheit nicht (mitzu-)teilen und stattdessen eine falsche Sicherheit zu vermitteln, könne man, so der langjährige Herausgeber des British Medical Journal Richard Smith (Abbildung 3.11), als Lüge, Betrug und Täuschung bezeichnen: *"In circumstances of uncertainty the alternative to sharing the uncertainty may be ‚false certainty', which might be called lying."*[132] Shared Decision-Making mit der Kommunikation von absoluten Risiken hat eine ethische Bedeutung, die zumindest in der Vergangenheit nicht ausreichend beachtet wurde.

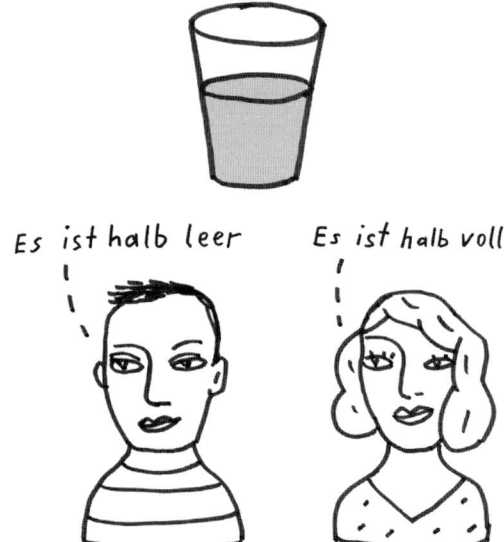

Abbildung 3.12  Halb voll oder halb leer?

### Halb voll oder halb leer – Framing von Risiken

Halb voll oder halb leer? Die Darstellung eines medizinischen Sachverhalts aus unterschiedlichen Perspektiven kann Patienten zu gegensätzlichen Bewertungen und Entscheidungen bringen. In einer Studie wurde einer Gruppe von Herzpatienten mitgeteilt: »99 Prozent der Patienten haben bei diesem Eingriff keine Komplikationen«, der anderen Gruppe »Komplikationen treten bei diesem Eingriff bei einem von 100 Patienten auf«. In der ersten Gruppe entschieden sich 49 Prozent für den Eingriff, in der anderen Gruppe ganze 27 Prozent. Form und Rahmen der angebotenen Information sind also für Problemwahrnehmung und die Entscheidung von großer Bedeutung.

Im vorangegangenen Abschnitt sollte deutlich werden, dass die relative Darstellung von Heilungschancen ein falsches Bild erzeugen kann, und der Patient für seine Entscheidungen absolute Zahlen benötigt, wie z.B. die Number needed to treat (NNT). Eine Behandlung, die bei allen Patienten wirkt, entspricht einer NNT von 1. Dieser Fall ist leider sehr selten. NNTs unter 5 sind selten, NNTs über 20 sind die Regel und auch dreistellige NNTs sind nicht ungewöhnlich. »The drugs don't work« – die meisten Behandlungen wirken bei den meisten Patienten nicht.[133] Für den einzelnen Patienten lässt sich der zu erwartende Behandlungserfolg als Wahrscheinlichkeit ausdrücken. Sind Patienten über diesen Sachverhalt und die realen Erfolgschancen einer Behandlung informiert, sind sie häufig zurückhaltend in ihrer Entscheidung, wie in den folgenden Beispielen.

Bedingt ein *Bluthochdruck* ein Fünfjahresrisiko für ein kardiovaskuläres Ereignis (Herzin-

132 Smith 2004 a

133 Smith 2003

farkt oder Schlaganfall) von 2 Prozent, würden 49 Prozent der Patienten bzw. 64 Prozent der Ärzte eine Behandlung befürworten. Beträgt das Fünfjahresrisiko 5 Prozent, halten 68 Prozent der Patienten und 92 Prozent der Ärzte eine Behandlung für angezeigt. Bei einem Fünfjahresrisiko von 10 Prozent würden 86 Prozent der Patienten einer Behandlung zustimmen, 100 Prozent der Ärzte würden sie beginnen wollen. Die Patienten stellen in dieser Untersuchung die Indikation zur Behandlung ihres Bluthochdrucks also zurückhaltender als die Ärzte, insbesondere, wenn das Ausgangsrisiko für kardiovaskuläre Ereignisse niedrig ist. [134]

In einem hypothetischen Szenario zum **Bluthochdruck** wurden Patienten sowie Ärzte und Krankenschwestern nach der Entscheidung für oder gegen eine Behandlung des Bluthochdruck gefragt, wenn *ein* Leben durch eine fünfjährige medikamentöse Behandlung von 12, 33, 50, 100 bzw. 250 Menschen (NNT) gerettet würde. Der Durchschnitt der gewählten NNTs lautete 100 für Fachärzte, 50 für Allgemeinärzte und 33 für Krankenschwestern und Patienten. Ärzte sind hier also großzügiger in der Indikationsstellung; Patienten erwarten in der Indikationsstellung zur Behandlung mehr Nutzen als Ärzte, sind also in der Entscheidung für eine Behandlung zurückhaltender. [135]

*Decision aids* bieten spezifisches, auf eine bestimmte Entscheidungssituation bezogenes Wissen, u. a. mit Angaben zu personalisierten Risikoabschätzungen für Outcomes, die sich auf Aspekte des Gesundheitszustandes beziehen, die der Patient für wichtig erachtet. Sie unterscheiden sich von herkömmlichen Gesundheitsbroschüren durch ihren detaillierten, spezifischen und personalisierten Fokus auf Optionen und Outcomes mit dem Ziel, auf eine Entscheidung vorzubereiten.

Patienten, die mit Decision aids präzise über den zu erwartenden Behandlungserfolg informiert werden, verzichten im Vergleich zu konventionell aufgeklärten Patienten häufiger auf

- eine Bypassoperation bei symptomatischer Angina pectoris
- eine operative Entfernung der Gebärmutter bei verstärkter Regelblutung (Menorrhagie)
- Entfernung der Brust (Mastektomie) bei Brustkrebs
- Wirbelsäulenchirurgie
- die Früherkennungsuntersuchung auf Prostatakrebs mit PSA
- die operative Entfernung der Prostata bei gutartiger Prostatavergrößerung (Prostatahyperplasie) [136]

## Vertiefung

- *Heiner Raspe und Jürgen Windeler. Wie messe ich die Effektivität einer Therapie? Stärken und Schwächen der Number needed to treat« (NNT). www.ebm-netzwerk.de/grundlagen/images/ ebmsplitter00027.pdf*
- *Max-Planck-Institut für Bildungsforschung. Blicken Sie durch? Testen Sie Ihren statistischen Durchblick an Aufgaben, vor denen auch Sie – als Patient und als Bürger – jederzeit stehen könnten. www.mpib-berlin.mpg.de/de/forschung/ abc/rechenbeispiele.htm*

---

134  McAlister et al. 2000
135  Steel 2000
136 O'Connor et al. 2004

# 4 Wie wir Gesundheit und Krankheit verstehen – Modelle, Konzepte, Theorien

Dem kleinen Tiger geht es nicht gut. Er fühlt sich matt und abgeschlagen, kann kaum noch gehen und hat überall Schmerzen. Der kleine Bär kümmert sich rührend, verbindet, bekocht und bringt ihn – nachdem alles nicht geholfen hat – ins Tierkrankenhaus. Der Röntgenarzt Dr. Walterfrosch stellt die Diagnose: »Ich sehe durch den kleinen Tiger durch, was ihm fehlt. Aha! Ein Streifen verrutscht«. Der Diagnose folgt die Therapie: »Halb so schlimm, kleine Operation, Tiger geheilt.«[137]

Diese Kindergeschichte von Janosch enthält eine Vorstellung davon, was die Krankheit des

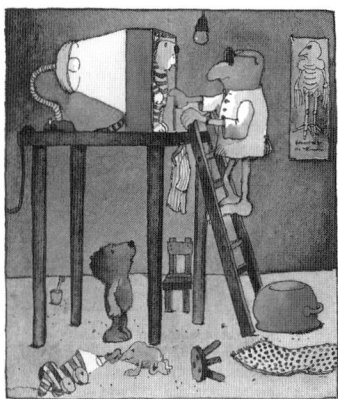

Abbildung 4.1 *Der kleine Tiger ist krank*
© 2009 *Janosch film & medien AG, Berlin.*

kleinen Tigers verursacht hat, mit welchen Zeichen sie sich äußert und wie sie zu heilen ist. Das Verrutschen eines Streifens führt zu Krankheit – im Umkehrschluss bedeutet die natürliche Anordnung der Streifen Gesundheit. Dies stellt ein Erklärungsmodell – eine Theorie – von Gesundheit und Krankheit dar. In ihrer Einfachheit erscheint die Theorie der Zielgruppe des Autors angemessen.

Gesundheit und Krankheit werden sehr unterschiedlich aufgefasst:

- Für die Medizin ist Krankheit eine Störung der Strukturen und Funktionen des Organismus.
- In der Rechtsprechung ist Krankheit »ein Zustand, der ärztliche Behandlung notwendig macht«.
- Die Weltgesundheitsorganisation versteht Gesundheit als »vollständiges körperliches, seelisches und soziales Wohlbefinden«
- Für Dr. Bach, den Urheber der Bachblütentherapie, ist Krankheit die Folge von »*Vergehen gegen das göttliche Gesetz der Liebe und Einheit*« infolge von Eigenliebe und anderen Charakterfehlern – Herzkrankheiten sind beispielsweise damit zu erklären, dass »*die Liebe zur Menschheit nicht entwickelt ist*«.[138]
- Die anthroposophische Medizin fasst Gesundheit auf als harmonisches Gleichgewicht der vier Wesensglieder »Physischer Leib«, »Ätherleib«, »Astralleib« und »Ich« – Krankheit wird als Störung dieses Gleichgewichts aufgefasst.
- Für Samuel Hahnemann, den Begründer der Homöopathie, ist Krankheit eine »Verstimmung der Lebenskraft« – Heilung erfolgt durch die Umstimmung der Lebenskraft.
- Im Mittelalter wurden Zeichen, die wir heute der Schizophrenie zuordnen, wie Halluzinationen und Wahnvorstellungen, als Folge der Besessenheit mit dem Teufel verstanden, was eine Austreibung desselbigen erforderlich machen konnte.

Manche Modelle orientieren sich an wissenschaftlichen Grundsätzen, manche bestehen aus Glaubenssätzen und Spekulationen.

---

137 Janosch 1985, S. 34    138 Bach 1998, S. 18 ff.

## Auf den Punkt gebracht

*Gesundheit und Krankheit lassen sich auf unterschiedliche Weise definieren. Unterschiedliche Modelle bilden unterschiedliche Aspekte der Phänomene Gesundheit und Krankheit ab. Welches Modell gültig ist, hängt vom Kontext ab. Die medizinische Behandlung von Patienten mit akutem Herzinfarkt erfordert eine andere Sichtweise als die Gesundheitsförderung in einem Stadtteil mit besonderem Entwicklungsbedarf. Ein Modell, das Gesundheit und Krankheit vollständig beschreibt und erklärt, existiert bisher nicht.*

## Modelle von Krankheit und Gesundheit

Modelle sind vereinfachte Abbildungen der Wirklichkeit. Im wissenschaftlichen Bereich dienen Modelle der Ordnung und Strukturierung von Wissen und Erkenntnissen. Sie mindern die Komplexität der Wirklichkeit und erleichtern das Verständnis. Ein Modell bietet eine Perspektive auf einen Gegenstandsbereich, der sich auch auf andere Weise betrachten lässt. Die eingenommene Perspektive soll diejenigen Aspekte des Untersuchungsgegenstandes ins Blickfeld bringen, die für den Wissensgewinn und die Problemlösung erforderlich sind. Auch Gesundheit und Krankheit lassen sich auf Grundlage unterschiedlicher Modelle beschreiben. Im Folgenden soll deutlich werden, dass unterschiedlichen Sichtweisen ihre Berechtigung dann haben, wenn sie zur Lösung bestimmter Probleme besser beitragen als andere Modelle. So ist das pathogenetische Modell bei Patienten mit akutem Herzinfarkt hilfreich, jedoch kaum in der Gesundheitsförderung. Die Salutogenese hingegen ermöglicht erfolgreiche Gesundheitsförderung, wäre jedoch eine Gefahr für den Patienten mit akutem Herzinfarkt.

Modelle erfassen nicht alle Aspekte und Merkmale des abzubildenden Wissensbereiches, sondern nur die Aspekte, die für den jeweiligen Erklärungszweck bedeutsam sind.

Ein globales, alles umfassendes, Gesundheit und Krankheit in allen wesentlichen Aspekten erklärendes Modell existiert nicht. Wahrscheinlich benötigen wir es auch nicht. Unterschiedliche Disziplinen wie Medizin, Pflege, Psychologie und Sozialpädagogik, arbeiten auf Grundlage spezifischer Modelle – entsprechend den unterschiedlichen Erfordernissen der beruflichen Praxis. Es fördert das gegenseitige Verständnis, nicht nur das der eigenen Arbeit zugrunde liegende Modell zu kennen und zu verstehen, sondern auch die der anderen Berufsgruppen. Ein Sozialpädagoge, der das biomedizinische Modell kennt, wird das Denken und Handeln der Ärzte besser verstehen, ein Arzt, der vom salutogenetischen Modell weiß, das Denken und Handeln der in der Prävention Tätigen. Unabhängig davon, ob wir uns dessen bewusst sind, arbeiten wir immer auf Grundlage eines Modells – jeder Praxis liegt eine Theorie zugrunde.

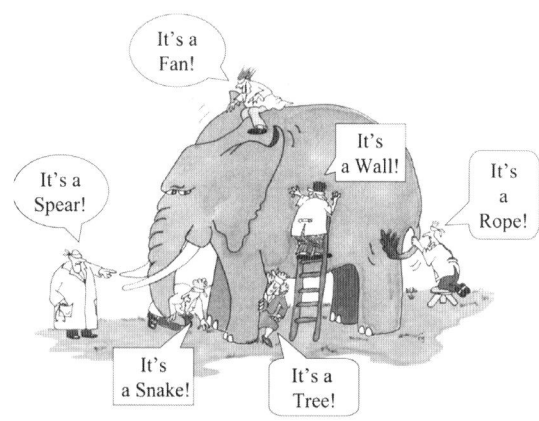

*Abbildung 4.2 "The blind men and the elephant" – unterschiedliche Perspektiven lassen ein Phänomen unterschiedlich erscheinen.*
*Quelle: www.nature.com*

## »Alle Modelle sind falsch«

*"Essentially, all models are wrong, but some are useful"*[139] – *alle Modelle sind falsch*, manche sind nützlich – für alle Modelle von Gesundheit und Krankheit gilt, dass sie unvollständig sind. Manche Modelle sind überwiegend richtig, aber in Teilbereichen falsch. Manche Modelle sind überwiegend falsch, aber in Teilbereichen richtig. Modelle sind zur Erklärung unentbehrlich, aber sie sind nicht mehr als vorübergehende Festlegungen. Am Beispiel der Atommodelle ist gut erkennbar, dass ein Modell den jeweils aktuellen Wissensstand wiedergibt und durch neuere Erkenntnisse abgelöst wird. Im Jahr 1808 fasste Dalton in seinem Modell den Wissensstand seiner Zeit zusammen; das Dalton-Modell entsprach mehr der Realität als das Kugelteilchenmodell, das Demokrit etwa 400 v. Chr. entwickelt hatte, und war somit »richtig« und gültig. Die Atommodelle von Rutherford (1911) und Bohr (1913) sowie das Orbitalmodell (1928) bauen jeweils aufeinander auf, integrieren den Fortschritt der Wissenschaft und entsprechen der Realität in einem größerem Ausmaß als die vorhergehenden Modelle. Ein Modell, das den neuen Stand der Wissenschaft wiedergibt, löst das bis dahin gültige Modell ab.

## 4.1  Der Weg zur modernen Medizin – historische Modelle von Gesundheit und Krankheit

Krankheit gibt es, seit es Menschen gibt. Immer haben die Menschen nach Erklärungen für Krankheiten gesucht. Das heute vorherrschende medizinische Modell ist das Ergebnis einer Entwicklung, die bereits in der Vorzeit begann.[140]

In historischer Abfolge lassen sich in der Medizin drei jeweils vorherrschende Modelle unterscheiden:

- der Dämonismus, der sich auf Geisterglauben gründet als Modell der menschlichen Frühzeit
- die Humoralpathologie, die – auf Empirie bauend – von ca. 500 v. Chr. bis ins 19. Jahrhundert vorherrschte
- die Biomedizin, die im 19. Jahrhundert aufkam und bis heute das weltweit vorherrschende Modell darstellt

Einige Annahmen des Dämonismus und der Humoralpathologie sind bis heute lebendig – nicht nur in anderen, weniger entwickelten Kulturen sondern auch in laienhaften und subjektiven Vorstellungen, in religiösen Denkmustern und in alternativen Heilweisen.

Manche der in früheren Zeiten entwickelten Vorstellungen sind mit modernen Konzepten kompatibel, wie z.B. die Auffassung von Gesundheit als Zustand des Gleichgewichts (Homöostase) und Krankheit als Störung dieses Gleichgewichts. Dies ist kaum erstaunlich, weil es sich um eine ausgesprochen allgemein gehaltene Vorstellung handelt. Andere Vorstellungen, wie z.B. Krankheit als das Wirken von Dämonen oder als Ausdruck eines Ungleichgewichts der Körpersäfte, sind – nach allem was wir wissen – schlicht falsch. Sie finden sich aber in manchen alternativen Modellen oder als Aberglaube wieder. So geht Edward Bach in seinem Konzept der Bach-Blütentherapie davon aus, dass Krankheit eine Strafe Gottes für ein sündiges Leben ist und auch die katholische Kirche hat sich vom Glauben an das Wirken des Teufels und von Dämonen bis heute nicht verabschiedet.

### Auf den Punkt gebracht

*Die historischen Modelle von Gesundheit und Krankheit spiegeln das jeweils vorhandene (Un-)Wissen ihrer Zeit wider. Einige der falschen Vorstellungen sind bemerkenswerterweise auch in der Jetztzeit noch lebendig.*

---

139 Box und Draper 1987, S. 424
140 Dem Abschnitt liegen zugrunde: Meyer-Steineg und Sudhoff 1950, Ackerknecht 1992, Magner 1992, Rothman 1995

### 4.1.1  Dämonismus und Religion – unverstandene Natur

In den Frühzeiten der Menschheit waren Naturphänomene, wie z.B. Blitz und Donner unerklärt. Das Geschehen in der Natur schrieben die Menschen dem Wirken besonderer Kräfte zu, mit denen andere Menschen oder aber unsichtbare übersinnliche Wesen, Geister und Dämonen ausgestattet waren. Dieses Erklärungsmuster wurde auch auf Krankheitsgeschehen angewandt. Krankheit konnte dabei durch das bloße Übelwollen des Anderen, also durch Fernwirkung verursacht werden, oder aber dadurch, dass ein Dämon in irgendeiner Form selbst in den Körper des Menschen eindrang, sei es in greifbarer Gestalt, etwa als Wurm oder Stein oder aber als ein unfassbares Etwas.

Der Binnenlogik folgend richteten sich die angewandten Mittel dann auch gegen die vermeintlichen Verursacher des Leidens: der Kranke versucht den übel wollenden Menschen oder Geist durch Geschenke zu versöhnen, oder er versucht den in ihm sitzenden bösen Dämon herauszulocken oder auszutreiben. Hierzu dienen Zauberformeln und alle möglichen mystischen Prozeduren.

### Die Büchse der Pandora

Um die Menschen für den von Prometheus begangenen Diebstahl des Feuers zu bestrafen, ließ Zeus von Hephaistos eine Frau aus Ton erschaffen – Pandora (griechisch, die »Allgeberin«) – und sie mit einem Krug, der »Büchse der Pandora«, auf die Erde schicken. In dieser Büchse sind alle Übel der Menschheit enthalten. Als einzig Gutes hatte Zeus die Hoffnung beifügen lassen. Pandora hatte die Büchse unter der strengen Auflage erhalten, sie niemals zu öffnen. Aus weiblicher Neugier jedoch öffnete sie diese, und so verteilten sich die Übel über die Welt. Mit dieser Legende erklärten die Griechen in der Frühzeit die Existenz von Krankheiten und Seuchen.

### Jesus als Heiler

Im Neuen Testament (Markus 1, 29 – 34) wird erzählt, wie Jesus von Nazareth Menschen durch Austreibung von Dämonen von Krankheit heilte:

- Die Heilung der Schwiegermutter des Petrus. »*Sie verließen die Synagoge und gingen zusammen mit Jakobus und Johannes gleich in das Haus des Simon und Andreas. Die Schwiegermutter des Simon lag mit Fieber im Bett. Sie sprachen mit Jesus über sie, und er ging zu ihr, fasste sie an der Hand und richtete sie auf. Da wich das Fieber von ihr und sie sorgte für sie.*«

- Die Heilung von Besessenen und Kranken. »*Am Abend, als die Sonne untergegangen war, brachte man alle Kranken und Besessenen zu Jesus. Die ganze Stadt war vor der Haustür versammelt, und er heilte viele, die an allen möglichen Krankheiten litten, und trieb viele Dämonen aus. Und er verbot den Dämonen zu reden; denn sie wussten, wer er war.*«

- Siehe auch: 5, 1 Die Heilung des Besessenen von Gerasa; Mark. 3, 7 Der Andrang des Volkes; Mark. 8,22 Die Heilung eines Blinden bei Betsaida; Mark. 10,46 Die Heilung eines Blinden bei Jericho; Matthäus 9, 2 – 7, Markus 2, 3 – 12, Lukas 5, 18 – 25 Jesus heilt Gelähmte

Die frühen Hochkulturen (zwischen 3500 und 1500 v.Chr. am Nil in Ägypten, am Tigris und Euphrat im Mittleren Osten, am Indus in Indien, am Gelben Fluss in China) entwickelten eine Heilkunde, in deren Mittelpunkt die Religion stand. Zahlreiche Götter und Göttinnen herrschten über Gesundheit und Krankheit. Ärzte, Zauberheiler, Wahrsager und Chirurgen gehörten zur Klasse der Priester.

Krankheiten wurden als göttliche Strafe für begangene Sünden angesehen. Krankheit bedeutete einen Zustand der Unreinheit. Beging ein Sterblicher eine Sünde, indem er eines der zahlreichen Tabus brach, schützten ihn die Götter nicht mehr, womit er den krankheitsbringenden

Teufeln und Dämonen schutzlos ausgeliefert war.

Wurde die Krankheit als Werk eines bestimmten Teufels oder Dämons erkannt, war eine weitere Diagnostik nicht erforderlich. Andernfalls verlas der Priester dem Patienten eine Liste möglicher Sünden, die als Ursache für die Krankheit in Frage kamen. Führte auch dies nicht zur Diagnose, wurde mit der Wahrsagerei begonnen. Die Zahl der Weissagungsmethoden war fast unübersehbar. Als ein Beispiel sei die Hepatoskopie genannt, das Wahrsagen aus Form und Konsistenz der Leber eines Opfertiers. Die Therapie stand ebenso in enger Verbindung mit den religiösen Krankheitsvorstellungen. Heilung erforderte spirituelle und physische Katharsis (Reinigung). Diese wurde erreicht durch die Kombination von Beichte und Exorzismus einerseits und purgativen (abführenden) Drogen andererseits. Götter mussten durch Beichte und Opfergaben besänftigt werden. Magische Formeln dienten zur Austreibung der bösen Geister. Amulette wirkten prophylaktisch.

Die babylonische Heilkunde ging einen Schritt über die rein magisch-religiöse Medizin hinaus. Es finden sich vereinzelt bereits Beschreibungen von Krankheiten, ihrer Diagnose und der zu gebrauchenden Arzneimittel. Hier ist der Übergang zu einem empirischen Standpunkt erkennbar. Beschrieben wurden Krankheiten der Leber, des Auges, der Atemorgane, Gonorrhöe, Nachtblindheit, Mittelohrentzündung, Nierensteine, Schlaganfall und Krätze.

Sumerische Verschreibungen enthielten u. a. 250 pflanzliche und 120 mineralische Medikamente. So wurde zur Linderung von Schmerzen bereits Opium erfolgreich eingesetzt.

Halloween und das Zünden von Feuerwerkskörpern zu Silvester (ursprünglich mit der Absicht, böse Geister zu vertreiben) sind Relikte aus dieser Frühzeit der Menschen und zeigen, dass Magie und Dämonismus auch den Menschen im 21. Jahrhundert nicht fremd sind.

Die katholische Kirche geht bis heute von der Existenz des Teufels aus und behält folgerichtig die Teufelsaustreibung bei. Der Priester und Exorzist Don Gabriele Nanni kam am 23. 2. 2007 in Johannes B. Kerners Talksendung zu Wort. Als eine ernst zu nehmende Behinderung für die medizinische Versorgung erweist sich der Dämonismus im 21. Jahrhundert in Teilen Afrikas.

### Südafrika, AIDS und Dämonismus

Der katholische, aus Deutschland stammende Pfarrer Stefan Hippler leitet in Kapstadt die Hilfsorganisation »Hope«. In einem Beitrag in der Süddeutschen Zeitung schrieb er:

*»In einem Land, in dem Menschen traditionell auf die ›Leader‹, die Führer von Gemeinden und sozialen Strukturen, hören, hat eine Politik, die rote Beete und Knoblauch propagiert, fatale Konsequenzen. Menschen sind verwirrt, ob das, was Ärzte, Krankenschwestern oder Vertreter von Hilfsorganisationen erzählen, wirklich wahr sein soll: Gibt es denn wirklich dieses Virus? Und kann es wirklich durch die westliche Medizin behandelt werden? Oder ist die traditionelle Medizin nicht weitaus besser? Und so werden immer wieder Behandlungen abgebrochen und Vitamine und Naturheilmittel anstelle von Medikamenten genommen – mit der Folge, dass Menschen sterben. Wenn dann noch ein Politiker wie Jacob Zuma, der sich berechtigte Hoffnungen macht, der nächste Präsident Südafrikas zu werden, in einem Gerichtsverfahren öffentlich erklärt, dass er sich nach einem ungeschützten Geschlechtsverkehr mit einer HIV-positiven Frau das Virus »abgeduscht« habe, dann hat das beim einfachen Volk vor allem eine Konsequenz: dass es Warnungen in den Wind schlägt. Intellektuelle mögen über Zumas Behauptungen lachen – viele nicht so gebildete Menschen glauben ihm so etwas. Ich habe in diesem Jahr vor Farmarbeitern einen Kurs zur Aids-Verhütung abgehalten. Die Teilnehmer sprachen die Frage des Duschens an, aber nicht nur die. Sondern sie vertraten auch die traditionellen Ansichten, dass Krank-*

*heiten keine biologische Ursache haben, sondern entweder ein Ruf der Ahnen sind oder eine Strafe dafür, dass bestimmte Rituale nicht eingehalten wurden. Auch dass Hexerei im Spiel ist, gilt immer wieder als ernsthafte Ursache für die Infektion.«*[141]

## Vertiefung

- *WDR Leonardo – Die Geschichte der Medizin in 12 Folgen als Podcast, gesendet November 2007 bis Januar 2008 www.wdr5.de/wissenschaft-umwelt/dossier-geschichte-der-medizin.html*
- *Radio Vatikan. Dossier: Exorzismus www.oecumene.radiovaticana.org/ted/Articolo.asp?Id=30843*
- *Exorzismus, Stichwort in WIKIPEDIA http://de.wikipedia.org/wiki/Exorzismus*
- *Vartikan. Katechismus der Katholischen Kirche. Der Große Exorzismus, 1673 www.vatican.va/archive/DEU0035/_P5E.HTM*
- *Die Macht der Hexen DIE ZEIT Nr. 38 vom 15.9.2005, S.51 Aberglaube und Angst blockieren die Entwicklung in Afrika www.zeit.de/2005/38/Afrika?page=all*

## 4.1.2   Vom Aberglauben zur Empirie – Hippokratische Medizin und Humoralpathologie

Als hippokratische Medizin wird die Heilkunde der griechischen Welt in der Zeit von etwa 500 v. Chr. bis 500 n. Chr. bezeichnet.

Die Erklärung von Krankheit und Krankheitsursachen suchten die hippokratischen Ärzte durch Beobachtung und Erfahrung zu ergründen. Die hippokratische Medizin gilt daher als der Beginn einer rational-empirischen Medizin. Als Krankheits-verursachende Faktoren wurden u. a. angesehen:

- fehlerhafte Ernährung
- Schädigungen durch berufliche Belastungen
- ungesunde Lebensweise des Einzelnen
- das Klima, die verschiedenen Temperaturen, insbesondere Temperaturwechsel

---

141 Süddeutsche Zeitung 1.12.2006, S. 2

- ungesundes Wasser
- die Beschaffenheit des Bodens,
- bestimmte giftige Ausdünstungen (Miasma)
- der Einfluss der Jahreszeiten

## Die hippokratische Medizin

bedeutete einen entscheidenden Entwicklungsschritt, weil sie die Krankheitsursachen in der Natur suchte und Geisterglauben ablehnte.

Eine stärkere Anfälligkeit für bestimmte Krankheiten wurde als ererbte »Disposition« betrachtet. Krankheit verläuft nach der hippokratischen Lehre in drei Stadien.

- Im ersten Stadium wird durch eine schädliche Einwirkung eine Veränderung der Körpersäfte hervorgerufen, die sich in einer Art »Schärfe« dieser Säfte äußert. Die Absonderungen zeigen eine dementsprechende Eigenschaft, wie z. B. das Nasensekret oder der Urin.

- Im zweiten Stadium wird durch diese Störung des Mischungsverhältnisses der Säfte im Organismus eine Reaktion hervorgerufen, die äußerlich als Temperatursteigerung (Fieber) in Erscheinung tritt. Diese Reaktion bewirkt, dass die »verdorbenen« Säfte durch die Erhitzung gleichsam gekocht, d. h. in eine andere Form umgewandelt werden. So kann sich z.B. aus Blut Eiter bilden. Das zweite Stadium wird deshalb auch als das der »Kochung« bezeichnet.

- Im dritten Stadium versucht der Organismus, die umgewandelten Säfte zur Ausscheidung zu bringen. Deshalb wird das dritte Stadium als Krisis (krisis  = Ausscheidung) bezeichnet. Sie kann örtlich als Urinausscheidung auftreten oder generalisiert als kritischer Schweißausbruch, sie kann in einer vollkommenen Entleerung der schädlichen Materie bestehen oder in einer Ablagerung in unwichtigen Organen.

Die Krankheit ist ein Kampf der dem Körper innewohnenden natürlichen Heilkraft gegen krankmachende Schädigungen. Der Arzt hat die Aufgabe, den Organismus in seinem Kampf gegen die Krankheit zu unterstützen. Unter diesen Grundgesichtspunkten bildet in der Hippokratischen Medizin die Krankheitslehre eher den Hintergrund für das ärztliche Handeln. Im Vordergrund steht der einzelne Fall. Jeder Organismus reagiert in einer nur ihm eigentümlichen Weise. Aufgabe des Arztes ist es, die Reaktion und den Verlauf zu erfassen und vorherzusagen sowie den Kranken im Kampf gegen die Krankheit zu unterstützen.

In der vor 2.500 Jahren verfassten Schrift »Über Lüfte, Gewässer und Örtlichkeiten« kommt bereits ein deutliches Bewusstsein über den Zusammenhang von Gesundheit und Umwelt zum Ausdruck.

## Hippokrates. Über Lüfte, Gewässer und Örtlichkeiten

»Wer der ärztlichen Kunst in der richtigen Weise nachgehen will, der muss folgendes tun. Erstens muss er über die Jahreszeiten und über die Wirkungen nachdenken, die von jeder einzelnen ausgehe n können. Denn sie gleichen einander in keiner Weise, sondern unterscheiden sich sehr, sowohl untereinander wie in der Art ihres Übergangs. Ferner muss er sich über die Winde Gedanken machen, über die warmen und die kalten, und zwar vor allem über die allen Menschen gemeinsamen, aber auch über die in jedem Lande.

Wenn also jemand in eine Stadt kommt, die er nicht kennt, so muss er sich genau überlegen, wie ihre Lage zu den Winden und zum Aufgang der Sonne ist. Denn es bedeutet nicht dasselbe, ob eine Stadt nach dem Nordwind oder ob sie nach dem Südwind zu liegt, und auch nicht, ob sie nach Sonnenaufgang oder nach Sonnenuntergang gelegen ist. Das muss man sich so gut wie möglich überlegen; ferner wie es mit den Gewässern steht, ob die Menschen sumpfiges und weiches Wasser trinken oder hartes, das von felsigen Höhen fließt, oder salziges und schwerverdauliches. Weiter die Beschaffenheit des Bodens, ob er kahl und wasserarm ist oder dicht bewachsen und bewässert, und ob das Gelände in einer Mulde liegt und stickig ist oder hochgelegen und kalt. Und schließlich, wie die Bewohner leben, ob sie gern trinken und frühstücken und sich nichts zumuten, oder ob sie Sport und körperliche Anstrengungen lieben, kräftig essen und wenig trinken.

Hiervon ausgehend muss man sich jede Einzelheit überlegen. Wenn nämlich jemand das richtig erkannt hat, möglichst alles oder doch das meiste, so werden ihm, wenn er in eine ihm unbekannte Stadt kommt, weder die einheimischen Krankheiten verborgen bleiben, noch wie das Leibesinnere der Bewohner beschaffen ist. Dann wird er bei der Behandlung der Krankheiten nicht ratlos sein und keine Fehler machen, was wahrscheinlich geschehen wird, wenn man dies nicht vorher weiß und nicht jedes einzelne vorher durchdacht hat (...).«[142]

## Auf den Punkt gebracht

Die hippokratische Medizin suchte die Ursachen für Krankheit und Gesundheit im Menschen selbst und in dessen Umwelt. Damit schuf sie die Grundlage für eine wissenschaftliche Medizin.

Das Modell der Humoralpathologie war zwar falsch, wenn auch näher an der Realität als der Dämonismus. Die Humoralpathologie war für mehr als zwei Jahrtausende, bis ins 19. Jahrhundert hinein, das gültige mrdizinische Modell. Die falsche Theorie begründete Behandlungen, die zumeist Schaden und kaum jemals Nutzen stifteten. Die Zahl der durch Aderlass, Schröpfen und Purgieren (reinigen, abführen) geschädigten und umgebrachten Menschen lässt sich nicht ermessen. Ein recht einfacher Versuch im Jahr 1809 legte die Schädlichkeit des Aderlasses offen.

## Humoralpathologie

Die Humoralpathologie (= Viersäftelehre) wurde von den Hippokratikern etwa 400 v. Chr. entwickelt. Das Modell gründet auf der Theorie der 4 Elemente – der Vorstellungen, dass alle Dinge

---

142 Hippokrates 1994, S. 128 – 129

aus den »vier primären und ewigen Elementen« zusammengesetzt sind: Luft, Erde, Wasser und Feuer. Dazu gehören die vier grundsätzlichen Eigenschaften heiß, trocken, feucht und kalt. Diese Eigenschaften der Welt bzw. des Makrokosmos wurden in Analogie auf den Mikrokosmos, den Menschen übertragen.

Man stellte sich vor, dass der Mensch aus den gleichen Elementen zusammengesetzt sei wie das Universum. Dahinter steckte die Vorstellung, der Mensch sei als »Mikrokosmos« ein Abbild des »Makrokosmos«.

Die vier Grundelemente wurden im nächsten Schritt gleichgesetzt mit dem, was zur damaligen Zeit als die vier Körpersäfte betrachtet wurde: Blut, Schleim, gelbe Galle und schwarze Galle. Man stellte sich vor, dass die Säfte in Herz, Gehirn, Leber und Milz gebildet wurden Jedem dieser Säfte wohnten bestimmte Eigenschaften inne:

- dem Blut                das Feucht-Warme
- dem Schleim             das Kalt-Feuchte
- der gelben Galle        das Warm-Trockene
- der schwarzen Galle     das Kalt-Trockene.

Gesundheit bedeutete die harmonische Mischung jeder Qualität mit ihrer dazugehörigen Gegenseite. Krankheit entsteht, wenn eine Seite des Paares im Überschuss auftritt: ein Überschuss an Wärme erzeugt Fieber, ein Überschuss an Kälte Zittern.

## Hippokrates – Humoralpathologie

»*Der Körper des Menschen enthält in sich Blut, Schleim, gelbe und schwarze Galle, sie stellen die Natur seines Körpers dar, und ihretwegen empfindet er Schmerzen und ist er gesund. Gesund ist er nun besonders dann, wenn diese Substanzen in ihrer wechselseitigen Wirkung und in ihrer Menge das richtige Verhältnis aufweisen und am besten gemischt sind; Schmerzen empfindet er, wenn sich eine von diesen Substanzen in geringerer oder größerer*

*Menge im Körper absondert und nicht mit allen genannten gemischt ist. Denn es besteht die Notwendigkeit, dass, wenn sich eine von diesen absondert und für sich auftritt, nicht nur die Stelle krank wird, aus der sie heraustrat, sondern auch die Stelle, an der sie auftritt und sich ausbreitet, durch Überfüllung, Schmerz und Beschwerden aufweist. Denn auch wenn eine von ihnen in größerer Menge aus dem Körper herausfließt, als der Überschuss ausmacht, bereitet die Entleerung Schmerz. Und wenn die Substanz andererseits ihre Entleerung, Ortsveränderung und Absonderung von den übrigen im Inneren vollzieht, so besteht durchaus die Notwendigkeit, dass sie nach dem Gesagten doppelten Schmerz verursacht, dort, wo sie heraustrat, und dort, wohin sie sich im Übermaß wandte.*«[143]

Die Humoralpathologie wurde durch Aristoteles (384-322 v. Chr.) und Galen (ca. 130-200) weiter entwickelt und stellte über einen Zeitraum vom mehr als 2000 Jahren bis ins 19. Jahrhundert hinein die herrschende medizinische Theorie dar. Sie lieferte die Begründung für Interventionen wie Aderlass, Schröpfen, Abführen, Erbrechen, Niesen und Schwitzen.

Im Vergleich zum dämonischen Modell erklärt das hippokratische Modell Krankheit und Gesundheit schon sehr viel zutreffender. Die Ablehnung von Geisterglauben stellte einen Quantensprung auf dem Weg zu einer wissenschaftlichen Medizin dar. Die moderne Medizin hat hier ihre Wurzeln. Aus heutiger Sicht ist deutlich, dass es sich um ein Modell handelt, das überwiegend falsch, in Teilbereichen aber richtig ist. Bis heute zutreffend ist u.a. die – recht allgemeine – Vorstellung eines gesunden Lebens durch Verzicht auf Genüsse im Übermaß. Die falsche Theorie der Körpersäfte führte zur falschen Praxis: allein der Aderlass dürfte einer nicht abschätzbaren Zahl von Kranken den vorzeitigen Tod gebracht haben.

---

143 Hippokrates 1994, S. 73

**Samuel Hahnemann, Begründer der Homöopathie, Kritiker der »alten Medizin«**

*»Diese Unheilkunst, welche seit einer grossen Reihe von Jahrhunderten (...) einer, wohl zehn Mal grössern Zahl Menschen, als je die verderblichsten Kriege, das Lebensziel verkürzt, und viele Millionen Kranke kränker und elender gemacht hat, als sie ursprünglich waren – diese Allöopathie werde ich hienächst etwas näher beleuchten, ehe ich ihren geraden Gegensatz die neu gefundene, wahre Heilkunst umständlich lehre.«[144]*

*Es scheint das unselige Hauptgeschäft der alten Medicin zu sein, die Mehrzahl der Krankheiten, die langwierigen, durch fortwährendes Schwächen und Quälen des ohnehin schon an seiner Krankheitsplage leidenden, schwachen Kranken und durch Hinzufügung neuer, zerstörender Arzneikrankheiten, wo nicht tödlich, doch wenigstens unheilbar zu machen, – und, wenn man dies verderbliche Verfahren einmal am Griffe hat, und gegen die Mahnungen des Gewissens gehörig unempfindlich geworden, ist dieß ein sehr leichtes Geschäft![145]*

**Molière (1622 – 1673)
»Der eingebildete Kranke«**

*»Die meisten Kranken sterben nicht an ihrer Krankheit, sondern durch die Medikamente, die man ihnen aufzwingt.«*

**Alexander Hamiltons Versuch zum Aderlass**

Der Aderlass galt für mehr als 2000 Jahre als ein wirksames Heilmittel. Der englische Militärarzt Alexander Hamilton stellte diese Annahme in Frage und führte im Jahr 1809 einen Versuch durch. 366 kranke Soldaten wurden durch alternierende Einteilung auf drei gleiche Gruppen verteilt. In der Behandlungsgruppe wurden alle Soldaten mit Aderlass behandelt. Die beiden anderen Gruppen erhielten als Kontrollgruppe keinen Aderlass. In der Behandlungsgruppe

starben 35 Soldaten, in den 2 bzw. 4 Soldaten.[146] Der Effekt des Aderlasses erwies sich in diesem Experiment als sehr stark – offensichtlich brachte er vielen Probanden den Tod. Zur Methodik sei angemerkt, dass bei derartigen Effektstärken und einem eindeutigen klinischen Endpunkt (Mortalität) es von nachrangiger Bedeutung ist, ob die Kriterien eines fairen Vergleichs (Struktur-, Behandlungs- und Beobachtungsgleichheit, S. 25) in vollem Umfang gewährleistet sind.

*"It had been so arranged, that this number was admitted, alternately, in such a manner that each of us had one third of the whole. The sick were indiscriminately received, and were attended as nearly as possible with the same care and accommodated with the same comforts. One third of the whole were soldiers of the 61st Regiment, the remainder of my own (the 42nd) Regiment. Neither Mr Anderson nor I ever once employed the lancet. He lost two, I four cases; whilst out of the other third [treated with bloodletting by the third surgeon] thirty five patients died."[147]*

### 4.1.3 Den Wissensfortschritt integrieren – die westliche Medizin

Im Jahr 1000 n. Chr. bestimmten und beherrschten weltweit drei große medizinische Systeme die medizinischen Ideen und Praktiken:[148]
- das chinesische System
- das indische System
- das westliche System

Das westliche medizinische System gründete sich weitgehend auf griechische, römische und islamische Ideen und könnte auch als »mediterranes System« bezeichnet werden. Entlang der drei großen Systeme gab es eine unüberschaubare Zahl von »kleinen Systemen« und Volksglauben.

Die »großen Systeme« arbeiteten alle mit ähnlichen humoralen Modellen der Körperfunktionen. Sie waren im Großen und Ganzen

---

144 Hahnemann 1833, S. 236
145 Hahnemann 1842, S. 74

146 Milne und Chalmers 2002 a
147 Milne und Chalmers 2002 b
148 Worboys 1997, S. 249-263

gleichwertig, was ihre therapeutischen Ziele und ihre (Un-) Wirksamkeit anging. Es gab Kontakte zwischen ihnen, sie blieben aber jedes für sich intakt, weil sie in die Religion, Kultur und Politik ihrer jeweiligen Gesellschaft fest eingebettet waren.

1000 Jahre später, also im Jahr 2000, herrscht weltweit ein einziges System vor, nämlich die aus der westlichen Medizin hervorgegangene moderne Medizin. Mit dem westlichen System des Jahres 1000 hat es kaum noch Ähnlichkeiten. Die heutige Medizin ist von der Wissensrevolution in Westeuropa seit Ende des Mittelalters geprägt. Bemerkenswert ist die Tatsache, dass die chinesische und die indische Medizin den Wissensfortschritt der letzten Jahrhunderte nicht in ihr jeweiliges System integriert haben und somit auf vorwissenschaftlichem Stand stehen geblieben sind. Die Verbreitung der westlichen Medizin ging von Europa und später auch von Nordamerika aus und erfolgte über

- Besiedlung (die europäischen Forscher und Entdecker nahmen stets auch Ärzte mit auf ihre Reisen und Expeditionen; in den Niederlassungen und Siedlungen entstanden medizinische Einrichtungen)
- Imperialismus (in eroberten und unterworfenen Gebieten trugen medizinische Missionare zur Verbreitung bei)
- Modernisierung (betrifft die Länder, die unabhängig geblieben waren, wie z. B. Japan und China)

Die Renaissance war eine Zeit des Aufbruchs in Wissenschaft, Wirtschaft, Politik und Kunst. Kopernikus, Galilei, Kepler und Newton revolutionierten mit ihren Erkenntnissen die Sicht der Welt, und Wissenschaftler wie Harvey und Vesalius gaben der Medizin eine neue Grundlage.

**Einige Stationen des allgemeinen Wissensfortschritts in der Renaissance**

- Nikolaus Kopernikus (1473 – 1543) beschrieb das heliozentrische Weltsystem.
- Johannes Kepler (1571 – 1630) berechnet die Bewegung der Planeten.
- Galileo Galilei (1564 – 1642) entwickelt das heliozentrische Weltsystem weiter (wegen des Verdachts auf Ketzerei wurde er vom Inquisitionsgericht zu lebenslanger Haft verurteilt. 1992 (!) hat ihn die Katholische Kirche offiziell rehabilitiert.
- René Descartes (1596 – 1650) beschrieb in seiner 1664 erschienen Schrift *Traité de l'homme* (Abhandlung über den Menschen) den Menschen als eine lebende Maschine. Er entwickelte ein dualistisches System, in dem er radikal zwischen Seele und Materie unterscheidet.
- Isaac Newton (1642 – 1727) begründete die klassische theoretische Physik und damit die exakten Naturwissenschaften. Er eröffnete ein naturwissenschaftliches Weltbild, das über zwei Jahrhunderte Gültigkeit hatte.
- 17. Jahrhundert: Erfindung und Weiterentwicklung des Mikroskops
- 1772 Entdeckung des Sauerstoffs durch Karl Scheele, 1775 Beschreibung des Sauerstoffs bei der Atmung durch Antoine Laurent de Lavoisier

Die in der Renaissance gewonnenen Erkenntnisse in der Medizin veränderten das Bild vom Menschen grundlegend.

Einige Stationen des medizinischen Wissensfortschritts in der Renaissance:

- Andreas Vesalius (1514 – 1564), Begründung der wissenschaftlichen Anatomie. Hauptwerk: De Humani Corporis Fabrica (1543, Über den menschlichen Körperbau). Korrektur zahlreicher Fehlannahmen über die Struktur des menschlichen Körpers, die seit der Antike bestanden. Das Aufschneiden des toten menschlichen Körpers war lange Zeit ein Tabu.

- Michael Servetus (1511 – 1553), Spanischer Arzt und Theologe, beschrieb zutreffend den Blutfluss von der rechten Herzseite über den Lungenkreislauf in die linke Herzseite – womit er vorherrschenden Vorstellungen widersprach. Auch in religiösen Fragen stand Servetus in Opposition zu vorherrschenden Standpunkten. Vor der Inquisition flüchtend wurde er 1553 im calvinistischen Genf auf dem Scheiterhaufen verbrannt.
- William Harvey (1578 – 1657) beschrieb die Blutbewegung als Kreislauf, das Herz als treibende Kraft. Damit erklärte er Phänomene, die bis dahin weitestgehend unverstanden waren, wie Herzschlag, Puls und Blutbewegung. Über 1400 Jahre hatte man angenommen, dass fortlaufend Blut erzeugt und verbraucht wird. Man glaubte, das venöse Blut würde in der Leber gebildet.
- Antoni van Leeuwenhoek (1632 – 1723) konstruierte Mikroskope mit bis zu 300-facher Vergrößerung. 1674 begann er »sehr kleine Tierchen« zu beobachten und zu beschreiben, die er u.a. im Regenwasser, in Teichen, in Brunnenwasser, im Mund und im Darm fand – er beschrieb damit erstmals Bakterien und andere Kleinstlebewesen.
- Robert Hooke (1635 – 1703) benutzte um 1665 als Erster das Wort »Zelle« im biologischen Sinne – beim Mikroskopieren der honigwabenartigen Struktur von Kork.
- René Joachim Henri Dutrochet (1776 – 1847) korrigierte die zahlreichen unterschiedlichen Vorstellungen über Zellen. 1824 schrieb er: »*Dieses Organ* [die Zelle], *das äußerlich so erstaunlich einfach ist, verglichen mit der extremen Mannigfaltigkeit seiner Beschaffenheit, stellt wirklich die Grundlage jedes Organismus dar.*«
- Theodor Schwann (1810 –1882), Matthias Jakob Schleiden (1804 – 1881): Weiterentwicklung der Zelltheorie.
- John Goodsir (1814 – 1867), Rudolf Virchow (1821 – 1902): Ausdehnung der Zelltheorie auf pathologische Gewebe – Zellularpathologie. www.uni-wuerzburg.de/pathologie/Virchow/v2/v2_zellpath.htm
- Edward Jenner (1749 – 1823). 1796 Pockenimpfung mit Inhalt einer Kuhpocken-Pustel (Jenners Originalarbeiten: www.bartleby.com/38/4/1.html).
- René-Théophile-Hyacinthe Laënnec (1781 – 1826) entwickelte 1819 das Hörrohr bzw. Stethoskop und studierte die von Herz und Lungen erzeugten Geräusche.
- Robert Koch (1843 – 1910). 1880 Entdeckung des Typhuserregers. 24. Mai 1882 Berliner Physiologische Gesellschaft: Vortrag über Entdeckung des Tuberkuloseerregers → 24. Mai Welttuberkulosetag; 1884 Entdeckung des Choleraerregers.
- Wilhelm Conrad Röntgen (1845 – 1923). 1895 Entdeckung der Röntgenstrahlen.
- Dmitry Iosifovich Ivanovsky (1864 – 1920), Martinus W. Beijerinck (1851 – 1931), beschrieben 1892 bzw. 1898 einen bis dahin unbekannten Typ von Krankheitserreger, der später als Virus bezeichnet wird.

**Beispiele für den medizinischen Fortschritt im 20. Jahrhundert**

Das 20. Jahrhundert wird bisweilen als das »Jahrhundert der Medizin« bezeichnet. Die Medizin wurde um eine Fülle von Entdeckungen und Möglichkeiten bereichert.

- 1922 Insulinbehandlung
- 1931 Elektronenmikroskop
- 1932 Sulfonamide, 1941 Penicillin, 1944 Streptomycin als Antibiotikum gegen Tuberkulose → Beginn der Ära der Antibiotika
- 1950 Chlorpromazin: erste antipsychotisch wirkende Substanz. 1957 Imipramin: erstes Antidepressivum. 1960 Librium: erster Tranquilizer vom Benzodiazepin-Typ → Beginn der Ära der Psychopharmakologie
- 1952 Polio-Impfstoff

- 1953 Entdeckung der DNA
- 1967 Herztransplantation → Beginn der Ära der Organtransplantation
- 1971 Computertomografie – neuartiges, auf Röntgentechnik basierendes bildgebendes Verfahren

Die Herausbildung des biomedizinischen Modells ist in Zusammenhang mit den skizzierten Fortschritten in den Naturwissenschaften sowie im Wissen um die Struktur und die Funktionen des gesunden und des kranken Organismus zu sehen. Die Grundannahmen des humoralpathologischen Modells wichen zunehmend einer Sicht, der zufolge der Körper aus Organen, Geweben und Zellen besteht, und Krankheit eine Folge von strukturellen Abweichungen vom Normalzustand bzw. eine physiologische Fehlfunktion ist. Auf Grund dieser Betrachtungsweise wurde der Körper zunehmend zum Objekt von invasiven und interventionalistischen Maßnahmen, die zum Ziel hatten, die Ursachen der Krankheiten zu finden, sie zu reparieren, zu korrigieren oder zu beseitigen. Gegen Ende des 18. Jahrhunderts hatte die Viersäftelehre ausgedient.

## 4.2  Die moderne Medizin und das biomedizinische Modell

Die Medizin des 20. und 21. Jahrhunderts beruht auf dem biomedizinischen Modell. Die moderne Medizin – und mit ihr das biomedizinische Modell – wird gefeiert und kritisiert. Beides hat sie verdient. Die Möglichkeiten und Grenzen des biomedizinischen Modells werden im Folgenden beschrieben.

Der Arzt und Politiker Jens Reich schildert Situationen, in denen die Medizin noch vor wenigen Jahrzehnten hilflos war, heute hingegen helfen und heilen kann.

### Möglichkeiten

*»Als ich 1969 sechs Wochen wegen einer Herzmuskelentzündung in der Charité verbrachte, war ich der Einzige im Krankensaal, der wieder gesund*

*herauskam. Links und rechts von mir lagen junge Menschen, die während meines Aufenthaltes oder bald danach starben. Der eine hatte einen schweren Nierenschaden und war davon erblindet. Der Zweite litt an Leukämie und verblutete nach innen. Der Dritte hatte einen schweren Herzklappenfehler. Seine Lunge war mit Wasser gefüllt. Er kämpfte mit jedem Atemzug gegen die drohende Erstickung. Am Fenster lag ein Säufer mit Leberzirrhose in seinem erbärmlichen Delirium.*
*All diese Menschen, vielleicht mit Ausnahme des Trinkers, würden sich heute weit weniger quälen und nicht sterben müssen.«*[149]

Die Medizin hat im 20. Jahrhundert außerordentliche Fortschritte gemacht und auch im 21. Jahrhundert schreiten Wissen und Handlungsmöglichkeiten voran. Auch die Gesundheit hat sich im 20. Jahrhundert enorm verbessert. So ist die Lebenserwartung um 30 Jahre gestiegen bei gleichzeitiger Verbesserung der Lebensqualität. Den größten Anteil daran ist allgemeinen, bevölkerungsbezogenen Verbesserungen der Lebensbedingungen zuzuschreiben, insbesondere in den Bereichen Ernährung, Trinkwasser und Wohnen. Die Fortschritte der Medizin waren für die Behandlung einzelner Patienten von höchster Bedeutung. Auf die Bevölkerungsgesundheit wirkten sie sich weit weniger stark aus als häufig intuitiv angenommen wird. Dies wird im Abschnitt »epidemiologischer Übergang« dargelegt.

### Grenzen und Irrwege

*»Der vorherrschende Gesundheitsbegriff beschreibt das gute Funktionieren einer Maschine – einer sehr komplizierten Maschine, die man aber zerlegen kann in Teilmaschinchen. Es fehlt der Medizin eine Definition des erlebenden Körpers. Eine Definition für Seele hat sie auch nicht, wenn beides getrennt formuliert wird. Das Men-*

149 Reich 2008

*schenbild der Medizin ist technokratisch. Der biotechnisch nicht fassbare Inhalt geht verloren, um den kümmern sich die meisten Mediziner nicht.«[150]*

### 4.2.1  Das biomedizinische Modell

**Auf den Punkt gebracht**

*Das biomedizinische Modell fokussiert auf die biologischen Aspekte des Organismus. Das Modell schließt den naturwissenschaftlichen Wissensfortschritt ein. Krankheitssymptome werden als Störungen der Struktur oder Funktion des Organismus gedeutet, die durch Untersuchungen gefunden und durch Therapie behoben werden können. Der Körper wird als maschinenartig wahrgenommen, das Subjektive befindet sich weitgehend außerhalb des Fokus.*

Denken und Handeln der modernen Medizin gründen auf dem biomedizinischen Modell. Andere Bezeichnungen lauten Biomedizin, Schulmedizin, medizinisches Modell, Maschinen-Modell, westliche Medizin, orthodoxe Medizin. In einem Satz zusammengefasst lauten die Grundannahmen:

Der Mensch ist eine komplexe Maschine, Krankheit ist ein Fehler in dieser Maschine, das Anliegen der Medizin ist es, den Fehler zu finden, zu reparieren bzw. zu beseitigen.[151]

In der Alltagssprache kommt das Modell bildlich zum Ausdruck:

- das Herz als Pumpe oder Motor, der ins Stottern kommt
- die Blutgefäße als Leitungen, die verstopfen können
- das Gehirn als Festplatte, das Daten speichern und löschen kann
- Wir funktionieren wie Roboter, wie ein

Uhrwerk, haben einen Draht zu jemandem, drehen durch, überdrehen, lassen Dampf ab, verlieren die Fassung, sind geladen, ticken nicht richtig.[152]

Wir benutzen Metaphern aus dem technischen Bereich für gesunde und erkrankte menschliche Organe. Aber auch körperliche und seelische Reaktionen werden mit Bildern aus der Technik belegt. Für den biomedizinisch orientierten Arzt, der vom »Blinddarm in Zimmer 10« spricht, steht das erkrankte Organ als medizinisches Problem im Vordergrund, während die betroffene Person mit ihren Ängsten, Nöten und Bedürfnissen oftmals hinter dem erkrankten Organ verschwindet. Solch eine Fokussierung oder Verengung der Wahrnehmung auf die biologischen Aspekte unter Vernachlässigung der psychosozialen stellt einen »biomedizinischen Wahrnehmungsfilter« dar.

Jeder kranke Mensch entwickelt in der Regel seine eigene Krankheitswahrnehmung, Krankheitsdeutung und Krankheitsverarbeitung. Patienten haben zumeist den Wunsch, mit ihrem Arzt darüber zu sprechen, machen aber oftmals die Erfahrung, dass Ärzte auf dieses Bedürfnis nicht ausreichend reagieren. Dies dürfte weniger an fehlender Zeit auf Seiten des Arztes liegen als an oftmals unzureichender Wahrnehmung der subjektiven Seite des Patienten, an fehlendem Bewusstsein und unzureichend vermittelter sozialer Kompetenz. Auf die Ausbildung von Ärzten in professioneller Kommunikation wird an den meisten Universitäten noch immer nicht ausreichend Wert gelegt. Wesentliche emotionale und kognitive Bedürfnisse von Patienten bleiben daher häufig unberücksichtigt. Die hier entstehende Unzufriedenheit mit der Schulmedizin fördert die Attraktivität alternativer Medizin, weil alternative Heiler häufig besser auf die genannten emotionalen und kognitiven Bedürfnisse ihrer Patienten eingehen.

---

150 Bartens 2008
151 Wulff 1999

152 vgl. auch Kathan 2003, S. 136

Dies sollte nicht als Schelte eines ganzen Berufsstandes verstanden werden, denn selbstverständlich gibt es Ärzte, und ihre Zahl wächst, die die genannten Probleme reflektieren und ihre Beziehungen zu ihren Patienten entsprechend gestalten. Es bleibt jedoch, dass in der Aus-, Fort- und Weiterbildung der Ärzte Kommunikation und soziale Kompetenz noch immer zu kurz kommen.

Die Vernachlässigung des Subjektiven in der modernen Medizin kommt in folgendem Witz zum Ausdruck: Seele und Körper gehen miteinander zum Arzt. Sagt die Seele zum Körper: »Geh Du voran, dich versteht er besser.«[153]

## Dualismus von Körper und Seele

Das biomedizinische Modell erklärt Krankheit als ein mechanistisches Geschehen und fokussiert auf die nachweisbaren Veränderungen im Organismus. Körper und Seele werden als zwei unabhängige Wesensbereiche betrachtet, was auch als Dualismus (Zweiheit, Gegensätzlichkeit) von Körper und Seele bezeichnet wird. Der französische Mathematiker und Philosoph René Descartes (1596 – 650) setzte sich mit der Frage des Zusammenhangs von Körper und Seele auseinander. Er entwickelte die Vorstellung der Teilung der Person in Körper und Seele – »res extensa« (alles Dingliche, die materielle Substanz, der Körper) und »res cogitans« (die Seele, die denkende Substanz). In seinem Werk »Traité de l'homme« (Abhandlung über den Menschen) beschrieb er den Menschen als eine lebende Maschine. Die Funktionen des Körpers erschienen ihm als ein mechanisches, maschinenartiges Zusammenspiel. Beeinflusst war er durch die technologischen Errungenschaften seiner Zeit und durch die neu gewonnenen Erkenntnisse und Gesetze der Astronomie und der Mechanik, die er in Analogie auf den Menschen übertrug.

*»So wird die Maschine mit der Erfindung der Uhr im Mittelalter zum Modell für den Kosmos im 17. Jahrhundert, mit Hobbes, zum Modell des Staates und zur selben Zeit, mit Descartes auch zum Modell des Menschen.«*[154]

Förderlich für die Übernahme der mechanistischen Denkweise war der naturwissenschaftliche Wissensfortschritt und der Entwicklungsschub der Medizin. Die Diagnose des Arztes gründete lange Zeit weitgehend auf der Schilderung der Beschwerden und Krankheitssymptome durch den Patienten. Die Informationen aus dem Gespräch mit dem Patienten stellten die Grundlage für Diagnose und Therapie dar. Die Ärzte »sahen« den Körper also indirekt, in erster Linie durch die vom Patienten beschriebenen subjektiven Wahrnehmungen von Krankheitszeichen. Die technische Entwicklung eröffnete dem Arzt neue Zugangswege. Das Stethoskop (Hörrohr) – 1819 von Laennec erfunden – ermöglichte die direkte Gewinnung von objektiven Körper- und Krankheitsinformationen durch Abhören von Herz und Lunge. Die in der Folge entwickelten diagnostischen Methoden machten Ärzte zunehmend unabhängig von den Schilderungen des Patienten. Der »klinische Blick« – die direkte Beobachtung und die körperliche Untersuchung – gewannen an Bedeutung auf Kosten der subjektiven Informationen der Patienten. Die pathologische Anatomie entwickelte sich und damit das Wissen um die krankhaften Veränderungen in Bau und Zustand des Körpers, seiner Gewebe und Organe.

Zunehmend gewannen die Ärzte ein Wissen über Körper und Krankheit des Patienten, das dem Patienten selbst nicht zugänglich war. Ärzte wurden zu Spezialisten, die Arzt-Patient-Beziehung gewann hierarchische Züge. Der Körper wurde zunehmend als etwas betrachtet, das Ärzte beobachten, manipulieren, umformen und verbessern können.[155]

---

153 DIE ZEIT, Heft 34, 17. 8. 2006, S. 18

154 Früchtl .2001, S. 53
155 Foucault 1973

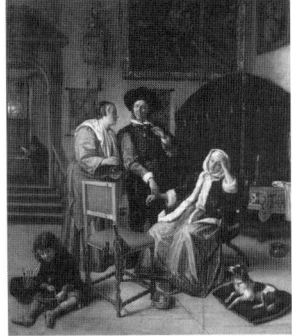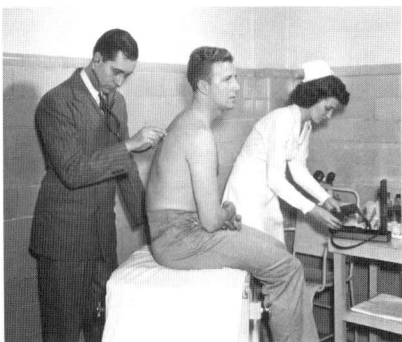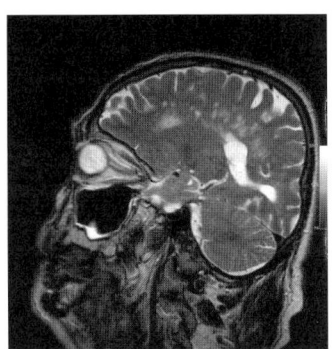

*Abbildung 4.3  Der Zugang des Arztes zum Patienten im Wandel*

Die in den letzten Jahrzehnten entwickelten Untersuchungsmöglichkeiten eröffnen noch einmal völlig neue Möglichkeiten. Die Labordiagnostik ermöglicht den Nachweis winziger Substanzmengen, die bildgebende Diagnostik mit Computertomographie und funktioneller Kernspinntomographie hochauflösende Bilder von Strukturen und Stoffwechselaktivitäten im Gehirn. So tritt im 21. Jahrhundert tendenziell der »klinische Blick« in den Hintergrund zugunsten maschineller, objektiv erscheinender Diagnosemethoden.

### Vertiefung

■ *Harro Albrecht. Die Heilkraft des Vertrauens. DIE ZEIT, Heft 32/2006*
*Eine Reihe von Büchern befasst sich mit der »Seelenlosigkeit« der Medizin. Lesenswert z. B. :*
■ *Bernard Lown (2002). Die verlorene Kunst des Heilens. Anleitung zum Umdenken. Stuttgart: Schattauer. Lown ist Kardiologe und kennt die Medizin aus jahrzehntelanger Berufstätigkeit.*

### Das Maschinenmodell

Die Erklärung von Krankheit als – ausschließliche – Störung der Struktur und Funktion des Körpers wird auch als physischer (körperlicher) Reduktionismus bezeichnet.

Krankheit bedeutet dabei Abweichung von dem, was die Medizin als normal definiert. Krankheit ist im Körper des individuellen Patienten lokalisiert und kann und muss dort gefunden werden. Die medizinische Diagnostik dient dazu, die Abweichung von der Norm in Form von Laborwerten, Testergebnissen oder Bildern nachzuweisen. Die alleinige Betrachtung der körperlichen Aspekte von Krankheit fördert die Vorstellung des Maschinenbildes.

### Vom unerfüllten Wunschtraum einer menschlichen Maschine

Im März 1674 schrieb ein unbekannter Hofarzt aus Hanau an die Herausgeber der »Ephemeriden«, der ersten medizinisch-naturwissenschaftlichen Zeitschrift Deutschlands, er habe einen künstlichen Menschen konstruiert, eine Maschine, die nicht nur den Kreislauf des Blutes und der Lymphe durch die Gefäße nachahme, sondern auch die Verarbeitung des Speisebreis im Verdauungstrakt und die Atmung über die Lunge. Nur noch die äußere Verkleidung mit Knochen und Muskeln fehle, auch die Sprache, aber er – Salomon Reisel – werde diese Mängel bald behoben haben. Die Herausgeber waren beeindruckt. Reisel schien den kühnsten Wunschtraum seines Zeitalters erfüllt zu haben, den Bau einer menschlichen Maschine[156].

So wie eine Maschine funktioniert oder nicht funktioniert, erscheinen Gesundheit und Krankheit einander ausschließend. Krankheit

---

156 Ärztezeitung 21.11.2001

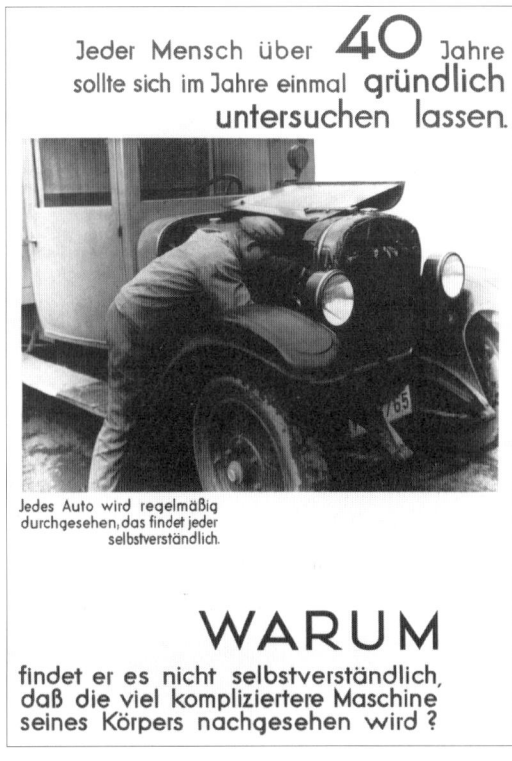

Jeder Mensch über **40** Jahre sollte sich im Jahre einmal **gründlich untersuchen lassen.**

Jedes Auto wird regelmäßig durchgesehen, das findet jeder selbstverständlich.

# WARUM

findet er es nicht selbstverständlich, daß die viel kompliziertere Maschine seines Körpers nachgesehen wird ?

*Abbildung 4.4 Der Körper als Maschine.*
<u>*Quelle:*</u> *Deutsches Hygiene-Museum Dresden*

wird als Fehlfunktion gedeutet, Gesundheit erscheint als Abwesenheit einer Fehlfunktion bzw. als das Nichtvorhandensein von Krankheit.

Die Körperorientierung der Medizin wird auch in der Spezialisierung deutlich. Die Musterweiterbildungsordnung der Bundesärztekammer benennt 32 Gebiete, die in bis zu 10 Schwerpunkte unterteilt sind und weitere und 46 Zusatzweiterbildungen.[157] Für (fast) jedes Organ oder Funktionssystem gibt es einen Spezialisten. Dem medizinischen Zusammenhang von Körper und Seele trägt das eigens und additiv ausgewiesene Gebiet »Psychosomatische Medizin und Psychotherapie« Rechnung, das in der (Muster-)Weiterbildungsordnung der Bundesärztekammer folgendermaßen definiert wird:

*»Das Gebiet Psychosomatische Medizin und Psychotherapie umfasst die Erkennung, psychotherapeutische Behandlung, Prävention und Rehabilitation von Krankheiten und Leidenszuständen, an deren Verursachung psychosoziale und psychosomatische Faktoren einschließlich dadurch bedingter körperlich-seelischer Wechselwirkungen maßgeblich beteiligt sind.«*

### Spezifische Ätiologie

Die Annahme, dass jede Krankheit eine spezifische, diagnostizierbare Ursache hat wird als spezifische Ätiologie bezeichnet (Ätiologie = Lehre von den Ursachen der Krankheiten). Diese Annahme entwickelte sich aus den Arbeiten von Pasteur und Koch im 19. Jahrhundert. Sie zeigten, dass die Einbringung von spezifischen Krankheit erregenden Mikroorganismen in den Körper spezifische Krankheiten hervorbrachte, wie z. B. das Tuberkulosebakterium die Tuberkulose. Die Identifizierung von spezifischen Erregern und der Nachweis ihrer kausalen Beziehung zu spezifischen Krankheiten hat das medizinische Denken stark geprägt.

Das Konzept der spezifischen Ätiologie, das sich anfangs nur auf Infektionskrankheiten bezog, wurde im 20. Jahrhundert auf andere Krankheiten übertragen, z.B. auf Mangelkrankheiten. Als spezifische Ursache wurde beispielsweise auch der Mangel eines Hormons oder an Vitaminen gesehen. Für die heute vorherrschenden komplexen chronischen Krankheiten ist es wenig geeignet. Die Vorstellung, dass eine Krankheit durch eine einzelne Einwirkung verursacht wird, führt zur Suche nach »Wundermitteln« um die Krankheit zu vernichten oder zu beherrschen und zu einem blinden Vertrauen gegenüber Medikamenten im »Waffenarsenal« des modernen Arztes.[158]

Hinderlich ist die spezifische Ätiologie bei Beschwerden, für die sich keine körperlichen Ver-

---

157 Bundesärztekammer 2008

158 Freund und McGuire 1999, S. 213 f.

änderungen finden lassen. Die große Mehrzahl der Symptome, die Patienten zum Allgemeinarzt führen, sind unspezifisch (z.B. Kopfschmerz, Bauchschmerz, Mattigkeit) und verschwinden in der Mehrzahl der Fälle ohne medizinische Behandlung. Die Suche nach Ursachen kann zu einer diagnostischen und therapeutischen Überaktivität führen, die dem Patienten möglicherweise mehr schadet als nutzt.

### Definitionsmacht und soziale Kontrolle

Der Arztberuf wird aus berufssoziologischer Perspektive als Profession bezeichnet. Wesentliches Merkmal einer Profession ist die erlangte Autonomie auf Grundlage seiner spezialisierten Wissensbasis und seinem Versprechen, die Vertrauenswürdigkeit seiner Mitglieder gegenüber der Gesellschaft zu gewährleisten. Die Autonomie bezieht sich nicht nur auf die Aufsicht über die Berufsausübung sondern auch auf die Definition, Entwicklung und Anwendung des Wissensbestandes der Medizin. Ärzte und ihre Zusammenschlüsse verfügen über die Definitionsmacht in Fragen von Krankheit.

Soziale Kontrolle wird über folgende Erwartungen und Regeln ausgeübt:

- Wer als krank anerkannt werden möchte, muss einen Arzt aufsuchen, um eine Diagnose zu erhalten. Erst mit der ärztlichen Diagnose ist er als krank anerkannt.
- Kranke sind von bestimmten gesellschaftlichen Erwartungen und Alltagsverpflichtungen befreit. So legitimiert erst die Arbeitsunfähigkeitsbescheinigung (Abbildung 4.5), vom Arbeitsplatz fernzubleiben.
- Kranke sind dazu verpflichtet, im Rahmen ihrer Möglichkeiten zu ihrer Gesundung beizutragen.[159]

Medizin kann daran beteiligt sein, Verhalten zu sanktionieren, das entsprechend der jeweils vorherrschenden gesellschaftlichen Normen als

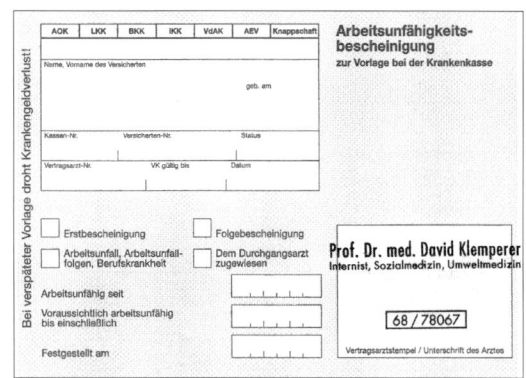

*Abbildung 4.5  Arbeitsunfähigkeitsbescheinigung – wer krank ist und wer nicht entscheidet der Arzt*

auffällig, abweichend oder unerwünscht gilt. So wurde die Homosexualität noch im ICD-9, der 1992 vom jetzt gültigen ICD-10 abgelöst wurde, als Krankheit klassifiziert (Klasse 302.0). Psychiater erforschten Behandlungskonzepte, die häufig zwangsweise durchgeführt wurden. Der »Behandlungserfolg« Heterosexualität stellte sich nicht ein. Die »Patienten« fühlten sich entwürdigt und gedemütigt,[160] aber auch die behandelnden Ärzte spürten Skrupel. Die Forschung wurde schließlich eingestellt.[161]

### Vertiefung

- *Illich I (1981). Die Nemesis der Medizin. Von den Grenzen des Gesundheitswesens. Hamburg: Rowohlt Taschenbuch Verlag*
- *WIKIPEDIA: http://de.wikipedia.org/wiki/Ivan_ Illich*
- *The Ivan Illich Archive www.cogsci.ed.ac.uk/~ira/ illich*

### 4.2.2    Das Risikofaktorenmodell

Das Risikofaktorenmodell ist ein einfaches, für nicht-infektiöse Krankheiten entwickeltes Modell. Kern des Konzeptes ist die Erkenntnis, dass der Ausprägungsgrad bestimmter biologischer

---

159 Parsons 1951 nach Siegrist 2005, S. 40

160 Smith et al. 2004 a
161 Smith et al. 2004 b

Faktoren die Wahrscheinlichkeit der Manifestation einer Krankheit vorhersagen lässt. Durch statistische Analyse lässt sich bestimmen, mit welchem Anteil ein Faktor alleine oder in Verbindung mit anderen die Wahrscheinlichkeit für das Auftreten einer Erkrankung erhöht oder mindert.[162] Für Herz-Kreislauf-Krankheiten ermöglicht die Kenntnis der Messwerte für Blutdruck, Blutfette und Blutzucker in Verbindung mit dem Rauchverhalten die Bestimmung der Wahrscheinlichkeit für das Auftreten von Herzinfarkt bzw. Schlaganfall innerhalb eines definierten Zeitraums. Befinden sich die Werte eines als Risikofaktor definierten Parameters in einem als erhöht erachteten Messbereich, gilt eine vorsorgliche Behandlung als erforderlich. Bei Eintreten einer Erkrankung werden die Risikofaktoren als Ursache betrachtet.

Das Risikofaktorenmodell steht in enger Beziehung zur Framingham-Herz-Studie. Diese 1950 initiierte prospektive Kohortenstudie untersuchte die biologischen Ursachen des damals zu verzeichnenden starken Anstiegs der Inzidenz und Prävalenz von Herz-Kreislauf-Krankheiten. Der Begriff Risikofaktor erschien erstmals in einer Veröffentlichung im Jahr 1961 über die ersten Ergebnisse dieser Studie.[163]

### Definition Risikofaktor
*Als Risikofaktor wird ein Faktor bezeichnet, der die Wahrscheinlichkeit des Auftretens einer Erkrankung erhöht.*

### Entstehung des Risikofaktorenmodells im 18. Jahrhundert
Im 18. Jahrhundert wurde die Statistik als Mittel zur quantitativen und qualitativen Analyse von Städten, Regionen und Ländern entwickelt. Die Zählung von Sterbefällen (Mortalität) und Krankheiten (Morbidität) ermöglichte es, Krankheits- und Sterbegeschehen transparent zu machen sowie geographische und zeitliche Vergleiche anzustellen. In Verbindung mit der ebenfalls aufkommenden Wahrscheinlichkeitstheorie eröffneten sich Möglichkeiten, auf Grundlage von Längsschnittdaten die durchschnittliche verbleibende Lebenserwartung für umschriebene, durch bestimmte Merkmale charakterisierte Bevölkerungsgruppen zu kalkulieren. Dieser Möglichkeit bedienten sich die Lebensversicherungen, die so ihre Prämien auf Grundlage von Merkmalen wie Alter und Geschlecht berechnen konnten. Ende des 19. Jahrhunderts weiteten sie ihre versicherungsmathematischen Kalkulationen auf weitere Merkmale aus, wie Beruf, Konstitution und Blutdruck. Für die Merkmale, die mit der Verringerung der Lebenserwartung in Verbindung standen, wurde der Begriff Risikofaktor geprägt.[164]

Die Lebensversicherungen verfügten im Verlauf über umfangreiche Datenbestände, die sie dazu nutzen, differenzierte Sterbetafeln zu entwickeln. Damit verfügten sie über Selektionskriterien für den Verkauf von Policen sowie über die Möglichkeit, Prämien zu kalkulieren, die dem individuellen Risiko eines Antragstellers bzw. einer Antragstellerin entsprach (risikoadjustierte Prämie). Als nicht-medizinische Kriterien für die Sterbewahrscheinlichkeit wurden neben dem Alter identifiziert:

- Beruf – einige Berufe hatten hohe Sterberaten und wurden ausgeschlossen
- Wohnort – in den USA wurden anhand der unterschiedlichen Mortalitätsraten der Bewohner 22 Klassen gebildet
- Hautfarbe – Schwarze hatten sehr viel höhere Mortalitätsraten als Weiße und wurden entweder nicht aufgenommen oder nur zu sehr hohen Prämien
- Geschlecht – nur wenige Frauen bewarben sich, diese wenigen zählten versicherungstechnisch zu den »schlechten Risiken«

---

162 Rothstein 2003, S. 2 f.
163 Oppenheimer 2006
164 Rothstein 2003, S. 3

Die medizinischen Kriterien umfassten

- aktuelle und durchgemachte Krankheiten
- Krankheiten in der Familie
- Urinanalyse auf Zucker zur Bestimmung eines Diabetes mellitus und auf Albumin als Hinweis auf eine Nierenerkrankung
- Größe und Gewicht
- ab ca. 1910 Blutdruck
- ab den 1920er Jahren Röntgenaufnahme des Brustkorbs und EKG[165]

Die technischen Voraussetzungen für eine verlässliche Messung des Blutdrucks erfüllte die von Riva-Rocci 1903 entwickelte Methode, die noch heute angewandt wird. Die Auswertung der Statistiken offenbarte den Versicherungsgesellschaften schon nach kurzer Zeit, dass ein Blutdruck oberhalb des Durchschnittswerts mit erhöhter Mortalität einhergeht.

**Die Framingham-Herz-Studie**

Im dritten und vierten Jahrzehnt des 20. Jahrhunderts beobachtete man einen sprunghaften Anstieg von Herz-Kreislauf-Krankheiten – laut Todesursachenstatistik der USA machten 1940 Herz-Kreislauf-Krankheiten noch 20 Prozent der Todesfälle aus, im Jahr 1948 bereits 44 Prozent.[166] Über die Ursachen war fast nichts bekannt, stellte Thomas Dawber, Leiter der Framingham-Studie von 1949 bis 1966, im Jahr 1951 fest. Die vorhandenen Kenntnisse gründeten auf Todesursachenstatistiken und auf der Untersuchung von Personen, die bereits erkrankt waren, in deren Krankengeschichte man nach Ursachen suchte.[167] Heutzutage sind die schädlichen Folgen von Bluthochdruck Allgemeinwissen. In den 1940er-Jahren lag das Wissen jedoch noch nicht vor, so dass der amerikanische Präsident Franklin D. Roosevelt (1882 – 945) sein Amt zuletzt mit Blutdruckwerten ausübte,[168] die

| Cholesterin mg/dl | Anzahl Personen | Anzahl »Fälle« | Relatives Risiko |
|---|---|---|---|
| >210 | 455 | 16 | 1,00 |
| 210 – 244 | 455 | 29 | 1,81 |
| >245 | 423 | 51 | 3,43 |

*Abbildung 4.6  Neuauftreten von koronarer Herzkrankheit in einem 6-Jahreszeitraum entsprechend dem initialen Serumcholesterin bei Männern von 40 – 59 Jahren. Daten aus Detels et al. 2002, Band 2, S. 563*

heutzutage Anlass für die Einweisung auf eine Intensivstation wären. 1947 begann die amerikanische Gesundheitsbehörde mit der Planung einer Studie, in der an einer unselektierten Population Gesunder die Faktoren untersucht werden sollten, die zur Manifestation der koronaren Herzkrankheit prädisponieren.[178] Als Studienort wurde Framingham festgelegt, eine Industrie- und Handelsstadt an der Ostküste der USA nahe Boston von damals 28.000 Einwohnern mit überwiegend europäischen Wurzeln.

Die Planer der Studie fokussierten auf die mit Arteriosklerose und Bluthochdruck zusammenhängenden Herz-Kreislauf-Krankheiten, weil diese am wichtigsten erschienen und epidemiologisch am wenigsten untersucht waren. Als Arbeitshypothese nahmen sie an, dass den Herz-Kreislauf-Krankheiten multiple Ursachen zugrunde liegen, die über lange Zeiträume einwirken. Dieser Gedanke der Multikausalität war ein bedeutender Schritt für die Methodologie der Epidemiologie, die sich bis dahin zumeist mit Einzelursachen im Zusammenhang mit Infektionskrankheiten befasst hatte. Die epidemiologische Untersuchung chronischer nicht-übertragbarer Krankheiten war Neuland.

Von Anfang an war das Interesse derjenigen, die über die Studienziele und den Studienplan bestimmten, auf einen engen klinischen Fokus

---

165 Rothstein 2003, S. 50ff.
166 Oppenheimer 2005
167 Dawber et al. 1951
168 Levy und Brink 2005, S. 11 ff.

gerichtet.[169] Klinische Variablen, wie Cholesterin und Blutdruck sowie der aktuelle Konsum von Alkohol und Tabak wurden einbezogen. Psychosomatische und soziale Variablen wie psychologische Belastungen und Einkommen wurden als nicht valide und reliabel messbar erachtet und verworfen. Thomas Dawber, der die Studie ab 1950 als Arzt leitete, bezweifelte grundsätzlich den Stellenwert der Sozialwissenschaften für gesundheitliche Fragestellungen. Auch ging er davon aus, dass Fragen nach sexuellen Funktionsstörungen oder psychiatrischen Problemen potenzielle Teilnehmer abschrecken könnten, ebenso wie Fragen nach Einkommen und sozialer Schicht. Die Auswahl der Variablen dürfte zumindest teilweise von der konservativen Atmosphäre des Kalten Krieges geprägt sein.[170]

**Auf den Punkt gebracht**
*Die Fragen, welche die Framingham-Studie untersuchte, sind durch den engen klinischen Horizont der Studienleiter und die konservative Atmosphäre des Kalten Krieges geprägt. Psychosomatische und soziale Fragestellungen wurden verworfen.*

Die Untersuchung wurde als prospektive Kohortenstudie geplant. Die Framingham-Kohorte sollte aus einer repräsentativen Stichprobe herzgesunder Personen bestehen. Dafür wurde eine Zufallsstichprobe aus der Gruppe der 30- bis 59-jährigen Bewohner von Framingham gezogen. In die Studie wurden nur die Personen aufgenommen, die nach einer gründlichen Untersuchung frei von Zeichen einer Herzkrankheit waren. Die Studiendauer war ursprünglich auf 20 Jahre veranschlagt. Die Altersgruppe wurde gewählt, weil in dem Zeitraum in dieser Gruppe die Manifestation einer Herzkrankheit bei einer für statistische Zwecke ausreichend hohen Zahl von Personen zu erwarten war.[167]

In die Studie wurden 5.209 Männer und Frauen aufgenommen. Zu Beginn wurde der Gesundheitszustand durch Befragung, ärztliche Untersuchung und Laboruntersuchungen erfasst (Einzelheiten in Dawber et al. 1951). Folgeuntersuchungen wurden alle zwei Jahre durchgeführt.

Wie zu erwarten, traten Fälle von Herzkrankheit auf. Nun wurde untersucht, in welchen der erfassten Merkmale sich die Gruppe der Erkrankten von der Gruppe der gesund Gebliebenen unterschied.

So zeigte sich nach sechs Jahren ein deutlicher Zusammenhang zwischen dem Cholesterinwert und der koronaren Herzkrankheit (Abbildung 4.6). Es handelt sich um eine »Dosis-Wirkungs-Beziehung« – je höher das Cholesterin, desto höher die Wahrscheinlichkeit für das Neuauftreten einer koronaren Herzkrankheit. Abbildung 4.7 zeigt eine Reihe weiterer Erkenntnisse aus der Framingham-Studie. Entgegen der ursprünglichen Planung wurde die Studie nicht nach 20 Jahren beendet. Vielmehr wurden 1971 5.124 Söhne und Töchter der ursprünglichen Probanden einbezogen, im Jahr 2002 die Enkelgeneration mit 3.500 Personen. Ergebnisse sind also noch für viele Jahre zu erwarten.

Die Framingham-Studie war bahnbrechend für das Verständnis der Pathogenese der koronaren Herzkrankheit und für die Identifikation und Quantifizierung der »klassischen« Risikofaktoren. Als Kohortenstudie ergaben sich naturgemäß lediglich statistische Korrelationen zwischen der Exposition gegenüber einem Faktor und dem Krankheitsereignis. Weiterführende Untersuchungen (Interventionsstudien, Grundlagenforschung) haben jedoch verdeutlicht, dass die Risikofaktoren als Teilfaktoren des Kausalmechanismus von Herz-Kreislauf-Krankheiten zu werten sind. Dadurch eröffneten sich neue Perspektiven für die Prävention und Behandlung von Herz-Kreislauf-Krankhei-

---

169 Rothstein 2003, S. 284
170 Oppenheimer 2006

ten. Allerdings ist anzumerken, dass hier längst noch nicht alle Fragen beantwortet sind, sich vielmehr ständig neue ergeben.

| 1948 | Beginn der Framingham Heart Study |
|------|-----------------------------------|
| 1959 | einige Herzinfarkte laufen »stumm« ab – sie verursachen keine Schmerzen |
| 1960 | Zigarettenrauchen erhöht das Risiko für Herzkrankheiten |
| 1961 | Cholesterin und Blutdruck erhöhen das Risiko für Herzkrankheiten |
| 1967 | körperliche Aktivität erniedrigt und Übergewicht erhöht das Risiko für Herzkrankheiten |
| 1970 | Bluthochdruck erhöht das Risiko für den Schlaganfall |
| 1971 | Beginn der Untersuchung der 2. Generation |
| 1976 | die Menopause erhöht das Risiko für Herzkrankheit |
| 1977 | die Wirkungen der Triglyceride und von LDL- und HDL-Cholesterin werden beschrieben |
| 1978 | psychosoziale Faktoren beeinflussen Herzkrankheiten |
| 1981 | Filterzigaretten schützen nicht vor koronarer Herzkrankheit |
| 1993 | milde Hypertonie als Risikofaktor |
| 2005 | Übergewicht: entwickeln mehr als 50 Prozent der Teilnehmer innerhalb von 30 Jahren |

*Abbildung 4.7  Meilensteine der Framingham-Herz-Studie. Quelle: www.framingham.com/heart/timeline.htm*

So geht die starke Senkung des »bösen« LDL-Cholesterins durch die Substanz Ezetimib entgegen den Erwartungen nicht mit geringerer Ausprägung der Arteriosklerose einher als die weit weniger starke Senkung durch die bisherigen Standard-Medikamente, die sog. Statine. Auch zeigt die medikamentöse Erhöhung des »guten« HDL-Cholesterins bislang keinerlei

Schutzwirkung. Offensichtlich sind zumindest einige der bisherigen medizinischen Strategien, die sich auf das Risikofaktorenmodell gründen, zu stark vereinfachend.[171]

Der Vergleich des Risikofaktorenmodells mit dem Modell der wesentlichen Determinanten von Gesundheit verdeutlicht, dass es sich bei den Risikofaktoren um Kausalfaktoren nahe am Individuum handelt. Fragen nach den »Ursachen für die Ursachen« kann die Framingham-Studie nicht beantworten. Die distalen (entfernten), sozial und politisch konfliktreichen Kausalfaktoren bis hin zur sozialen Gerechtigkeit sind damit vollständig ausgespart.

Im Risikofaktorenmodell befinden sich die sozialen Determinanten im blinden Fleck. Dadurch entsteht eine Sichtweise, die Krankheit allein auf das Gesundheitsverhalten zurückführt. Wird das Gesundheitsverhalten wiederum als Ergebnis einer freien, selbst zu verantwortenden Entscheidung aufgefasst, erscheint es fast unausweichlich, den Kranken als schuldig für seine Krankheit zu betrachten. Ebenso unausweichlich erscheint dann der nächste Gedankenschritt, nämlich den Schuldigen zu bestrafen und ihn von der solidarischen Absicherung der finanziellen Folgen von Krankheit auszuschließen.

### Krankheit als Schuld

Interview mit Meinhard Miegel[172] (Jurist, Autor des Buches »Die deformierte Gesellschaft«)
Frage: *Sie wollen also weniger Solidarität und mehr Eigenverantwortung?*
Miegel: *Solidarität und Eigenverantwortung gehören zusammen. Jeder Mensch trägt zunächst Verantwortung für sich selbst. Erst wenn er dazu nicht in der Lage ist, hat er Anspruch auf Solidarität. (…) Ferner sollte jeder die Kosten selbst verschuldeter Krankheiten – etwa Nikotin-, Alkohol- oder Drogensucht, selbst bezahlen.*

---

171 Couzin 2008
172 taz-Interview 25. 11. 2004

Frage: *Ist das nicht ungerecht, weil diese Süchte in unteren Bevölkerungsschichten stärker verbreitet sind?* Miegel: *Der Begriff der Gerechtigkeit scheint mir hier fehl am Platze zu sein. Ist es denn gerecht, wenn jemand bewusst seine Gesundheit ruiniert und dann fordert, dass andere dafür aufkommen?*

Interview mit Jörg Hoppe (Präsident der Bundesärztekammer)
*Es gibt Patienten, die ihre Krankheit durch eine Änderung der Lebensgewohnheiten in den Griff bekommen könnten – etwa durch Bewegung, Verzicht auf Alkohol und Tabak, autogenes Training und manches mehr. Stattdessen nehmen sie aber aus Bequemlichkeit lieber Pillen – etwa gegen den Bluthochdruck. Die Kostenübernahme von Medikamenten durch die Kassen für Patienten, die sich sozusagen selbst helfen könnten, ist aber nicht gerechtfertigt. Denn das ist originäre Eigenverantwortung. In solchen Fällen sollten die Arzneien überwiegend oder ganz vom Versicherten bezahlt werden. Voraussetzung ist dafür allerdings, dass sie ausführlich beraten werden und die Ärzte dafür auch angemessen honoriert werden.*[173]

Leserbrief im Deutschen Ärzteblatt
*(…) Die eigentliche Ursache für das finanzielle Desaster unseres Gesundheitswesens, nämlich dessen ruinöse Ausbeutung durch einen Großteil der Versicherten, die ihre eigene Gesundheit bewusst schädigen, wird weiter wie seit Jahrzehnten totgeschwiegen. Dieses asoziale Fehlverhalten insbesondere durch Übergewicht, Alkohol- und Tabakmissbrauch verursacht der Solidargemeinschaft jährlich einen Schaden von ca. 100 Milliarden Euro. Statt wie bei jeder anderen Versicherung auch nach dem Verursacherprinzip einen Risikozuschlag zu erheben, versucht man stattdessen das Leistungsangebot der gesetzlichen Krankenversicherung zu reduzieren. Eigenverantwortung und Pflichten gegenüber der All-*
*gemeinheit wagt man gar nicht mehr zu fordern …*[174]
An diesen Beispielen wird deutlich, dass die Anwendung eines Modells auf einen Bereich, den es inhaltlich nicht erfasst, zu schwerwiegenden unerwünschten Folgen kommen kann. Die Bestrafung von Kranken wird sicherlich nicht zur Verbesserung der Gesundheit beitragen. Aus sozialmedizinischer Perspektive bleibt noch anzumerken, dass sich die Bestrafung in erster Linie gegen Menschen mit niedrigem sozioökonomischem Status richten würde, deren Gesundheitsverhalten insgesamt ungünstiger ist als das von Personen mit höherem Status. Diejenigen zu bestrafen, die Unterstützung am dringendsten benötigen, erscheint zynisch.

## »Nutzen« des Risikofaktorenmodells

Der Nutzen des Risikofaktorenmodells besteht darin, die Wahrscheinlichkeit des künftigen Auftretens von z. B. Herz-Kreislauf-Krankheiten anhand von klinischer Untersuchung und von Laboruntersuchungen vorherzusagen zu können. Wird ein erhöhtes Erkrankungsrisiko festgestellt, kann dies durch Verhaltensmodifikation bzw. durch eine medikamentöse Behandlung gemindert werden. In der Medizin hat das Modell eine hohe Bedeutung. Klinisch tätigen Ärzten bietet es einen einfachen Zugang zur Prävention und Behandlung der koronaren Herzkrankheit. Substanzen zur Senkung des Blutfettspiegels und des Blutdrucks zählen zu den am häufigsten verordneten Medikamenten. Nützlich ist das Konzept somit auch für die pharmazeutische Industrie – Medikamente zur Senkung des Blutdrucks und der Blutfette zählen weltweit zu den umsatzstärksten Medikamenten – der Lipidsenker Lipitor® (in Deutschland Sortis®) erzielte beispielsweise im Jahr 2008 einen weltweiten Umsatz von 13,7 Milliarden Dollar.

---

173 Nordost-Zeitung 3. 9. 2005

174 Deutsches Ärzteblatt, Heft 25, 19. Juni 2009, S. C1086

## Grenzen des Risikofaktorenmodells

Die Risikofaktoren erklären etwa 40 Prozent der Inzidenz der koronaren Herzkrankheit. Wesentliche Teilfaktoren des Kausalmechanismus bleiben somit unberücksichtigt. Das Modell kann insbesondere das Gesundheitsverhalten nicht erklären, das den Risikofaktoren zugrunde liegt. Gesundheitsverhalten ist in die jeweilige Kultur und Gesellschaft eingebettet, wird von gesellschaftlichen Werten und Normen bestimmt und ist somit keineswegs das Ergebnis einer freien Entscheidung des Individuums. In diesem Sinne ist das Risikofaktorenmodell »a-sozial«, außerhalb des Sozialen stehend.

## Healthismus

Mit der Wortneuschöpfung Healthismus bezeichnete Crawford 1980 die *»ständige Sorge um und die Befassung mit der persönlichen Gesundheit als einem primären, oft dem primären Mittel zur Erreichung von persönlichem Wohlbefinden; einem Ziel, das vor allem erreicht werden kann durch die Veränderung des Lebensstils, entweder mit oder ohne therapeutische Hilfe.«*[175] Healthismus kann als eine mittelschichtorientierte, sich allein auf individuelles Gesundheitsverhalten beziehende Form der Prävention betrachtet werden, die jegliche soziale Determinanten von Gesundheit außer acht lässt. Das Menschenbild eines autonom über sein Verhalten entscheidenden Individuums in Verbindung mit der Erklärung der Krankheitsursachen allein durch die Risikofaktoren führt zwangsläufig zu Schuldzuweisungen. Den Healthismus kritisierend entwickelte Kühn[176] Kriterien »gegentendenzieller Prävention«, in denen die soziale Wirklichkeit mit den sozialen Ungleichheiten der Gesundheit berücksichtigt wird.

## Nichts dazu gelernt?

Daniel Levy, der jetzige Leiter der Framingham-Studie, hält unbeirrt an einer Sichtweise fest, die soziale Faktoren ignoriert. Er erkennt an, dass die Risikofaktoren nur etwa 50 Prozent des Auftretens von Herzkrankheiten erklären. Die übrigen 50 Prozent hofft er mit genetischen Faktoren erklären zu können. Die Erforschung von Genen, die mit Übergewicht zusammenhängen, würde zur Entwicklung von Medikamenten führen, mit denen sich Hunger- und Sättigungsgefühl beeinflussen lassen. Von politisch brisanteren Fragen, wie dem Einfluss der Lebensmittelindustrie auf das Ernährungsverhalten der Bevölkerung oder von sozial unterschiedlichen Ernährungsgewohnheiten, verschont er uns.

*"It's the other half we're beginning to go after with genetic research. There are dozens – even hundreds – of genes involved in heart disease, and it is very likely that some of those genes act to accelerate cardiovascular disease susceptibility in people who smoke, eat a high-saturated-fat diet, fail to exercise, or otherwise ignore lifestyle risks." (…) Obesity is a good example of a common and risky condition for which genetic research is likely to yield new insights and treatments. (…) Finding genetic causes of obesity will not be likely to lead to genome replacement therapy, where altered genes are introduced into people with the defects. Rather, understanding genetic contributions to overweight and obesity will identify new therapeutic targets for designer drugs to block hunger, regulate appetite, or increase the feeling of satiety.*[177]

## Auf den Punkt gebracht

*Das Risikofaktorenmodell führt in die Irre, wenn die Risikofaktoren mit dem zugrundliegenden Gesundheitsverhalten zur alleinigen Krankheitsursa-*

---

175 Crawford 1980, zitiert nach Kühn 1993, S. 33
176 Kühn 1993, S. 113 ff.

177 Levy und Brink 2005, S. 224 ff.

*che erklärt werden. Ungünstiges Verhalten erscheint schuldhaft und sanktionsbedürftig. Strafen z.B. in Form von Zuzahlungen würden den Bedürftigsten den Zugang zur Versorgung erschweren.*

**Vertiefung**

- ■ *Offizielle Website der Studie (engl.): www.framingham.com/heart*
- ■ *Stichwort in WIKIPEDIA: http://de.wikipedia.org/wiki/Framingham-Studie*
- ■ *A Change of heart. Interview mit dem Leiter der Framinham-Studie. http://kurse.fh-regensburg.de/kurs_19/kursdateien/2005a_change_of_heart.pdf*
- ■ *Syme L (1991). Individuelle und gesellschaftliche Bestimmungsfaktoren für Gesundheit und Krankheit. Argument-Sonderband 193. Hamburg: Argument-Verl. Leonard Syme legt hier die Essenz seiner Erfahrungen als Public-Health-Wissenschaftler dar. Er hat sowohl an bevölkerungsbezogenen Interventionen mitgewirkt (Alameda-County-Studie) als auch an der MRFIT-Studie, in der die Verbesserung der Risikofaktoren erreicht werden sollte. http://kurse.fh-regensburg.de/kurs_20/kursdateien/L/1991Syme.pdf*
- ■ *William Rothstein. Public-Health and the Risk Factor: A History of an Uneven Medical Revolution. University of Rochester Press 2003*

### 4.2.3 Medikalisierung

Medikalisierung bezeichnet die Ausweitung der Medizin auf Lebensbereiche, für die sie bis dahin nicht zuständig war, so z.B. für Lebensphasen wie Schwangerschaft, Geburt, Wechseljahre, Altern und Sterben. Segensreich war dies z.B. für Schwangerschaft und Geburt – die Minderung der Säuglingssterblichkeit (Kinder, die vor dem ersten Geburtstag sterben) in den letzten Jahrzehnten auf ein sehr niedriges Niveau (4,1 Todesfälle je 1.000 Lebendgeburten in Deutschland 2005) ist auch der medizinischen Vorsorge und Behandlung zu verdanken. Sinnvoll für die

Betroffenen war auch die Anerkennung des suchtmäßigen Gebrauchs von Alkohol als Krankheit durch das Bundessozialgericht im Jahr 1968 – damit wurde die Voraussetzung für einen medizinisch und sozial angemessenen Umgang mit der Alkoholabhängigkeit geschaffen. Auch dürfte die Deutung von Halluzinationen und Wahn als Psychose für die Betroffenen einen Fortschritt darstellen gegenüber der Deutung, sie seien vom Teufel besessen, der ausgetrieben werden müsse.

Der Philosoph Ivan Illich kritisiert dagegen jegliche Medikalisierung, weil sie die Menschen elementarer Lebenserfahrungen enteigne und einen Autonomieverlust bewirke und schlussfolgerte, dass die Medizin insgesamt mehr Schaden als Nutzen bewirke (s.a. »Die Nemesis der Medizin« S. 114). Während man hier noch geteilter Meinung sein kann, ist in den letzten Jahren ein Phänomen zu beobachten, das der australische Medizinjournalist Ray Moynihan in seinem Buch »Selling Sickness – How Drug Dompanies Are Turning Us All Into Patients«[178] als »Disease mongering« bezeichnet hat. Mit Disease mongering wird die Ausweitung von Krankheitsdefinitionen und das Erfinden von Krankheiten bezeichnet. Damit wird die Zahl potentiell Behandlungsbedürftiger vergrößert, Märkte für Medikamente werden ausgedehnt oder geschaffen.

Voraussetzung für Disease mongering ist eine informelle Allianz von Industrie, Wissenschaftlern, Ärzten, Patientengruppen und Medien.

So ist es der Industrie beispielsweise gelungen, das Krankheitsbild Osteoporose Mitte der 1990er Jahre vollständig zu überarbeiten. Die neue Definition setzte weite Grenzen. Gleichzeitig förderte die Industrie mit Hilfe von PR-Agenturen und Medien eine katastrophische Wahrnehmung des neu geschaffenen Problems. Damit wurde der Markt für die Substanzgrup-

---

178 Moynihan und Cassels 2005

pe der Biphosphonate bereitet – mit Erfolg: in Deutschland wurden im Jahr 2008 192,6 Millionen Tagesdosen von Medikamenten dieser Substanzgruppe verschrieben, 19,4 Mio. Tagesdosen (10,2 Prozent) mehr als im Vorjahr.[179] Im Jahr 1997, ein Jahr nach der Markteinführung wurden 25 Mio. Tagesdosen verordnet.[180]

### Osteoporose als Beispiel für die Schaffung eines Public-Health-Problems

Osteoporose bezeichnet die Minderung der Knochenmasse mit Veränderungen der Mikroarchitektur des Knochens und der daraus folgenden Verringerung der Tragfähigkeit und Erhöhung des Frakturrisikos insbesondere im Bereich der Wirbelkörper, der Hüfte, des Handgelenks, des Oberarmknochens und des Beckens.[181] Die Abnahme der Knochenmasse ist ein natürlicher, symptomloser Vorgang, der mit 30 bis 35 Jahren beginnt. Das Frakturrisiko steigt mit zunehmendem Lebensalter, der Mehrheit bereitet die geminderte Knochenmasse aber nie Probleme. Die Inzidenz für Frakturen in der verbleibenden Lebenszeit beträgt für 50-jährige Frauen 17,5 Prozent für den Oberschenkelhals, 15,6 Prozent für Wirbelkörper und 16 Prozent für den Unterarm.[182]

Bis Anfang der 1990er Jahre war die Osteoporose eine eher seltene, öffentlich kaum wahrgenommene Krankheit. Heutzutage stellt sie dagegen den Hauptpfeiler einer Strategie zur Prävention von Frakturen dar, die aus der Messung der Knochendichte (Osteodensitometrie) und der medikamentösen Behandlung derjenigen besteht, deren Knochendichte unterhalb eines Schwellenwerts liegt. Die medikamentöse Behandlung erfolgt in erster Linie mit Substanzen aus der Gruppe der Biphosphonate, die 1996 auf den Markt gekommen sind. Die Verschrei-

bungsmenge der Biphosphonate steigt seitdem von Jahr zu Jahr kontinuierlich an.

Dieses medizinisch orientierte Präventionskonzept ist das Ergebnis einer konzertierten, weltweiten Kommunikationsstrategie, mit der es gelang, ein Gesundheitsproblem und eine medizinische Lösung neu zu definieren.

Im Jahr 1992 stellte die WHO in Zusammenarbeit mit der European Foundation for Osteoporosis eine Arbeitsgruppe zur Osteoporose zusammen, die vom 22. bis 25. Juni 1992 in Rom tagte. Ausgangspunkt der von dieser Arbeitsgruppe beschlossenen und in der Folge weltweit anerkannten Definition von Osteoporose ist die maximale Knochendichte, die ein Mensch etwa im 30. Lebensjahr erreicht. Normale und pathologische Knochendichte werden anhand dieses Ausgangswertes mathematisch-statistisch definiert. Normal ist demzufolge eine Minde-

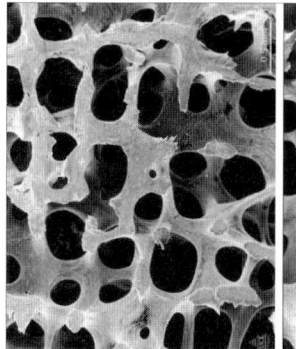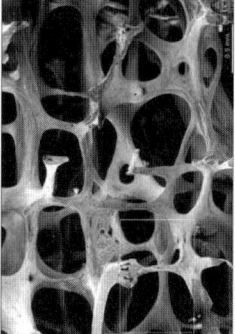

*Abbildung 4.8  Wirbelkörper einer 31-jährigen Frau (links) und einer 70-jährigen Frau (rechts).*

rung der Dichte innerhalb einer Standardabweichung. Messwerte zwischen -1 bis < -2,5 Standardabweichungen werden als niedrig bzw. als Osteopenie bezeichnet. Osteoporose liegt bei Werten von -2,5 Standardabweichungen oder mehr vor.[183] Die Arbeitsgruppe selbst erklärt damit 14,8 Prozent der 50- bis 59-jährigen Frauen als an Osteoporose erkrankt sowie 21,6 Prozent

179 Schwabe und Paffrath 2009, S. 747
180  Schwabe und Paffrath 2007, S. 750
181 Poole und Compston 2006
182 Melton et al. 1992 in Kanis 1994

183 Weltgesundheitsorganisation 1994, S. 5

der 60- bis 69-jährigen, 38,5 Prozent der 70- bis 79-jährigen und 70 Prozent der über 79-jährigen. Die amerikanische National Osteoporosis Foundation geht gar davon aus, dass 44 Millionen Amerikaner von der Krankheit bedroht seien, bzw. 55 Prozent aller Amerikaner ab dem 50. Lebensjahr (www.nof.org/osteoporosis/diseasefacts.htm 18. 10. 2009).

Das Treffen der Arbeitsgruppe wurde, wie im Bericht vermerkt, mit finanzieller Unterstützung von Sandoz Pharmaceuticals, Smith Kline Beecham und der Rorer Foundation (Stiftung der Firma Rhone-Poulenc) durchgeführt.[184] In Deutschland kam im Oktober 1996 mit Alendronat die erste Substanz aus der Gruppe der Biphosphonate auf den Markt. Die Biphosphonate haben schnell die führende Position in der Behandlung der neu definierten Krankheit gewonnen. Um dies zu erreichen, haben die herstellenden Firmen im Rahmen ihres Marketings u.a.

▪ finanzielle Verbindungen zu den führenden Forschern geknüpft,
▪ Therapiestudien finanziert,
▪ Anzeigenkampagnen für Ärzte finanziert,
▪ ärztliche Fachverbände finanziell unterstützt,
▪ Patientengruppen finanziert,
▪ Stiftungen finanziert,
▪ Medienpreise für Journalisten ausgeschrieben.[185]

Eine informelle Allianz aus pharmazeutischen Firmen, Ärzten und Patientengruppen etablierte ein Bild der Osteoporose als stille, aber tödliche Epidemie, die viele Millionen von Frauen und Männern bedroht. Der Schritt der Verwandlung eines Risikofaktors in eine behandlungsbedürftige Krankheit war damit vollzogen. Die Osteoporose ist heute fester Bestandteil des medizinischen Alltags. Biphosphonate erzielen Milliardenumsätze, Ärzte führen millionenfach

Knochendichtemessungen durch und Millionen von Frauen und Männern nehmen Medikamente zur Erhöhung der Knochendichte ein.

Dabei bleiben wesentliche Fakten unberücksichtigt. Die meisten Menschen mit relevanten Frakturen im Bereich der Wirbelkörper, des Hüftgelenks oder des Oberschenkels haben eine normale Knochendichte. Die meisten Menschen mit erniedrigter Knochendichte erleiden niemals eine Fraktur. Die Hauptursache für Frakturen bei älteren Menschen sind Stürze. Stürze stehen in Zusammenhang mit Gangunsicherheit, Stolperfallen (Türschwellen, lose Teppiche), Sehminderung (insbesondere in der Wahrnehmung von Kontrasten und Raumtiefe) sowie psychotropen Medikamenten, insbesondere solchen, die zu verminderter Muskelspannung führen.[186] Interventionen wie Kraft- und Gleichgewichtstraining haben sich in randomisierten kontrollierten Studien mit einer Reduktion von Stürzen um bis zu 50 Prozent als effektiv erwiesen. Der schrittweise Entzug von psychotropen Medikamenten hat in einer randomisierten kontrollierten Studie das Sturzrisiko in dieser Gruppe um 66 Prozent gesenkt.[187]

Die Messung der Knochendichte gilt als unzuverlässig. Geräte unterschiedlicher Hersteller ergeben für dieselbe Population Anteile zwischen 6 Prozent und 15 Prozent mit der Diagnose Osteoporose.

Wie wirksam ist nun die auf Knochendichtemessung und medikamentöse Behandlung setzende Präventionsstrategie? Die bisherigen Erfahrungen zeigen, dass die Messung der Knochendichte ungeeignet ist, zwischen Personen mit niedrigem und hohem Frakturrisiko zu unterscheiden – 80 Prozent der Frakturen im Bereich von Becken und Oberschenkel treten bei Personen mit normaler Knochendichte auf. Generell fehl es an geeigneten Screening-

---

184 Weltgesundheitsorganisation 1994, S. 101
185 Moynihan et al. 2002

186 Kannus et al. 2005
187 Campbell et al. 1999

Instrumenten für das Sturzrisiko. Biphosphonate senken das Frakturrisiko. Da es aber bisher nicht möglich ist, Hochrisikopatienten ausreichend sicher zu identifizieren, werden die Medikamente breit gestreut. Daher ist die Number needed to treat zur Verhinderung einer Fraktur hoch. So müssen 577 postmenopausale Frauen ein Jahr lang behandelt werden, um eine Hüftgelenksfraktur zu verhindern. Die Kosten betragen £ 120.000. Verhindert wird damit nur eine von fünf Frakturen in der gesamten Population.[188]

Eine medizinische Teilursache von Frakturen im höheren Lebensalter wird mit sehr hohem Aufwand behandelt. 80 Prozent der Frakturen werden mit der medizinischen Strategie jedoch nicht beeinflusst. Nicht-medizinische Interventionen wie Training von Kraft und Gleichgewicht, Minderung der Psychopharmaka-Einnahme und Beseitigung häuslicher Stolperquellen haben sich in kleineren Studien mit einer Minderung des Sturzrisikos um 15 bis 50 Prozent als vielversprechend erwiesen. Kleinere RCTs führten zu einem Rückgang der Frakturen bei älteren Menschen bis über 50 Prozent. [189] [190]

Bei der Osteoporose ist es der Industrie gelungen, das Public-Health-Problem der Frakturen bei älteren Menschen vom (nicht-medizinischen) Thema Stürze auf das medizinische Thema Osteoporose zu verschieben. Damit verbunden wurde eine Krankheit neu definiert, eine Präventionsstrategie ohne Nutzenbeleg etabliert und ein weltweiter Absatzmarkt für eine neue Medikamentengruppe geschaffen. Eine Fortführung dieser Strategie stellt der Versuch dar, jetzt auch die »Osteopenie« als medikamentös behandlungsbedürftig zu vermarkten, was etwa die Hälfte aller Frauen nach den Wechseljahren weltweit zu potenziellen Patientinnen machen würde.[191] Erfolgversprechende nicht-medizinische Interventionen bleiben weitgehend unbeachtet.

Der Sachverständigenrat zur Begutachtung der Entwicklung im Gesundheitswesen geht in seinem Gutachten 2005 auf die Erfindung von Krankheiten ein:

*»Zu den Marketingstrategien der Industrie gehört auch das ›Erfinden‹ von Krankheiten. Zumindest fördern Pharmaunternehmen durch unterschiedliche Aktivitäten die Ausweitung von Krankheitsbegriffen (disease mongering) mit dem Ziel, Absatzmärkte zu erschließen und Marktchancen zu erhören. Disease mongering trägt zur seit langem kritisierten Medikalisierung des Lebens bei. Der Begriff Medikalisierung bezeichnet die Ausweitung medizinischer Behandlungsindikationen in bisher nicht als behandlungsbedürftig angesehene Bereiche, z.B. bei der Umdeklarierung des natürlichen Vorgangs der Wechseljahre zur Hormonmangelkrankheit. Im Verlauf dieses Prozesses prägen professionelle ärztliche Deutungsmuster die Laieninterpretation körperlicher (und seelischer) Phänomene. Die Medizin dehnt so ihren Einfluss auf immer größere Anteile des Alltagslebens und -befindens aus. Gesellschaft, Industrie und Ärzte wirken hierbei zusammen, denn ›inventing curable maladies for the essentially incurable condition of being human will continue to appeal to public and profit combined‹«[192]*

Disease mongering lässt sich in fünf Kategorien fassen:

- Normale Lebensprozesse oder Beschwerden werden zu medizinischen Problemen erklärt.
- Wechseljahre werden zum Hormonmangelzustand, Glatze zu einem behandlungsbedürftigen Leidenszustand.
- Milde Symptome werden zu Vorboten einer ernsten Krankheit erklärt: Reizdarmsyndrom.
- Persönliche oder soziale Probleme als medi-

---

188 Nelson et al. 2002
189 Jarvinen 2008
190 Abramson 2005

191 Alonso et al. 2008
192 SVR Gesundheit 2005, Ziffer 840

zinische Probleme: Schüchternheit wird zur sozialen Phobie.

- ▨ Risiken werden zu Krankheit umgedeutet: Blutdruck, Blutfette, Abnahme der Knochendichte bzw. Osteoporose (s.o.).
- ▨ Die Prävalenz (Häufigkeit) einer Krankheit wird übertrieben, so dass sie als großes medizinisches Problem erscheint: Erektile Dysfunktion (Impotenz), Osteoporose.

**Beispiel Blutdruck**

Ein weiteres Beispiel für die Erweiterung der Definition von Behandlungsbedürftigkeit ist der Blutdruck. Im Jahr 2002 beschloss eine vom National Institute of Health geleitete Arbeitsgruppe neue Leitlinien für den Bluthochdruck, die sog. JNC-7 Leitlinien. Blutdruckwerte von 120/80 bis 139/89, die bis dahin als »hochnormal galten«, wurden umbenannt in »Prä-Bluthochdruck«, also eine behandlungsbedürftige Vorform des Bluthochdrucks. Das Risiko für Herz-Kreislaufkrankheiten beginne bei 115/75 mm; eine 55-jährige Person mit einem normalen Blutdruck habe danach ein Risiko von 90 Prozent, im weiteren Verlauf Bluthochdruck zu entwickeln.

Mit dieser Definition würden Millionen von gesunden Menschen mit einem Federstrich der Kategorie »behandlungsbedürftig« zugeordnet. Die Mehrzahl der Erwachsenen würde zu Patienten gemacht. Unter den älteren Menschen dürften nur noch wenige sein, die keine Behandlung benötigen.[193] Eine rationale, den Patienteninteressen entsprechende Vorgehensweise könnte darin bestehen, Betroffene mit Zahlenangaben über ihre Krankheitsrisiken zu informieren und darüber, wie stark sie ihr Risiko mit medizinischen und nicht-medizinischen Maßnahmen senken können. Ein Beispiel hierfür ist der Risikorechner arriba (www.arriba-hausarzt. de).

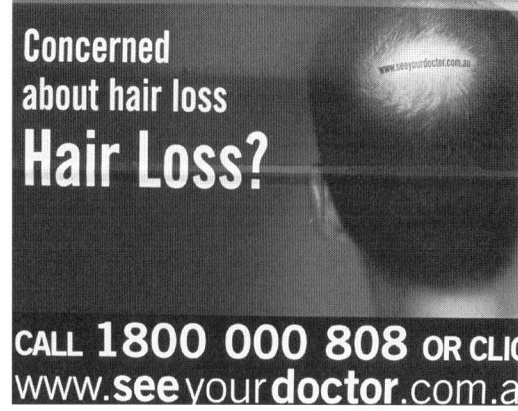

*Abbildung 4.9   Die Glatze – ein medizinisches Problem? Werbung der Firma Merck*
*© Chris Groenhout*

Das Spektrum der medikalisierten Zustände reicht von der Glatze über Müdigkeit, die Wechseljahre der Frau (»Hormonmangelzustand«, der eine »Hormonersatztherapie« erfordert) bis hin zu Schwangerschaft und Geburt. Eine Erweiterung der Grenzen von dem was als krank definiert wird, lässt sich auch belegen für die Blutfette (Leitlinien aus dem Jahr 2001 erhöhten die Zahl der Amerikaner, die blutfettsenkende Medikamente einnehmen sollen von 13 auf 36 Millionen).[194] Auch für psychiatrische Probleme wie das Aufmerksamkeitsdefizit-Hyperaktivitätssyndrom ist Disease mongering feststellbart[195] – die diagnostischen Kriterien des DSM-IV erfassen im Vergleich zum ICD mehr als doppelt so viele Kinder als erkrankt.[196]

**Vertiefung**

- ▨ *Erfundene Krankheiten. Die Abschaffung der Gesundheit«, DER SPIEGEL, Heft 33/2003, 11. 8. 2003 http://kurse.fh-regensburg.de/kurs_20/ kursdateien/L/2003SPIEGELAbschaffung.pdf*
- ▨ *Osteoporose: Wie die Pharmaindustrie eine*

---

193 Tanne 2003

194 Moynihan und Cassels 2005, S. 1-21 und Abramson 2005, S. 129 – 148
195  Moynihan und Cassels 2005, S. 61-81
196 Remschmidt und Heiser 2004

*Volkskrankheit erfand. Monitor 7. August 2003 www.wdr.de/tv/monitor/beitrag.phtml?bid=511&sid=100*

■ *Moynihan B (2003) The making of a disease: female sexual dysfunction. BMJ 326: 45 – 47*

■ *Moynihan R, Heath I, Henry D (2002) Selling sickness: the pharmaceutical industry and disease mongering. BMJ 324: 886 – 891 http://bmj.bmjjournals.com/cgi/content/full/324/7342/886*

■ *Website: www.diseasemongering.org/*

■ *Übertreiben von Krankheitshäufigkeiten. Süddeutsche Zeitung online, 29. 11. 2005 www.sueddeutsche.de/wissen/artikel/321/65256/ oder http://kurse.fh-regensburg.de/kurs_20/kursdateien/L/2005-11-30sz_maladie.pdf*

■ *Jürgen Windeler (2003). Disease Mongering – Bedeutung für die Versorgung. www.mds-ev.org/veranstaltungen/abstracts/20031203/windeler.pdf*

## Kritiker und Visionäre

**Thure von Uexküll** (1908 – 2004). »*Der vorherrschende Gesundheitsbegriff beschreibt das gute Funktionieren einer Maschine – einer sehr komplizierten Maschine, die man aber zerlegen kann in Teilmaschinchen. Es fehlt der Medizin eine Definition des erlebenden Körpers. Eine Definition für Seele hat sie auch nicht, wenn beides getrennt formuliert wird. Das Menschenbild der Medizin ist technokratisch. Der biotechnisch nicht fassbare Inhalt geht verloren, um den kümmern sich die meisten Mediziner nicht.*«[197]

**George L. Engel** (1913 – 1999) gilt als »Erstbeschreiber« eines bio-psycho-sozialen Modells von Gesundheit und Krankheit. Die Dominanz der Biomedizin sei zu keinem Zeitpunkt vollständig gewesen, merkte er an und beschrieb im Jahr 1960 ein weiter reichendes Konzept. Psychischen und sozialen Faktoren schreibt er eine weitergehende Bedeutung für die Entstehung und Behandlung von Krankheiten zu. Im bio-psycho-sozialen Modell gerät der Patient

in seiner Gesamtheit wieder in das Blickfeld der Medizin. Ein patientenzentrierter Ansatz sollte zu einem Verständnis der Krankheit als biologischem Prozess (engl.: disease) und der Krankheit mit seinen Auswirkungen auf das Individuum und seine Funktion innerhalb der Gesellschaft (engl.: illness) führen.

**Ivan Illich** (1926 – 2002). »*Die etablierte Medizin hat sich zu einer ernsten Gefahr für die Gesundheit entwickelt. Die lähmenden Folgen, die eine von professionellen Standesorganisationen ausgeübte Kontrolle über das Gesundheitswesen hat, erreichen mittlerweile Ausmaße einer Epidemie. Der Name dieser Epidemie ist Iatrogenesis; hergeleitet von iatros, dem griechischen Wort für Arzt, und genesis, Ursprung.*«[198]

Nach Illich bezeichnet Gesundheit einen Prozess der Anpassung an eine sich verändernde Umwelt, an die verschiedenen Lebensphasen und an den Tod. Illich betrachtet die bewusste Erfahrung von Schmerz, Krankheit und Tod und den autonomen Umgang als zentralen Bestandteil von Gesundheit. Die moderne westliche Medizin verhindert diese Erfahrungen; sie enteignet dem Menschen die Gesundheit. Mehr Gesundheitsversorgung bedeutet aus dieser Sicht zwangsläufig weniger Gesundheit. Illich hat mit seiner radikalen Kritik am Medizinsystem natürlich entschiedenen Widerspruch geerntet.[199] Unabhängig davon, inwieweit man seine Theorien teilt, ist im Rückblick festzustellen, dass Illich als kluger, scharfsinniger und provokativer Denker das Medizinsystem in vielen Belangen zutreffend analysiert hat. Die Iatrogenese, also das der Medizin innewohnende Schädigungspotential wurde beispielsweise im Jahr 1999 in dem Bericht »To Err is Human. Building a Safer Health System« des amerikanischen Institute of Medicine aufgegriffen.[200] In Verbindung mit der Iatrogenese kritisiert Illich früh-

---

197 Bartens 2008

198 Engel 1997
199 Kohn et al. 2000
200 Fossel 1886

zeitig das Phänomen der »Medikalisierung«, d.h. die Betrachtung nicht krankhafter Zustände und natürlicher Lebensphasen als medizinisches Problem.

**Vertiefung**

- *Illich I (1981). Die Nemesis der Medizin. Von den Grenzen des Gesundheitswesens. Hamburg: Rowohlt Taschenbuch Verlag*
- *WIKIPEDIA: http://de.wikipedia.org/wiki/Ivan _Illich*
- *The Ivan Illich Archive www.cogsci.ed.ac.uk/ ~ira/illich*

## 4.3  Subjektive Gesundheitskonzepte

Patienten und Laien haben häufig eigene Vorstellungen über Gesundheit und Krankheit. Bereits 1886 schrieb der Mediziner Viktor Fossel: »*Dem Volke gilt die Krankheit nicht als die Störung der Funktionen des Körpers, nicht als das pathologische Produkt regelwidriger Vorgänge im Organismus. Ihm erscheint vielmehr die Krankheit als ein fremdes, persönliches, als etwas zu dem übrigen Leben Hinzugekommenes, als ein feindliches, ja dämonisches.*«[201]

Für gelingende Kommunikation dürfte es sehr wichtig sein, dass sich die Professionellen über ihr eigenes Gesundheitskonzept im Klaren sind und das Konzept des Patienten in Erfahrung bringen. Missverständnisse sind ansonsten unvermeidlich.

Eine einheitliche Klassifikation subjektiver Gesundheitskonzepte existiert nicht. Anhalt über Denkweisen von Laien gibt eine englische Studie, der die Antworten von 9000 Personen zugrunde liegen. Dabei zeigten sich folgende Vorstellungen von Gesundheit:[202]

- Gesundheit als »nicht krank« wird verbunden mit frei sein von Beschwerden, Symptomen, Schmerzen; nichts Schlimmeres zu haben als eine Erkältung ab und zu; nie einen Arzt aufsuchen müssen. Dieses Verständnis findet sich eher bei gesunden Menschen und bei Personen mit höherer Bildung und höherem Einkommen.
- Gesundheit trotz Krankheit wird z.B. mit folgenden Aussagen zum Ausdruck gebracht: »Ich bin sehr gesund trotz meiner Zuckerkrankheit«, »Bis auf mein Rheuma bin ich ganz gesund«. Gesundheit wird hier als Bewältigung von Krankheit, als Coping aufgefasst.
- Gesundheit als Reserve »Wenn er krank ist, erholt er sich sehr schnell«. oder »Er hat sich schnell von der Operation erholt«.
- Gesundheit als Verhalten Die »gesunde Person« (meist jemand anderes) zeichnet sich durch gesundes/tugendhaftes Verhalten aus, so z.B. Nichtraucher, Jogger, Vegetarier, Nichttrinker. Gesundheit wird gleichgesetzt mit gesunder Lebensweise.
- Gesundheit als körperliche Fitness – eine Vorstellung, die mehr bei jungen Menschen vorherrscht; sowohl Männer als auch Frauen denken dabei eher an kräftige, athletische, sportliche Männer.
- Gesundheit als Energie, Vitalität – bei Frauen und bei älteren Männern die häufigste Vorstellung von Gesundheit, Vitalität körperlich (Fitness) und psychosozial; frühes Aufstehen zählt dazu.
- Gesundheit als soziale Beziehung, gute Beziehung zur Familie, zu den Kindern, Geduld haben – genug Energie, um anderen Menschen helfen zu können. Diese Vorstellung ist eher bei Frauen zu finden.
- Gesundheit als Funktion – dazu in der Lage sein, Dinge zu tun. Diese Vorstellung ist eher bei älteren Menschen zu finden.

Gesundheit wird in Abhängigkeit von Geschlecht, Lebensphase und weiteren Merkmalen unterschiedlich aufgefasst. Junge Männer denken eher an körperliche Stärke und Fitness; junge Frauen auch an Fitness, aber auch an Energie, Vitalität, Anforderungen bewältigen

201 Blaxter 2001
202 Schwartz et al. 2003

können. Im mittleren Lebensalter werden die Vorstellungen komplexer, mentales und körperliches Wohlbefinden treten in den Vordergrund. Ältere Menschen denken bei Gesundheit eher an Funktion, also die Fähigkeit, Dinge tun zu können, aber auch an Zufriedenheit, glücklich sein, auch bei Krankheit und Behinderung. Frauen interessieren sich grundsätzlich mehr an Fragestellungen zur Gesundheit. Viele Frauen und wenige Männer verbinden Gesundheit mit sozialen Beziehungen.

Gesundheitskonzepte sind abhängig von der sozialen Schicht: »Im allgemeinen herrschen in bildungsferneren Gruppen Einstellungsmuster und Handlungsorientierungen vor, die von eher fatalistischen Vorstellungen von Gesundheit und Krankheit, von geringerer Präventivorientierung und Symptomaufmerksamkeit, von weniger ausgeprägten Kontroll- und Selbstwirksamkeitsüberzeugungen in gesundheitlichen Belangen und von einem instrumentellen Verhältnis zum Körper geprägt sind.«

Zum Gelingen einer Arzt-Patient-Beziehung oder auch Sozialpädagoge-Klient-Beziehung kann es sinnvoll oder auch notwendig sein, sich über das jeweilige Verständnis auszutauschen.

**Vertiefung**

- *Forschungsstand zu Gesundheitskonzepten www.asfh-berlin.de/gap/forschungsstand.phtml*
- *Healthtalkonline ist der Perspektive von Patienten gewidmet. Die Erfahrungen der Patienten wurden durch qualitative Forschung gewonnen www.healthtalkonline.org. Dipex ist eine englischsprachig Website, die der Darstellung der Patientenperspektive gewidmet ist*

## 4.4 Public-Health

### Auf den Punkt gebracht

*Public-Health befasst sich mit der Gesundheit von Bevölkerung(en) oder Teilgruppen. Die Berücksichtigung der sozialen und psychischen Aspekte von Gesundheit und Krankheit birgt ein großes, bei weitem nicht ausgeschöpftes Potenzial zur Verbesserung der Gesundheit. Public-Health-Ziele stehen häufig in Konflikt mit anderen politischen Zielen.*

Public-Health befasst sich mit der Gesundheit von Bevölkerungen. Fokus von Public-Health sind die »flussaufwärts« liegenden Ursachen und Bedingungen von Gesundheit und Krankheit, während die Medizin »flussabwärts« sich im wesentlichen mit der bereits eingetretenen Krankheit befasst. Im 20. Jahrhundert stieg die durchschnittliche Lebenserwartung in den westlichen Ländern um fast 30 Jahre. Diese deutliche Verbesserung der Gesundheit ist im Wesentlichen der Verbesserung der Lebensverhältnisse und – zu einem geringeren Anteil – der Fortschritte der Medizin zuzuschreiben. Alle Versuche, die Gesundheit innerhalb einer Gesellschaft durch Verhaltensprävention ohne Verhältnisprävention zu verbessern, haben sich hingegen als wenig wirksam erwiesen. Das Modell der wesentlichen Determinanten von Gesundheit verdeutlicht die verschiedenen für die Gesundheit relevanten Ebenen und weist auf die Bedeutung von komplexen Interventionen zur Verbesserung der Gesundheit einer Bevölkerung hin. Die Flussaufwärts-flussabwärts-Parabel verdeutlicht den Stellenwert von Public-Health für den Erhalt der Gesundheit und der Medizin für die Behandlung von Krankheit.

## Public-Health, Sozialmedizin, Gesundheitswissenschaften

Sozialmedizin, Public-Health und Gesundheitswissenschaften befassen sich mit den gesellschaftlichen Bedingungen von Gesundheit und Krankheit. Public-Health entwickelte sich in den angloamerikanischen Ländern. Der Begriff Gesundheitswissenschaften wurde im Deutschland der Weimarer Zeit geprägt, während die Sozialmedizin eine in das 19. Jahrhundert zurückreichende Tradition hat.

Der Begriff Public-Health lässt sich nicht ohne Weiteres ins Deutsche übersetzen; »Bevölkerungsmedizin« ist unpassend, weil Public-Health gerade auch Disziplinen über die Medizin hinaus einbezieht; »öffentliche Gesundheitspflege« lässt an den öffentlichen Gesundheitsdienst denken, der nur einen Teil von Public-Health ausmacht; »Gesundheitswissenschaften« enthält keinen Praxisbezug.

Public-Health gilt als Sammelbegriff für diejenigen Wissenschaftszweige, die sich in Abgrenzung zur Individualmedizin mit Bevölkerungsaspekten von Gesundheit und Krankheit, mit Gesundheitsförderung und Krankheitsverhütung in Regionen (z.B. Kommunen) beschäftigen, oder mit Institutionen (z.B. in Betrieben und Schulen) und mit der Organisation und Steuerung von Gesundheitsdiensten.[203]

Während die Biomedizin die Krankheitsursachen im Organismus des Individuums sucht, befasst sich Public-Health mit der Gesundheit der gesamten Bevölkerung oder von Bevölkerungsgruppen.

»Old Public-Health« bezeichnet eine am Individuum, an Risikofaktoren und an Gesundheitserziehung orientierte präventivmedizinische Denkweise. »New Public-Health« bezieht die sozialen Bestimmungsfaktoren in die Analyse von Verteilungsmustern von Gesundheit und Krankheit ein[204] (4.4.2). Alle Politikbereiche wirken sich aus dieser Perspektive auf die Gesundheit aus. New Public-Health knüpft an Traditionen öffentlicher Fürsorge um Gesundheit an, die in das 18. und 19. Jahrhundert zurückreichen und mit Namen wie Chadwick[205] und Virchow verbunden sind.

### Definition Public-Health

*The science and art of preventing disease, prolonging life and promoting health and well-being through the organised efforts of society.*[206]
*Public-Health ist die Wissenschaft und Kunst, Krankheit zu verhindern, Leben zu verlängern und Gesundheit und Wohlbefinden zu fördern durch organisierte Bemühungen der Gesellschaft.*

### Weitere Definitionen

*The mission of public-health is to fulfill society's interest in assuring conditions in which people can be healthy.*[207]
   *Der Auftrag von Public-Health besteht darin, die Interessen der Gesellschaft zu erfüllen, solche Bedingungen sicher zu stellen, in denen die Menschen gesund sein können.*

*Public-Health is the process of mobilizing and engaging local, state, national, and international resources to assure the conditions in which people can be healthy.*[208]
   *Public-Health ist der Prozess, lokale, nationale und internationale Ressourcen zu mobilisieren und in Anspruch zu nehmen, um die Bedingungen sicher zu stellen, unter denen die Menschen gesund sein können.*

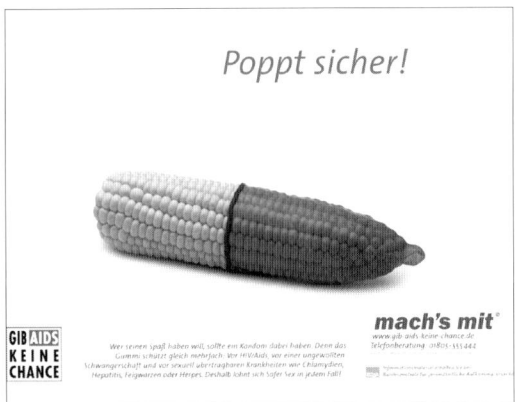

*Abbildung 4.10 Motiv aus der »Mach's mit« – Kampagne (2006 – 2008)*

203  Siegrist 2005, S. 7

204  Awofeso 2004
205  s. z.B. www.victorianweb.org/history/chadwick2.html
206 Department of Health 1988 (eigene Übersetzung)
207 Institute of Medicine 1988
208 Detels et al. 2002, Band 1, S. 3

*Collective action for sustained population-wide health improvement.*[209]

*Gemeinschaftliches Handeln für eine nachhaltige bevölkerungsweite Verbesserung der Gesundheit.*

## Was ist New Public-Health?

*»Charakteristisch für Public-Health ist die bevölkerungsbezogene Perspektive von Gesundheit und Krankheit. (...)*

*Public-Health ist Theorie und Praxis der auf Gruppen bzw. Bevölkerungen bezogenen Maßnahmen und Strategien zur Verminderung von Erkrankungs- und Sterbewahrscheinlichkeiten durch Senkung von Gesundheitsbelastungen und Stärkung bzw. Vermehrung von Gesundheitsressourcen mittels überwiegend nichtmedizinischer Interventionen.*

*Public-Health analysiert und beeinflusst die hinter den individuellen Krankheitsfällen epidemiologisch fassbaren Risikostrukturen, Verursachungszusammenhänge und Bewältigungsmöglichkeiten. Solche Ansätze sind sowohl in der Prävention als auch in der Krankenversorgung von Nutzen. Wissenschaftlich ist Public-Health eine Multidiszplin (mit theoretischen und methodischen Elementen aus Medizin, Sozialepidemiologie, Ökonomie, Politikwissenschaft, Soziologie, Psychologie, Pädagogik, Arbeits-, Sport-, Ernährungswissenschaft etc.). Politisch sollen die aus Public-Health gewonnenen Entscheidungskriterien und Handlungspostulate in allen gesundheitsrelevanten Handlungsfeldern Berücksichtigung finden. (...)«*[210]

## Vertiefung

- ▓ *Rolf Rosenbrock. Was ist New Public-Health? http://kurse.fh-regensburg.de/kurs_20/kursdateien/L/rosenbrock_newph.pdf*
- ▓ *Petra Kolip. Definitionen und Prinzipien von Public-Health. Aus: Entwicklung der Gesundheitswissenschaften in Deutschland http://kurse.fh-regensburg.de/kurs_20/kursdateien/L/kolip_publichealth.pdf*

---

209 Beaglehole et al. 2004
210 Rosenbrock 2001

- ▓ *Peter Franzkowiak. Gesundheitswissenschaften/Public-Health. Aus: Bundeszentrale für gesundheitliche Aufklärung Leitbegriffe der Gesundheitsförderung http://kurse.fh-regensburg.de/kurs_20/kursdateien/L/franzkowiak_gewi.pdf*
- ▓ *Website: www.whatispublichealth.org*

## 4.4.1  Der epidemiologische Übergang – die Verbesserung der Gesundheit im 20. Jahrhundert

### Auf den Punkt gebracht

*Der Gesundheitsgewinn in den westlichen Ländern betrug im 20. Jahrhundert ca. 30 Lebensjahre. Infektionskrankheiten waren zu Beginn des 20. Jahrhunderts die Haupttodesursache. An ihre Stelle sind chronische Krankheiten getreten, die vermehrt im höheren Lebensalter auftreten. Dieses als epidemiologischer Übergang bezeichnete Phänomen ist in erster Linie auf Public-Health-Maßnahmen und auf die Verbesserung der allgemeinen Lebensbedingungen zurückzuführen. Der Beitrag der Medizin ist relevant aber deutlich geringer.*

Die führenden Todesursachen zu Beginn des 20. Jahrhunderts waren Infektionskrankheiten wie Pneumonie, Tuberkulose und Durchfallerkrankungen. Tod war zumeist die Folge einer akuten Erkrankung. Im Verlauf des 20. Jahrhunderts kam es zu einem dramatischen Wandel. Die Infektionskrankheiten wurden zurückgedrängt und chronische Krankheiten gewannen an Bedeutung. Erkrankungen von Herz und Gefäßen sowie Krebs machen heute in den entwickelten Ländern die Mehrzahl der Todesfälle aus. Tod ist heutzutage zumeist Folge einer chronischen Erkrankung.

Der Wandel des Krankheits– und Todesursachenspektrums von akuten, infektiösen hin zu chronischen nicht-infektiösen Erkrankungen im vergangenen Jahrhundert, wird als »epidemiologischer Übergang« (epidemiological shift) bezeichnet.

Die Ursache für den großen Gesundheitsgewinn im 20. Jahrhundert wird bei oberflächlicher Betrachtung im Fortschritt der Medizin gesehen. McKeown hat jedoch aufgezeigt, dass der Anteil der Medizin an der Senkung der Sterblichkeit an Infektionskrankheiten eher gering war. Die Sterblichkeit für Krankheiten wie Tuberkulose, Masern, Diphtherie und Keuchhusten war bereits entscheidend abgefallen, bevor mit Antibiotika und Impfungen erstmals wirksame medizinische Maßnahmen zur Verfügung standen.[211]

Der Gewinn an Lebenserwartung beruht hauptsächlich auf der Senkung der Säuglings- und Kindersterblichkeit und der Infektionskrankheiten. Ursache hierfür sind die allgemein verbesserten Lebensbedingungen durch allgemeine hygienische und soziale Maßnahmen. Es handelte sich um Maßnahmen von Public-Health im Sinne »organisierter Bemühungen der Gesellschaft zur Verhinderung von Krankheit, zur Lebensverlängerung und zur Förderung von Gesundheit und Wohlbefinden«.

Die Medizin hat ihre segensreichen Möglichkeiten im 20. Jahrhundert durch einen enormen Zuwachs an Wissen und effektiven Behandlungsmöglichkeiten vergrößert. Ganze Wissensbereiche auf der zellulären, molekularen und genetischen Ebene von Krankheit wurden neu geschaffen. Der Beginn der Ära der Antibiotika liegt gerade etwas mehr als ein halbes Jahrhundert zurück. Neue Medikamente ermöglichen Heilung oder Linderung bei Erkrankungen, denen man bis dahin ohnmächtig gegenüber stand. Neue und verfeinerte Operationstechniken ermöglichen die Heilung von bis dahin todbringenden Krankheiten, wie z.B. in der Kinderherzchirurgie. Organe wie Herz, Lunge und Leber können ausgetauscht werden. Diese Neuerungen gelangten überwiegend in der zweiten Hälfte des 20. Jahrhunderts zum Einsatz. Die Medizin hat im 20. Jahrhundert für viele Krankheitsbilder und Beschwerden erst-

mals wirksame Vorgehensweisen hervorgebracht; die Zahl der wirkungslosen oder schädlichen Behandlungen nahm ab. In der ersten Hälfte des 20. Jahrhunderts stieg die durchschnittliche Lebenserwartung um 23 Jahre, in der zweiten Hälfte um 7 ½ Jahre. Der Medizin werden ein bis zwei Jahre des Zugewinns in der ersten Hälfte des 20. Jahrhunderts zugeschrieben, und etwa die Hälfte des Zugewinns in der zweiten Hälfte.[212]

Die Verbesserung der Effektivität medizinischer Versorgung hat in den 1980er und 1990er Jahren die Bevölkerungsgesundheit noch einmal messbar verbessert. Die Reduktion der Mortalität bei Kindern sowie bei Menschen im mittleren und höheren Lebensalter wurde durch die Minderung medizinisch vermeidbarer Todesfälle (»amenable mortality«) erreicht.[213] Fortschritte der Biomedizin, wie z.B. der von großem Medienecho begleitete Abschluss des Projektes der Sequenzierung des menschlichen Genoms im Jahr 2001, legen bisweilen die Ansicht nahe, dass die Lösung der Gesundheitsprobleme in den Genen und in der Gentherapie zu finden sei. Tatsächlich ist aber »Gesundheit immer noch sozial«.[214] Auch wenn die Auslöser von Katastrophen wie zuletzt der Tsunami im Dezember 2004, der Hurricane Katrina im September 2005 und das Erdbeben in Kaschmir im Oktober 2005 in der Natur liegen, sind deren Auswirkungen keineswegs »natürlich« – die Wahrscheinlichkeit für den Einzelnen, Schaden zu nehmen, war für diese drei Ereignisse in starkem Maße von der sozial unterschiedlichen Wohn- und Lebenssituation und wohl kaum von seiner genetischen Ausstattung abhängig.

## Zehn Errungenschaften von Public-Health

Die amerikanischen Centers for Disaease Control and Prevention kommen in einer Analyse zu dem Ergebnis, dass 25 der fast 30 gewonne-

211 McKeown 1976

212 Bunker 2001
213 Nolte und McKee 2004
214 Holtz et al. 2006

nen Jahre an Lebenserwartung im 20. Jahrhundert Public-Health-Maßnahmen zuzurechnen sind und etwa fünf Jahre der Medizin.[215]

Die Centers for Disease Control and Prevention benennen dafür zehn Bereiche:
1. Impfungen
2. Verkehrssicherheit
3. Arbeitssicherheit
4. Kontrolle der Infektionskrankheiten
5. Abnahme der Todesfälle an koronarer Herzkrankheit und Schlaganfall
6. Sichere und gesunde Lebensmittel
7. Gesunde Mütter und Babys
8. Familienplanung
9. Fluoridierung des Trinkwassers
10. Erkennen von Tabak als Gesundheitsrisiko

### 4.4.2   Das Modell der wesentlichen Determinanten von Gesundheit und Krankheit

**Auf den Punkt gebracht**

*Das Modell der wesentlichen Determinanten von Gesundheit dient der umfassenden Erklärung von Gesundheit und Krankheit. Es berücksichtigt das Zusammenwirken von Makroebene (Politik), Mesoebene (Institutionen) und Mikroebene (Individuum)*

Das Modell der wesentlichen Determinanten von Gesundheit liegt der englischen Gesundheitspolitik zugrunde. Im Kern steht das Individuum mit seinen persönlichen Merkmalen wie Alter, Geschlecht und konstitutionellen bzw. genetischen Merkmalen. Wie Zwiebelschalen legen sich die folgenden Bereiche um den Kern:
▪ individuelle Lebensstilfaktoren
▪ soziale und gemeinschaftliche Netzwerke
▪ Arbeits- und Lebensbedingungen (Bildung, Arbeitsbedingungen, Lebensmittelproduktion, Wohnbedingungen usw.) und

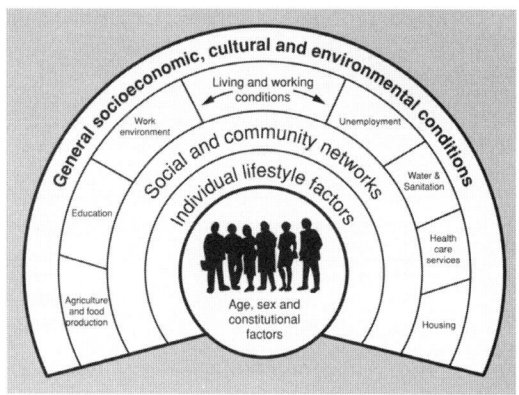

*Abbildung 4.11 Die wesentlichen Determinanten von Gesundheit. Quelle: Acheson 1998*

▪ die generellen Bedingungen der sozialen, ökonomischen und kulturellen Umwelt.

Die verschiedenen Faktoren der verschiedenen Ebenen hängen zusammen und wirken wechselseitig aufeinander ein. Der Lebensstil erscheint hier nicht isoliert sondern eingebettet und abhängig von weiteren Faktoren. So wirken sich beispielsweise Faktoren der äußersten Schale – wie z.B. die Tabakkontrollpolitik – direkt auf das Verhalten von Individuen aus. Auch die Art und Weise, in der Lebensmittel produziert werden, wirkt sich gesundheitlich auf den Einzelnen aus.

Das Modell verdeutlicht viele Zusammenhänge, die ansonsten häufig übersehen werden. Abgesehen von den nicht veränderbaren individuellen Voraussetzungen für Gesundheit gilt: je weiter außen die Faktoren liegen, desto geringer sind die direkten Einflussmöglichkeiten des Individuums. Gesundheitspolitik, die zum Ziel hat, die Gesundheit der Bevölkerung zu fördern, muss auch die Voraussetzungen dafür schaffen, dass die Einflussmöglichkeiten der Bürger auf die Determinanten der Gesundheit verbessert werden. Ansatzpunkte hierfür geben die Ottawa Charta für Gesundheitsförderung und das Konzept der Verwirklichungschancen.

---

215 Centers for Disease Control and Prevention, 1999 a

### 4.4.3 Die Flussaufwärts-flussabwärts-Parabel

Medizin und Public-Health sind zwei Disziplinen, die sich auf unterschiedliche, aber ergänzende Weise mit Gesundheit und Krankheit befassen. Dies bringt die Flussaufwärts-flussabwärts-Parabel (Parabel = Gleichnis) auf anschauliche Weise zum Ausdruck.[216]

**Die Flussaufwärts-flussabwärts-Parabel**

Ein Arzt steht am Ufer eines schnell fließenden Flusses und hört die verzweifelten Schreie einer ertrinkenden Frau. Er springt ins Wasser, holt die Frau heraus und beginnt die künstliche Beatmung. Als sie gerade anfängt zu atmen, hört er einen weiteren Hilfeschrei. Der Arzt springt abermals ins Wasser und holt einen weiteren Ertrinkenden, trägt ihn ans Ufer und beginnt mit der Beatmung. Und als der gerade zu atmen anfängt, hört er einen weiteren Hilferuf. Das geht immer weiter und weiter in endlosen Wiederholungen. Der Arzt ist so sehr damit beschäftigt, ertrinkende Menschen zu retten und wiederzubeleben, dass er keine Zeit findet, stromaufwärts hinter der Biegung des Flusses nachzusehen, warum denn so viele Menschen ins Wasser stürzen. Vielleicht gibt es stromaufwärts eine Brücke ohne Geländer oder einen brüchigen Uferweg. Vielleicht bringt dort niemand den Menschen bei zu schwimmen. Vielleicht fehlen auch nur einige Warntafeln am Ufer. Vielleicht enthält das Wasser giftige Substanzen, die beim Schwimmen zu Lähmung oder Desorientierung führen. Vielleicht ist das lebensgefährliche Tauchen im reißenden Fluss (z. B. nach Perlen oder Schwämmen) für die dort wohnenden Menschen Teil des unverzichtbaren Broterwerbs. Fände der Arzt Zeit, stromaufwärts zu suchen, könnte er wahrscheinlich gemeinsame Ursachen für die vielen Unglücksfälle entdecken und diese möglicherweise verringern oder abstellen.

**Flussabwärts: Medizin**

Die kurative (heilende) Medizin befindet sich flussabwärts, d.h. dort, wo der kranke Mensch das medizinische Hilfesystem in Anspruch nimmt. Bei einem Herzinfarkt werden akut erkrankte Patienten in Deutschland, beginnend mit dem Einsatz des Notarztes vor Ort, über die Akutbehandlung im Krankenhaus mit Maßnahmen zur Wiedereröffnung der verstopften Herzkranzarterie bis hin zur Vorbereitung auf den Alltag in spezialisierten Rehabilitationskliniken medizinisch behandelt.

### 4.4.4 Flussaufwärts: Gesundheitsförderung, Verhältnisprävention, Public-Health

Flussaufwärts sind die Menschen noch gesund. Krankheit beginnt damit, dass krankmachende Faktoren auf die Menschen einzuwirken beginnen – ein Mensch sich beispielsweise das Rauchen angewöhnt. Er fällt sozusagen ins Wasser. Hier können Public-Health-Interventionen der Prävention und Gesundheitsförderung eine starke Wirkung entfalten. Die Menschen können darin unterstützt werden, am Ufer zu bleiben und nicht ins Wasser zu springen.

Bezogen auf den Herzinfarkt geht es darum, die bekannten Risikofaktoren wie Bluthochdruck, Zuckerkrankheit, Fettstoffwechselstörung, Rauchen und Übergewicht zu beeinflussen. Flussaufwärts werden die Verhaltensweisen, die den Risikofaktoren zugrunde liegen, als Ergebnis eines Bündels von Determinanten (Abbildung 4.11) und nicht als individuelle falsche Entscheidung für ungesundes Verhalten betrachtet. Die gesundheitsrelevanten Verhaltensweisen werden als Ergebnis von sozialen Einflussfaktoren gesehen, auf die das Individuum keinen direkten Einfluss hat.

An der Quelle geht es um Veränderungen der Umwelt sowie der sozialen Normen und der sozialen Organisation (Verhältnisprävention und Gesundheitsförderung). Von der Politik initiierte, koordinierte Gesundheitskampagnen

---

216 Rosenbrock 2001

können starke positive Wirksamkeit entfalten, insbesondere wenn sie Politikbereiche-übergreifend sind und sich auf Gesundheitsziele orientieren.

In der Mitte des Flusses sind die Menschen bereits im Wasser und ein Stück geschwommen, Risikofaktoren sind vorhanden, evtl. auch schon eine Krankheit im frühen, asymptomatischen Stadium. Jetzt geht es darum, die Risikofaktoren zu behandeln und die Krankheit zu erkennen.

Beispiel Herzinfarkt: Ärzte erfassen die Risikofaktoren ihrer Patienten und bemühen sich um deren Minderung durch medizinische Maßnahmen (z.B. Senkung von Blutdruck und Blutfetten durch Medikamente). Durch Beratung versuchen sie das Gesundheitsverhalten ihrer Patienten zu verbessern – mit leider insgesamt mäßigem Erfolg. Um im Bild zu bleiben – es hat sich als schwierig erwiesen, Nichtschwimmern, die in den Fluss gefallen sind, das Schwimmen durch Zurufe von außen beizubringen.

## 4.5 Das bio-psycho-soziale Modell von Gesundheit
### 4.5.1 Die Weltgesundheitsorganisation

Die Weltgesundheitsorganisation (World Health Organization – WHO) ist eine Sonderorganisation der Vereinten Nationen (UN). Sie wurde 1946 gegründet, ihre Statuten traten am 7. April 1948 in Kraft. Der 7. April ist daher der Weltgesundheitstag.

Das Hauptziel der WHO lautet: »Schaffung eines Höchstmaßes an Gesundheit für alle Völker«. Dazu hat die WHO bereits 1946 einen bio-psycho-sozialen Gesundheitsbegriff entwickelt.

2004 hatte die WHO 192 Mitgliedstaaten. Die Weltgesundheitsversammlung – das höchste beschlussfassende Organ der WHO – tagt jährlich.

Die WHO unterstützt durch Beratung und technische Hilfe, durch Ausbildung medizinischen Personals, Verbreitung von Wissen über Krankheiten (Grippe, Malaria, Pocken, Tuberkulose, Geschlechtskrankheiten und AIDS), Ge-

sundheitsvorsorge von Mutter und Kind sowie durch Programme zu Ernährungs-, Bevölkerungs- und Hygieneproblemen.

Erfolge hat die WHO insbesondere in der Bekämpfung von Infektionskrankheiten und in der Verringerung der Kindersterblichkeit in Entwicklungsländern erzielt, im Ausbau von medizinischen Versorgungseinrichtungen und in der Standardisierung von Arzneimittellisten.

Südostasien, der östliche Mittelmeerraum, Europa, Afrika, Amerika und der westliche Pazifik haben Regionalkomitees. Der Sitz der WHO ist Genf.

**Vertiefung:**
- *Website WHO: http://who.int.*
- *WHO Regionalkomitee Europa: www.who.int/ about/regions/euro/en.*
- *Verfassung der WHO: www.admin.ch/ch/d/sr/0_810_1*

### Der bio-psycho-soziale Gesundheitsbegriff der Weltgesundheitsorganisation

Gesundheit ist ein Zustand vollständigen körperlichen, seelischen und sozialen Wohlbefindens und nicht nur die Abwesenheit von Krankheit und Gebrechen.

*"Health is a state of complete physical, mental, and social well-being and not merely the absence of disease and infirmity."*[217]

Gesundheit ist ein grundlegendes Menschenrecht und das Erreichen des höchst möglichen Maßes an Gesundheit ist ein überaus wichtiges weltweites soziales Ziel, dessen Realisierung das Handeln vieler anderer sozialer und ökonomischer Sektoren zusätzlich zum Gesundheitssektor erfordert.

*"Health, which is a state of complete physical, mental and social wellbeing, and not merely the absence of disease or infirmity, is a fundamental human right and that the attainment of the highest possible level of health is a most important world-wide social goal whose*

---

217 Weltgesundheitsorganisation 1946

*realization requires the action of many other social and economic sectors in addition to the health sector.*[218]

Das Gesundheitsverständnis der Weltgesundheitsorganisation umfasst die körperlichen, seelischen und sozialen Aspekte von Gesundheit (bzw. Krankheit), entsprechend einer bio-psycho-sozialen Perspektive.

Vor mehr als 60 Jahren stellte die WHO fest, was mittlerweile durch eine sehr viel höhere Dichte an wissenschaftlichen Belegen bestätigt ist: Determinanten aus dem biologischen, psychischen und sozialen Bereich stehen miteinander in Verbindung und beeinflussen Gesundheit und Krankheit. Die Kenntnis dieser Determinanten ermöglicht die Konzeption effektiverer gesundheitsfördernder Interventionen.

Eine häufig geäußerte Kritik an dieser Definition lautet: jeder, der sich körperlich, seelisch und sozial nicht wohl befinde, sei gemäß der WHO-Definition als krank zu bezeichnen und somit seien so gut wie alle Menschen krank. Diese Kritik gründet auf ein Missverständnis: Im biomedizinischen Sinne ist Gesundheit entweder vorhanden oder nicht vorhanden, d.h. der Mensch ist entweder gesund oder krank. Die WHO-Definition geht aber von einem Gesundheits-Krankheits-Kontinuum aus mit vollständiger Gesundheit an einem Pol und dem Tod am entgegengesetzten Pol. Berechtigter erscheint

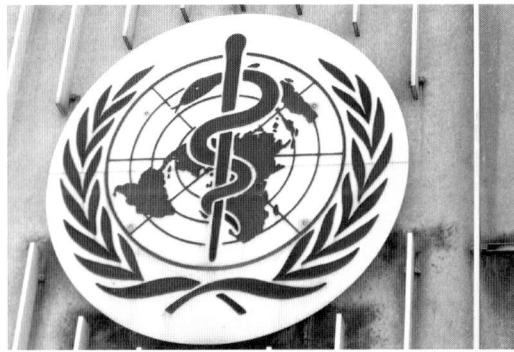

*Abbildung 4.12 Logo der WHO*

218 Weltgesundheitsorganisation 1978

hingegen die Kritik, dass die Gesundheitsdefinition der WHO zwar häufig zitiert aber eher selten konsequent angewandt wird.

**Auf den Punkt gebracht**

*Die Gesundheitsdefinition der Weltgesundheitsorganisation umfasst die biologischen, psychischen und sozialen Aspekte von Gesundheit. Als Leitbild für Gesundheitsförderung und Prävention ist die Definition geeignet, nicht jedoch als Grundlage für Leistungskataloge von Krankenversicherungen.*

### 4.5.2 Salutogenese

**Auf den Punkt gebracht**

*Die Salutogenese erklärt die Ursachen für Gesundheit. Ausgehend von Stresstheorien hat Antonovsky ein Modell entwickelt, das die bio-psycho-sozialen Aspekte von Gesundheit umfasst. Für Bereiche wie Gesundheitsförderung, Prävention, Rehabilitation und sozialmedizinische Begutachtung hat sich die Salutogenese als befruchtend erwiesen.*

Aaron Antonovsky entwickelte in den 1970er Jahren mit der Salutogenese ein Gesundheitskonzept, das auf die Fähigkeiten der Menschen fokussiert, das Leben mit seinen Anforderungen, Belastungen und Problemen zu meistern. Salutogenese ist eine Wortneuschöpfung und bedeutet Entstehung bzw. Entwicklung von Gesundheit. Die Fähigkeit, vorhandene Ressourcen zu nutzen und Probleme zu lösen, ist nach Antonovsky ausschlaggebend für den Erhalt, die Verbesserung oder die Wiedergewinnung von Gesundheit. 1979 erstmals beschrieben, hat die Salutogenese starke Wirkung in Public-Health und in der Gesundheitsförderung entfaltet und stimmt weitgehend mit der Denkweise der Ottawa Charta überein. Die Salutogenese ist, dem Wortsinn entsprechend, als ein Gegenstück zum medizinischen Konzept der Pathogenese (Entstehung und Entwicklung von Krankheiten) zu verstehen, das auf Krankheiten, Störungen und

Defizite fokussiert. Salutogenese und Pathogenese ergänzen sich auf komplementäre Weise.[219] Praktische Anwendung findet die Salutogenese in erster Linie in der Gesundheitsförderung, in der Psychosomatik und in der Rehabilitation.

Aaron Antonovsky (1923 – 1994) wurde in Brooklyn, New York, geboren. Antonovsky siedelte 1960 nach Israel um und leitete an der Universität Beer Sheva die gesundheitswissenschaftliche Fakultät. Dort widmete er sich Fragen der sozialen Ungleichheit der Gesundheit aus der Perspektive der Stressforschung. In seinem Aufsatz »Meine Odyssee als Stressforscher«[220] kritisiert er die Stressmodelle von Selye, Lazarus (»daily hassles«) und Holmes und Rahe (»life events«). In diesen Konzepten wird Gesundheit als Gleichgewicht (Homöostase) verstanden. Der Logik folgend entspricht Krankheit dem Ungleichgewicht im Sinne einer Störung des Gleichgewichtes durch Stressoren. Antonovsky geht im Gegensatz dazu von der Vorstellung aus, dass Stressoren allgegenwärtig sind und die Homöostase gerade nicht den Normalzustand darstellt. »Das Leben ist turbulent und konfliktreich. Alles was schief gehen kann, geht auch einmal schief«. Der Normalzustand sei daher ein dynamisches Ungleichgewicht, die Heterostase. Gesundheit bedeute die Fähigkeit, die Anforderungen und Widrigkeiten des Lebens zu bewältigen, so dass Stress entweder nicht entsteht oder innerhalb kurzer Zeit abgebaut wird. Mit dieser Vorstellung ist die Salutogenese als Stresskonzept sehr gut vereinbar mit dem modernen Stresskonzept von Allostase und allostatischer Last. Antonovsky betrachtet das Leben als einen Fluss voller Gefahren, Strudeln, Biegungen und Stromschnellen; es gelte, den Menschen zu einem guten Schwimmer zu machen.[221]

Im Rahmen seiner Stressforschungen führte Antonovsky Untersuchungen an jüdischen Immigrantinnen in Israel durch. Unter diesen Frauen befanden sich KZ-Überlebende (Abbildung 4.13). Diese hätten nach den herkömmlichen Stresskonzepten ausnahmslos krank sein müssen, weil sie über einen längeren Zeitraum schlimmstem Stress ausgesetzt waren. Einige von ihnen waren jedoch gesund. Auf Grund dieses überraschenden und mit den bis dahin gültigen Stresstheorien nicht vereinbaren Ergebnissen, stellte Antonovsky die Frage: Was erhält diese Frauen gesund? Bei der Befragung der beiden Gruppen von Frauen stellte er fest, dass sich die gesund Gebliebenen von den Kranken in einer Reihe von Merkmalen unterschieden. Aus diesen für die Gesunderhaltung wesentlichen Merkmalen entwickelte er das Salutogenesekonzept. Zum Zeitpunkt seines plötzlichen Todes im Jahr 1994 war Antonovsky intensiv mit der Weiterentwicklung dieses Konzeptes, der Klärung offener Fragen und der empirischen Erprobung befasst. So hinterließ er die Salutogenese als ein befruchtendes aber methodisch und empirisch nicht abschließend abgesichertes Konzept.

Die zentralen Bestandteile des Salutogenesekonzeptes sind das Gesundheits-Krankheits-Kontinuum, Stressoren und Spannungszustand sowie die generalisierten Widerstandsressourcen und der Kohärenzsinn.

*Gesundheits-Krankheits-Kontinuum* bedeutet, dass sich der Gesundheitszustand eines Menschen zwischen den Polen gesund und krank bewegt. Diese Sichtweise erleichtert die Wahrnehmung der gesunden Anteile eines Menschen, selbst bei schwerer Krankheit. Auch wird Gesundheit als ein dynamischer Zustand betrachtet, der in allen Situationen vermehrt bzw. gestärkt werden kann.

Mit *Stressoren und Spannungszustand* wird der Mechanismus der Krankheitsentstehung bzw. der Gesunderhaltung beschrieben. Mit Spannungszustand ist die psychophysische Aktivierung durch die Stressreaktion gemeint.

219 Antonovsky 1997, S. 29 ff.
220 Antonovsky 1991
221 Bengel et al. 2001, S. 141

Stressoren sind in der Physiologie und Psychologie definiert als alle Reize und Stimuli, die Stress erzeugen. Ein Reiz bzw. Stimulus ist nicht per se ein Stressor, sondern wird es erst dadurch, dass die Person ihn subjektiv als solchen bewertet. Diese subjektive Bewertung führt zur Auslösung des Spannungszustandes, also der Stressreaktion. Ein anhaltender Spannungszustand führt zu einer Bewegung in Richtung Krankheitspol, eine zeitnahe Spannungslösung in Richtung Gesundheitspol. Von zentraler Bedeutung für die Gesundheit ist daher die Fähigkeit, den Spannungszustand nicht entstehen zu lassen bzw. – wenn er eingetreten ist – ihn wieder zu lösen, d.h. im Sinne von Coping zu bewältigen. Mit diesen Vorstellungen greift Antonovsky modernen Stresstheorien vor, insbesondere dem Konzept von Allostase und allostatischer Last.

Die *generalisierten Widerstandsressourcen* (engl. general resistance ressources – GRR) beschreiben Merkmale, die eine erfolgreiche Spannungsbewältigung ermöglichen. Auf der individuellen Ebene zählen dazu körperliche Faktoren, Intelligenz, Bewältigungsstrategien. Antonovsky verbleibt hier aber nicht auf der

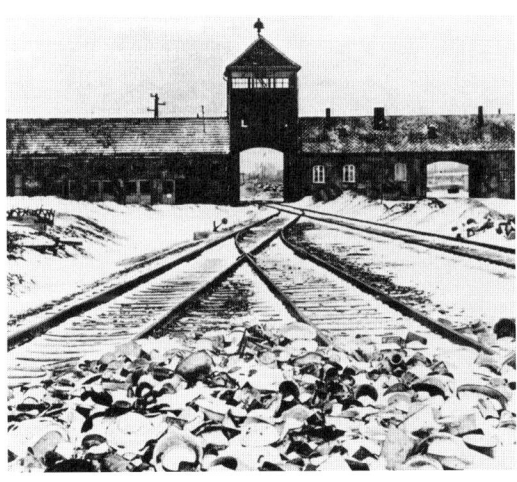

individuellen Ebene sondern bezieht soziale Aspekte wie soziale Unterstützung, finanzielle Möglichkeiten und kulturelle Stabilität ein. Die Widerstandsressourcen werden als generalisiert bezeichnet, weil ihre Wirksamkeit unspezifisch ist, sich also auf Situationen aller Art bezieht. Widerstandsressourcen und Widerstandsdefizite sind ebenfalls als Kontinuum zu verstehen. Widerstandsressourcen am positiven Pol ermöglichen Erfahrungen, die das Kohärenzgefühl stärken, Widerstandsdefizite am negativen Pol erhöhen dagegen die Wahrscheinlichkeit für Erfahrungen, die das Kohärenzgefühl schwächen.

Das *Kohärenzgefühl* (sense of coherence – SOC) beschreibt die grundlegende Wahrnehmung des Lebens als sinnvoll, lohnend, verständlich und handhabbar.

Das Wort Kohärenz bezeichnet den Zusammenhang von Einzelelementen in einem übergeordneten Ganzen.
Antonovskys definiert das Kohärenzgefühl als »*eine globale Orientierung, die das Ausmaß ausdrückt, in dem jemand ein durchdringendes, überdauerndes und dennoch dynamisches Gefühl des Vertrauens hat, dass erstens die Anforderungen aus der inneren oder äußeren Erfahrenswelt im Verlauf des Lebens strukturiert, vorhersagbar und erklärbar sind und dass zweitens die Ressourcen verfügbar sind, die nötig sind, um den Anforderungen gerecht zu werden. Und drittens, dass diese Anforderungen Herausforderungen sind, die Investition und Engagement verdienen.*«[222]
Folgende drei Komponenten beschreiben das Kohärenzgefühl näher:[223]

*Das Gefühl der Verstehbarkeit* (sense of comprehensibility) bezeichnet die Erwartung bzw. Fähigkeit von Menschen, Stimuli – auch unbekannte – als geordnete, konsistente, strukturierte Informationen verarbeiten zu können und somit nicht mit Reizen konfrontiert zu sein

*Abbildung 4.13 »Das Tor zur Hölle von Auschwitz«*
*Quelle: Bildchronik: Das Dritte Reich, S. 8060*

222 Bengel et al. 2001, S. 30
223 Bengel et al. 2001, S. 29 f.

bzw. zu werden, die chaotisch, willkürlich, zufällig und unerklärlich sind. Es handelt sich um ein kognitives Verarbeitungsmuster.

Das Gefühl der **Handhabbarkeit/Bewältigbarkeit** (sense of manageability)bezeichnet das Ausmaß, in dem man wahrnimmt, dass man geeignete Ressourcen zur Verfügung hat, um den Anforderungen zu begegnen. Es handelt sich um ein kognitiv-emotionales Verarbeitungsmuster.

Das *Gefühl der Sinnhaftigkeit/Bedeutsamkeit* (sense of meaningfulness)bezeichnet das Ausmaß, in dem man das Leben als emotional sinnvoll empfindet: dass wenigstens einige der vom Leben gestellten Probleme und Anforderungen es wert sind, Energie in sie zu investieren, dass man sich für sie einsetzt und sich ihnen verpflichtet, dass sie eher willkommene Herausforderungen sind als Lasten, die man gerne los wäre. Es handelt sich um eine motivationale Komponente.

Für die Messung des Kohärenzgefühls hat Antonovsky einen ausführlicheren Fragebogen mit 29 Items und eine Kurzversion mit 13 Items entwickelt. Nicht alle Fragen der Validität dieser Messinstrumente sind geklärt.[224] Offensichtlich erfassen sie aber recht zuverlässig die subjektiv wahrgenommene körperliche und seelische Gesundheit[225] und auch die Lebensqualität als zentrales Element eines erweiterten Gesundheitsverständnisses.[226] Damit erscheinen wichtige Voraussetzung für die praktische Anwendung des Salutogeneskonzeptes z.B. in der Gesundheitsförderung erfüllt zu sein.

Antonovskys Hauptwerke sind die Bücher »Health, Stress and Coping« (1979) und »Unraveling the mystery of health«, von denen Letzteres in deutscher Übersetzung vorliegt.[227]

Die BZgA würdigt in ihrer kritischen Bewertung der Salutogenese für Gesundheitsförderung und Rehabilitation den Perspektivenwechsel »weg von der ausschließlich risikoorientierten Prävention hin zur Stärkung gesunderhaltender Ressourcen.«[228]

Andere Konzepte bilden ebenfalls Gesundheitsmerkmale ab. Hier sind zu nennen:[229]

- Konzept der Widerstandsfähigkeit (hardiness, resilience) (Kobasa, 1979)
- Modell der Selbstwirksamkeitserwartung (Bandura 1977)
- Optimismus (Scheier, Carver 1985)
- interne Kontrollüberzeugung (Rotter 1966)
- erlernte Hilflosigkeit (Seligman 1979)
- Demoralisierung (Dohrenwend et al. 1980)

## Vertiefung

- *BZgA Fachpublikationen Band 06: Was erhält Menschen gesund? Antonovskys Modell der Salutogenese http://tinyurl.com/ybbkcar*
- *Jürgen Bengel und Regine Strittmatter (2001). Aaron Antonovskys Modell der Salutogenesehttp://kurse.fh-regensburg.de/kurs_20/kursdateien/L/SalutogeneseBZgA.pdf*
- *Aaron Antonovsky (1991). Meine Odyssee als Stressforscher. Argument-Sonderband 196. Hamburg: Argument-Verl. S. 112 – 30 http://kurse.fh-regensburg.de/kurs_20/kursdateien/L/1991Odyssee.pdf Antonovsky stellt hier die gedanklichen Wurzeln und Entwicklungslinien des Salutogenesekonzeptes dar.*
- *Aaron Antonovsky (1997). Salutogenese. Zur Entmystifizierung der Gesundheit. Tübingen: DGVT-Verlag. Deutsche Ausgabe von »Unraveling the mystery of health«*
- *B. Lindstrom and M. Eriksson (2005). Glossary: Salutogenesis. J. Epidemiol. Community Health, June 1, http://jech.bmj.com/cgi/content/full/59/6/440*

---

224 Eriksson und Lindström 2005
225 Erikssson und Lindström 2006
226 Eriksson und Lindström 2007
227  Antonovsky 1979, 1987, 1997

---

228 Bengel et al. 2001, S. 171
229 Trojan und Leggewie 2001, S. 89

## 4.6 Klassifikationssysteme von Krankheiten und Behinderungen

Medizinische Klassifikationssysteme dienen der weltweiten Verständigung über Fragen von Krankheit, Gesundheit und Behinderung. Voraussetzung für die Vergleichbarkeit von Krankheitsstatistiken, medizinisch-wissenschaftlicher Forschung sind einheitliche Definitionen und Auffassungen der beschriebenen und untersuchten Phänomene.

### 4.6.1 Die Internationale Klassifikation von Krankheiten (ICD)

**Auf den Punkt gebracht**

*Die internationale Klassifikation der Krankheiten ist ein Katalog von Krankheiten. Die Weltgesundheitsorganisation fördert damit ein weltweit einheitliches Verständnis von Krankheitsbildern. Für wissenschaftliche Zwecke ist dies unabdingbar. In Deutschland werden Krankheiten in Praxen und Krankenhäusern für Zwecke der Abrechnung und Statistik nach der ICD kodiert.*

Die internationale Klassifikation der Krankheiten und verwandten Gesundheitsproblemen (International Statistical Classification of Diseases and Related Health Problems, ICD) – so die vollständige Bezeichnung – ist ein weltweit gültiges System für die Klassifikation von Krankheiten, Gesundheitsstörungen und Todesursachen. Herausgeber ist die Weltgesundheitsorganisation. Die ICD stellt eine Weiterentwicklung der Bertillon-Klassifikation von Todesursachen aus dem Jahr 1893 dar. Derzeit ist die zehnte Revision der ICD aus dem Jahr 1992 gültig. Eine 11. Revision ist vorerst nicht geplant, kleinere Anpassungen erfolgen in jährlichen Abständen. Die aktuelle deutsche Version, ICD-10-GM 2007 findet sich auf der Website des Deutschen Instituts für Medizinische Dokumentation und Information (DIMDI, www.dimdi.de/de/klassi/diagnosen/icd10/ls-icdhtml.htm). Das Verzeichnis umfasst 22 Kapitel mit jeweils 4 bis 22 Hauptgruppen. Die einzelnen Krankheiten und Gesundheitsprobleme, insgesamt etwa 20.000, werden mit drei bis vier Zeichen kodiert. Der Buchstabe F sagt beispielsweise aus, dass es sich um eine psychiatrische Erkrankung handelt. F20 bezeichnet die Schizophrenie, F20.0 bis F20.9 die verschiedenen Formen der Schizophrenie.

In Deutschland wird die ICD-10-GM in verschiedenen Bereichen genutzt. So wird z.B. jede Patientendiagnose in der ambulanten und in der stationären Medizin für Zwecke der Abrechnung und der Statistik im ICD-Code verschlüsselt. Auch wird jeder Todesfall nach ICD codiert – die amtliche Todesursachenstatistik ist entsprechend gegliedert (Statistisches Bundesamt www.destatis.de. Weitere Themen/Gesundheitswesen/Todesursachen). Ein Anspruch auf Eingliederungshilfe für seelisch behinderte Kinder und Jugendliche im Rahmen der Kinder- und Jugendhilfe ist u.a. mit einer psychiatrischen Diagnose nach ICD zu begründen (Sozialgesetzbuch XIII § 35a).

*»Die ICD kann vor dem Hintergrund ihres biomedizinischen Modells als eine international anerkannte und einheitliche Sprache aufgefasst werden, mit der Krankheitsphänomene in einer für alle professionellen Gruppen im Gesundheitswesen gleichen Weise benannt und verstanden werden. Erst hierdurch wird eine eindeutige Kommunikation über Krankheiten innerhalb und zwischen Professionen und Institutionen möglich.«*[230]

### 4.6.2 Diagnostisches und Statistisches Manual psychischer Störungen (DSM-IV)

**Auf den Punkt gebracht**

*Psychiatrische Störungen werden über beobachtbares Verhalten definiert. Psychiater haben sich über Kriterien verständigt, mit denen psychische Störun-*

---

230 Bundesarbeitsgemeinschaft für Rehabilitation 2008, S 9

*gen erfasst werden. Psychiatrische Diagnosen sind somit Konstrukte. Die Ausprägung von Verhaltensmerkmalen ist kontinuierlich. Ihre »Messung« erfolgt über die Beobachtungen duch den Arzt und den Einsatz von Fragebogeninstrumenten. Psychiatrische Diagnosen sind nur eingeschränkt valide, objektiv und reliabel. Sie sollten nur vergeben werden, wenn die betroffene Person einen Vorteil davon hat. Bis auf Weiteres ist nicht zu erwarten, dass psychiatrische Diagnosen wie somatische Krankheiten über messbare oder sichtbar gemachte biologische Veränderungen definiert werden können.*

Das Diagnostische und Statistische Manual psychischer Störungen (engl.: Diagnostic and Statistical Manual of Mental Disorders – DSM) stellt – wie sein Name sagt – eine Klassifikation psychischer Störungen dar. Herausgeber ist der Berufsverband amerikanischer Psychiater (American Psychiatric Association). Die aktuelle Version ist das DSM-IV-TR (TR steht für »text revision«) aus dem Jahr 2000. Als Werk eines nationalen Fachverbandes gilt das DSM-IV im Vergleich zum ICD-10 der WHO als spezieller, genauer und besser für wissenschaftliche Zwecke geeignet. Das DSM beschreibt psychiatrische Diagnosen auf fünf Achsen. Jede Achse bezieht sich auf einen unterschiedlichen Bereich von Informationen: Achse I klinische Störung, Achse II Persönlichkeitsstörung und geistige Behinderung, Achse III allgemeiner medizinischer Zustand, Achse IV psychosoziale und umgebungsbedingte Faktoren, Achse V Global Assessment of Functioning Scale – globale Erfassung des Funktionsniveaus.

### Entstehung des DSM

Die ersten beiden Versionen des DSM aus den Jahren 1952 bzw. 1968 beschrieben etwa 100 psychische Krankheiten eher oberflächlich. Damals stellten unterschiedliche Psychiater bei Patienten mit vergleichbaren Symptomen unterschiedliche Diagnosen. Ursache dafür waren die unterschiedlichen Schulen innerhalb der Psychiatrie mit jeweils eigenen Theorien zur Verursachung und unterschiedlichen Diagnosemethoden mit unterschiedlicher Befragung der Patienten. Die Informationen, welche Psychiater erfragten und die Interpretationen dieser Informationen waren somit uneinheitlich und konnten zu unterschiedlichen Diagnosen bei ein und demselben Patienten führen. Die Diagnosen waren subjektiv, abhängig von der Sichtweise des jeweiligen Untersuchers gefärbt und somit nicht zuverlässig (reliabel). Was für den einen Psychiater eine Hysterie war, deutete der andere möglicherweise als hypochondrische Depression. Dies behinderte jeglichen wissenschaftlichen Fortschritt und führte die Psychiatrie als Disziplin in eine Krise. Das DSM IV sollte aus dieser Krise führen, u.a. mit Hilfe der Empirie, die allerdings damals wenig entwickelt war. Unter der Leitung des Psychiaters Robert Spitzer arbeiteten 25 Arbeitsgruppen in den Jahren 1974 bis 1980 an einer neuen Version. Die Arbeitsgruppen setzten sich aus Vertretern der unterschiedlichen Schulen zusammen. Weil jede Schule ihre eigenen Annahmen zur Verursachung hatte, einigte man sich darauf, Krankheitsbilder ohne Aussagen über die Ursache, durch beobachtbares Verhalten zu beschreiben. Darin waren die Arbeitsgruppen offensichtlich kreativ. Zahlreiche Störungsbilder wurden erstmals in das Verzeichnis aufgenommen, wie z.B. Aufmerksamkeitsdefizitstörung, Autismus, Anorexia nervosa, Bulimie, Panikstörung und posttraumatische Belastungsstörung. Das DSM IV von 1980 beschrieb schließlich 265 Störungen mit stark erweiterten Beschreibungen und Checklisten von Symptomen.[231]

---

231 Spiegel 2007

| Kapitel | Gliederung | Titel |
|---------|------------|-------|
| I | A00-B99 | Bestimmte infektiöse und parasitäre Krankheiten |
| II | C00-D48 | Neubildungen |
| III | D50-D90 | Krankheiten des Blutes und der blutbildenden Organe sowie bestimmte Störungen mit Beteiligung des Immunsystems |
| IV | E00-E90 | Endokrine, Ernährungs- und Stoffwechselkrankheiten |
| V | F00-F99 | Psychische und Verhaltensstörungen |
| VI | G00-G99 | Krankheiten des Nervensystems |
| VII | H00-H59 | Krankheiten des Auges und der Augenanhangsgebilde |
| VIII | H60-H95 | Krankheiten des Ohres und des Warzenfortsatzes |
| IX | I00-I99 | Krankheiten des Kreislaufsystems |
| X | J00-J99 | Krankheiten des Atmungssystems |
| XI | K00-K93 | Krankheiten des Verdauungssystems |
| XII | L00-L99 | Krankheiten der Haut und der Unterhaut |
| XIII | M00-M99 | Krankheiten des Muskel-Skelett-Systems und des Bindegewebes |
| XIV | N00-N99 | Krankheiten des Urogenitalsystems |
| XV | O00-O99 | Schwangerschaft, Geburt und Wochenbett |
| VI | P00-P96 | Bestimmte Zustände, die ihren Ursprung in der Perinatalperiode haben |
| XVII | Q00-Q99 | Angeborene Fehlbildungen, Deformitäten und Chromosomenanomalien |
| XVIII | R00-R99 | Symptome und abnorme klinische und Laborbefunde, die anderenorts nicht klassifiziert sind |
| XX | V01-Y98 | Äußere Ursachen von Morbidität und Mortalität |
| XXI | Z00-Z99 | Faktoren, die den Gesundheitszustand beeinflussen und zur Inanspruchnahme des Gesundheitswesens führen |
| XXII | U00-U99 | Schlüsselnummern für besondere Zwecke |

*Abbildung 4.14 ICD: Kapitel und Gliederung. Quelle: DIMDI*

**Grenzen des DSM**

Die Grenzen des DSM-IV werden deutlich, wenn man bedenkt, dass hier Diagnosen bzw. Krankheitsbilder von Experten nach möglicherweise kontroverser Diskussion regelrecht »beschlossen« wurden. Dies zeigt, dass die wissenschaftliche Grundlage der Psychiatrie eher schmal ist.

Wissenschaftlich begründet ist eine Diagnose, wenn sie folgende Bedingungen erfüllt:

■ Der Kausalmechanismus ist in seinen biologischen, psychologischen und sozialen Dimensionen bekannt.

■ Diagnosekriterien sind vorhanden, die diesen Zustand eindeutig von anderen Zuständen abgrenzen lassen.

Treffen beide Kriterien zu, kann die Diagnose als valide bezeichnet werden in dem Sinne, dass sie eine Krankheit zutreffend abbildet. In beiden Bereichen steht die Psychiatrie noch nicht allzugut da. Über die Kausalmechanismen der meisten psychischen Krankheiten ist wenig be-

| DSM I 1952 | |
|---|---|
| DSM II 1968 | etwa 100 Störungen, 150 Seiten |
| DSM III 1984 | 265 Störungen, 495 Seiten, |
| DSM III-R 1987 | |
| DSM IV 1994 | |
| DSM IV-TR 2000 | |
| DSM V nach 2010 | |

*Abbildung 4.15 Die Versionen des DSM.*
*Quelle: Spiegel 2007*

kannt. Beispielsweise existiert fast kein gesichertes Wissen über die biologischen Mechanismen von Persönlichkeitsstörungen. Bei anderen Störungen, wie Depression und Psychose, gibt es mehr Forschungsergebnissen, aber wenig Klarheit darüber, wie diese zu deuten sind.

Diagnostische Kriterien sind klinische Merkmale einer Krankheit, die sie von Krankheiten mit ähnlichem Erscheinungsbild unterscheiden lassen. Trennscharfe Diagnosekriterien bietet das DSM nicht. Viele Störungsbilder überlappen einander. Ausgangspunkt der Diagnosechecklisten ist beobachtbares Verhalten. Beispielsweise lautet ein Kriterium für die zwanghafte Persönlichkeitsstörung: »übermäßig gewissenhaft, skrupulös und rigide in Fragen von Moral, Ethik und Werten«. Der Beurteiler muss hier wie auch bei den weiteren Kriterien eine Entscheidung treffen, ob das beschriebene Verhaltensmerkmal vorliegt oder nicht. Anschließend gilt es zu zählen, wie viele Kriterien positiv beurteilt wurden und anhand der vorgegebenen Grenze die Diagnose zu stellen oder auszuschließen (count/cutoff-Methode).[232] Problematisch ist hier auch, dass es sich zumeist um Merkmale handelt, die kontinuierlich ausgeprägt sind. Die Zuordnung in eine von zwei einander ausschließende Kategorien (vorhanden vs. nicht vorhanden) ist

schwierig und willkürlich. Von besonderer Bedeutung erscheint, dass die Diagnosekriterien nicht sicher Gesundheit von psychischer Störung abgrenzen können.

Kritik wurde in letzter Zeit zu weiteren Aspekten des DSM geäußert:

- In dem Buch »The Loss of Sadness« legen die Autoren dar, dass das DSM die Trauer- und Verlustreaktion als major depression erfasst. Die Zeichen der Trauerreaktion könnten zwar denen der major depression entsprechen, es handele sich bei ersterer jedoch um eine natürliche, genetisch determinierte, in allen Kulturen und auch bei Primaten anzutreffende Reaktion auf Verlust.[233]

- Derek Summerfield, ein englischer Psychiater, der in der Flüchtlingsarbeit engagiert ist, weist darauf hin, dass dem DSM Normen zugrunde liegen, die an westlichen Populationen gewonnen wurden und nicht ohne weiteres auf Menschen anderer Kulturen übertragbar sind. Die Präsentation, Attribution, Klassifikation, Prävalenz und Prognose mentaler Störungen variiere erheblich zwischen den Kulturen. Die vorherrschenden psychiatrischen Konzepte seien in relativ wohlhabenden und stabilen Gesellschaften entwickelt worden. Es sei fraglich, ob sich damit in Populationen, die unter Armut, Hunger und Krieg leiden, psychische Störung von einer normalen Reaktion unterscheiden ließe.[234]

- Ein hoher Anteil von Wissenschaftlern, die an der Erarbeitung des DSM IV und DSM-IV-TR beteiligt waren, hatte finanzielle Verbindungen zur Industrie. 56 Prozent der Ausschussmitglieder (95 von 170) unterhielten in unterschiedlicher Form vorteilhafte Beziehungen zur Industrie. Ihr Anteil war in den Arbeitsgruppen besonders hoch, die sich mit

---

232 Westen et al. 2006

233 Horwitz und Wakefield 2007, S. 38 ff.
234 Summerfield 2008

Krankheiten befassten in denen die medikamentöse Therapie den Standard bildet. In den Ausschüssen »Affektive Störungen« und »Schizophrenie und andere psychotische Störungen« hatten jeweils alle Mitglieder finanzielle Verbindungen zur Industrie.[235]

### Der Nutzen psychiatrischer Diagnosen

Trotz zumeist geringer oder fehlender Validität können die Diagnosen des DSM extrem nützlich sein. Auch wenn das Wissen um die Entstehungsmechanismen der Schizophrenie eher gering ist, gibt es für Menschen, welche die diagnostischen Kriterien erfüllen, wirkungsvolle Hilfen.[236] So gib es eine Wissensgrundlage über mögliche Verlaufsformen, über medikamentöse Therapien und auch nicht-medizinische Interventionen, mit denen sich die Zahl psychotischer Schübe vermindern und die soziale Integration fördern lassen. Es sollte auch nicht außer acht gelassen werden, dass mit dem Erhalt einer Diagnose eine Schutzfunktion einhergeht sowie das Anrecht auf medizinische und soziale Unterstützung.

### Vertiefung

- *DSM-IVTR online http://www.behavenet.com/ capsules/disorders/dsm4TRclassification.htm*
- *Stichwort in Wikipedia http://de.wikipedia.org/ wiki/DSM_4*
- *DSM-IV- Website der American Psychiatric Association www.psychiatryonline.com*
- *Georg Jungnitsch. Klinische Psychologie. Kohlhammer 1999, S. 55 – 83 Vertiefung des Themas Klassifikation psychischer Störung*

### 4.6.3 Die Internationale Klassifikation der Funktionsfähigkeit, Behinderung und Gesundheit (ICF)

### Auf den Punkt gebracht

*Die ICF erlaubt eine umfassende Beschreibung der Auswirkungen einer Krankheit bzw. einer Behinderung auf die Lebenssituation der betroffenen Person. Die Einbindung des Menschen in seine Umwelt, die Wechselwirkungen von Person und Umwelt, die Ressourcenorientierung und Teilhabe sind wesentliche Elemente. Die Klassifizierung nach der ICF erfordert spezifische Qualifikationen.*

Die Krankheitsbezeichnung durch die ICD erlaubt noch keine Aussagen über Auswirkungen und Probleme für das Leben des Betroffenen, z.B. über Beeinträchtigungen in den Bereichen von Mobilität, Kommunikation und Selbstversorgung, über Beeinträchtigungen des häuslichen Lebens, der Interaktionen mit anderen Menschen oder des Erwerbslebens.

Als Ergänzung zur ICD hat die WHO daher eine Klassifikation für Behinderungen entwickelt, die es ermöglicht, in einer international einheitlichen Sprache Beeinträchtigungen in körperlichen und mentalen Funktionen und Aktivitäten zu beschreiben sowie die Teilhabe in Lebensbereichen unter Berücksichtigung der Umweltfaktoren.

### Auf den Punkt gebracht

*Die ICF versteht Behinderung nicht als ein personenbezogenes Merkmal sondern als ein Ergebnis aus ungünstigen Wechselwirkungen von individuellen Voraussetzungen einer Person und Umwelt.*

Mit der ICF besteht die Möglichkeit, Krankheitsfolgen und Behinderung nicht nur unter dem Aspekt der damit verbundenen Defizite zu beschreiben, sondern auch die vorhandenen Ressourcen einer Person einzubeziehen. Die ICF hat in folgende Regelwerke Eingang gefunden:

---

235 Cosgrove et al. 2006
236 Kendell und Jablensky 2003

■ SGB IX Rehabilitation und Teilhabe behinderter Menschen www.gesetze-im-internet. de/sgb_9/index.html

■ Gemeinsame Empfehlung »Begutachtung« für das SGB IX www.sgb-ix-umsetzen.de/index.php/nav/tpc/nid/1/aid/535

■ Rehabilitations-Richtlinien nach SGB V (medizinische Rehabilitation) www.sgb-ix-umsetzen.de/index.php/nav/tpc/nid/1/aid/368

■ Behindertengleichstellungsgesetz www.gesetze-im-internet.de/bgg/index.html

Die ICF befindet sich in Deutschland in der Implementierungsphase. Im Folgenden soll in knapper Form die »Philosophie« der ICF dargelegt werden, die veränderte Sichtweise von Behinderung mit den damit verbundenen Chancen. Eine Klassifikation hat zwar die Funktion, Komplexität zu mindern und eine einheitliche Sprache und Vergleichbarkeit zu ermöglichen. Trotzdem ist die ICF kein einfaches, intuitiv verständliches Konzept. Voraussetzung für die Anwendung ist das Verständnis für die benutzten Begrifflichkeiten. Die Kodierung von Sachverhalten im Rahmen von Begutachtung erfordert darüber hinaus spezifische Kompetenzen, die am besten durch Schulung zu erwerben sind.

Im Folgenden werden in knapper Form die Begrifflichkeiten erläutert.[237]

## Funktionale Gesundheit

Die funktionale Gesundheit bildet den Kern der ICF. Eine Person gilt als funktional gesund, wenn – vor ihrem gesamten Lebenshintergrund (Konzept der Kontextfaktoren):

1. ihre körperlichen Funktionen (einschließlich des geistigen und seelischen Bereichs) und ihre Körperstrukturen allgemein anerkannten (statistischen) Normen entsprechen (Konzept der Körperfunktionen und -strukturen),

2. sie all das tut oder tun kann, was von einem Menschen ohne Gesundheitsproblem (ICD) erwartet wird (Konzept der Aktivitäten), und

3. sie ihr Dasein in allen Lebensbereichen, die ihr wichtig sind, in der Weise und dem Umfang entfalten kann, wie es von einem Menschen ohne Beeinträchtigung der Körperfunktionen oder -strukturen oder der Aktivitäten erwartet wird (Konzept der Teilhabe an Lebensbereichen).

### Bio-psycho-soziales Modell der ICF

Die ICF betrachtet die funktionale Gesundheit als das Ergebnis komplexer Abhängigkeiten und Wechselwirkungen des nach ICD definierten Gesundheitsproblems. Die Kontextfaktoren helfen, den gesamten Lebenshintergrund einer Person einzubeziehen.

### Kontextfaktoren

*Kontextfaktoren* bezeichnen den gesamten Lebenshintergrund einer Person und werden unterteilt in Umweltfaktoren und personenbezogene Faktoren. (Abbildung 4.16 und 4.17).

*Umweltfaktoren* beziehen sich auf die materielle, soziale und einstellungsbezogene Umwelt und werden klassifiziert (Abbildung 4.17).

*Personenbezogene Faktoren* sind der besondere Hintergrund des Lebens und der Lebensführung einer Person und umfassen Gegebenheiten des Individuums, die nicht Teil ihres Gesundheitsproblems sind.

Kontextfaktoren können sich positiv als Förderfaktoren oder negativ als Barrieren auf die funktionale Gesundheit auswirken.

---

237 Bundesarbeitsgemeinschaft für Rehabilitation 2008 und Schuntermann 2006

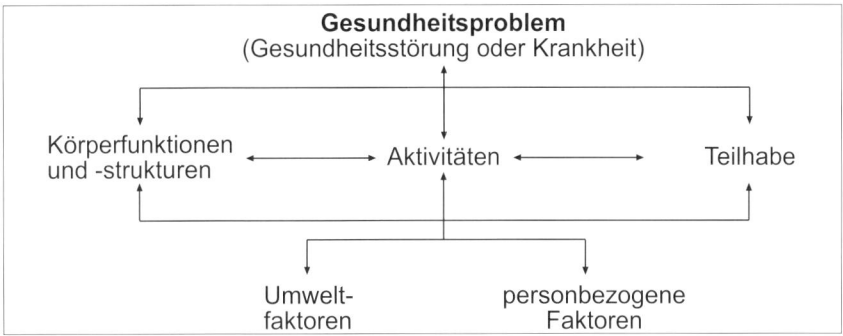

*Abbildung 4.16  Das bio-psycho-soziale Modell der ICF*
*Quelle: Bundesarbeitsgemeinschaft für Rehabilitation 2008*

## Körperfunktionen und Körperstrukturen
## Aktivitäten

Das Konzept der Aktivitäten bezieht sich auf den Menschen als handelndes Subjekt.

*Aktivität* bezeichnet die Durchführung einer Handlung oder Aufgabe. Beeinträchtigungen der Aktivität sind Probleme bei der Durchführung einer Handlung oder Aufgabe.

*Leistungsfähigkeit* ist das maximale Leistungsniveau einer Person bezüglich einer Aufgabe oder Handlung unter Test-, Standard- oder hypothetischen Bedingungen.

*Leistung* ist die tatsächliche Durchführung einer Aufgabe oder Handlung einer Person unter den Gegebenheiten ihres Kontextes. Das Ziel rehabilitativer Bemühungen besteht häufig darin, die Leistungsfähigkeit wiederherzustellen bzw. zu verbessern – der Einbezug der Kontextfaktoren dürfte schon jetzt dem professionellen sozialpädagogischen Selbstverständnis entsprechen.

Die Umsetzung der Leistungsfähigkeit in Leistung erfolgt nicht automatisch – sowohl eine zu geringe wie auch eine überhöhte Leistungsbereitschaft kann hinderlich sein. Die Bereitschaft zur Verbesserung der Leistung ist den personenbezogenen Faktoren zuzuordnen, es sei denn, eine diesbezügliche Beeinträchtigung ist medizinisch zu erklären, wie z.B. durch eine Depression.

## Teilhabe

Teilhabe ist das Einbezogensein einer Person in eine Lebenssituation oder einen Lebensbereich.

Beeinträchtigungen der Teilhabe sind Probleme, die eine Person beim Einbezogen sein in eine Lebenssituation oder einen Lebensbereich hat. Teilhabe wird nicht eigenständig sondern hilfsweise über die Aktivitäten operationalisiert (Abbildung 4.18).

## Vertiefung

- ICF-Website *des DIMDI http://www.dimdi.de/ static/de/klassi/icf/index.htm*
- *ICF- Website der WHO (englischsprachig) http:// www3.who.int/icf/icftemplate.cfm*
- *Website der Bundesarbeitsgemeinschaft für Rehabilitation (BAR) www.bar-frankfurt.deSuche mit Stichwort ICF, u.a. ICF-Praxisleitfaden*
- *Internetseite zum Umsetzungsstand des SGB IX – Rehabilitation und Teilhabe behinderter Menschen. www.sgb-ix-umsetzen.de*
- *Bericht der Bundesregierung zur Lage behinderter Menschen 2004 www.sgb-ix-umsetzen.de/pdfuploads/bericht_15045751-00.pdf*

| Umweltfaktoren<br>Kapitel der Klassifikation der Umweltfaktoren | Personbezogene Faktoren<br>(nicht klassifiziert), z.B. |
|---|---|
| 1. Produkte und Technologien (z.B. Hilfsmittel, Medikamente)<br>2. Natürliche und vom Menschen veränderte Umwelt (z.B. Bauten, Straßen, Fußwege)<br>3. Unterstützung und Beziehungen (z.B. Familie, Freunde, Arbeitgeber, Fachleute des Gesundheits- und Sozialsystems)<br>4. Einstellungen, Werte und Überzeugungen anderer Personen und der Gesellschaft (z.B. Einstellung der Wirtschaft zu Teilzeitarbeitsplätzen)<br>5. Dienste, Systeme und Handlungsgrundsätze (z.B. Gesundheits- und Sozialsystem mit seinen Leistungen und Diensten, Rechtsvorschriften) | • Alter<br>• Geschlecht<br>• Charakter, Lebensstil, Coping<br>• sozialer Hintergrund<br>• Bildung/Ausbildung<br>• Beruf<br>• Erfahrung<br>• Motivation<br>• Handlungswille<br>• Mut<br>• genetische Prädisposition |

*Abbildung 4.17  ICF: Kontextfaktoren. Quelle: Schuntermann 2006*

| **Klassifikation der Körperfunktionen**<br>(Kapitel der ICF) | **Klassifikation der Körperstrukturen**<br>(Kapitel der ICF) |
|---|---|
| 1. Mentale Funktionen<br>2. Sinnesfunktionen und Schmerz<br>3. Stimm- und Sprechfunktionen<br>4. Funktionen des kardiovaskulären, hämatologischen, Immun- und Atmungssystems<br>5. Funktionen des Verdauungs-, des Stoffwechsel- und des endokrinen Systems<br>6. Funktionen des Urogenital- und reproduktiven Systems<br>7. Neuromuskuloskeletale und bewegungsbezogene Funktionen<br>8. Funktionen der Haut und der Hautanhangsgebilde | 1. Strukturen des Nervensystems<br>2. Das Auge, das Ohr und mit diesen in Zusammenhang stehende Strukturen<br>3. Strukturen, die an der Stimme und dem Sprechen beteiligt sind<br>4. Strukturen des kardiovaskulären, des Immun- und des Atmungssystems<br>5. Mit dem Verdauungs-, Stoffwechsel und endokrinen System in Zusammenhang stehende Strukturen<br>6. Mit dem Urogenital- und dem Reproduktionssystem im Zusammenhang stehende Strukturen<br>7. Mit der Bewegung in Zusammenhang stehende Strukturen<br>8. Strukturen der Haut und Hautanhangsgebilde |

*Abbildung 4.18  ICF: Körperfunktionen und Körperstrukturen. Quelle: Schuntermann 2006*

## 4.7  Krankheit und Behinderung im Sozialrecht

### 4.7.1  Krankheit

Das Sozialgesetzbuch V (SGB V)[238] regelt die gesetzliche Krankenversicherung. Auf eine positive Definition von Krankheit hat der Gesetzgeber verzichtet. Im Alltag wird jedoch eine Definition benötigt, um Leistungsansprüche der Mitglieder bzw. Leistungspflicht der Krankenkassen zu bejahen bzw. zu verneinen. Die Rechtsprechung hat die erforderlichen Grundsätze festgesetzt.

---

238  www.gesetze-im-internet.de/bundesrecht/sgb_5/index.html

1. Lernen und Wissensanwendung (z.B. bewusste sinnliche Wahrnehmungen, elementares Lernen, Wissensanwendung)
2. Allgemeine Aufgaben und Anforderungen (z.B. Aufgaben übernehmen, die tägliche Routine durchführen, mit Stress und anderen psychischen Anforderungen umgehen)
3. Kommunikation (z.B. Kommunizieren als Empfänger, Kommunizieren als Sender, Konversation und Gebrauch von Kommunikationsgeräten und -techniken)
4. Mobilität (z.B. die Körperposition ändern und aufrecht erhalten, Gegenstände tragen, bewegen und handhaben, gehen und sich fortbewegen, sich mit Transportmitteln fortbewegen)
5. Selbstversorgung (z.B. sich waschen, pflegen, an- und auskleiden, die Toilette benutzen, essen, trinken, auf seine Gesundheit achten)
6. Häusliches Leben (z.B. Beschaffung von Lebensnotwendigkeiten, Haushaltsaufgaben, Haushaltsgegenstände pflegen und anderen helfen)
7. Interpersonelle Interaktionen und Beziehungen (z.B. allgemeine interpersonelle Interaktionen, besondere interpersonelle Beziehungen)
8. Bedeutende Lebensbereiche (z.B. Erziehung/Bildung, Arbeit und Beschäftigung, wirtschaftliches Leben)
9. Gemeinschafts-, soziales und staatsbürgerliches Leben (z.B. Gemeinschaftsleben, Erholung und Freizeit, Religion und Spiritualität)

*Abbildung 4.19  Klassifikation der Aktivitäten und Teilhabe  Quelle: Bundesarbeitsgemeinschaft für Rehabilitation 2008*

### Preußisches Oberverwaltungsgericht 1898

*Krankheit ist ein Zustand, der ärztliche Behandlung notwendig macht; die Notwendigkeit ärztlicher Behandlung hängt von ärztlicher Feststellung ab.*[239]

Das Bundessozialgericht versteht in seiner Rechtsprechung Krankheit als einen regelwidrigen Körper- oder Geisteszustand, der die Notwendigkeit einer ärztlichen Heilbehandlung des Versicherten oder zugleich oder allein Arbeitsunfähigkeit zur Folge hat. Behandlungsbedürftigkeit bezieht sich auf einen regelwidrigen Körperzustand, der nach den Regeln der ärztlichen Kunst – gemessen am jeweiligen Stand der medizinischen Wissenschaft – einer Behandlung mit dem Ziel der Heilung, zumindest aber der Besserung oder der Verhütung der Verschlimmerung des anormalen Zustandes oder der Linderung von Krankheitsbeschwerden zugänglich ist.[239]

Mit dieser Regelung erhalten die Ärzte die Definitionsmacht. Sie entscheiden darüber, ob Krankheit und Behandlungsbedürftigkeit vorliegen. Insbesondere liegt es in ihrer Verantwortung, festzustellen, ob die Voraussetzungen für die Inanspruchnahme von Leistungen der gesetzlichen Krankenversicherung erfüllt sind. Die ärztlichen Entscheidungen müssen dabei nachprüfbar sein, sie müssen objektiv nachvollziehbaren Sachfeststellungen und den allgemein anerkannten Regeln der Medizin entsprechen.[240]

### Auf den Punkt gebracht

*Die Definition von Krankheit für das Sozialgesetzbuch V dient der Festlegung der Leistungspflicht der gesetzlichen Krankenversicherung. Der Ärzteschaft wird hier die Definitionsmacht über Behandlungsnotwenigkeiten übertragen.*

### 4.7.2  Behinderung

Behinderung ist wie Gesundheit und Krankheit kein eindeutig fassbarer Begriff. Das Sozialgesetzbuch IX bietet folgende Definition:

---

239 SVR Gesundheit 2001, Band III.1. Ziffer 33

240 SVR Gesundheit 2001, Band III.1. S. 44

### Definition von Behinderung im Sozialgesetzbuch IX

*»Menschen sind behindert, wenn ihre körperliche Funktion, geistige Fähigkeit oder seelische Gesundheit mit hoher Wahrscheinlichkeit länger als sechs Monate von dem für das Lebensalter typischen Zustand abweichen und daher ihre Teilhabe am Leben in der Gesellschaft beeinträchtigt ist. Sie sind von Behinderung bedroht, wenn die Beeinträchtigung zu erwarten ist.«*[241]

Menschen mit Behinderungen stellen keine homogene Gruppe dar. Die *»Abweichung von einem für das Lebensalter typischen Zustand«* bezieht sich auf alle Alters- und Entwicklungsphasen und auf die Bereiche *»körperliche Funktion, geistige Fähigkeiten und die seelische Gesundheit.«* Die Feststellung von Behinderung im sozialrechtlichen Sinne erfolgt durch die Versorgungsämter, die auf Antrag den Grad der Minderung der Erwerbsfähigkeit (MdE) bzw. den Grad der Behinderung (GdB) nach den Kriterien der »Anhaltspunkte für gutachterliche Tätigkeit« festlegen.

Als Schwerbehinderte amtlich anerkannt sind Menschen mit einem Grad der Behinderung von mindestens 50 Prozent. Im Jahr 2007 waren dies 6.918.172 Menschen.[242]

Ursachen von Behinderungen sind:
- angeborene Gesundheitsstörungen
- Folgen von Krankheit und des Alterns
- Unfall- und Verletzungsfolgen

Behinderungen können eingeteilt werden in
- körperliche Behinderung
- Sinnesbehinderung (Blindheit, Gehörlosigkeit, Schwerhörigkeit, Taubblindheit)
- Sprachbehinderung
- psychische (seelische) Behinderung
- Lernbehinderung
- geistige Behinderung

---

241 SGB IX 9 § 2
242 Gesundheitsberichterstattung des Bundes, Ad-hoc-Tabelle www.gbe-bund.de

Förderschulen sind auf bestimmte Behinderungsart spezialisiert:
- Lernbehinderung
- Blindheit/Sehbehinderung
- Schwerhörigkeit/Gehörlosigkeit
- Sprachbehinderung
- Körperbehinderung
- geistige Behinderung
- Verhaltensstörung

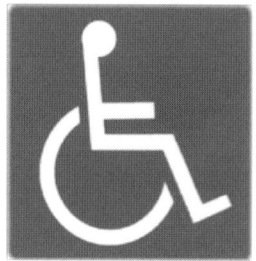

*Abbildung 4.20  Piktogramm Rollstuhlfahrer*

Die Ursache einer Beeinträchtigung in der Teilhabe kann in der Person und in der Umwelt gesehen werden. Die Lösung wird entsprechend in der Anpassung des Einzelnen an die Umwelt gesucht. Die Kompensation der behinderungsbedingten Nachteile wird durch Leistungen oder in der Anpassung der Umwelt an die Erfordernisse von Menschen mit Behinderungen, Vermeidung von Ausgrenzung durch Anpassung der Umwelt erreicht.

Das SGB IX sieht Leistungen vor zur
- medizinischen Rehabilitation
- Teilhabe am Arbeitsleben
- Teilhabe am Leben der Gemeinschaft

Die schulische Bildung ist Aufgabe der Länder.

### Vertiefung
- *Beauftragte der Bundesregierung für die Belange behinderter Menschen  www.behindertenbeauftragter.de*
- *Sozialgesetzbuch IX, Gesetzestext http://bundesrecht.juris.de/sgb_9*

■ *Informationen der Behindertenbeauftragten zu SGB IX www.sgb-ix-umsetzen.de Bericht der Bundesregierung über die Lage behinderter Menschen und die Entwicklung ihrer Teilhabe, Dezember 2004 www.behindertenbeauftragter. de/index.php5?nid=70 umfassender, hochinformativer Bericht, gut geeignet als Einführung in das Thema Behinderung*

■ *Bundeszentrale für politische Bildung, Stichwort Behinderung www.bpb.de*

■ *European Disability Forum www.edf-feph.org*

## 4.8 Plazebo

Plazebo (lat.: ich werde gefallen) ist ein Medikament, das keinen Wirkstoff enthält. Es handelt sich um ein Scheinmedikament, das einem Medikament mit Wirkstoff äußerlich gleicht und z.B. als Tablette, Injektion oder Infusion verabreicht wird. In der Untersuchung der Wirksamkeit von neuen Medikamenten wird in der Versuchsanordnung der randomisierten kontrollierten Studie das Plazebo in der Annahme eingesetzt, dass eine Substanz dann spezifisch wirksam ist, wenn sie stärkere Effekte erzielt als ein Plazebo.

Die Erforschung des Plazeboeffektes hat in den letzten Jahren große Fortschritte gemacht und neue Einblicke in das Zusammenspiel von psychosozialen und biologischen Faktoren erbracht. Hilfreich sind dabei die neuen bildgebenden Verfahren, wie die Positron-Emissions-Tomographie, die Stoffwechselaktivitäten im Gehirn sichtbar machen.

*Es steigt, bei näherer Betrachtung, mit dem Preise gleich die Achtung (Wilhelm Busch).*

Zur Untersuchung des Plazeboeffektes wurden Probanden nach Zufallskriterien in zwei Gruppen aufgeteilt. Allen Probanden wurde mitgeteilt, es ginge um die Prüfung eines neuen Morphium-ähnlichen Schmerzmedikamentes. In Wirklichkeit erhielten alle Probanden nur Plazebo. Eine der beiden Gruppen erhielt die Information, das Schmerzmittel koste 10 Cent

pro Tablette, die andere, es koste 2,50 Dollar. Alle Probanden erhielten als Schmerzreiz Stromstöße am Handgelenk. In der 2,50 Dollar-Gruppe gaben 85 Prozent der Probanden eine gute schmerzstillende Wirkung an, in der 10-Cent-Gruppe 61 Prozent. Das als teuer bezeichnete Plazebo wirkte also besser.[243]

### Plazebo-Effekt bei Schmerz überprüft

Bestimmte Hirnregionen mindern die Schmerzwahrnehmung, sobald Probanden an den analgetischen Effekt einer Arznei glauben. In einem Versuch wurden 47 Personen nach Zufallskriterien in zwei Gruppen aufgeteilt. Alle Probanden wurden mit einer Wirkstoff-freien Salbe behandelt. Anschließend wurden die behandelten Hautstellen mit Hitze oder Elektroschocks gereizt. Eine Gruppe erhielt die Information, sie bekämen eine schmerzlindernde Salbe, der anderen Gruppe wurde mitgeteilt, die Salbe sei wirkungslos. Die Probanden, die an die schmerzlindernde Wirkung glaubten, zeigten eine geminderte Aktivität in Hirnregionen, in denen Schmerz wahrgenommen wird (Thalamus, anteriorer cingulärer Kortex). Zugleich war eine Region im präfrontalen Kortex kurz vor dem Schmerzreiz überaktiv. Die Forscher vermuten, dass diese Region die Aktivität der Schmerzzentren dämpft.[244]

### Verborgene Gabe

Um die Behandlungseffekte soweit wie möglich von psychologischen Anteilen zu befreien, wurden Versuche durchgeführt, bei denen die Patienten nicht wussten, wann sie ein Medikament erhalten. Dies erfolgte über Infusionssysteme, die eine Medikamentengabe zu beliebigen Zeitpunkten ohne Wissen des Patienten ermöglichen. In einem der Versuche war eine Dosis von 6 bis 8 mg verborgen appliziertem

243 www.forum-gesundheitspolitik.de/artikel/artikel.pl?artikel=1157
244 Wager et al. 2004

Morphium einer offen als Plazebo gegebenen Kochsalzlösung gleichwertig: »*In other words, telling a patient that a painkiller is being injected (actually a saline solution) is as potent as 6–8 mg of morphine.*«[245] Erst eine verborgene Dosis von 12 mg Morphium wirkte stärker als eine offene Dosis Plazebo.

### Jenseits des Schmerzes

Der Plazeboeffekt ist nicht auf den Schmerz beschränkt. Effekte im Sinne der klassischen Konditionierung fanden sich bei der Immunsuppression (Unterdrückung der körpereigenen Abwehr) mit dem Medikament Cyclosporin A. Wurde Cyclosporin A (unkonditionierter Stimulus) in Zusammenhang mit einem schmackhaften Getränk (konditionierter Stimulus) gereicht, wirkte das Getränk später auch allein immunsuppressiv.[245]

In doppelblinden Studien wissen Versuchsteilnehmer nicht, ob sie der Plazebogruppe oder der Behandlungsgruppe angehören, sie entwickeln jedoch eine Vermutung. Die Vermutung der Zuordnung zur Behandlungsgruppe war in einer Studie zum Morbus Parkinson (Implantation von fetalem Gewebe) und einer Studie zur Akupunktur stärker wirksam als die Behandlung selbst. Die Wirksamkeit von Plazebo auf die Symptome bei M. Parkinson wird mit dem Transmitter Dopamin in Zusammenhang gebracht.[245] Die Beispiele lassen folgende Wirkmechanismen von Plazebo unterscheiden:

- ▪ Schmerzmechanismus mit Opioiden: Die durch Plazebo geweckte Erwartung einer Schmerzminderung führt zur Aktivierung von neuronalen Netzwerken der Endorphine (körpereigene Morphium-ähnliche Substanzen). Das mentale Ereignis (Erwartung) und das Pharmakon (Opioid) lösen somit denselben Mechanismus der Schmerzminderung aus.[245] Dieser Mechanismus kann

durch Opioidantagonisten (Substanzen, welche die Opioidrezeptoren besetzen) wie Naloxon blockiert werden.
- ▪ Schmerzmechanismus ohne Opioide – Aktivierung schmerzdämpfender Neuronenverbände, durch Opioidantagonisten nicht beeinflussbar
- ▪ Klassische Konditionierung – bei der Immunsuppression
- ▪ Dopaminerges Belohnungssystem – Aktivierung durch Erwartung einer Beschwerdebesserung.

Festzuhalten bleibt, dass medizinische Interventionen sich immer in einem komplexen psychosozialen Kontext abspielen, der sich über mehrere biologische Mechanismen auf die Behandlungsergebnisse auswirken kann.

### Beispiele für Kontextfaktoren:

Die Beziehung zwischen Arzt und Patient: Kranke Menschen sind zumeist in mehr oder weniger großem Ausmaß verunsichert und ängstlich. Sie haben tendenziell das Gefühl, die Kontrolle über ihren Körper und ihr Leben zu verlieren. Empirische Untersuchungen haben gezeigt, dass Menschen in dieser Situation ein starkes Bedürfnis nach Empathie und einer ihren Bedürfnissen angepassten Kommunikation und Information haben. Werden diese Bedürfnisse erfüllt, hat dies für sich bereits einen »heilsamen« Effekt. Beruhigung, Mitgefühl und Suggestion sind wirksame Faktoren in der Behandlung. Auf diesen Umstand hat schon Hippokrates vor etwa 2.400 Jahren hingewiesen: »*Der Patient auch wenn er sich der Gefährlichkeit seines Zustandes bewusst ist, kann seine Gesundheit wiedergewinnen allein durch die Güte des Arztes.*«

Im medizinischen Alltag wird das Wissen um die heilsamen Effekte gelungener Kommunikation noch nicht ausreichend berücksichtigt. Die Berücksichtigung der kognitiven und emotionalen Bedürfnisse der Patienten bietet unausgeschöpftes Potenzial zur Verbesserung der

---

245  Colloca und Benedetti 2005

Behandlungsergebnisse. Die Kontextfaktoren verteilen sich in vier Bereiche: [246]

*Charakteristika der Behandlung:* Größe, Form und Farbe einer Tablette können die Wirksamkeit beeinflussen. Rote, gelbe und orange Tabletten werden eher mit stimulierendem Effekt in Verbindung gebracht, blaue und grüne eher mit Beruhigung.[247] Auch ist die Art der Verabreichung eines Medikamentes von Bedeutung– bei Migräne ist die Wirkung von Plazebo stärker, wenn es gespritzt wird im Vergleich zur Tabletteneinnahme.[248] Teures Plazebo wirkt bei Schmerz stärker als billiges.

*Charakteristika auf Seiten des Patienten:* Subjektives Krankheitsmodell, Grundannahmen und Erklärungsmodelle für Krankheit, Überzeugungen, Vorerfahrungen, Befürchtungen, Ängste, Vertrauen bzw. Misstrauen, u.a.m.

*Charakteristika auf Seiten des Arztes:* Status (Chefarzt wirksamer als Assistenzarzt?), Geschlecht, Überzeugungen, Grundannahmen und Erklärungsmodelle für Krankheit, u.a.m.

*Charakteristika des Behandlungssettings:* Nach operativer Gallenblasenentfernung waren Komplikationen seltener und der Schmerzmittelverbrauch geringer, wenn der Blick der Patienten aus dem Krankenzimmer auf Laubbäume traf im Vergleich zu Patienten, die auf eine Backsteinmauer blickten – so zumindest in einer Studie aus dem Jahr 1984 (Abbildung 4.20). Betrachtet man die psychosozialen Kontextfaktoren als unspezifisch und die vom psychosozialen Kontext entkleidete medizinische Intervention als spezifisch, so ist das Behandlungsergebnis (Outcome) auf das Zusammenspiel spezifischer und unspezifischer Faktoren zurückzuführen.[249]

*Spezifische Effekte* sind die einer Therapie innewohnenden Wirkungen, z.B. die Effekte eines Medikaments an Rezeptoren von Zellen

*Abbildung 4.20 Backsteinwand oder Bäume – der Blick macht einen Unterschied*
Quelle: Ulrich 1984

eines Organismus. Spezifisch ist auch das Ergebnis eines chirurgischen Eingriffs, wie z.B. das Nicht-Mehr-Vorhandensein eines entzündeten Blinddarms nach operativer Entfernung.

*Unspezifische Effekte* werden durch eine positive Erwartungshaltung hervorgerufen, die auf den Kontextfaktoren beruht. Plazebo kann die positive Erwartungshaltung hervorrufen oder stärken. Die unspezifischen Effekte sind psychologischer und biologischer Natur.

Ein Outcome setzt sich aus spezifischen und unspezifischen Effekten zusammen. Der Plazeboeffekt ist die Summe der unspezifischen Effekte, ihre Grundlage die positive Erwartungshaltung.

Ein Plazeboeffekt liegt vor

- wenn die unspezifischen Wirkfaktoren zu besseren Outcomes führen, als der natürliche, durch Behandlung nicht beeinflusste Verlauf einer Erkrankung,
- wenn die Outcomes von spezifischer Therapie und Plazebo besser sind als die Outcomes der spezifischen Therapie allein.

---

246 Di Blasi et al. 2001
247 De Craen et al. 1996
248 De Craen et al. 2000
249 Bernhard et al. 2001

## Auf den Punkt gebracht

*Die Erwartungshaltung, ob positiv oder negativ, kann die psychischen und biologischen Outcomes einer Behandlung beeinflussen.*

Der Arzt Adolf Kussmaul hat bereits im Jahr 1899 auf die Notwendigkeit hingewiesen, psychische Phänomene auch physiologisch zu untersuchen.

*»Die Psychologie beginnt erst seit kurzem, die Vorgänge im Nervensystem da, wo leibliches und seelisches Geschehen sich verflechten, mit den Strahlen der psychophysischen Untersuchungsmethoden zu beleuchten. Noch immer herrscht hier tiefe Dunkelheit, und es gibt kein Gebiet der Medizin, wo der Aber- und Wunderglaube größere Triumphe feierte als gerade auf diesem. Phantasten und Schwindler treiben hier ihr geschäftiges Wesen, und selbst der ernste Forscher fällt leicht in gefährliche Fallstricke.«* [250]

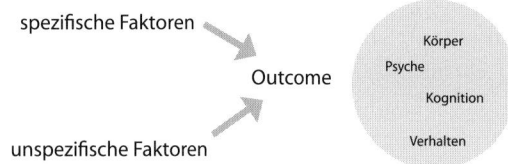

*Abbildung 4.21 Spezifische und unspezifische Effekte der Behandlung*

## Vertiefung

- *Jürgen Windeler (2007). Plazebo-Effekte. http://kurse.fh-regensburg.de/kurs_20/kursdateien/l/2007Plazebo.pdf*
- *Harro Albrecht. Die Heilkraft des Vertrauens DIE ZEIT, 03.08.2006 Nr. 32 http://www.zeit.de/2006/32/M-Beziehungsmedizin?page=all*
- *SPIEGEL Heft 26/2007. Wundermittel im Kopf http://kurse.fh-regensburg.de/kurs_20/kursdateien/l/2007-06-25spiegel.pdf*
- *The science of the placebo http://placebo.nih.gov*

## 4.9 Alternative Medizin

Alternative Medizin bezeichnet medizinische Modelle und Konzepte, die sich von der Schulmedizin unterscheiden. Unter »Schulmedizin« wird an Universitäten gelehrte Medizin verstanden. Während es vor Jahren noch eine scharfe Trennung gab und alternative Heilweisen keinen Platz in der universitären Lehre hatten, hat sich die Situation mittlerweile gewandelt. So hat die Naturheilkunde Einzug in die universitäre Ausbildung der Mediziner gehalten. An einigen Universitäten sind alternative Heilweisen durch Professuren vertreten.

- Die Universität Witten Herdecke verfügt über einen Lehrstuhl für Medizintheorie und Komplementärmedizin sowie einen Fachbereich Chinesische Medizin.
- Am Universitätsklinikum Hamburg-Eppendorf besteht seit 1. 1. 2007 eine Stiftungsprofessur für Traditionelle Chinesische Medizin, die den Titel »HanseMerkur-Lehrstuhl für Traditionelle Chinesische Medizin (TCM) am UKE« trägt.
- An der Charité – Universitätsmedizin Berlin wurde im Jahr 2008 eine Stiftungsprofessur der Karl und Veronica Carstens-Stiftung zur Erforschung der Komplementärmedizin eingerichtet (www.charite.de/epidemiologie/german/pkomplement.html).
- Die ärztliche Weiterbildungsordnung weist Zusatz-Weiterbildungen in Akupunktur, Homöopathie und Naturheilverfahren auf. Eine relevante Minderheit von Ärzten wendet Methoden der alternativen Medizin an.

Die Liste der alternativmedizinischen Methoden ist lang. [251] Zu den bekanntesten Verfahren zählen Homöopathie, Traditionelle Chinesische Medizin, Akupunktur, Ayurveda und Bachblütentherapie. Die dahinter stehenden Krank-

---

250 Kussmaul 1899

251 z.B. http://de.wikipedia.org/wiki/Liste_alternativmedizinischer_Behandlungsmethoden

heitskonzepte sind häufig monokausal und in ihrer Binnenlogik schlüssig. Die Wirksamkeit bezieht sich zumeist auf die Outcomes Psyche, Kognition und Verhalten. Belastbare Belege aus kontrollierten Studien für spezifische Wirkeffekte fehlen häufig. Für einige Verfahren liegen belastbare Erkenntnisse vor, die gegen spezifische Wirkeffekte sprechen. Manche Verfahren sind wenig untersucht.

In Deutschland durchgeführte Befragungen ergeben ein recht einheitliches Bild zu Einstellungen und zur Inanspruchnahme alternativer Medizin. Eine Repräsentativbefragung im Jahr 2005 hatte ergeben, dass sich die Mehrheit beides wünscht – Schulmedizin und alternative Medizin. 61 Prozent der Befragten sprachen sich dafür aus, während 18 Prozent im Krankheitsfall eine rein schulmedizinische Behandlung bevorzugen.[252] Bei einer repräsentativen Befragung Lübecker Bürger im Jahr 2004 gaben 42 Prozent an, Verfahren der alternativen Medizin zu nutzen, 31 Prozent sind potenzielle Nutzer und 27 Prozent lehnen sie ab. Unter den Nutzern ist sind die Merkmale weibliches Geschlecht mit 73 Prozent und höhere Bildung überrepräsentiert.[253] Ein vergleichbares Bild ergab eine Befragung im Rahmen des Gesundheitsmonitors. Nutzer sind überwiegend weiblich, besser gebildet, gesundheitsbewusst und willens, sich an Gesundheitsentscheidungen zu beteiligen. Je mehr Erfahrungen Befragte mit alternativer Medizin haben, desto positiver ist ihre Beurteilung. Selbst bei Ausbleiben medizinischer Erfolge bleibt die Beurteilung überwiegend positiv, was durch die Befriedigung der kognitiven, emotionalen und sozialen Bedürfnisse zu erklären ist. Patienten schätzen an der Alternativmedizin, dass man sich mehr Zeit nimmt und seelischer Ursachen einbezieht.[254]

Drei alternative Methoden haben durch Erwähnung im Arzneimittelgesetz (AMG § 25)[255] eine gewisse Anerkennung erhalten:

- ◼ Phytotherapie
- ◼ Homöopathie
- ◼ Anthroposophie

Medikamente dieser Therapierichtungen werden – im Gegensatz zu allen anderen Medikamenten – ohne Wirksamkeitsnachweis zugelassen. Das positive Votum einer Zulassungskommission aus Vertretern dieser Therapierichtungen ist vielmehr ausreichend (AMG § 25, Abs. 6). Kriterien für das Zustandekommen des Votums sind nicht explizit festgelegt. Auf eine unabhängige Prüfung nach den wissenschaftlich nachvollziehbaren Kriterien eines Wirksamkeitsnachweises – wie für alle anderen Arzneimittel – verzichtet der Gesetzgeber bislang. Damit nimmt er hin, dass der Gesetzeszweck – Qualität, Wirksamkeit und Unbedenklichkeit der Arzneimittel sicherzustellen – für die genannten drei Therapiearten nicht erfüllt wird. Versuche – auch von Seiten des Bundesgesundheitsministeriums – die Sonderregelung zu streichen, sind bislang an parteipolitischen Erwägungen gescheitert.

Die Stiftung Warentest hat als Verbraucherschutzorganisation im Oktober 2005 ein Buch zu alternativen Heilmethoden herausgegeben[256] (Abbildung 4.23). Eine wissenschaftliche Bewertung nach den Standards der evidenzbasierten Medizin zeigt, dass einige alternative Heilmethoden spezifisch wirksam sind, die Mehrzahl jedoch nicht. Die Anbieter der negativ bewerteten Heilweisen haben heftig gegen die Ergebnisse protestiert. Überzeugende Argumente gegen die Methodik und die Bewertungen haben sie aber nicht vorgebracht.

Das Phänomen fehlender Einsichtsfähigkeit ist sowohl bei alternativen Heilern als auch bei

252 Institut für Demoskopie in Allensbach, Oktober 2005
253 Bücker et al. 2008
254 Marstedt 2003

255 www.gesetze-im-internet.de/amg_1976/index.html
256  Stiftung Warentest 2005

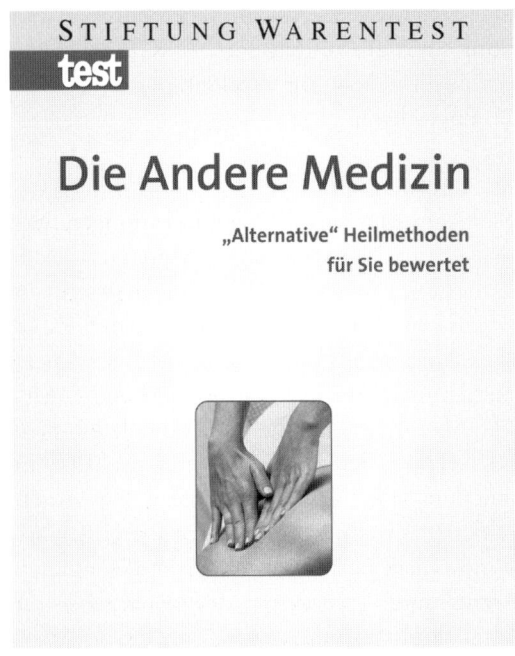

STIFTUNG WARENTEST

**test**

# Die Andere Medizin

„Alternative" Heilmethoden
für Sie bewertet

*Abbildung 4.23  Stiftung Warentest, 2005*

Schulmedizinern zu beobachten – wird eine Behandlungsweise in Folge neuer Erkenntnisse als unwirksam, oder gar schädlich erkannt, führt das kaum jemals dazu, dass die Anbieter diese Behandlungsweise sofort aufgeben – ein Beispiel dafür auf der schulmedizinischen Seite ist die Hormongabe in den Wechseljahren der Frau, die sogenannte Hormonersatztherapie, von der sich viele Gynäkologen trotz nachgewiesener Schädlichkeit bis heute nicht trennen wollen.

## Warum unwirksame Heilweisen zu wirken scheinen

Der Psychologe Barry Beyerstein nennt eine Reihe von Gründen dafür, dass Menschen eine Behandlung als erfolgreich wahrnehmen, auch wenn sie medizinisch wirkungslos ist.

»Irrtumsmöglichkeiten, die Menschen von (spezifischen) Heilerfolgen überzeugen, wenn keine da sind«:[257]

1. Die Krankheit hat ihren natürlichen Verlauf genommen.Viele Krankheiten sind von begrenzter Dauer, die meisten heilen auch ohne jegliche Therapie aus, besonders die meisten Fälle von Kreuzschmerz, Kopfschmerz, Migräne und Virusinfekte, wie z.B. Erkältungs- und Durchfallerkrankungen

2. Viele Krankheiten verlaufen schubweise, wellenförmig oder zyklisch. Arthrose, rheumatische Beschwerden, Multiple Sklerose, Allergien haben »Höhen und Tiefen« Der Patient sucht selbstverständlich dann Behandlung wenn es ihm schlecht geht

3. Der Plazeboeffekt. Biologisch inaktive Substanz plus Suggestion, Glaube, Ablenkung der Aufmerksamkeit, positive Erwartungshaltung können zu messbarer Besserung von Beschwerden führen

4. Absicherung nach beiden Seiten. Wenn Schulmedizin und alternative Medizin in Anspruch genommen werden, erhält die alternative Therapie einen – unverdienten – Bonus für die Besserung

5. Fehldiagnose. Beschwerden, für die ein Schulmediziner keine organische Diagnose findet, erhalten vom alternativen Heiler eine Diagnose (irgendein Ungleichgewicht findet sich immer), die spontane Besserung (siehe Punkt 1 und 2) wird der alternativen Methode zugeschrieben.

6. Vorübergehende Besserung wird als Heilung aufgefasst. Das Charisma des alternativen Heilers führt zu einer psychologischen Besserung

7. Psychologische Bedürfnisse können die Wahrnehmung verzerren. Wenn keine objektive Besserung nach hohen Investitionen in alternative Medizin auftritt, entsteht kognitive Dissonanz. Diese bedeutet Stress. Der Stress lässt sich durch Wunschdenken vermeiden.

---

257 Beyerstein 1997

### »Werden Sie Scharlatan«

Edzard Ernst, Direktor des Centre for Complementary Health Studies (www.pms.ac.uk/compmed) an der Universität von Exeter, Großbritannien, gibt Tipps zu Ruhm und Reichtum durch alternative Behandlung.

»Frustriert, weil andere mit Unsinn das große Geld machen? Verzweifelt, weil Ihren Bemühungen um Wissenschaft und Aufklärung keine Anerkennung zuteil wird? Satteln Sie um! Bieten Sie ›Entropische Enterospektroskopie‹ oder ›Transzendentale Erholung‹ an – und werden Sie reich und berühmt damit.«[258]

### Zum Begriff der »Ganzheitlichkeit«

Ganzheitlichkeit ist ein Begriff, der sich in den 1970er Jahren im Zuge einer damaligen medizinkritischen Bewegung etabliert hat. Die Kritik richtete sich gegen die eingeengte Sicht der Schulmedizin. Bei genauerem Hinsehen zeigt sich, dass viele »ganzheitliche« Gesundheitskonzepte hochgradig individualistisch und frei vom Wissen um das Soziale im Sinne gesellschaftlicher Realität (z.B. sozialer Status und Gesundheit) sind. Häufig werden mit dem Etikett »ganzheitlich« esoterische und antiwissenschaftliche Inhalte transportiert. Ebenso dient der Begriff oft dem Marketing, gerne auch in Verbindung mit Attributen wie »natürlich« und »sanft«. Wegen seiner Unschärfe sollte der Begriff Ganzheitlichkeit im wissenschaftlichen Bereich keinen Platz haben.

### Vertiefung

- *Stiftung Warentest. Die andere Medizin. Alternative Heilmethoden für Sie bewertet. Bewertung von über 50 alternativen Heilmethoden nach den wissenschaftlichen Kriterien der Evidenz-basierten Medizin.*
- *Gesundheitsberichterstattung des Bundes, 2002. Inanspruchnahme alternativer Methoden in der Medizin. http://tinyurl.com/y9gh2pm*

- *Jenseits der Schulmedizin. Serie in der Süddeutschen Zeitung über alternative Heilverfahren. www.sueddeutsche.de/gesundheit/special/363/107256*
- *Gesellschaft zur wissenschaftlichen Untersuchung von Parawissenschaften. Aufsatzsammlung zur Homöopathie http://gwup.org/themen/texte/homoeopathie*
- *Stichwort in WIKIPEDIA http://de.wikipedia.org/wiki/Alternative_Medizin*
- *Gesellschaft zur wissenschaftlichen Untersuchung von Parawissenschaften e.V. www.gwup.org*
- *Quackwatch (englisch) www.quackwatch.org*

## 4.10 Homöopathie – Geschichte

Die Homöopathie geht auf den Arzt Samuel Hahnemann (1755 – 1843) zurück. Sie war von Anfang an eine »alternative« Methode, denn sie stand im Gegensatz zu den damals in der Medizin vorherrschenden Lehren und Vorstellungen von Krankheit, Krankheitsursachen und Therapie. In seinem Werk »Organon der Heilkunst« hat Hahnemann die Homöopathie im Jahr 1833 umfassend beschrieben.

Hahnemann studierte Medizin in Leipzig und Wien und erhielt 1779 die Doktorwürde. Die damals vorherrschende Medizin beruhte auf der Humoralpathologie. Hahnemann war zweifelsohne ein kritischer Geist, der die damalige Medizin mit ihren teils drastischen und gefährlichen Behandlungsmethoden, wie Aderlass und Einläufen, völlig zu Recht in Frage stellte. Er kritisierte beispielsweise die Behandlung des 1792 plötzlich verstorbenen Kaisers Leopold II. durch seine Leibärzte öffentlich. Wegen heftigen Fiebers und einem stark angeschwollenen Unterleib hatten die Leibärzte in Einklang mit humoralpathologischen Vorstellungen abführende Maßnahmen sowie mehrere Aderlässe durchgeführt,[259] womit sie wesentlich zum tödlichen Verlauf der Krankheit des Kaisers beige-

---

258 Ernst 2005

259 Jütte 1996, S. 13-26

tragen haben dürften. Hahnemann entwickelte eigene Vorstellungen von Krankheit und Therapie, die im Folgenden erläutert werden.

### Krankheitsursachen

Die Ursachen für Krankheiten sieht Hahnemann in der »Verstimmung der Lebenskraft«. Die Existenz materieller, z.B. infektiöser Krankheitsursachen streitet er ab. Damit bewegt er sich in der Vorstellungswelt des Vitalismus, einer Theorie über die Existenz und Wirksamkeit einer Kraft außerhalb der physikalischen Gesetzlichkeit. Diese Theorie war mit dem wissenschaftlichen Fortschritt im 19. Jahrhundert, insbesondere mit der neu entwickelten Thermodynamik und dem Energieerhaltungssatz, bald nicht mehr aufrechtzuerhalten.[260]

Im Organon der Heilkunst schreibt er:
»*Daher ist Krankheit (die nicht der manuellen Chirurgie anheim fällt) wie von den Allöopathen geschieht, als ein vom lebenden Ganzen, vom Organism und der ihn belebenden Lebenskraft gesondertes, innerlich verborgnes, obgleich noch so fein materielles Ding gedacht, ein Unding, was bloss in materiellen Köpfen entstehen konnte und der bisherigen Medicin seit Jahrtausenden alle die verderblichen Richtungen gegeben hat, die sie zu einer wahren Unheilkunst schufen*«.[261]

»*Sie kann jeden Nachdenkenden leicht überzeugen, daß die Krankheiten der Menschen auf keinem Stoffe, keiner Schärfe, d.i. auf keiner Krankheits-Materie beruhen, sondern daß sie einzig geistartige (dynamische) Verstimmungen der geistartigen, den Körper des Menschen belebenden Kraft (des Lebensprincips, der Lebenskraft) sind.*«[262]

### Das Simile-Prinzip

Ausgangspunkt der Homöopathie ist der berühmte Selbstversuch Hahnemanns im Jahr 1790 mit der Chinarinde.

---

260 Jahn 2000, S. 434
261 Hahnemann 1833 S. 342
262 Hahnemann 1833 S. 237

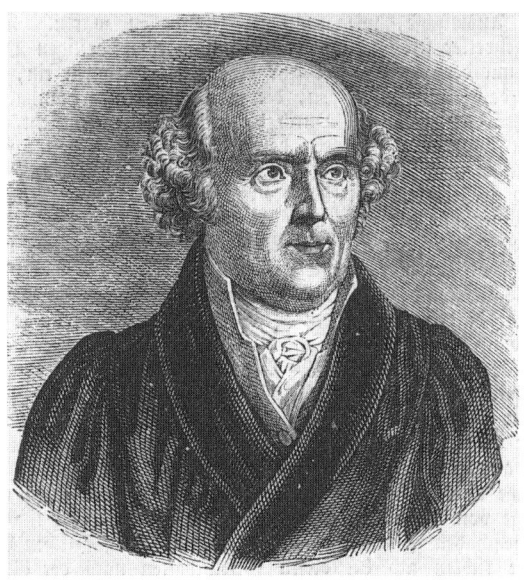

*Abbildung 4.23  Samuel Hahnemann*

### Hahnemanns Selbstversuch mit der Chinarinde

»*Ich nahm des Versuchs halber etliche Tage zweimal täglich jedesmal 4 Quentchen (früher deutsches Handelsgewicht = 1,67 g) gute China ein, die Füße, die Fingerspitzen und so weiter wurden mir erst kalt, ich ward matt und schläfrig, dann fing das Herz an zu klopfen, mein Puls ward hart und geschwind; eine unleidliche Ängstlichkeit, ein Zittern (aber ohne Schaudern), eine Abgeschlagenheit durch alle Glieder; dann ein Klopfen im Kopf, Röte der Wangen, Durst, kurz alle mir sonst beim Wechselfieber gewöhnlichen Symptome erschienen nacheinander; doch ohne eigentliche Fieberschauer. Auch die mir bei Wechselfieber gewöhnlichen besonders charakteristischen Symptome, die Stumpfheit der Sinne, die Art von Steifigkeit in allen Gelenken, besonders aber die taube widrige Empfindung, welche in dem Periostium über allen Knochen des ganzen Körpers ihren Sitz zu haben scheint, alle erschienen. Dieser Zustand dauerte 2 bis 3 Stunden jedesmal und erneuerte sich, wenn ich die Gabe wiederholte, sonst nicht. Ich hörte auf und ich war gesund.*«

Chinarinde wurde damals zur Behandlung

von Malaria eingesetzt. Hahnemann meinte, nach Einnahme von Chinarinde die Symptome eines Fieberanfalls zu beobachten. Auf diese Einzelbeobachtung baute er das gesamte Konzept der Homöopathie auf. Die Chinarinde rufe Fieber hervor und bekämpfe damit das Fieber. Die an diesem einen Versuch gewonnene Vorstellung übertrug er auf die Behandlung aller Krankheiten: ein Medikament müsse die Symptome der Krankheit hervorrufen, zu deren Behandlung sie gegeben werde. 1796 formulierte Hahnemann das Simileprinzip (Ähnlichkeitsprinzip) als Grundlage der Homöopathie: »Ähnliches wird durch Ähnliches geheilt« (lat.: similia similibus curentur).

## Hahnemann, Organon der Heilkunst, Einleitung

*»Durch Beobachtung, Nachdenken und Erfahrung fand ich, daß im Gegentheile von der alten Allöopathie die wahre, richtige, beste Heilung zu finden sei in dem Satze: Wähle, um sanft, schnell, gewiß und dauerhaft zu heilen, in jedem Krankheitsfalle eine Arznei, welche ein ähnliches Leiden für sich erregen kann, als sie heilen soll!«* (www.homeint.org/books4/organon/einleitung.htm)

Wenig Beachtung hat die Tatsache gefunden, dass die im Chinarindenversuch geschilderten Symptome völlig unspezifisch sind und z.B. sehr genau mit den Zeichen einer Hyperventilation bzw. einer Sympathikus-Aktivierung vereinbar sind. Das Simileprinzip war in der Heilkunde bereits seit dem Altertum geläufig. Hahnemann war der erste (und letzte), der dieses Prinzip für das allein gültige erachtete.[263]

## Das Arzneimittelbild

Die Homöopathen beurteilen die Wirksamkeit eines homöopathischen Medikamentes anhand der Symptome, die sie beobachten, wenn sie die jeweilige Substanz in unverdünnter Form gesunden Versuchspersonen verabreichen. Die beobachteten Symptome, Zeichen und Auffälligkeiten werden als Arzneimittelbild bezeichnet, die in homöopathische Verzeichnisse aufgenommen werden. Beispiele für Arzneimittelbilder sind im Internet abrufbar. Die Aufgabe des Homöopathen besteht im ersten Schritt nun darin, das Krankheitsbild des Patienten in einem ausführlichen Gespräch in Erfahrung zu bringen. Im zweiten Schritt wählt er das zum Krankheitsbild passende Arzneimittelbild aus. Diese beiden Schritte werden als Repertorisierung bezeichnet. Die passende Substanz wird in verdünnter Form (sog. Potenzierung) gegeben.

## Potenzierung durch Verdünnung

Als Potenzierung bezeichnen Homöopathen die Verdünnung einer Substanz bei gleichzeitiger »Dynamisierung« durch bestimmte Schütteltechniken oder Verreibung. Dynamisierung bezeichnet dabei den Vorgang der Übertragung der »energetischen Information« der Ursprungssubstanz auf die Trägersubstanz (destilliertes Wasser, Alkohol, Glycerin ). Die sog. Urtinkturen aus tierischen, pflanzlichen, mineralischen oder chemischen Substanzen werden stufenweise 1:10 (D-Potenz), 1:100 (C-Potenz) oder 1:50.000 Q/LM-Potenz verdünnt. »Nach 12 Potenzierungsschritten (C-Potenzen) bzw. nach 24 Potenzierungsschritten (D-Potenzen) wird ein Verdünnungsverhältnis von $1:10^{24}$ erreicht, das über die Avogadrozahl hinaus geht, so dass im Endprodukt statistisch ein einziges Molekül des Stoffes der Urtinktur rein zufällig enthalten sein kann. Der Übergang von D23 zu D24 wird auch als Avogadrogrenze bezeichnet. Mit jedem weiteren Potenzierungsschritt vermindert sich die Wahrscheinlichkeit der Anwesenheit dieses einen Moleküls im Endprodukt um den Faktor der Verdünnung, also um den Faktor 10 bei D-Potenzen und um den Faktor 100 bei C-Potenzen. Da im Hochpotenzbereich, z.B. D30,

263 Klemperer und Klemperer 1930, S. 156

kein Molekül mehr zum Verdünnen vorhanden ist, kann logischerweise nicht mehr von Verdünnung gesprochen werden,

### Homöopathie und Allopathie

Der Homöopathie(griech. homoios – ähnlich, gleichartig; griech. pathos – Leid, Schmerz. Krankheit) stellte Hahnemann die Allopathie (griech. allos – ein anderer; Hahnemanns Bezeichnung für die traditionelle Medizin) gegenüber. Er stritt jegliche Berechtigung und Gültigkeit der Allopathie vehement ab. Ein Nebeneinander oder gar Miteinander schloss er kategorisch aus.

### Samuel Hahnemann. Organon der Heilkunst § 52

*»Es gibt nur zwei Haupt-Curarten: diejenige welche all ihr Thun nur auf genaue Beobachtung der Natur, auf sorgfältige Versuche und reine Erfahrung gründet, die (vor mir nie geflissentlich angewendete) homöopathische und eine zweite, welche dieses nicht thut, die (heteropathische, oder) allöopathische.*

*Jede steht der andern gerade entgegen und nur wer beide nicht kennt, kann sich dem Wahne hingeben, daß sie sich je einander nähern könnten oder wohl gar sich vereinigen ließen, kann sich gar so lächerlich machen, nach Gefallen der Kranken, bald homöopathisch, bald allöopathisch in seinen Curen zu verfahren; dieß ist verbrecherischer Verrath an der göttlichen Homöopathie zu nennen!«* (www. homeoint.org/books4/organon)

### Homöopathie – ein Modell das mehr richtig als falsch oder mehr falsch als richtig ist?

Homöopathie ist eine Methode, die ihre historischen Verdienste hat. Gegen Ende des 18. Jahrhunderts behandelten die Ärzte viele ihrer Patienten mit Maßnahmen, von deren Gefährlichkeit wir heute wissen. Hahnemann kritisierte die vorherrschende Medizin und behandelte mit Medikamenten, die, je nach Verdünnungsgrad, wenig oder gar kein Schädigungspotential

besitzen. In dieser historischen Situation war die Praxis der Homöopathie mehr richtig als falsch. Die Kritikfähigkeit, die Hahnemann gegenüber der Humoralpathologie bewies, ließ er gegenüber seiner eigenen Methode vollständig vermissen. Die Ergebnisse der qualitativ hochwertigen Studien bescheinigen der Homöopathie fehlende Wirksamkeit. Dies ändert nichts an ihren historischen Verdiensten.

### Samuel Hahnemann. Organon der Medizin, Vorrede zur sechsten Ausgabe

*»Homöopathik vergießt nie einen Tropfen Blutes, giebt nicht zu brechen, purgiren, laxiren oder Schwitzen, vertreibt kein äußeres Uebel durch äußere Mittel, verordnet keine heiße oder ungekannte Mineral-Bäder oder Arznei enthaltende Klystiere, setzt keine spanischen Fliegen oder Senfpflaster, keine Haarseile, keine Fontanelle, erregt keinen Speichelfluß, brennt nicht mit Moxa oder Glüheisen bis auf die Knochen u. dgl., sondern sie giebt mit eigner Hand nur selbst bereitete, einfache Arznei, die sie genau kennt und keine Gemische, stillt nie Schmerz mit Opium, u.s.w.«*
www.homeoint.org/books4/organon/vorworte.htm

### Vertiefung

- *Die Geburt der Homöopathie. Samuel Hahnemanns Werke. Digitale Bibliothek Directmedia Berlin 2005 CD-ROM (8.538 Seiten Text) www. digitale-bibliothek.de/export/1250Beschreibung.htm*
- *Samuel Hahnemann. Organon der Heilkunst. 6. Auflage. Online-Version www.homeoint.org/ books4/organon/index.htm*
- *Die Angst vor der Globulisierung. DIE ZEIT 24/ 2004 http://zeus.zeit.de/text/2004/24/M-Hom_ 9aopathie_neu*
- *»Was haben Sie eigentlich gegen Homöopathie?« Fragen und Antworten zur Homöopathie. www. gwup.org/themen/texte/homoeopathie/fra gen.html*
- *Dara O'Brian zur Homöopathie wwwyoutube. com/watch?v=VIaV8swc-fo*

## 4.11 Die Wurzeln der Sozialmedizin in Deutschland

Im Deutschland des 18. und 19. Jahrhunderts sowie des ersten Drittels des 20. Jahrhunderts hatte sich eine medizinische bzw. gesundheitliche Disziplin entwickelt, die mit den Begriffen Sozialhygiene, Soziale Medizin und Sozialmedizin bezeichnet wurde. Diese Tradition steht in Verbindung mit Namen wie Johann Peter Frank, Solomon Neumann, Rudolf Virchow, Alfred Grotjahn, Max Mosse , Gustav Tugendreich und Ludwig Teleky. Mit der Machtübergabe an die Nationalsozialisten wurde diese Tradition einer sozialen Medizin in Deutschland abrupt beendet. Im Nationalsozialismus wurde ein biologistisches Verständnis von Gesundheit befördert.

Nach dem zweiten Weltkrieg fehlten die Personen und Strukturen, die ein Anknüpfen an die sozialmedizinischen Traditionen erlaubt hätten. Zudem war der Gedanke der Bevölkerungsgesundheit durch die Erb- und Rassenhygiene der Nationalsozialisten weitgehend diskreditiert. Gesundheitliche Versorgung wurde im Westdeutschland der 1950er und 1960er daher gleichgesetzt mit medizinischer Versorgung in ärztlichen Praxen und in Krankenhäusern. Sozialmedizin führte in Westdeutschland lange Zeit ein Schattendasein und befasste sich im Sinne einer »Versicherungsmedizin« überwiegend mit Fragen der Begutachtung für die Sozialversicherung. In den angloamerikanischen Ländern entwickelten Wissenschaftler die Sozialmedizin von den 1930er Jahren an zu der Disziplin Public-Health. Die Entwicklung in der DDR folgte eher den Traditionen der Sozialhygiene der ersten Jahrzehnte des 20. Jahrhunderts. Erst in den 1980er Jahren wurde die Sozialmedizin in der BRD inhaltlich und strukturell zu dem Fach Public-Health weiter entwickelt. Für diesen Neuanfang stehen Wissenschaftler wie Friedrich-Wilhelm Schwartz, Rolf Rosenbrock, Johannes Siegrist, Bernhard Badura und Jürgen von Troschke.

Aus der historischen Perspektive sind die Begriffe Sozialmedizin und Public-Health nicht deckungsgleich. Public-Health hat sich als nicht ins Deutsche übersetzbar erwiesen, weil Begriffe wie Sozialmedizin, Bevölkerungsmedizin, Volksgesundheit oder öffentliche Gesundheitsfürsorge einen jeweils anderen Beiklang haben.

### Johann Peter Frank (1745 – 1821)

Frank veröffentlichte in den Jahren 1779 – 1819 das sechsbändige Werk »System einer vollständigen medizinischen Polizey.«[264] Unter »Medizinischer Polizey« verstand Frank die gesamte öffentliche Gesundheitsvorsorge und -pflege, also jene Fachgebiete, die dann später unter dem Begriff Hygiene zusammengefasst wurden, wie z.B. Seuchenbekämpfung, Sozialmedizin, Arbeitsmedizin etc.

### Salomon Neumann (1819 – 1908)

war Arzt, Wundarzt und Geburtshelfer in Berlin. Er veröffentlichte 1847 die Schrift: »Die öffentliche Gesundheitspflege und das Eigenthum. Kritisches und Positives mit Bezug auf die preußische Medizinalverfassung«[265]. Letztere grenzte Teile der Bevölkerung aus der medizinischen Versorgung aus.

»... daß der größte Theil der Krankheiten, welche entweder den vollen Lebensgenuß stören, oder gar einen beträchtlichen Theil der Menschen vor dem natürlichen Ziel dahinraffen, nicht auf natürlichen, sondern auf künstlich erzeugten, gesellschaftlichen Verhältnissen beruhe, bedarf gar keines Beweises. Es ist und bleibt einmal unbestreitbar, daß Armut, Not und Elend, wenn nicht identisch mit Tod, Krankheit und Siechtum, doch ebenso die unerschöpflichen Quellen derselben sind. Die Medizin ist in ihrem innersten Kern und Wesen eine soziale Wissenschaft, und solange ihr diese Bedeutung in der Wirklichkeit nicht vindiziert [sinngemäß: gegeben, zugeordnet] sein wird, wird man auch ihre Früchte nicht genie-

---

264 Franck
265 Neumann 1847

*ßen, sondern sich mit der Schale und dem Schein begnügen müssen. Die soziale Natur der Heilkunst stet außer Zweifel.«*[265]

### Alfred Grotjahn (1869 –1931)

gilt als Begründer der Sozialhygiene. Er wies 1912 in seiner Monographie »Soziale Patholo-gie« auf die Bedeutung sozialer Einflüsse für die Krankheitsentstehung, den Krankheitsverlauf und die Krankheitsverhütung hin.

*»Es bedurfte erst starker, aus der allgemeinen sozialpolitischen Atmosphäre des letzten Drittels des 19. Jahrhunderts stammender Anregungen, um auch Ärzte und Hygieniker darauf aufmerksam zu machen, daß zwischen dem Menschen und der Natur die Kultur steht und diese gebunden ist an die gesellschaftlichen Gebilde, deren Wesen und Zu-sammenhang uns nur durch die Anwendung geistes-wissenschaftlicher Methoden offenbar werden. Erst jetzt stellte sich das Bedürfnis heraus, die physika-lisch-biologische Betrachtung durch eine soziale zu ergänzen.«*[266]

### Max Mosse (1873 – 1936) und Gustav Tugend-reich (1876 – 1948)

verfassten das Buch »Krankheit und soziale Lage«, das 1913 erscheint. Krankheit und Soziale Lage. Lehmanns: München, 1913 *»Der Nachweis der engen Beziehungen zwischen Armut und Krank-heit bedeutet eine schwere Anklage gegen die Kultur, gegen die Gesellschaft. Die Armut verurteilt den grössten Teil der zivilisierten Menschheit zu einer unhygi-enischen Lebensweise mit ihren tödlichen Folgen«*[267].

### Ludwig Teleky (1872 – 1957)

war Landesgewerbearzt und Leiter der Sozialhy-gienischen Akademie in Düsseldorf 1921 – 1933.

*»Die soziale Medizin ist das Grenzgebiet zwi-schen den medizinischen Wissenschaften und den Sozialwissenschaften. Sie hat die Einwirkung gege-bener sozialer und beruflicher Verhältnisse auf die Gesundheitsverhältnisse festzustellen und anzuge-ben, wie durch Maßnahmen sanitärer und sozialer Natur derartige schädigende Einwirkungen verhin-dert oder ihre Folgen nach Möglichkeit behoben oder gemildert werden können. Ihre Aufgabe ist es auch, anzugeben, wie die Errungenschaften der individuellen Hygiene und der klinischen Medizin jenen zugänglich gemacht werden können, die ein-zeln und aus eigenen Mitteln nicht imstande sind, sich diese Errungenschaften zunutze zu machen. Sie hat den Ärzten das wissenschaftliche Rüstzeug zu liefern, dessen sie bei ihrer Tätigkeit auf dem Gebiet der sozialen Versicherung und der sozialen Fürsorge bedürfen. Auch die Wandlungen in der Stellung des Ärztestandes sowie die hier sich geltend machenden Entwicklungstendenzen hat sie zu studieren.«*[268]

### Vertiefung

◼ *Schagen U, Schleiermacher S. 100 Jahre Sozial-hygiene, Sozialmedizin und Public-Health in Deutschland, 2005 http://www.forum-gesund-heitspolitik.de/artikel/artikel.pl?artikel=0906*

◼ *Grotjahn A, Kaup J. Handbuch der Sozialen Hygiene (1912). Stichworte »Soziale Hygiene«, »Soziale Medizin«, »Soziale Pathologie« http://kurse.fh-regensburg.de/kurs_20/kursdateien/L/grotjahn.pdf*

◼ *Ludwig Teleky. Die Aufgaben und Ziele der so-zialen Medizin, 1909 http://kurse.fh-regensburg.de/kurs_20/kursdateien/L/teleky.pdf*

### 4.12 Medizin im Nationalsozialismus und in der Nachkriegszeit

Der Nationalsozialismus hat die Entwicklung der Sozialmedizin tief greifend und bis heute spürbar verändert.[269] An dieser Stelle können nur einige Stichpunkte genannt werden. Zur Vertiefung sei die am Ende des Abschnitts ge-nannte Literatur empfohlen.

---

266 Grotjahn 1923, S. 2
267 Mosse und Tugendreich 1913, S.21

268 Teleky 1910, S. 18 f.
269 Wuttke 1982

- Das egalitäre Menschenbild wurde abgeschafft.
- Menschenleben wurden bewertet in höherwertig, minderwertig und lebensunwert.
- Gesundheit wurde individualisiert und zur Pflicht erklärt.
- Eine Reihe von Krankheiten – insbesondere psychiatrische und neurologische Krankheiten sowie Suchterkrankungen – wurden für erblich erklärt.

Sozialmedizin und Sozialhygiene wurden zur Ideologie der »Erb- und Rassenhygiene« umdefiniert und pervertiert mit verheerenden und tödlichen Folgen für Millionen von Menschen nicht nur in Deutschland. Im Nationalsozialismus beteiligte sich die Medizin an einer bevölkerungsbezogenen Strategie der *»Heroisierung und Privilegierung der Starken«*.[270] Während in der Weimarer Republik bevölkerungsbezogener Gesundheitsschutz entwickelt wurde, half die Medizin im Nationalsozialismus dabei, Menschen und ganze Bevölkerungsgruppen als minderwertig zu kategorisieren, um sie der Ermordung zuzuführen.

Im Blickfeld der Erb- und Rassenhygiene standen nicht nur die Juden bzw. die Menschen, die von den Nationalsozialisten als Juden klassifiziert wurden sowie ethnische Gruppen wie die Sinti und Roma, sondern auch Angehörige der unteren Sozialschicht, seelisch Kranke und Homosexuelle. Allein 300.000 psychiatrisch erkrankte Menschen wurden in psychiatrischen Anstalten und in Konzentrationslagen ermordet. Ärzte führten Menschenversuche von unvorstellbarer Grausamkeit durch. Auf Grundlage des »Gesetzes zur Verhütung erbkranken Nachwuchses« wurden bis Mai 1945 mindestens 400.000 Menschen zwangssterilisiert; an den Folgen des Eingriffs starben mehrere tausend Menschen, mehrheitlich Frauen.

Die Nationalsozialisten verboten den jüdischen und den sozialistischen und kommunistischen Ärzten die Berufsausübung. Viele von ihnen emigrierten, einige starben in den Konzentrationslagern, wie z.B. Julius Moses (http://de.wikipedia.org/wiki/Julius_Moses), der sich als Arzt und sozialdemokratischer Politiker in der Weimarer Zeit für die Armen eingesetzt hatte.[271] Die (Wieder-) Verbreitung des Denkansatzes und der Strategien der Sozialmedizin hatten in Deutschland nach dem Krieg schon allein deshalb wenig Aussicht auf Erfolg, weil die Personen fehlten, die die Sozialmedizin in der Weimarer Zeit entwickelt hatten.[272] Hinzu kam, dass der Öffentliche Gesundheitsdienst keinen Aufarbeitungs- und Reinigungsprozess durchlief. Häufig blieben die Gesundheitsämter nach dem Krieg fest in den Händen derjenigen, die im Nationalsozialismus willige Vollstrecker der Erb- und Rassenhygiene gewesen waren. In vielen Fällen übernahmen auch aus dem Krieg zurückgekehrte Militärärzte die Leitung der Gesundheitsämter; ihre berufliche Sozialisation prädestinierte sie nicht dazu, an die guten Traditionen der Sozialmedizin in Deutschland anzuknüpfen. Den wenigen Sozialmedizinern, die aus der Emigration zurückkehrten, gelang es zumeist nicht, wieder Fuß zu fassen. Dies ist auch die Erklärung für die etwa vier Jahrzehnte andauernde Stagnation der Sozialmedizin in Westdeutschland. Erst Mitte der 1980er-Jahre kam es zu einer Renaissance von Public-Health in Deutschland mit der Entwicklung von Strukturen, Expertise und Konzepten.

---

270 Rosenbrock 1998, S. 6

271 Jachertz 2006
272 Etzold 2007

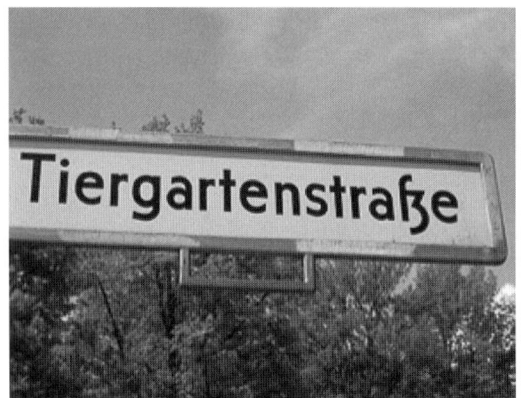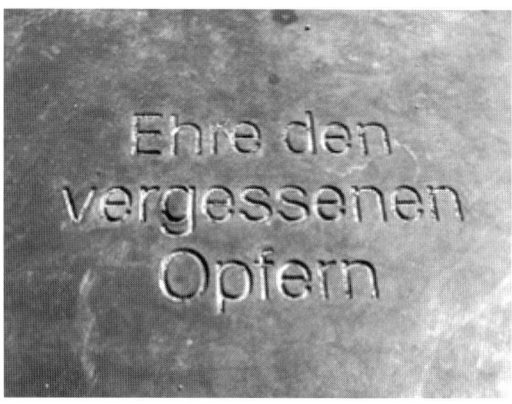

*Abbildung 4.24  Berlin, Tiergartenstraße 4, Ort der Planung und Organisation der Aktion T4 . Fast 200.000 Menschen mit Behinderung wurden im Rahmen der Aktion ermordet.*

### Text der Gedenkplatte

An dieser Stelle, in der Tiergartenstraße 4, wurde ab 1940 der erste nationalsozialistische Massenmord organisiert, genannt nach dieser Adresse, Aktion T4.

Von 1939 bis 1945 wurden fast 200.000 wehrlose Menschen umgebracht. Ihr Leben wurde als lebensunwert bezeichnet, ihre Ermordung hieß Euthanasie. Sie starben in den Gaskammern von Grafeneck, Brandenburg, Hartheim, Pirna, Bernburg und Hadamar: Sie starben durch Exekutionskommandos, durch geplanten Hunger und Gift.

Die Täter waren Wissenschaftler, Ärzte, Pfleger, Angehörige der Justiz, der Polizei, der Gesundheits- und Arbeitsverwaltungen.

Die Opfer waren arm, verzweifelt, aufsässig oder hilfebedürftig. Sie kamen aus psychiatrischen Kliniken und Kinderkrankenhäusern, aus Altersheimen und Fürsorgeanstalten, aus Lazaretten und Lagern.

Die Zahl der Opfer ist groß, gering die Zahl der verurteilten Täter.

**Der Mord an psychisch kranken und behin-
derten Menschen**

### Vertiefung

- *Walter Wuttke (1982). Medizin im Nationalsozialismus. Ein Arbeitsbuch. 2., unveränd. Aufl.
  Tübingen: Schwäb. Verl.-Ges*

- *Ernst Klee (2001). Deutsche Medizin im Dritten
  Reich. Karrieren vor und nach 1945. 2. Aufl.
  Frankfurt am Main: Fischer, 2001*

- *Ernst Klee. Wettlauf um Menschenmaterial.
  Klaus Dörner (2006). Tödliches Mitleid. Süddeutsche Zeitung 8. 12. 2006 http://kurse.fh-re-
  gensburg.de/kurs_20/kursdateien/l/2006-12-08sz.
  pdf Zwei Artikel aus dem Jahr 2006 anlässlich
  des Beginns des Nürnberger Ärzteprozesses vor
  60 Jahren*

- *Werner Bartens. (2006).* **Die Perversion des Heilens.** *http://kurse.fh-regensburg.de/kurs_20/kurs-
  dateien/l/2006-10-25sz.pdf Menschenversuche in
  Konzentrationslagern*

- *Hans-Walter Schmuhl (2007).* **Der Mord an psy-
  chisch kranken und behinderten Menschen.**
  *Eine Forschungsbilanz. Langfassung des Artikels
  in Dr. med. Mabuse Nr. 165, Januar/Februar 2007,
  S. 45-48 www.mabuse-verlag.de/zeitschrift/165_
  Schmuhl.pdf*

- *Elie Wiesel (2005). Without Conscience – Aufsatz von Elie Wiesel über Naziärzte.http://kurse.
  fh-regensburg.de/kurs_20/kursdateien/l/2005-
  withoutconscience.doc*

- *WIKIPEDIAhttp://de.wikipedia.org/wiki/Medi-
  zin_im_Nationalsozialismus*

- *Mit dem Namensgeber der Ehrenmedaille der
  Berliner Ärztekammer wird ein zur Emigration
  gezwungener jüdischer Arzt gewürdigt www.ge-
  orgklemperer.de*

# 5  Prävention und Gesundheitsförderung

Die Entwicklung der Gesundheit der Bevölkerung ist durch drei Trends bestimmt.

■ Die Lebenserwartung steigt.
■ Chronische Krankheiten stehen im Vordergrund des Krankheitsgeschehens älterer Menschen.
■ Die Ungleichheit in der Verteilung von Gesundheits- und Lebenschancen nimmt zu.

Die Bevölkerung wird älter. Die Lebenserwartung für neugeborene Jungen beträgt in Deutschland 77,2 Jahre, für neugeborene Mädchen 82,4 Jahre.[273]

Fast 60 Prozent der Krankheitslast wird in Europa durch eine Gruppe von nur sieben Risikofaktoren verursacht – Bluthochdruck, Tabak- und Alkoholkonsum, Fehlernährung und Übergewicht, hohes Blutcholesterin sowie Bewegungsmangel und schädliche körperliche Belastungen.[274]

Angehörige des unteren Fünftels der Gesellschaft, aufgeteilt nach Ausbildung, Beruf und Einkommen, tragen statistisch betrachtet in jedem Lebensalter – von der Wiege bis zur Bahre – ein mindestens doppelt so hohes Risiko, ernsthaft zu erkranken oder vorzeitig zu sterben als Angehörige des obersten Fünftels.[275]

Die Gesundheitsprobleme einer alternden Gesellschaft sind mit einem kurativ ausgerichteten Gesundheitssystem allein nicht zu bewältigen. Prävention wird daher zunehmend auch von der Politik als eine lohnende Zukunftsinvestition betrachtet. Die Umsetzung in eine präventive und gesundheitsfördernde Gesamtpolitik erfolgt jedoch keineswegs geradlinig, wie weiter unten dargelegt wird.

**Auf den Punkt gebracht**

*Prävention zielt auf die Verhinderung oder Früherkennung von Krankheiten, Gesundheitsförderung auf den Erhalt der Gesundheit. Für die Verbesserung der Gesundheit einer alternden Bevölkerung sowie für die Minderung der sozialen Ungleichheit der Gesundheit gelten Prävention und Gesundheitsförderung als unabdingbar.*

## 5.1  Grundbegriffe

*Prävention* (lat. praevenire – zuvorkommen) hat zum Ziel, eine Krankheit zu verhindern, sie rechtzeitig zu erkennen oder – bei vorhandener Krankheit – eine Verschlechterung zu verhindern. Prävention setzt an spezifischen Krankheiten und Krankheitsrisiken an und befasst sich mit gesundheitlichen Gefährdungen, Belastungen und Risiken. Ziele präventiver Maßnahmen sind insbesondere die Senkung der Inzidenz, also der Zahl neu auftretender Krankheitsfälle, Vermeidung vorzeitiger Todesfälle, Minderung von Behandlungskosten, rechtzeitige Behandlung, Vorbeugung von Behinderung, Erhalt der Arbeitsfähigkeit, Verhinderung oder Verzögerung von chronischer Krankheit und Frühverrentung sowie Steigerung der Lebensqualität und Verbesserung der Bevölkerungsgesundheit.[276]

**Definition Prävention**

*Prävention im Sinne einer generellen Vermeidung eines schlechteren Zustandes umfasst alle zielgerichteten Maßnahmen und Aktivitäten, die eine bestimmte gesundheitliche Schädigung verhindern, weniger wahrscheinlich machen oder verzögern.*[277]

273 Statistisches Bundesamt Pressemitteilung Nr. 364 vom 24. 09. 2009
274 Weltgesundheitsorganisation 2004
275 Rosenbrock 2008, S. 7 ff.
276 Robert-Koch-Institut 2007, S. 125
277 SVR Gesundheit 2001, Bd. I, Ziffer 110

Zu unterscheiden sind primäre, sekundäre und tertiäre Prävention sowie Gesundheitsförderung.

Primäre, sekundäre und tertiäre Prävention sind durch den Zeitpunkt der Intervention in den Prozess der Krankheitsentstehung definiert.

- Primäre Prävention: Vorbeugung des erstmaligen Auftretens von Krankheiten
- Sekundäre Prävention: Früherkennung von symptomlosen Krankheitsvor- und -frühstadien,
- Tertiäre Prävention: Verhütung der Verschlimmerung von Erkrankungen und Behinderungen sowie der Vorbeugung von Folgeerkrankungen
- Gesundheitsförderung: Aufbau von individuellen Kompetenzen sowie gesundheitsförderlichen Strukturen, um das Maß an Selbstbestimmung über die Gesundheit zu erhöhen[278]

Primäre und sekundäre medizinische Prävention sowie tertiäre Prävention werden jeweils in einem eigenen Abschnitt behandelt.

*Gesundheitsförderung* grenzt sich begrifflich von der Prävention dadurch ab, dass sie sich nicht mit Krankheit, sondern mit Gesundheit, ihrem Erhalt und ihrer Verbesserung befasst. Es handelt sich jedoch keineswegs um gegensätzliche sondern vielmehr um sich ergänzende Konzepte. Im Alltag ist eine eindeutige Zuordnung von Interventionen zu einer der beiden Kategorien nicht immer möglich und auch nicht nötig. Zu Gesundheitsförderung siehe auch »Strategien der nicht-medizinischen primären Prävention und Gesundheitsförderung«.

*Primärprävention* befasst sich mit Menschen, die bezüglich der interessierenden Krankheit gesund sind. Die Maßnahmen der Primärprävention beziehen sich auf Krankheitsrisiken und auf Umweltbedingungen. So wird durch Impfung das Erkrankungsrisiko für eine Reihe vormals häufiger und komplikationsträchtiger

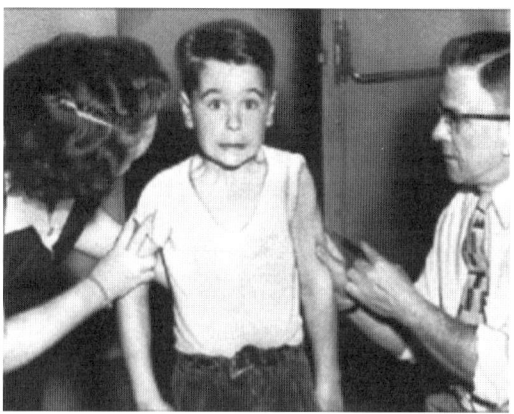

*5.1 Unangenehm aber erfolgreich – die Impfung als primäre Prävention*

Infektionskrankheiten wie z.B. Masern, Mumps und Röteln, minimiert. Die Pocken wurden sogar ausgerottet. Die Fluoridierung von Zahnpasta, Speisesalz und Trinkwasser senkt die Kariesrate in der Bevölkerung. Ein Tempolimit senkt die Zahl der Unfalltoten und Unfallverletzten im Straßenverkehr.

*Kuration* (lat.: curare = heilen) ist von der Prävention abzugrenzen und bezeichnet ärztliche Behandlung bei eingetretener Krankheit mit dem Ziel der Besserung und Heilung. Es handelt sich also um einen zur Prävention komplementären Bereich. Primäre Prävention findet flussaufwärts statt, Kuration flussabwärts. (4.4.3).

Abbildung 5.2 zeigt die sich ergänzenden und vielleicht nicht immer scharf voneinander zu unterscheidenden Konzepte von Primärprävention und Gesundheitsförderung.

Nicht-medizinische Primärprävention wird in einem eigenen Abschnitt vertieft, ebenso wie die medizinische Primärprävention und Sekundärprävention.

### Vertiefung

- *Sachverständigenrat Gesundheit. Gutachten 2000 – 2001 Band 1*
  *Optimierung des Systems durch Gesundheitsförderung und Prävention, S. 71 – 143 http://kurse.*

---

278 Bundesministerium für Gesundheit 2005, S. 3

*fh-regensburg.de/kurs_20/kursdateien/svr/SV-R2001I.pdf*

■ *Sachverständigenrat Gesundheit. Gutachten 2005 Kapitel 4. Strategien der Primärprävention. S. 181 – 370*
*http://kurse.fh-regensburg.de/kurs_20/kursdateien/svr/SVR2005.pdf informative, fundierte Lektüre mit Lehrbuchcharakter*

■ *Bundesvereinigung Prävention und Gesundheitsförderung www.bvpraevention.de*

## 5.2 Verhältnisprävention und Verhaltensprävention

Mit Verhältnisprävention und Verhaltensprävention werden zwei unterschiedliche Herangehensweisen in der Prävention beschrieben. Abbildung 5.3 verdeutlicht dies am Beispiel Verkehrssicherheit. Das Geier-Motiv will zum erwünschten Verhalten durch einen Appell motivieren. Ein verkehrsberuhigter Bereich mit Bodenschwellen und anderen Hindernissen fördert erwünschtes Verhalten durch Veränderung der Verhältnisse.

In modernen Konzepten der Prävention und Gesundheitsförderung werden beide Ansätze genutzt, weil damit stärkere Effekte zu erzielen sind. Verhalten ist in Verhältnisse eingebettet. Nachhaltige Verhaltensänderungen erfordern daher eine Berücksichtigung der Verhältnisse.

Hier haben sich Interventionen im Setting als am besten wirksam erwiesen. Zur Klärung der Begriffe werden hier die »reine« Verhältnisprävention und die »reine« Verhaltensprävention besprochen.

### Verhältnisprävention

Die Verbesserung der Gesundheit im 20. Jahrhundert mit einem Anstieg der durchschnittlichen Lebenserwartung um etwa 30 Jahre (»epidemiologischer Übergang«, Kapitel 4) ist weit überwiegend auf die Änderung der Lebensverhältnisse zurückzuführen. Der Rückgang der Infektionskrankheiten ist in erster Linie der Verbesserung der allgemeinen Lebensbedingungen wie Wohnen und Ernährung zuzuschreiben.

### Definition Verhältnisprävention

*Die Verhältnisprävention zielt auf die Lebens-, Arbeits- und Umweltbedingungen als wesentliche Rahmenbedingungen der Gesundheitserhaltung und Krankheitsentstehung.*[279]

Verhältnisprävention dient der Schaffung von Lebensbedingungen, die Gesundheitsrisiken vermeiden, begrenzen oder kontrollieren und Gesundheit als positives Lebensmotiv fördern.[280]

Zahlreiche Politikfelder tragen zur Verhältnisprävention bei, einige als explizite Gesundheitspolitik, andere implizit, also außerhalb des Rahmens von Gesundheitspolitik und Verbraucherschutzpolitik.

Zur Verhältnisprävention zählen

■ gesundheitlicher Verbraucherschutz (Sicherheit von Trinkwasser, Lebensmitteln, Arzneimitteln)

■ Infektionsschutz (Meldepflicht für bestimmte Infektionskrankheiten)

■ umweltbezogener Gesundheitsschutz (Immissionsschutz, Strahlenschutz, Anlagensicherheit)

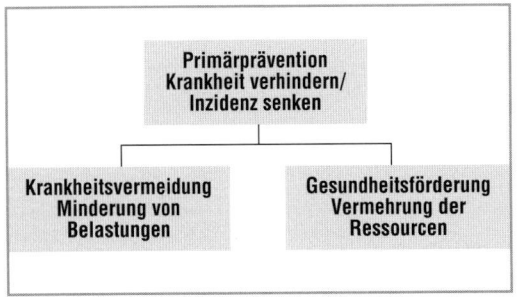

*Abbildung 5.2 Zwei komplementäre Perspektiven der Primärprävention*
*Quelle: SVR Gesundheit. 2005, S. 195*

---

279 SVR Gesundheit 2005, S. 187 (Ziffer 162)
280 Niehoff und Braun 2003, Stichwort Prävention

- Arbeitsschutz in Betrieben (z.B. ergonomische Gestaltung von Arbeitsplätzen zur Prävention von Rückenschmerzen)
- Verkehrssicherheit (z.B. Geschwindigkeitsbegrenzungen in Wohngebieten)

In der Verhältnisprävention spielen die Gesundheitsberufe eine nachgeordnete Rolle. In einem weiteren Sinne sind alle Politikbereiche für die Verhältnisprävention relevant, soweit sie gesundheitsrelevante Aspekte der (Lebens-) Verhältnisse gestalten.

Abbildung 5.4 zeigt die Abnahme der Todesfälle an Pellagra, einer chronischen Krankheit, die mit entzündlichen Hautveränderungen, Durchfall und Demenz einhergeht. Nachdem generelle Mangelernährung und speziell der Mangel an Vitamin B12 (Niacin) als Ursache erkannt war, konnte die Krankheit durch staatliche Ernährungsprogramme und durch Zusatz von Niacin in Mehl praktisch ausgerottet werden.[281]

### Verhaltensprävention

Rauchen, Fehl- und Überernährung, Alkoholkonsum und Bewegungsmangel sind Verhaltensweisen, die in kausaler Beziehung zu den häufigsten Todesursachen stehen, also zu Herz-Kreislauf-Krankheiten, Krebserkrankungen, Diabetes mellitus, chronisch obstruktiven Lungenerkrankungen.

Daher setzen Interventionen zur Prävention häufig an den entsprechenden Verhaltensweisen und Konsummustern an.

### Definition Verhaltensprävention

*Korrektur bzw. Formung des Gesundheitsverhaltens durch erzieherische, bildende, beratende und verhaltenstherapeutische Maßnahmen, soziale und rechtliche Sanktionen, soziale Kontrolle, Belohnung und Strafe.*[280]

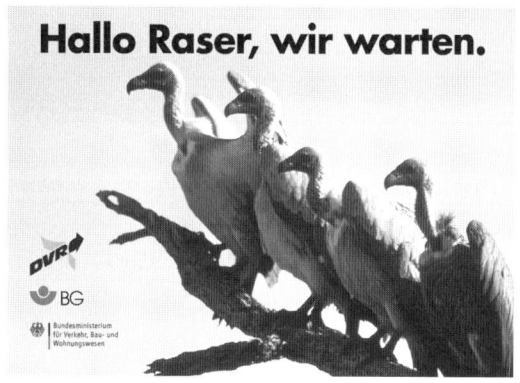

*Abbildung 5.3 Appell als Verhaltensprävention, Verkehrsberuhigte Zone als Verhältnisprävention.*
*Quelle: Deutscher Verkehrssicherheitsrat e.V., Bonn.*

Traditionelle Konzepte der Verhaltensprävention setzen auf Erziehung, Belehrung, Aufklärung und Appelle. Sie folgen der Vorstellung, dass die zu verändernde Verhaltensweise sich auf Unwissen bezüglich der richtigen Verhaltensweise gründet und somit ein Zuwachs an

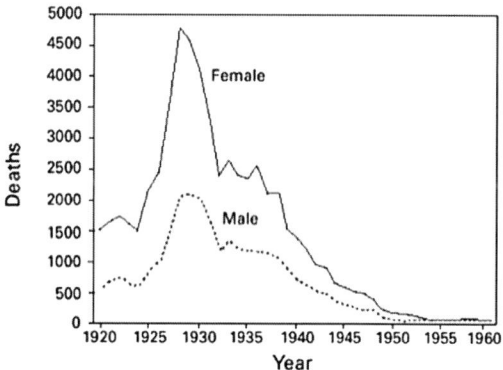

*Abbildung 5.4 Pellagra, berichtete Todesfälle USA 1920-1960 – erfolgreiche Verhältnisprävention*

---

281 Centers for Disease Control and Prevention 1999 b

| Hypercholesterinämie | Risiko →: Gesamtcholesterin, LDL-Cholesterin<br>Risiko →: HDL-Cholesterin |
|---|---|
| Rauchen | Risiko → doppelt bis fünffach |
| Bluthochdruck | linearer Anstieg ab 115 mm Hg systolisch, 85 mm Hg diastolisch |
| Diabetes mellitus | 60 Prozent der Diabetiker sterben an der koronarer Herzkrankheit |
| Genetische Prädisposition | Risiko → bei Herz-Kreislauf-Krankheiten in der Familie<br>(z.B. Herzinfarkt, plötzlicher Herztod, Schlaganfall) |
| Alter, Geschlecht | Risiko → linearer Anstieg ab 30. Lebensjahr bei Männern, ab Menopause bei Frauen |
| Adipositas, körperliche Aktivität | nur geringes Risiko ohne Bluthochdruck, Diabetes und erhöhten Blutfetten (meist aber in Verbindung mit anderen Risikofaktoren) |
| Lipoprotein a | wenn Serumspiegel erhöht |

*Abbildung 5.5  Risikofaktoren für die koronare Herzkrankheit, Quelle: Renz-Polster 2008, S. 67 (Darstellung modifiziert)*

kognitivem Wissen dazu ausreicht, die erstrebten Änderungen im Gesundheitsverhalten zu bewirken.

Gesundheitsinformationen, die keinen Bezug zur Lebenswelt der Zielgruppe nehmen oder sich nicht an eine definierte Zielgruppe richten und auf Risikoinformation fokussieren, haben sich als bestenfalls wenig effektiv, häufig als ineffektiv erwiesen. Offensichtlich werden die eher schlichten Konzepte von Gesundheitserziehung der Komplexität des Gesundheitsverhaltens nicht gerecht. Insbesondere ist diese Form der Prävention nicht dazu geeignet, die sozial bedingte Ungleichheit der Gesundheitschancen zu mindern, wie es in §20 Abs. 1 SGB V gefordert wird. Die darauf beruhenden Angebote zur Verhaltensmodifikation der gesetzlichen Krankenversicherung werden überproportional von Personen mit mittlerem oder höherem sozioökonomischen Status angenommen, was zur Vergrößerung der sozialen Ungleichheit der Gesundheit führen kann.[282]

Auch die Modifikation der Risikofaktoren zur primären Prävention der koronaren Herzkrankheit hat sich bei Nichtberücksichtigung des Kontexts als wirkungsarm erwiesen.

### Auf den Punkt gebracht

*Die primäre Prävention der koronaren Herzkrankheit durch Beratungs- und Aufklärungsprogramme funktioniert ohne Berücksichtigung der Lebenswelt nicht. Dies ist das Fazit einer Cochrane Review aus dem Jahr 2006, in die Ergebnisse von 39 kontrollierten Studien aus drei Jahrzehnten zusammengefasst sind. Die Risikofaktoren wurden in der Interventionsgruppe geringgradig verbessert. Eine Minderung der Mortalität wurde nicht erzielt.[283]*

### Medizinische Prävention von Risikofaktoren der KHK– die MRFIT-Studie

Die medizinische Prävention der koronaren Herzkrankheit orientiert sich an den bekannten Risikofaktoren (Abbildung 5.5).

Nach Vorliegen der ersten Ergebnisse der Framingham-Studie hoffte man, die neuen Erkenntnisse zur Senkung der Sterblichkeit an der KHK durch primäre Prävention anwenden zu können. 1972 wurde daher die

---

282 Rosenbrock 2008, S. 17

283 Ebrahim et al. 2006

MRFIT-Studie initiiert, eine sehr große und sehr aufwändige Studie mit hochmotivierten, gesunden Teilnehmern. Die Interventionen waren verhaltenspräventiver Natur, zielten auf Verhaltensmodifikationen durch Aufklärung und Beratung und wurden mit erheblichem Aufwand und hoher Expertise durchgeführt. Im Ergebnis wurden zwar Gesundheitsverhalten und Risikofaktoren etwas gebessert, jedoch nicht stark genug, um die Mortalität zu senken.

## Multiple Risk Factor Intervention Trial (MRFIT)

Die MRFIT-Studie (www.clinicaltrials.gov/ct/show/NCT00000487) wurde in den Jahren 1972-1988 in den USA durchgeführt. Es handelte sich um eine randomisierte kontrollierte Studie zur Frage der Senkung der Mortalität an der koronaren Herzkrankheit (KHK) durch Verhaltensänderungen. Wie Leonard Syme – der an der Konzeptionierung der Studie beteiligt war – feststellt, war MRFIT das größte, ehrgeizigste und mit 140 Mio. Dollar teuerste Projekt, das jemals durchgeführt wurde, um festzustellen, ob sich die Mortalität der koronaren Herzkrankheit durch Beeinflussung der Risikofaktoren senken lässt.[284] Einbezogen wurden herzgesunde Män-

ner im Alter von 35 bis 57 Jahren mit mindestens einem der drei Risikofaktoren Bluthochdruck, erhöhtes Cholesterin und Rauchen sowie einer Risikokonstellation im Bereich der oberen zehn Prozent. Zwischen November 1973 und Februar 1976 wurden 361.662 Männer untersucht, von denen 12.866 in die Studie aufgenommen wurden. Diese Männer wurden nach Zufallskriterien in die Interventionsgruppe oder in die Vergleichsgruppe eingeteilt. Die Teilnehmer der Interventionsgruppe erhielten eine spezielle Ernährungsberatung, verschiedene Angebote zur Beendigung des Tabakkonsums und ein Programm zur Blutdrucksenkung, zu dem neben der medikamentösen Behandlung die Gewichtsabnahme gehörte. Die andere Gruppe wurde in herkömmlicher Weise von ihren Hausärzten betreut. Der primäre Endpunkt der Studie war der Tod an koronarer Herzkrankheit. Das Ergebnis nach sieben Jahren Intervention: die Risikofaktoren nahmen in beiden Gruppen ab, in der Interventionsgruppe erwartungsgemäß stärker. Die Sterblichkeit an koronarer Herzkrankheit unterschied sich in beiden Gruppen jedoch nicht. Syme merkt zu dem Misserfolg der Studie an, dass es sich bei den Studienteilnehmern um eine hoch selektierte, motivierte und gesundheitsbewusste Gruppe von Männern handelte, die dazu bereit waren, hohe Anforde-

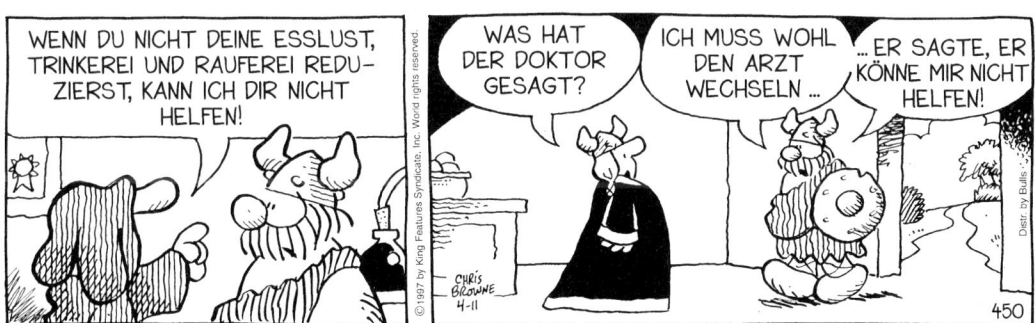

*Abbildung 5.6  Gesundheitsverhalten ändern. Hägar fasst auf seine Weise den Stand des Wissens zu kontextunabhängiger Verhaltensprävention zusammen. © Bullspress*

284 Syme 1991, S. 97 f.

rungen zu erfüllen, wie z.B. die Bereitschaft, die Ernährung zu ändern, Medikamente einzunehmen und das Rauchen aufzugeben; die Interventionen seien methodisch von bester Qualität gewesen. Nach sieben Jahren hatten in der Interventionsgruppe 42 Prozent der Raucher das Rauchen aufgegeben, das Cholesterin war um 7 Prozent gesenkt worden. Für die Voraussetzungen sei dies ein enttäuschendes Ergebnis. Symes Fazit lautet, dass es wenig Erfolg versprechend sei, das Verhalten durch Interventionen zu verändern, die auf Individuen zielen. Das Risikofaktorenkonzept scheine für die Prävention von eingeschränktem Wert zu sein.

**Auf den Punkt gebracht**

*Es reicht nicht aus, den Menschen nur zu erzählen, was gut für sie ist.*

Die folgende Definition von Gesundheitsverhalten zielt auf ein tiefer gehendes Verständnis und bezieht bewusste wie unbewusste Motive aber auch soziale Beeinflussung und Gruppenprozesse ein.

**Definition Gesundheitsverhalten**

*»Gesundheitsverhalten umfasst alle Einstellungen, Gewohnheiten und absichtsvolle Handlungen einer Person, die deren Gesundheit fördern oder schädigen. Dieses Verhalten ist Teil eines spezifischen Lebensstils, der soziokulturell geformt ist und den sich Personen über Lernen, Gewohnheitsbildung und Prozesse sozialen Vergleichs aneignen. Gesundheitsbezogene Lebensstile werden in starkem Maße von der gesellschaftlichen Opportunitätsstruktur (z.B. Nahrungsmittelangebot, Qualität der Wohn- und Arbeitsbedingungen) beeinflusst.«*[285]

An dieses Verständnis von Gesundheitsverhalten anknüpfend versprechen erweiterte Konzepte, welche Verhaltensprävention und Verhältnisprä-

vention miteinander verbinden, mehr Erfolg.

»Reine« Verhältnisprävention erfordert keine Entscheidung für Verhaltensänderungen. Verschärfte Verordnungen zum Immissionsschutz verbessern die Luft für Alle. »Reine« Verhaltensprävention zielt hingegen auf individuelle Entscheidungen zur Verhaltensänderung ohne Veränderung der Kontext-, Rahmen und Entstehungsbedingungen der individuellen Verhaltensweisen.

Zwischenformen, die sich als »kontextorientierte Verhaltensprävention« oder »verhältnisgestützte Verhaltensprävention« bezeichnen lassen, sind ein wesentliches Element von Mehr-Ebenen-Präventionskampagnen und von besonderer Bedeutung im Setting-Ansatz.[286]

**Vertiefung**

*Syme L (1991). Individuelle und gesellschaftliche Bestimmungsfaktoren für Gesundheit und Krankheit. Argument-Sonderband 193. Hamburg: Argument-Verl. Leonard Syme legt hier die Essenz seiner Erfahrungen als Public-Health-Wissenschaftler dar. Er hat sowohl an bevölkerungsbezogenen Interventionen mitgewirkt (Alameda-County-Studie) als auch an der MRFIT-Studie, in der die Verbesserung der Risikofaktoren erreicht werden sollte. http://kurse.fh-regensburg.de/kurs_20/kursdateien/L/1991Syme.pdf*

### 5.3  Das Präventionsparadox

**Auf den Punkt gebracht**

*Das Präventionsparadox besagt, dass Präventionsmaßnahmen für eine kleine Gruppe von Personen mit hohem Krankheitsrisiko (Hochrisikostrategie) weniger effektiv sein können als Präventionsmaßnahmen für eine große Gruppe mit niedrigem Risiko (Bevölkerungsstrategie). In der Bevölkerungsstrategie ist die Wahrscheinlichkeit für einen Nutzen für den Einzelnen gering, der Nutzen für die Gesamtheit jedoch hoch.*

---

285 Siegrist 2005, S. 44

286 SVR Gesundheit 2005, S. 189 (Ziffer 165)

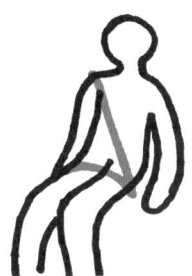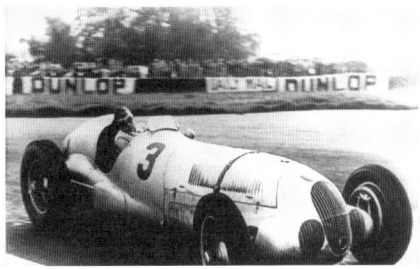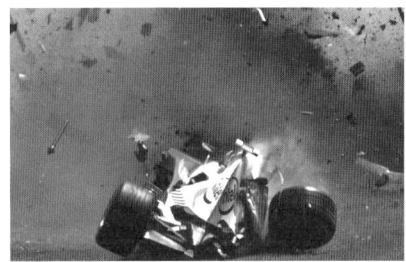

*Abbildung 5.7 Präventionsparadox – Bevölkerungsstrategie und Hochrisikostrategie*

Wer beim Autofahren den Sicherheitsgurt anlegt, folgt nicht nur einer verbindlichen Vorschrift, er oder sie tut etwas für die persönliche Sicherheit. Das Anlegen des Gurtes senkt die Wahrscheinlichkeit für Tod bzw. schwere Verletzungen bei einem Unfall. Glücklicherweise kommen nur Wenige in den Genuss dieses Sicherheitsvorteils, denn nur eine kleine Minderheit von Menschen erleidet im Leben einen schweren Verkehrsunfall. Das Risiko für das Ereignis, das verhindert werden soll, ist innerhalb der Normalbevölkerung breit gestreut, für das Individuum aber eher gering. Trotz der geringen Aussicht auf Nutzen für den Einzelnen hat die Gurtpflicht einen wichtigen Anteil an der Abnahme der Toten und Schwerverletzten im Straßenverkehr; bestimmte Verletzungsmuster im Bereich von Gesicht und Augen sind praktisch verschwunden. Die Gurtpflicht ist effektive Prävention, weil – trotz geringer Wahrscheinlichkeit auf einen persönlichen, individuellen Nutzen – alle Autofahrer den Gurt anlegen.

Formel 1-Rennfahrer bilden unter den Autofahrern eine Hochrisikogruppe. Würden sich die Präventionsmaßnahmen nur auf diese Gruppe beziehen, wäre der Effekt bei weitem nicht so groß wie bei der allgemeinen Gurtpflicht. Das Präventionsparadox besagt, dass Bevölkerungsstrategien für verbreitete Risiken (z.B. Gurtpflicht für Autofahrer) effektiver sind als eine alleinige Hochrisikostrategie (Gurtpflicht für Formel 1-Fahrer). Nach englischen Statistiken müssen 400 Fahrer ihr Leben lang bei je-

der Fahrt den Gurt anlegen, um einen Todesfall zu verhindern – 399 tun dies ohne irgendeinen Nutzen davon zu haben.[287]

## Präventionsparadox

*Wenn sich ein Risiko auf die gesamte Bevölkerung bezieht, ist eine Bevölkerungsstrategie der Prävention erforderlich. Viele Menschen müssen Schutzmaßnahmen treffen, um Krankheit bzw. Verletzungen und Tod bei Verkehrsunfällen bei nur wenigen zu verhindern.*

*Eine Präventionsmaßnahme mit großem Nutzen für die Gemeinschaft bringt dem Individuum nur eine geringe Chance auf einen Vorteil.*

Den Begriff »Präventionsparadox« hat Geoffrey Rose in seinem Buch »Strategies of Preventive Medicine« geprägt. Kern der Betrachtung von Rose ist der Sachverhalt, dass die Prävention weitverbreiteter Gesundheitsrisiken eine Bevölkerungsstrategie erfordert, weil die Hochrisikogruppen numerisch einen eher geringen Teil an der Morbidität und Mortalität ausmachen.

Die Medizin teilt die Menschen in zwei Kategorien ein: in diejenigen, die eine Krankheit haben, und diejenigen, die sie nicht haben. George Pickering, seinerzeit einer der führenden Bluthochdruckexperten, überraschte die Fachwelt im Jahr 1954 mit der Aussage, dass die Vorstellung einer scharfen Unterscheidung zwischen Gesundheit und Krankheit ein medizinisches

---

287 Rose 1992, S. 93

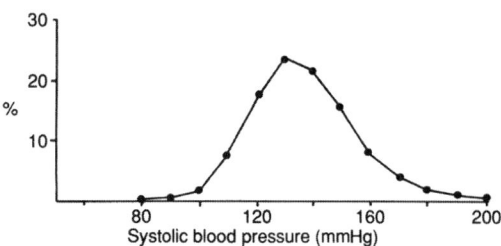

*Abbildung 5.8a Verteilung des systolischen Blutdrucks in einer Population von Männern im mittleren Lebensalter. Quelle: Rose 1992, S. 7*

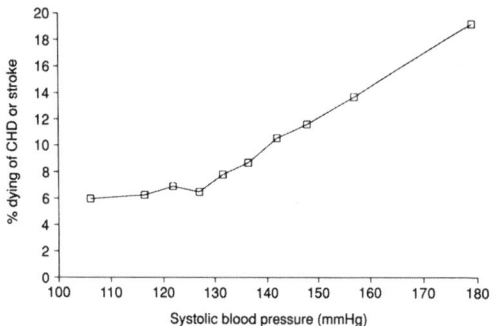

*Abbildung 5.8b Blutdruck und Risiko für tödlichen Herzinfarkt oder Schlaganfall innerhalb der nächsten 18 Jahre. Quelle: Rose 1992, S. 12*

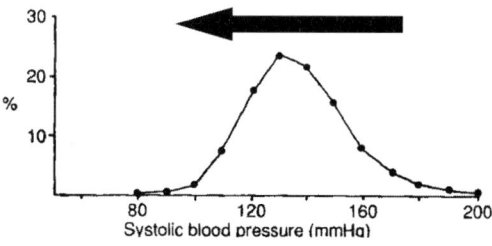

*Abbildung 5.9 Hochrisikostrategie und Bevölkerungsstrategie.*

Artefakt. Bluthochdruck sei keine unterscheidbare, medizinisch abgrenzbare Erscheinung. Der Blutdruck trete vielmehr in kontinuierlicher Ausprägung auf, von niedrig bis hoch. Misst man an einer Gruppe von z.B. 1000 zufäl-

lig ausgewählten Personen den Blutdruck, ergibt sich eine Normalverteilung, wie in Abbildung 5.8a dargestellt. In Abbildung 5.8b ist das Gesundheitsrisiko gegen die Höhe des systolischen Blutdrucks aufgetragen.

Ein Null-Risiko für den Tod an Herzinfarkt oder Schlaganfall besteht auch bei niedrigen Blutdruckwerten nicht. Der Anstieg des Risikos beginnt etwa bei einem Wert von 115 mm Hg, d.h. hier ist gerade eine – sehr geringe – Risikoerhöhung messbar. Für die Prävention kommen zwei Vorgehensweisen in Frage (Abbildung 5.9):

Eine *Hochrisikostrategie* fokussiert auf die medizinische Behandlung der Gruppe mit hohem Risiko, z.B. einem Blutdruck über 160 mm Hg.

Die *Bevölkerungsstrategie* hat zum Ziel, die Verteilungskurve nach links in den Bereich niedrigerer Werte zu verschieben (Pfeil), also den »Bevölkerungsblutdruck zu senken. Hierfür ist eine multiprofessionelle Public-Health-Strategie erforderlich. Da die Hochrisikogruppe zahlenmäßig eher klein ist, treten die meisten Todesfälle im Bereich geringerer Risiken auf. Mit der Bevölkerungsstrategie lässt sich die Zahl der Todesfälle stärker senken als mit der Hochrisikostrategie.

Für fast alle physiologischen Messwerte besteht in der Bevölkerung eine Normalverteilung, so auch für Blutfette und Blutzucker.

Eine natürliche Begründung für das, was als »normal« zu bezeichnen ist, gibt es nicht. Eine natürliche Begründung wäre eine bimodale Verteilung, in der ein Verteilungsbereich die Gesunden und der andere die Kranken umfasst. Die Normalverteilung mit einem breiten kontinuierlichen Spektrum an Merkmalsausprägung ist in der Medizin eher die Regel als die Ausnahme:

■ Die meisten Infektionskrankheiten manifestieren sich in einer Bevölkerung von offensichtlichen, mit allen typischen Symptomen einhergehenden Fällen bis hin zu solchen, die ohne jegliche Beschwerden verlaufen und nur durch Blutuntersuchung nachweisbar sind.

■ Krebs ist das eher seltene Endstadium einer Abfolge von häufigen Erscheinungen, die mit kleineren Zellveränderungen beginnt (Metaplasie), über Vorformen der Bösartigkeit (Dysplasie), lokal bzw. auf ein Organ begrenztem Krebs (Carcinoma in situ) bis hin zu Krebs, der sich über die Organgrenzen ausbreitet und Absiedelungen (Metastasen) setzt. Längst nicht immer erfolgt der Übergang von einer Ausprägungsform in die nächst höhere.

■ Die Unterbrechung der Blutversorgung des Gehirns (Schlaganfall) kann zu einem breiten Spektrum an Erscheinungsformen führen. Im günstigen Fall entsteht keinerlei Schädigung oder aber es treten kleinere Schäden auf jedoch keine Symptome. Eine weitere Form wird als vorübergehende Durchblutungsstörung (transitorische ischämische Attacke) bezeichnet und ist willkürlich definiert als das Auftreten von Lähmungserscheinungen, die nach 24 Stunden wieder verschwunden sind. Im Bereich der starken Ausprägung finden sich vollständige, irreversible Lähmungen oder im Extremfall der Tod.

■ Die Demenz ist ein anerkanntes Krankheitsbild. Die Messung der kognitiven Funktionen einer Gruppe alter Menschen würde jedoch zeigen, dass auch hier eine Normalverteilung besteht. Normale – im Sinne von unauffälliger – Funktion geht in der Gruppe über nicht spürbare Veränderungen allmählich in deutliche und hochgradige Einschränkungen über. Die Frage lautet daher nicht »ob Demenz oder ob nicht« sondern »wie viel Demenz«.

Blutdruck, Infektionskrankheit, Krebs, Schlaganfall oder Demenz – in jedem dieser Beispiele gibt die Natur eine kontinuierliche Merkmalsausprägung vor.

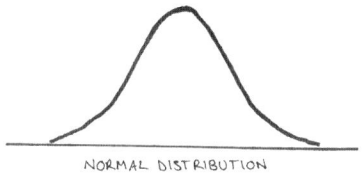

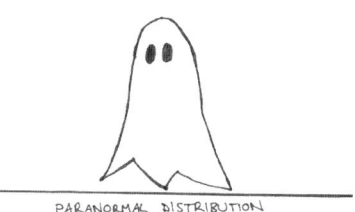

*Abbildung 5.10 Vergleich einer Normalverteilung mit einer paranormalen Verteilung.*
*Quelle: Freeman 2006*

Die medizinische Praxis erfordert jedoch ja/nein-Entscheidungen, insbesondere die Entscheidung behandeln/nicht behandeln. Die dafür notwendigen Festlegungen der Medizin sind daher sinnvoll und notwendig aber zwangsläufig auch willkürlich. An dieser Stelle neigt die Medizin zur Ausweitung der Grenzen, wie weiter oben im Abschnitt »Medikalisierung« (4.2.3) dargelegt.

### Vertiefung
■ *Geoffrey Rose (1992). The Strategy of Preventive Medicine*
■ *Rose. Zitate www.ldb.org/rose.htm Website Eberhard Wenzel*

## 5.4 Theorien und Konzepte des Gesundheitsverhaltens

### Auf den Punkt gebracht
*Theorien menschlichen Verhaltens ermöglichen effektivere Interventionen zur Veränderung von Gesundheitsverhalten. Interventionen der Prävention und Gesundheitsförderung sollten dieses Wissen vermehrt nutzen.*

Bislang vermag keine Theorie menschliches Verhalten umfassend zu erklären. Solch eine Theorie wäre wünschenswert, weil sie auch für effektive Interventionen zur Verhaltensänderungen genutzt werden könnte, gerade auch im Gesundheitsbereich. Ein breites Spektrum von Disziplinen befasst sich mit der Erklärung menschlichen Verhaltens, wie z.B. die Neurologie, Endokrinologie und Neuroanatomie, Psychologie, Medizin, Ethnologie, Soziologie, Anthropologie [288] [289] und Genetik [290].

Präventionskonzepten liegen immer auch Annahmen über menschliches Verhalten zugrunde. Die folgende sehr kurze Darstellung soll in erster Linie dazu anregen, diese Annahmen zu reflektieren und mit Hilfe der gängigen Lehrbücher der Gesundheits- und Sozialpsychologie zu vertiefen. Für eine erfolgreiche Präventionspraxis ist es von entscheidender Bedeutung, gute Theorien anzuwenden und nicht etwa offensichtlich defizitäre Theorien wie »Moral Hazard« (s. u.).

## Das Modell gesundheitlicher Überzeugungen (Health Belief Model)

Das von Rosenstock Mitte der 1960er Jahre entwickelte Modell erklärt Gesundheitsverhalten über drei Bereiche:

1. subjektive Risikoeinschätzung, also die Wahrnehmung der individuellen Empfänglichkeit für eine Krankheit, sowie ihrer Schwere
2. der wahrgenommene Nutzen der Verhaltensänderungen
3. wahrgenommene Kosten im Sinne von Einschränkungen, die mit der Verhaltensänderung einhergehen.

Gesundheitsverhalten ist somit das Ergebnis eines (mehr oder weniger) rationalen Entscheidungsprozesses, einer Art Kosten-Nutzen-Rechnung. [291]

## Die Theorie vom Moral Hazard

Die Theorie des Moral Hazard ist ein Versuch aus dem Bereich der Ökonomie, menschliches Verhalten (hier Gesundheitsverhalten) zu erklären. Dieser von Pauly in den 1960er Jahren entwickelten Theorie [292] zufolge, veranlassen bestimmte Formen der Versicherung die Versicherten dazu, Leistungen unangemessen in Anspruch zu nehmen. So führe die Abdeckung der Krankheitskosten durch die Krankenkassen dazu, dass Versicherte zu häufig zum Arzt gehen, sich krank schreiben lassen, obwohl sie gesund sind (»Blaumachen«) und ihr riskantes Gesundheitsverhalten nicht korrigieren. Wenn die Beiträge unabhängig von der Leistungsinanspruchnahme seien, sei jeder Versicherte bestrebt, so viele Leistungen wie möglich in Anspruch zu nehmen. Der Umstand, dass die Menschen die finanziellen Folgen ihres Verhaltens und Handelns bezüglich ihrer Gesundheit nicht zu tragen haben, führe zu einem der Gesundheit abträglichen Verhalten. Dieser Theorie liegt das Menschenbild des »Homo oeconomicus« zugrunde, eines Menschen, der ohne Rücksicht auf die Gemeinschaft seinen individuellen Nutzen zu maximieren sucht. [293] [294] Empirische Belege für die Validität dieser Theorie menschlichen (Gesundheits-)Verhaltens wurden nie erbracht. Auch kann die Theorie nur schwerlich Plausibilität beanspruchen, denn die Vorstellung, den persönlichen Nutzen durch Beanspruchung (überflüssiger) Untersuchungen und Behandlungen zu maximieren, erscheint abwegig – auf welche Weise eine überflüssige Blutabnahme oder eine Röntgenuntersuchung zur Maximierung des persönlichen Nutzens beiträgt, können Ökonomen aus naheliegenden Gründen bis heute nicht erklären. Dessen ungeachtet nimmt der Moral Hazard einen breiten Raum in der Gesundheitsökonomie und in der gesundheits-

288 Institute of Medicine 2001, S. 3
289 Smedley und Syme 2000
290 Institute of Medicine 2006, S. 109 ff.
291 SVR Gesundheit, S. 214 f. (Ziffer 210 – 211)

292 Pauly 1968
293 Reiners 2006, S. 12 ff.
294 Braun et al. 1998, S. 59 ff.

ökonomischen Politikberatung ein. Auf den Moral Hazard gründen Regelungen des SGB V wie die individuellen Zuzahlungen (Eigenbeteiligung) und das Vorenthalten einer Senkung der Belastungsgrenze für die Zuzahlungen bei Nichtinanspruchnahme von Gesundheitsuntersuchungen und Früherkennungsmaßnahmen (SGB V §62).

## Theorie des geplanten Verhaltens (Theory of Reasoned Action)

Gemäß der Theorie des geplanten Verhaltens von Fishbein[295] sind die besten Prädiktoren für geplantes, überlegtes Verhalten, die auf das Verhalten bezogenen Intentionen. Eine starke Verhaltensabsicht geht – wenig überraschend – mit hoher Wahrscheinlichkeit der tatsächlichen Realisierung des Verhaltens einher.

Die besten Prädiktoren für die Intentionen sind wiederum

- die Einstellungen bezüglich des spezifischen Verhaltens
- die subjektiven Normen (z. B. wie andere wichtige Menschen das Verhalten sehen) und
- die subjektive Kontrollierbarkeit des Verhaltens (die Leichtigkeit, mit der das Verhalten nach Überzeugung des Betreffenden durchführbar ist.[296]

So orientiert sich ein Mensch mit Übergewicht möglicherweise an Schlankheit, die er für das erstrebenswerte Erscheinungsbild hält. Soziale Normen und Wertvorstellungen, wie sie von »wichtigen Anderen« vorgegeben oder vorgelebt werden, beeinflussen die Menschen in ihren Verhaltensintentionen.[297] Eine Kenntnis der Rollenvorbilder und Normen der Zielgruppe stellt eine wichtige Voraussetzung für präventive Interventionen dar.

Bezüglich der subjektiv wahrgenommenen

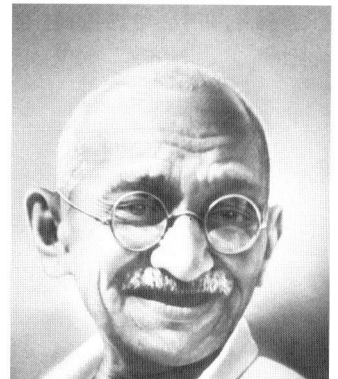

*Abbildung 5.11  Beispiel für Selbstwirksamkeit*

*"If I have the belief that I can do it, I shall surely acquire the capacity to do it even if I may not have it at the beginning."*  *Mahatma Gandhi*

Möglichkeiten, Verhalten zu ändern, führt das Konzept den Begriff der wahrgenommenen Verhaltenskontrolle ein (locus of control) ein. Die Überzeugung des Adipösen, es selbst in der Hand zu haben, sein Gewicht zu reduzieren, entspricht dem internal locus of control. Ist er davon überzeugt, dass sein Übergewicht ein Ergebnis seiner Gene oder anderer Faktoren ist, die er nicht ändern kann, spricht man von einem external locus of control. Diese Selbsteinschätzung scheint für präventive Interventionen bedeutsam zu sein.

## Selbstwirksamkeit (self-efficacy)

Selbstwirksamkeit[298] bezeichnet die Überzeugung, dass es im Bereich der eigenen Fähigkeiten liegt, bestimmte Handlungen auszuführen, die zum gewünschten Ergebnis führen werden.[299] Die Theorie geht auf den amerikanischen Psychologen Bandura zurück (http://des.emory.edu/mfp/self-efficacy.html#bandura). Die Selbstwirksamkeitsüberzeugung hat sich als Prädiktor für

295 Fishbein und Ajzen 1975
296 Aronson et al. 2004, S. 254 f.
297 SVR Gesundheit S. 215 f. (Ziffer 212-213)

298  Bandura 1994
299  Aronson et al. 2004, S. 539

positives Gesundheitsverhalten erwiesen, wie z.b. bei der Tabakabstinenz und der Gewichtsreduktion. Im Sinne einer sich selbst erfüllenden Prophezeiung trägt die Selbstwirksamkeitsüberzeugung zu einem größeren Durchhaltevermögen, einer höheren Frustrationstoleranz und zur Setzung höherer Ziele bei. Interventionen zur Verbesserung der Selbstwirksamkeitsüberzeugung haben sich z.B. bei der Förderung des Nichtrauchens als erfolgreich erwiesen.[300]

**Salutogenese**
Das Konzept der Salutogenese von Antonovsky wurde im Abschnitt 4.5.3 unter dem Gesichtspunkt seiner bio-psycho-sozialen Dimensionen beschrieben. Ein konsistenter Zusammenhang zwischen dem Konstrukt Kohärenzsinn und

dem Gesundheitsverhalten konnte bislang nicht nachgewiesen werden.[301] Dessen ungeachtet hat die Salutogenese jedoch entscheidend zu einer Sichtweise beigetragen, welche die Ressourcen der Menschen berücksichtigt und über Empowerment-Strategien die Verhaltensmöglichkeiten zu erweitern sucht.

**Stadien der Veränderung**
Das Modell der Stadien der Veränderung von Prochaska und DiClemente[302] befasst sich vorwiegend mit den Faktoren, die mit der Bereitschaft einhergehen, Verhalten zu verändern. Die Bereitschaft zur Veränderung wird in fünf zeitlich aufeinander folgende und voneinander abgrenzbare Phasen aufgeteilt, denen spezifische therapeutische Strategien zugeordnet werden

| Stadien | | Motivationsaufgabe des Therapeuten |
|---|---|---|
| Präkontemplation (Precontemplation) | Verhaltensänderung wird nicht in Erwägung gezogen | Zweifel wecken – Wahrnehmung von Risiken und Gefahren des aktuellen Problemverhaltens erhöhen |
| Kontemplation (Contemplation) | ernsthaftes Abwägen einer Verhaltensänderung | Beeinflussen der Entscheidungsbalance – Gründe für Veränderung erfragen, Risiken bei Beibehalten des Problemverhaltens entwickeln lassen, Stärkung der Selbstwirksamkeitserwartung für Veränderung des aktuellen Verhaltens |
| Vorbereitung (Preparation) | Absicht, das Problemverhalten aufzugeben | Unterstützen beim Herausfinden der besten Handlungsstrategie zur Erzielung positiver Veränderungen |
| Handlung (Action) | aktive Versuche, aufzuhören | Unterstützung des Klienten bei wichtigen Veränderungsschritten |
| Aufrechterhaltung (Maintenance) | (aktive) Beibehaltung einer positiven Verhaltensänderung | Unterstützung beim Finden und Implementieren von Strategien, um einen Rückfall zu vermeiden |
| Beendigung (Termination) | stabiler Zustand ohne Problemverhalten | |

*Abbildung 5.12 Stadien der Veränderung. Quelle: SVR Gesundheit. Gutachten 2005, Ziffer 230 ff.*

300 Blittner et al. 1978, in Aronson 2004, S. 541

301 Bengel et al. 2001, S. 49 f.
302 Prochaska und DiClemente 1982

können. Für die Messung der Veränderungsbereitschaft stehen Instrumente für eine Reihe von Gesundheitsproblemen zur Verfügung, z.B. Rauchen, Alkohol- und Kokainkonsum, körperliche Aktivität, Gewichtskontrolle und Safer Sex (www.uri.edu/research/cprc/measures.htm). Die Stadien werden nicht streng chronologisch durchlaufen. Rückfälle sind Bestandteil des Modells und sollen angemessen aufgearbeitet werden.

## Motivationale Gesprächsführung

Das Konzept der motivationalen Gesprächsführung (www.motivationalinterview.org) wurde von Miller und Rollnick entwickelt.[303] In der motivationalen Intervention soll eine Diskre-

| 1. Empathie | (express empathy) |
| 2. Widersprüche aufzeigen | (develop discrepancy) |
| 3. Wortgefechte vermeiden | (avoid argumentation) |
| 4. Nachgiebig auf Widerstand reagieren | (roll with resistance) |
| 5. Selbstwirksamkeit fördern | (support self-efficacy) |

panz erzeugt werden zwischen den vorhandenen Wünschen und Hoffnungen des Betroffenen, im Falle von übermäßigem Alkoholkonsum z.B. Sicherung des Arbeitsplatzes, Gesundheit, Familienleben und der gegebenen (alkoholischen) Realität. Der Ausgangszustand soll vom Klienten als unerwünscht wahrgenommen werden, was als Ansatzpunkt der Motivierungsarbeit dient. In Verbindung mit dem Konzept der Stadien der Veränderung ermöglicht es die stadiengerechten Ansprache. In einer randomisierten kontrollierten Studie lag die Abstinenzquote bei der Tabakentwöhnung nach 12 Monaten in der Interventionsgruppe (Motivationale Gesprächsführung) um den Faktor 5,2 höher als in der Kontrollgruppe (konventionelle Raucherberatung) (18,54 Prozent vs, 3,4 Prozent).[304]

---

303 Miller und Rollnick 1991
304 Soria et al. 2006

## Vertiefung
*SVR Gesundheit Gutachten 2005. Gesundheitspsychologische Modelle und Bestimmungsfaktoren des Gesundheitsverhaltens. Ziffer 208 – 241 http://svr-gesundheit. de.ms*

## 5.5 Strategien der nicht-medizinischen primären Prävention und Gesundheitsförderung

### Auf den Punkt gebracht
*Die Ottawa Charta aus dem Jahr 1986 stellt ein bis heute gültiges Leitbild für die Gesundheitsförderung dar. In Deutschland sind in den letzten Jahren viele erfolgreiche Interventionen entwickelt worden.*

Die Förderung der Gesundheit erfordert Strategien, die sich von denjenigen unterscheiden, mit denen spezifische Krankheiten verhindert werden sollen. Strategien zur Prävention einer Krankheit fokussieren auf deren Risikofaktoren und Pathomechanismen, setzen also eher flussabwärts an. Gesundheitsförderung und nicht-medizinische primäre Prävention hingegen beginnen weiter flussaufwärts und zielen darauf ab, Faktoren zu beeinflussen, die der Gesundheit förderlich und dabei eher krankheitsunspezifisch sind. Belastungssenkung und Ressourcenstärkung bilden den Kern primärpräventiver, gesundheitsfördernder Strategien und Aktivitäten. Gesundheitsförderung zielt eher auf Gruppen als auf Individuen. Ihr liegt ein erweitertes Verständnis von Gesundheit zugrunde, wie es die WHO bereits 1948 beschrieben hatte (Abschnitt 4.5.1). Eine inhaltliche und programmatische Umsetzung erfolgte aber erst 1977 auf der 30. Weltgesundheitsversammlung in Genf. Hier wurden wesentliche Elemente des kanadischen Lalonde-Reports (s.u.) aufgegriffen und die berühmte Resolution 30.43 »Gesundheit für alle bis zum Jahr 2000« verabschiedet, der zufolge alle Bürgerinnen und Bürger der Welt bis zum Jahr 2000 ein gesundheitliches Niveau erreicht haben sollten, »*das es ihnen erlaubt, ein gesellschaftlich und wirtschaftlich produktives Leben zu führen*«. Als Bedingung für Gesundheit wurde die Beseitigung von Krieg, Hunger und Armut gesehen. Gesundheit wurde also nicht definiert als die Ausrottung aller Krankheiten durch das Medizinsystem, vielmehr wurden politische und sozioökonomische Bedingungen in die Überlegungen einbezogen.[305]

Die Deklaration von Alma Ata aus dem Jahr 1978 thematisierte die primäre Basisgesundheitsversorgung (primary health care).[306]

Die Kernelemente sind bis heute gültig:

- der Gesundheitsbegriff der WHO von 1948
- die Notwendigkeit intersektoraler Politik
- soziale Ungleichheit als zentrales Problem der Gesundheitspolitik
- Bürgerbeteiligung
- die kommunale bzw. regionale Ebene als Handlungsfeld
- die Notwendigkeit nationaler Politik und Gesundheitspläne
- das Ziel einer nachhaltigen ökonomischen und sozialen Entwicklung.[307]

Zum 25. Jahrestag der Deklaration hat die WHO eine Website eingerichtet (www.paho.org/English/DD/PIN/almaata25.htm).

### Der Lalonde-Report von 1974

Ein erster umfassender Ausdruck eines erweiterten Verständnisses von Gesundheit ist der Bericht des kanadischen Gesundheitsministers Marc Lalonde aus dem Jahr 1974 mit dem Titel "A new perspective on the health of the canadians."[308] Das Vorwort beginnt mit den programmatischen Sätzen:

»*Gute Gesundheit ist die Grundlage, auf die sozialer Fortschritt aufgebaut ist. Eine Nation gesunder Menschen kann die Dinge machen, die das Leben*

*Abbildung 5.13 Angemessenes Ambiente: die Konferenz von Alma Ata 1978*

*lebenswert machen; und in dem Ausmaß, wie das Niveau der Gesundheit steigt, steigt auch das Potential für Glück.*«

"*Good health is the bedrock [Grundgestein, Grundlage] on which social progress is built. A nation of healthy people can do those things that make life worthwhile, and as the level of health increases so does the potential for happiness.*"

Für damalige Verhältnisse wegweisend und für den heutigen Tag immer noch nicht selbstverständlich, wird hier im politischen Raum anerkannt, dass eine gute Gesundheit mehr erfordert als ein gutes Gesundheitsversorgungssystem; die Gesundheit werde beeinflusst durch die menschliche Biologie, den Lebensstil, das Gesundheitsversorgungssystem und die soziale und physikalische Umgebung. Daraus folgte, dass Gesundheit eine Querschnittsaufgabe für alle Politikbereiche darstellt und nicht allein für das Gesundheitsressort – eine Sichtweise, die an Virchows Vorschläge zur Verbesserung der Gesundheit der Oberschlesischen Bevölkerung im Rahmen seiner Analyse der Ursachen der Typhusepidemie von 1848 anknüpft (Abschnitt 6.9.3).

---

305 Wulf 2003
306 Weltgesundheitsorganisation 1978
307 Trojan und Legewie 2001, S. 22 f.
308 Health and Welfare Canada 1974

Eine programmatische Fortschreibung des La-londe-Reports erfolgte 1986 in einem weiteren Bericht aus dem kanadischen Gesundheitsministerium mit dem Titel "Achieving Health for All: A Framework for Health" Promotion.[309] Dieser sogenannte »Epp-Report« fand direkten Eingang in die Programmatik der Weltgesundheitsorganisation (WHO).

## Die Ottawa Charta

Im Jahre 1986 fand in Ottawa die erste von bislang sieben Konferenzen[310] der WHO zur Gesundheitsförderung statt. Die dort verabschiedete Ottawa Charta stellt ein bis heute gültiges Leitbild für die Gesundheitsförderung dar.[311] Hervorzuheben ist die partizipative und salutogenetische Ausrichtung, die Ressourcenorientierung und der Bezug auf die sozialen und psychologischen Determinanten von Gesundheit. Das bio-psycho-soziale Gesundheitsverständnis definiert Gesundheitsförderung zu einem multidisziplinären Projekt mit Public-Health-Ausrichtung.

## Definition von Gesundheitsförderung in der Ottawa Charta

*»Gesundheitsförderung zielt auf einen Prozess, allen Menschen ein höheres Maß an Selbstbestimmung über ihre Gesundheit zu ermöglichen und sie damit zur Stärkung ihrer Gesundheit zu befähigen. Um ein umfassendes körperliches, seelisches und soziales Wohlbefinden zu erlangen, ist es notwendig, dass sowohl Einzelne als auch Gruppen ihre Bedürfnisse befriedigen, ihre Wünsche und Hoffnungen wahrnehmen und verwirklichen sowie ihre Umwelt meistern bzw. sie verändern können.«[311]*

## Ottawa Charta: Handlungsstrategien und Handlungsfelder

### Handlungsstrategien

1. *Anwaltschaft für Gesundheit* (advocacy). Das aktive Eintreten für Gesundheit im Sinne der Beeinflussung politischer, ökonomischer, sozialer, kultureller, biologischer sowie von Umwelt- und Verhaltensfaktoren
2. *Befähigen und ermöglichen* (enable) Kompetenzförderung und Empowerment mit dem Ziel, bestehende Unterschiede des Gesundheitszustandes zu verringern und selbständig das größtmögliche Gesundheitspotential zu verwirklichen.
3. *Vermitteln und vernetzen* (mediate). Aktive und dauerhafte Kooperation mit allen Akteuren innerhalb und außerhalb des Gesundheitswesens.

### Handlungsfelder

1. *Entwicklung einer gesundheitsfördernden Gesamtpolitik* (building healthy public policy). Berücksichtigung der fördernden oder möglicherweise hindernden Faktoren für Gesundheit in allen Politik- und Verwaltungssektoren.
2. *Gesundheitsfördernde Lebenswelten schaffen* (creating supportive environments). Das Schaffen unterstützender Umweltbedingungen als Grundlage für eine sozial-ökologische Gesamtstrategie für Gesundheit: Arbeitswelt, Lebensumwelt, Schutz der materiellen Umwelt, Erhaltung der natürlichen Ressourcen.
3. *Gesundheitsbezogene Gemeinschaftsaktionen* (strengthening community action). Stärkung lokaler Aktivitäten, Stärkung von Bürgern und Patienten im Sinne der Selbsthilfe und autonomen Gestaltung der eigenen Gesundheitsbelange
4. *Persönliche Kompetenzen entwickeln* (developing personal skills). In diesem Punkt ist die alte Strategie der Gesundheitserziehung enthalten, allerdings mit einem völlig neuen

---

309 Health and Welfare Canada 1986
310 www.who.int/healthpromotion/conferences/en
311 Weltgesundheitsorganisation 1986

Geist, nämlich der Entwicklung von persönlichen und sozialen Fertigkeiten, die für eine gesunde Lebensweise nötig sind.

5. *Die Gesundheitsdienste neu orientieren* (reorienting health services). Erwartung an die traditionellen Gesundheitsdienste: Integration der Gesundheitsförderung in ein neues Selbstverständnis – stärkere Berücksichtigung der psychosozialen Dimension von Krankheiten sowie Orientierung an den psychischen, seelischen und sozialen Bedürfnissen.[312]

In ihren allgemein gehaltenen Formulierungen bietet die Ottawa Charta zwar Orientierung im Sinne eines Leitbildes, jedoch keine konkreten Handlungsanweisungen. Keine Erwähnung finden mögliche Hindernisse für die Umsetzung des Leitbildes. Politische Konfliktbereiche sind ausgespart. Es findet sich nichts darüber, wer was wie und wann zu tun hat. Das Fehlen der kritisch-analytischen Dimension lässt die Charta abstrakt und etwas oberflächlich erscheinen. Hier gilt es, die Hintergründe zu bedenken. Die WHO ist eine internationale Organisation, der vor allem Regierungen angehören. Regierungen wollen sich aber möglichst wenig in ihren Handlungsspielräumen einengen lassen. Die Verfasser der Ottawa Charta mussten daher auf jegliche Formulierungen verzichten, mit denen Politik auf konkrete Beschlüsse und Maßnahmen festgelegt wäre. Die Unverbindlichkeit im Handlungsbereich war sozusagen der Preis für die Verständigung auf eine zutreffende Theorie bzw. auf eine »*gültige und wissenschaftlich haltbare Zusammenfassung des international verfügbaren Wissens aus Sozialepidemiologie, Belastungsforschung und Interventionsprojekten.*«[313]

### Voraussetzungen der Ottawa Charta

»*Als Produkt der WHO als einer internationalen Organisation, der vor allem Regierungen angehören,* *wendet sich die Ottawa Charta an alle Akteure zugleich, und damit an niemand Konkreten. Zudem ist sie wie für eine Welt ohne Widersprüche, ohne mächtige Interessen und medizinpolitische Vetopositionen formuliert. Die ihr zugrundeliegende, aber nicht explizit formulierte Politikkonfiguration besteht aus demokratisch und auf Chancengleichheit orientierten Professionals, die durch ergebnis- und partizipationsorientierten, rationalen und sozial verantwortlichen Diskurs zum Konsens und zu gemeinsamem Handeln kommen. So aber ist weder die Welt im Allgemeinen, noch die der Gesundheitspolitik im Besonderen gebaut. Wegen der Abwesenheit von Akteuren und Interessen erlaubt die Charta es jedem, sich positiv auf sie zu beziehen.*«[313]*

Die Ottawa Charta war und ist als Aufklärungs- und Emanzipationsprogramm wegweisend. Das Leitbild ist ein aufgeklärter und befähigter Bürger, der sein Gesundheitspotential durch Selbstbestimmung entfaltet und auf die Verhältnisse einwirkt, die seine Gesundheit beeinflussen.[314] Stärker kann der Kontrast zu paternalistischen, belehrenden Gesundheitserziehungskonzepten kaum sein. Die Ottawa Charta berücksichtigt die Erkenntnisse über soziale und psychologische Determinanten von Gesundheit und Krankheit. Sie knüpft an eine Tradition sozialer Medizin an, die mit Namen wie Virchow, (Abschnitt 6.9.3) Teleky, Grotjahn und Durkheim (Abschnitt 6.9.2) in Verbindung steht. Ebenfalls in dieser Tradition stehen die Community Studies in den USA (Abschnitt 6.9.1).

Die Definition des Sachverständigenrates aus dem Gutachten 2000/2001[315] umfasst die Kernideen der Ottawa Charta:

Gesundheitsförderung bezeichnet die Stärkung und Vermehrung von Ressourcen

■ um die physischen bzw. psychischen Bewältigungsmöglichkeiten von Gesundheitsbelastungen zu erhöhen,

---

312 Trojan und Legewie 2001, S. 28
313 Rosenbrock 1998, S. 8

314 Trojan und Legewie 2001, S. 30 und 33 f.
315 SVR Gesundheit 2001. Band I, Ziffer III 2001

- um die individuellen Handlungsspielräume zur Überwindung gesundheitlich belastenden Verhaltens zu vergrößern,
- um Handlungskompetenz für die Veränderung von Strukturen, die entweder direkt die Gesundheit belasten oder gesundheitsbelastendes Verhalten begünstigen, zu entwickeln bzw. freizusetzen.

## Vertiefung

- *Glossar Gesundheitsförderung (englisch) 1998 WHO. Health Promotion Glossary http://www.who.int/hpr/support.material.shtml*
- *Website medico international: 25 Jahre nach der WHO-Erklärung von Alma Ata www.medico-international.de/hintergrund/almaata/hintergrund.asp*

### 5.5.1  Gestaltung gesundheitsfördernder Lebenswelten – der Setting-Ansatz

#### Auf den Punkt gebracht

*»Lebenswelten bzw. Settings wie Kindergarten, Schule oder Betrieb bieten die Möglichkeit, Verhältnisse und Verhalten durch systematische, koordinierte Interventionen gesundheitsförderlich zu verbessern. Auch ansonsten schwer erreichbare, vulnerable und ressourcenschwache Gruppen können hier angesprochen werden.«*[316]

Setting und Lebenswelten sind synonyme Begriffe. Im deutschen Sprachgebrauch hat sich merkwürdigerweise der englische Begriff Setting gegenüber dem intuitiv besser verständlichen Begriff Lebenswelten durchgesetzt.

#### Definition Setting

*»Ein Setting ist ein durch formale Organisation, regionale Situation und/oder gleiche Lebenslage und/oder gemeinsame Werte bzw. Präferenzen definier-*

*ter und den beteiligten Personen subjektiv bewusster sowie dauerhafter Sozialzusammenhang. Von ihm gehen wichtige Impulse auf die Wahrnehmung von Gesundheit, auf Gesundheitsbelastungen und/oder -ressourcen aus. Bedeutung in der Praxis haben bisher vor allem die Settings Betrieb, Stadt bzw. Stadtteil, Schule und Krankenhaus gewonnen.«*[317]

Der Setting-Ansatz greift das Gesundheitsverständnis der Ottawa Charta auf, in der es heißt: *»Gesundheit wird von Menschen in ihrer alltäglichen Umwelt geschaffen und gelebt: dort wo sie spielen, lernen, arbeiten und lieben.«*

Neben der Verbesserung der physikalischen und psycho-sozialen Umwelt (Verhältnisprävention) geht es um Interventionen zur Verbesserung des Gesundheitsverhaltens, in denen die Sichtweise und der Alltag der Menschen berücksichtigt werden (Einbezug des Kontextes von Verhalten). Das Setting wird als soziales System verstanden, dessen Mitglieder einer Vielzahl von offenen und verdeckten Anreizen auf das Gesundheitsverhalten ausgesetzt sind, die durch Interventionen veränderbar sind.[318]

Während herkömmliche Präventionsangebote mit Komm-Struktur weit überwiegend die relativ gesunde Mittelschicht erreichen, ermöglicht der Setting-Ansatz einen gezielten Zugang zu ansonsten schwer erreichbaren Gruppen (»hard to reach groups«), wie z.B. Menschen mit sehr niedrigem Einkommen und sehr niedriger Schulbildung.

Zu diesen Settings zählen:

- Kindergärten, Kindertagesstätten, Grund-, Haupt-, Gesamt-, Sonder- und Berufsschulen,
- Stadtteile bzw. Kommunen mit niedrigem durchschnittlichem Pro-Kopf-Einkommen bzw. hohem Arbeitslosen-, Sozialhilfe- oder Migrantenanteil,
- Einrichtungen/Heime mit einem hohen An-

316 Bundeszentrale für gesundheitliche Aufklärung 2003, S. 205

317 SVR Gesundheit 2005, S. 188, Ziffer 164
318 Bundeszentrale für gesundheitliche Aufklärung 2003, S. 205

| | Information, Aufklärung, Beratung | Veränderung des Kontexts |
|---|---|---|
| Individuum | Typ 1<br>▪ Gesundheitsberatung durch Arzt, Sozialpädagogin | Typ 2<br>▪ Präventiver Hausbesuch im Alter |
| Setting | Typ 3<br>▪ Ernährungsberatung von Eltern in KITA<br>▪ Tabak-Aufklärung in der Schule | Typ 4<br>▪ Schulung der KITA-KöchInnen<br>▪ Abstandsregelungen für Tabakwerbung und Zigarettenautomaten |
| Bevölkerung | Typ 5<br>▪ Aktion 3.000 Schritte extra<br>▪ Verkehrssicherheitstraining für Kinder<br>▪ Kampagne »Esst mehr Obst« | Typ 6<br>▪ Ampelkennzeichnung<br>▪ von Lebensmitteln<br>▪ Bau von Bolzplätzen, Spielplätzen<br>▪ Tempo 30 und Temposchellen in Wohngebieten |

*Abbildung 5.14  Typen der Primärprävention. Quelle: Rosenbrock 2008, S. 16, modifiziert*

teil von Bewohnern mit einem niedrigen sozialen Status.[319]

Eine exemplarische Darstellung der nicht-medizinischen Primärprävention bzw. Gesundheitsförderung im »Setting Stadt« findet sich im Gutachten 2005 des Sachverständigenrats zur Begutachtung der Entwicklung im Gesundheitswesen.[320]

Individuum, Setting und Bevölkerung sind drei Ebenen, denen primärpräventive Interventionen zugeordnet werden können. Unterteilt man die Zielrichtung der Interventionen in »Information, Aufklärung und Beratung« sowie Veränderung des Kontexts«, ergeben sich sechs Strategietypen (Abbildung 5.14).

Für jeden dieser sechs Interventionstypen gibt es geeignete Einsatzfelder. In der Praxis sollte sich jede Intervention an expliziten und messbaren Zielen orientieren und die Zielerreichung überprüfen.

Ein Beispiel für Veränderungen des Kontexts im Setting (Abbildung 5.14, Typ 4) ist die drei-

wöchige Schulung von KITA-KöchInnen im Rahmen des Programms »Gesünder essen – kinderleicht«. Das Programm wird seit 1990 fortlaufend vom Bremer Institut für Präventionsforschung und Sozialmedizin durchgeführt. Auch wenn es hochgradig plausibel erscheint, dass das Kochverhalten der KöchInnen das Essverhalten der Kinder positiv beeinflusst, gibt es dazu mangels Evaluation noch keine sicheren Aussagen.[321]

**Vertiefung**

*Arbeitsgemeinschaft der Spitzenverbände der Krankenkassen (2006). Leitfaden Prävention.http://g-k-v. de/gkv/index.php?id=219*

### 5.5.2  Persönliche Kompetenzen entwickeln – Ressourcenorientierung und Empowerment

Die Handlungsstrategie »befähigen und ermöglichen« stellt mit dem Handlungsfeld »persönliche Kompetenzen entwickeln« ein Gegenkonzept zur traditionellen Gesundheitserziehung dar. Letztere orientiert sich am Risikofaktoren-

---

319 Arbeitsgemeinschaft der Spitzenverbände der Krankenkassen 2006, S. 12
320 SVR Gesundheit 2005 S. 277-283, Ziffer 330-339

321 von Atens-Kahlenberg 2005

konzept, hat einen belehrenden Charakter, impliziert Bestrafung, insbesondere in Verbindung mit der Theorie des »Moral Hazard« und ist wenig effektiv. Die Entwicklung persönlicher Kompetenzen und Ressourcen soll hingegen Entscheidungen für eine gesunde Lebensweise erleichtern.

## Definition Ressourcen

*»Einflussfaktoren, die geeignet sind, die psychische, physische und soziale Gesundheit eines Menschen zu fördern. Dabei lassen sich personale, soziale und materielle Ressourcen unterscheiden.«*[322]

- *Personale Ressourcen* beziehen sich auf physische Konstitution, genetische Ausstattung, emotionale Ressourcen, Lebenskompetenz, Bildung; das gesamte Repertoire an Strategien zur Lebensgestaltung und zur Bewältigung von widrigen Umständen und Krisen, das Kohärenzgefühl der Salutogenese mit den Komponenten Verstehbarkeit, Handhabbarkeit und Sinnhaftigkeit, Überzeugungen und Erwartungen. Die Merkmale und Konstrukte sind weder trennscharf voneinander abgrenzbar, noch in ihrer gegenseitigen Beeinflussung vollständig erforscht.
- *Soziale Ressourcen* umfassen u. a. Struktur und Qualität sozialer Beziehungen und Netzwerke, psychosoziale Unterstützung in Partnerschaft, in der Familie und am Arbeitsplatz, den allgemeinen gesellschaftlichen Zusammenhalt (Sozialstaat), soziales Kapital.
- *Materielle Ressourcen* stellen Erwerbseinkommen und privates Vermögen dar. Ihre Bedeutung liegt darin, dass sie die individuellen Optionen einer gesundheitsförderlichen Lebensweise vermehren.[323]

Es dürfte deutlich sein, dass sich in Settings wie Kindergarten, Schule und Betrieb für Berufs-gruppen wie Erzieher, Lehrer und Sozialpädagogen vielfältige Anknüpfungspunkte für die Stärkung der verschiedenen Formen von Ressourcen ergeben.

## Empowerment

Die Befähigung von Individuen und Gruppen zu einem höheren Maß an Selbstbestimmung und zu einer aktiven Gestaltung des eigenen Lebens und des Lebensumfeldes wird auch als Empowerment bezeichnet. Empowerment gilt heute als Kernelement jeder Gesundheitsförderungsintervention. Das Konzept wurde Anfang der 1980er Jahre von Julian Rappaport entwickelt[324] und in Deutschland zuerst von der Gemeindepsychologie aufgegriffen.

### Empowerment. Julian Rappaport

*"The concept suggests both individual determination over one's own life and democratic participation in the life of one's community, often through mediating structures such as schools, neighborhoods, churches, and other voluntary organizations. Empowerment conveys both a psychological sense of personal control or influence and a concern with actual social influence, political power, and legal rights. It is a multilevel construct applicable to individual citizens as well as to organizations and neighborhoods; it suggests the study of people in context."*[325]

Das Empowerment-Konzept bezieht sich auf das wachsende Autonomiestreben und die Selbstorganisation von Menschen, wie z.B. in der Bürgerrechtsbewegung der 1960er Jahre, der Umweltbewegung seit den 1970er Jahren und der Friedensbewegung der 1970er und 1980er Jahre. Die vorherrschende »advokatorische« Praxis der psychosozialen Berufe bestand im Einsatz der professionellen Helfer für die Belange und für bessere Lebensbedingungen ihrer Klientengruppen. Diese »wohlmeinende Expertendomi-

---

322 Weber 2002
323 SVR Gesundheit 2005, S. 192 ff.

324 Rappaport 1981
325 Rappaport 1987

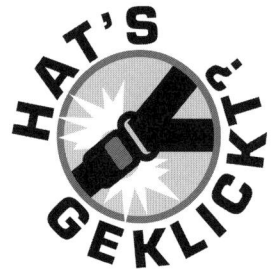 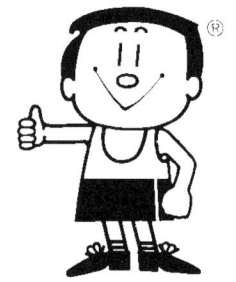 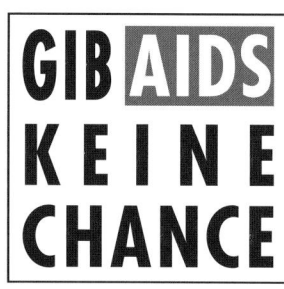

*Abbildung 5.15  Bevölkerungsbezogene Präventionsprogramme in der BRD*

nanz« war mit der Philosophie der Selbsthilfe nicht kompatibel. Empowerment zielt auf die »*Notwendigkeit, durch professionelle Arbeit die Betroffenen selbst zu ›bemächtigen‹ und sie bei der Beschaffung von Ressourcen zu unterstützen, die eine Lebensform in Selbstorganisation ermöglichen.*«326 Eine Reihe von Theorien und Konzepten psychosozialer Gesundheit wie z. B. Salutogenese und Selbstwirksamkeit stehen in enger Verbindung zum Empowerment-Konzept.

### Vertiefung

■ *Rolf Rosenbrock (2008). Primärprävention – Was ist das und was soll das? http://www.wzb. eu/bal/ph/abstracts/2008/sp_i_2008-303.de.htm*
■ *Rolf Rosenbrock (1998). Die Umsetzung der Ottawa Charta in Deutschland. Prävention und Gesundheitsförderung im gesellschaftlichen Umgang mit Gesundheit und Krankheit. http:// www.wz-berlin.de/ars/ph/abstracts/vor2000/ p98-201.de.htm*
■ *Hagen Kühn. (1993). Healthismus. Eine Analyse der Präventionspolitik und Gesundheitsförderung in den USA*

### 5.6  Bevölkerungsbezogene Prävention

Die Sicherheitsgurt-Kampagne der 1960er und 1970er Jahre, die Trimm Dich-Kampagne der 1970er bis 1990er Jahre und die HIV-AIDS-Kampagne seit den 1980er Jahren gelten als die klassischen bevölkerungsbezogenen Präventionskam-

pagnen in der BRD. Dabei handelt es sich um Mehr-Ebenen-Kampagnen, die darauf abzielen, der Vielzahl der bekannten Einflussfaktoren auf Gesundheit und Krankheit Rechnung zu tragen, indem sie Maßnahmen auf unterschiedlichen Ebenen miteinander kombinieren und dadurch Synergieeffekte ermöglichen.327 Verwandte Bezeichnungen lauten: komplexe Kampagnen, multimodale Kampagnen, umfassende Kampagnen. Der SVR Gesundheit hat die Prinzipien bevölkerungsbezogener Präventionsprogramme am Beispiel einer Anti-Tabak-Kampagne im Gutachten 2000/2001 ausgeführt.328

Drei Ebenen werden angesprochen:
1. Bevölkerungsweite Strategien, Streubotschaften und Anreize
2. Zielgruppen- und Setting-spezifische Kampagnen
3. Persönliche Kommunikation, Beratung und Behandlung

Eine Darstellung der Trimm-Dich-Kampagne findet sich in Mörath (2005). Die HIV-AIDS-Kampagne wird weiter unten näher erläutert.

Mit den »Handlungsempfehlungen für eine wirksame Tabakkontrollpolitik in Deutschland« liegt ein ausgearbeitetes und praktikables Konzept für eine koordinierte nationale Anti-Tabak-Kampagne vor, das allerdings von der Politik bislang nicht aufgegriffen wurde.

Internationale Beispiele für bevölkerungsbe-

---

326 Keupp 1988

327 SVR Gesundheit 2005, S. 234 ff. (Ziffer 255– 256)
328 SVR Gesundheit 2001, Band III.3, S. 89-114 (Ziffer 62 – 93)

zogene Präventionskampagnen sind das Nord-karelien-Projekt (SVR Gesundheit 2001, Band I S. 80f, Ziffer 135 – 137) und das englische an Gesundheitszielen orientierte Programm "Our Healthier Nation" (www.archive.official-documents.co.uk/document/cm43/4386/4386.htm und SVR Gesundheit 2001 Band I, Ziffer 138).

## 5.7 AIDS-Prävention

Die erworbene Immunschwächeerkrankung AIDS fiel im Jahr 1981 durch eine Häufung von Fällen einer Immunschwäche bei sechs jungen, bis dahin gesund erscheinenden homosexuellen Männern in Los Angeles auf (Abschnitt 2.3). Zuvor hatte sich das HI-Virus in Afrika vermutlich bereits 60 bis 80 Jahre unbemerkt unter Menschen ausgebreitet. Im Jahr 2008 lebten weltweit 33,2 Millionen Menschen mit HIV, 2,7 Millionen infizierten sich neu und 2,0 Millionen starben an AIDS. 71 Prozent aller Neuinfektionen des Jahres 2008 traten in den Ländern südlich der Sahara auf.[329] Weitere Schwerpunkte der Epidemie sind Osteuropa und Zentralasien.[330]

In Deutschland haben sich seit Beginn der Epidemie bis Ende 2009 86.500 Menschen mit HIV infiziert. Ende 2009 lebten in Deutschland 67.000 Menschen mit HIV/AIDS. Insgesamt starben seit Beginn der Epidemie etwa 28.000 Menschen an AIDS.[331] Die Zahl der Neu-Infektionen erreichte in den Jahren 2001 und 2002 mit jeweils 1.500 den tiefsten Stand, stieg bis 2007 auf etwa 3.000 an und verblieb zumindest bis Ende 2009 auf diesem Niveau. Eine Reihe von Faktoren trug zu diesem Anstieg der Neuinfektionen bei. So nahm das Schutzverhalten bei Männern die Sex mit Männern haben ab. Verlängerte Lebenserwartung und verbesserte Lebensqualität durch wirksame Therapie geht mit vermehrter sexueller Aktivität und möglicher Übertragung einher. Mehr Men-

- Deutschland 33,5
- Finnland 35,4
- Andorra 36,5
- Griechenland 46,1
- Belgien 99
- Schweiz 102,1
- Großbritannien 108,2
- Portugal 217

*Abbildung 5.16   HIV-Neudiagnosen pro Million Einwohner 2007 – je vier Länder am unteren und oberen Ende des Inzidenzspektrums*

schen lassen sich auf HIV testen, insbesondere Männer, die Sex mit Männern haben. Der Anstieg anderer sexuell übertragbarer Krankheiten erhöht die Anfälligkeit für das HI-Virus. Mehr Menschen reisen in Länder mit hoher HIV-Prävalenz oder kommen aus diesen Ländern nach Deutschland.[332] Auch wurde der Etat für die Präventionskampagne der BZgA von 25 Millionen Euro auf 9 Millionen Euro gekürzt[333] und erst für das Jahr 2007 auf 12,2 Millionen Euro erhöht.[334] Der Anstieg von HIV-Neuinfektionen ist ein gesamteuropäischer Trend. Deutschland war in Europa im Jahr 2007 das Land mit der niedrigsten Neuinfektionsrate (Abbildung 5.16).[331]

### Weblinks

- Deutschland: Robert-Koch-Institut www.rki.de/Infektionskrankheiten A-Z
- Europa: Euro HIV. www.eurohiv.org EuroHIV co-ordinates the surveillance of HIV/AIDS in the WHO European Region since 1984.
- UNAIDS. Joint United Nations Programme on HIV/AIDS. www.unaids.org WHO, UNESCO, World Bank

329 UNAIDS 2009, S. 8
330 UNAIDS 2009, S. 6
331 Bundeszentrale für gesundheitliche Aufklärung 2009 a

332 SVR Gesundheit 2005, S. 235, Ziffer 255 f.
333 Deutsches Ärzteblatt online 1. 12. 2005
334 Tagesspiegel, 1. 12. 2006  http://tinyurl.com/yj96zf6

### 5.7.1  »Gib AIDS keine Chance« – AIDS-Prävention in Deutschland

Nach den ersten Fällen von AIDS in Los Angeles und New York in den Jahren 1980 und 1981 hatte sich HIV/AIDS bis Mitte der 1980er Jahre zu einem neuartigen, medizinisch nicht beherrschbaren weltweit beunruhigenden Gesundheitsproblem entwickelt. Die Politik stand unter starkem Handlungsdruck und musste in einer emotional aufgeladenen Atmosphäre Entscheidungen zur Strategie treffen. In Deutschland bestand allseits Übereinstimmung bezüglich der Notwendigkeit, die Bevölkerung aufzuklären und zu informieren. Zur Frage, mit welchen Mitteln die Ausbreitung der Infektion zu stoppen sei, teilten sich Experten und Politikern in zwei gegensätzliche Lager. Eine Gruppe setzte im Sinne von »Old Public-Health« auf die klassische Seuchenstrategie. Dabei geht es um die Frage: Wie ermittelt man möglichst schnell möglichst viele Infektionsquellen und wie legt man diese still? Die Antwort besteht in Ausübung von Zwang zum Stellen der Diagnose, sowie in Isolierung, Disziplinierung, Ausgrenzung und Bestrafung. Die Annahme, das Verhalten der Bevölkerung in Situationen, in denen die Übertragung des HI-Virus erfolgen kann, durch Drohung und Zwang beeinflussen zu können, entbehrt empirischer Belege und widerspricht weithin anerkannten Theorien der Verhaltensänderung. Diese Fragen wurden auch in der Enquete-Kommission des Deutschen Bundestages, diskutiert die von 1987 bis 1990 Vorschläge für eine AIDS-Strategie zu entwickeln hatte. Die politische Entscheidung folgte der fachlichen Empfehlung für eine Strategie mit der Leitfrage: »*Wie organisieren wir möglichst schnell, möglichst flächendeckend und möglichst zeitstabil Lernprozesse, mit denen sich Individuen, Institutionen und Gesellschaft mit einem Maximum an Prävention und einem Minimum an Diskriminierung auf das Leben mit dem bis auf weiteres unausrottbaren Virus*

*einstellen können?*« [335][336] Darauf baut seit 1987 die Kampagne »Gib AIDS keine Chance«, die unter Federführung der Bundeszentrale für gesundheitliche Aufklärung (BZgA) umgesetzt wird.

### Auf den Punkt gebracht

*Die HIV-AIDS-Kampagne der BZgA geht vom Grundgedanken gesellschaftlichen Lernen aus. Die Strategie baut auf Kooperation, Zielvereinbarung, Arbeitsteilung, Mehrebenenintervention und Evaluation. Die Interventionen sollen zielgerichtete Veränderungen des Wissens, der Einstellungen, der Haltungen und des Verhaltens innerhalb der Bevölkerung bewirken. Zwang ist nicht Teil der Kampagne.*

Der Erfolg der Kampagne, der sich in niedrigen Neuinfektionsraten zeigt (Abbildung 5.16), ist Ergebnis der professionellen, wissenschaftlich begründeten Vorgehensweisen in Planung, Durchführung und Evaluation. Im Folgenden werden die wesentlichen Elemente der HIV-AIDS-Kampagne dargelegt. Dafür wurden Prinzipien sozialen Marketings angewandt.

Die Analyse der Ausgangssituation Mitte der 1980er Jahre zeigte eine Situation von Unsicherheit, irrationalen Ängsten und Befürchtungen bezüglich der Übertragungswege und der künftigen Ausbreitung des Erregers in der Bevölkerung. Sexualität war in höherem Maße tabuisiert als heute. Die Hauptbetroffenen – homosexuelle Männer, Prostituierte, intravenös Drogen gebrauchende Menschen – zählten zu Randgruppen der Gesellschaft. Eine wirksame Therapie und eine Schutzimpfung standen auf absehbare Zeit nicht zur Verfügung. Bezüglich der Präventionsstrategie gab es die bereits erwähnte polarisierte Kontroverse zwischen Vertretern des Konzeptes der klassischen Seuchenbekämpfung mit Suche und Fahndung, Isolierung und Ausgrenzung Betroffener und

---

335 SVR Gesundheit 2007, Ziffer 984
336 Rosenbrock 1998, S. 16

der gesellschaftlichen Lernstrategie mit den Prinzipien Eigenverantwortung, Freiwilligkeit und Anonymität.

Der Strategieentwicklung liegt als übergeordnetes Ziel seit Beginn bis heute unverändert die Eindämmung der weiteren Ausbreitung von HIV und AIDS zugrunde. Die wichtigsten Teilziele lauten:

1. Herstellung und Sicherung eines hohen Informationsstandes in der Bevölkerung
2. Förderung eines verantwortungsbewussten Verhaltens und Handelns
3. Förderung eines gesellschaftlichen Klimas, das Solidarität ermöglicht und Ausgrenzung und Diskriminierung vermeidet

*»Zur Erreichung der Hauptziele der Kampagne ist der Aufbau und die Aufrechterhaltung eines möglichst nachhaltigen Kommunikationsprozesses erforderlich, in dem notwendiges Wissen über die Übertragungswege von HIV und Schutzmöglichkeiten vermittelt und die Bereitschaft, sich zu schützen, gefördert werden.«*[337]

Der *Implementation* liegen Konsens, Kooperation und Arbeitsteilung zugrunde. Der gesellschaftliche Konsens lässt sich in den Kernbotschaften »Informier Dich, Schütze Dich! Handle solidarisch!« zusammenfassen. Bund, Länder, Kommunen, Verbände, Betriebe und die Selbsthilfe entwickelten auf dieser Grundlage Informationsmaßnahmen für unterschiedliche, gut definierte Zielgruppen. Diese – in der Marketingsprache – Segmentierung der Bevölkerung in spezifische, auf unterschiedliche Weise anzusprechende Zielgruppen ist eine der notwendigen Voraussetzungen für die Wirksamkeit von Marketing. Für die Zielgruppen wurden Zuständigkeiten festgelegt. Die Hauptzielgruppe der BZgA ist die heterosexuell lebende Bevölkerung. Die Hauptzielgruppe der Deutschen AIDS-Hilfe mit den örtlichen AIDS-Hilfe-Gruppen sind die Hauptbetroffenengruppen der homo- und bisexuell lebenden Männer, der Drogenabhängigen und der Menschen mit HIV bzw. AIDS. Mit der AIDS-Hilfe wurde einer Selbsthilfeorganisation eine wichtige Funktion zugewiesen. Betroffene wurden zu Handelnden und damit die Akzeptanz der Zielgruppe sicher gestellt. Jedem der damals 309 Gesundheitsämter eine AIDS-Fachkraft aus Bundesmitteln finanziert. Im Verlauf wurden weitere Kooperationspartner und Sponsoren gewonnen, u.a. das Nationale Olympische Komitee, die Deutsche Jugendfeuerwehr, das Cinemaxx (Jugendfilmtage) und Florist (Aktion zum Valentinstag).

Die *Kommunikationsstrategie* hat zum Ziel, in der Bevölkerung Verhaltensänderungen herbeizuführen und das erwünschte Verhalten zu verfestigen. Die Massenkommunikation nutzt unterschiedliche, aufeinander abgestimmte reichweitenstarke Medien (Plakate, Internet, Film, Fernsehen, Radio, Broschüren, Anzeigen) zur Vermittlung der wesentlichen Botschaften und zur Informationen über Infektionsrisiken und Schutzmöglichkeiten. Informationen über Situationen, in denen keine Ansteckungsgefahr besteht, dienen der Nicht-Ausgrenzung von Infizierten und Erkrankten. Umschriebene Zielgruppen wie Schüler, Auszubildende und speziellen Berufsgruppen werden z.B. durch AIDS-Aufklärungsprojekte vor Ort erreicht. Personale Kommunikation wird über die anonyme Telefonberatung angeboten mit einer bundesweit einheitlichen Telefonnummer (01805. 555 444) und Erreichbarkeit an sieben Tagen der Woche (Mo-Do 10-22 Uhr, Fr-So 10-18 Uhr).

Über Evaluation wird überprüft, in welchem Maße die Ziele der Kampagne erreicht werden. Der wichtigste Indikator ist hierbei die Zahl der Neuinfektionen, die im Rahmen der Labormeldepflicht nach dem Infektionsschutzgesetz (http://tinyurl.com/om6mdc) erfasst und vom Robert Koch-Institut veröffentlicht wird. Die BZgA setzt als Evaluationsinstrument die

---

337 Bundeszentrale für gesundheitliche Aufklärung 2002

jährliche Bevölkerungsbefragung »AIDS im öffentlichen Bewusstsein ein. Seit 1987 werden darin Wissen, Einstellungen und Verhalten zum Schutz vor AIDS erfragt. Die Studie informiert über den aktuellen Stand und den Verlauf u.a. folgender Indikatoren:

- Reichweite der massenmedialen AIDS-Aufklärung
- Einstellungen gegenüber AIDS-Kranken
- Informationsstand und Wissen
- Informiertheit über Übertragungswege
- Kondombesitz als Schutzintention
- Kondomverwendung von Alleinlebenden unter 45 Jahre
- Kondomverwendung von Befragten mit mehreren Sexualpartner im letzten Jahr
- Kondomverwendung zu Beginn neuer Sexualbeziehungen
- Kondomabsatz

Die gewonnen Informationen spiegeln die Wirksamkeit der Teil- und Gesamtaktivitäten wider und werden zur Steuerung und Anpassung der Kampagne an sich ständig verändernde Bedingungen genutzt.

Einige wesentliche Ergebnisse:

- Es konnte schnell ein hoher Informationsstand der Bevölkerung erreicht und aufrechterhalten werden.
- Es entstand ein stabiles gesellschaftliches Klima gegen Stigmatisierung und Ausgrenzung von Menschen mit HIV und AIDS.
- Das Schutzverhalten – gemessen an der Kondomnutzung – war im Jahr 2008 in mehreren Bereichen höher denn je.
- Die Reichweite der Informationsangebote begann Mitte der 1990er Jahre zu sinken. Seit 2001 steigt sie wieder infolge Umsteuerung und Gewinnung neuer Kooperationspartner und Sponsoren.[338]

Die Kampagne »Gib AIDS keine Chance« ist ein

Beispiel für eine gute Praxis bevölkerungsweiter Prävention. Der Sachverständigenrat zur Begutachtung der Entwicklung im Gesundheitswesen hat der Politik empfohlen, ein entsprechendes »Nationales Herz-Kreislauf-Präventionsprogramm« einzurichten.[339] Für den Teilbereich einer Anti-Tabak-Kampagne hat er einen konkreten Vorschlag unterbreitet.[340] Die Umsetzung dürfte vorwiegend an der fehlenden Bereitschaft der Politik scheitern, die sich im Falle eines Konflikts von gesundheitlichen und ökonomischen Interessen eher für Letztere entscheidet.

### 5.7.2  Soziales Marketing

Soziales Marketing bedient sich des Wissens um effektives Produktmarketing, um damit das Gesundheitsverhalten positiv zu beeinflussen. Kommerzielles Marketing für Produkte wie Tabak, Alkohol und kaloriendichte Lebensmittel beeinflusst die Gesundheitsentscheidungen hingegen negativ. Der Begriff »Soziales Marketing« wurde von den amerikanischen Marketingforschern Philip Kotler und Gerald Zaltman 1971 geprägt und folgendermaßen definiert:

**Definition Soziales Marketing**

*ist die Anwendung kommerzieller Marketingprinzipien und -techniken zum Erreichen sozial nützlicher Ziele.*[341]

Ausgangspunkt für die Planung einer Strategie (Abbildung 5.17) ist eine genaue Kenntnis der Zielgruppe. Das zu verkaufende Produkt sind hier Verhaltensänderungen. Kundenbefragungen bezüglich des Produktes sind eine Voraussetzung jeglicher weiterer Planung. Die Marketingstrategie bezieht die Wünsche, Werte und Motivationslage der Zielgruppe ein.

Im nächsten Schritt geht es darum, wie das

---

338 Bundeszentrale für gesundheitliche Aufklärung 2009b

339 SVR Gesundheit 2001, Band III.2, Ziffer 126
340 SVR Gesundheit 2001, Band III.3 Ziffern 63 – 88
341 Kotler und Zaltman 1971

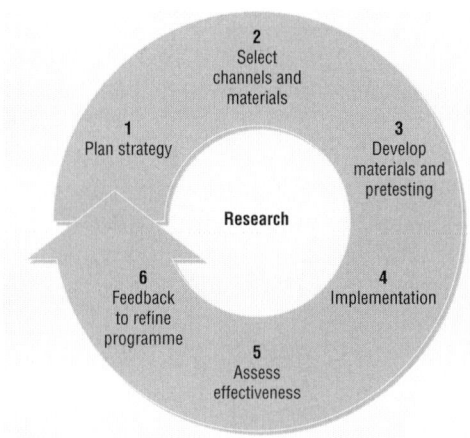

*Abbildung 5.17  Das »Marketing-Rad.*
*Quelle: Evans 2006*

Produkt zum Kunden gelangt. Der Wahl der Kommunikationskanäle folgen die Entwicklung von Materialien und ihre Testung, zumeist an einer kleinen Zahl von Mitgliedern der Zielgruppe durch Einzelbefragungen und Fokusgruppeninterviews.

Der Implementation der Marketingkampagne folgt die Evaluation der Effekte mit Messung der angestrebten Verhaltensänderungen, wie z.B. Rauchverhalten, Ernährung, Kondomgebrauch. Die Ergebnisse der Evaluation fließen in die Weiterentwicklung und Verfeinerung der Kommunikationsmaterialien ein.[342]

Die Leiterin der BZgA, Elisabeth Pott, fasst die Erfahrungen und Lehren aus der HIV/AIDS-Kampagne folgendermaßen zusammen:

*»Erfolgreiches Marketing erfordert umfassende Kenntnisse der Ausgangssituation, ein gutes Verständnis und die Einbeziehung der Zielgruppen, die erreicht werden sollen, und die Entwicklung von multidimensionalen Programmen, um differenzierte Ziel und Teilziele zu erreichen. (…)*

*Heute wird unter einer Strategie des sozialen Marketings eine Vielzahl unterschiedlicher Maßnahmen verstanden, die durch die Verknüpfung zu einer* komplexen Strategie sozialen Wandel beeinflussen. Die sozialen Marketingstrategien zielen grundsätzlich auf die Beeinflussung von Wissen, Einstellung und Verhalten. Dabei werden neben traditionellen Zugangswegen, wie persönliche Beratung u.a. moderne Kommunikationstechniken, PR-Instrumente und Werbekonzepte genutzt. Zentrale Elemente von Marketingstrategien sind: Analyse, Planung, Implementationsstrategien und Evaluation. (…)*

*Zu den wichtigsten Erkenntnissen gehört, dass soziale Marketingstrategien dann erfolgreich sind, wenn es sich um komplexe Langzeitstrategien mit einem Mix unterschiedlichster Maßnahmen handelt, wenn sie von gut geschulten Fachleuten durchgeführt und die Zielgruppen in die Entwicklung der Strategien und ihre Durchführung einbezogen werden. Dagegen lässt sich zeigen, dass kurzfristig angelegte Einzelmaßnahmen nicht geeignet sind, um Erfolge zu erzielen. (…)*

*Es gibt heute Erkenntnisse über die Entwicklung, Planung, Umsetzung und Evaluation von sozialen Marketingstrategien, die, richtig angewendet und umgesetzt, zum Erfolg führen. Die Gründe für Misserfolg und Scheitern sind meistens nicht im präventiven Ansatz als solchem begründet, sondern in mangelnder Analyse und Planung, in fehlender Konsequenz und Langfristigkeit und auch in mangelnden Ressourcen.«*[343]

### Vertiefung BZgA/AIDS-Prävention

- *Website der BZgA www.bzga.de/* ➜ *AIDS-Prävention*
- *Evaluation. »Aids im öffentlichen Bewusstsein der Bundesrepublik Deutschland www.bzga.de* ➜ *Studien/Untersuchungen* ➜ *Aktuelle Studien*
- *Dokumentation. »Gib Aids keine Chance.« Die Kampagne zur AIDS-Prävention in Deutschland Version 2009 http://tinyurl.com/68s8m Version 2007 http://kurse.fh-regensburg.de/kurs_20/kursdateien/l/2007bzga.pdf*

---

342 Evans 2006

343 Pott 2003, S. 215 ff.

## 5.8 Gesundheitsförderung und nicht-medizinische primäre Prävention in der Politik

Drei Jahrzehnte nach Verabschiedung der Deklaration von Alma Ata und mehr als zwei Jahrzehnte nach Verabschiedung der Ottawa Charta war es an der Zeit, Bilanz zu ziehen.

Das 1977 gesetzte Ziel »Gesundheit für alle bis zum Jahr 2000« im Sinne eines gesundheitlichen Niveaus, das ein gesellschaftlich und wirtschaftlich produktives Leben zu führen erlaubt, wurde aus verschiedenen Gründen verfehlt. Die Umsetzung der Deklaration scheiterte u.a. an der Einflussnahme des Internationalen Währungsfonds und der Weltbank, die über ihre Kredite die Drittweltländer zu drastischen finanziellen Einschnitten in die Gesundheitssysteme zwangen. In den ärmsten 37 Ländern wurden die Ausgaben für Gesundheit um 50 Prozent gesenkt. Aber auch die herrschenden Eliten in den Drittweltländern sahen sich durch die politischen Forderungen in ihrer Macht bedroht.[344]

Die Bilanz für Deutschland zeigt unterschiedliche Aspekte. Bevölkerungsbezogene präventive Interventionen waren historisch durch die Erb- und Rassenhygiene des Faschismus diskreditiert. Die meisten Sozialmediziner und die sozial engagierten Mediziner der Weimarer Zeit waren vertrieben oder ermordet. Die Disziplin Public-Health war im Nachkriegsdeutschland praktisch nicht präsent. Gesundheit wurde im politischen Raum mit Medizin gleichgesetzt, die Gesundheitspolitik befasste sich daher fast ausschließlich mit medizinischer Versorgung. Wandel setzte in den 1970er Jahren ein, als sich aus der Gewerkschafts- und der Studentenbewegung eine Gesundheitsbewegung herausbildete, die dem Medizinsystem kritisch gegenüberstand, die soziale Bedingtheit von Gesundheit und Krankheit hervorhob und das enge medizinische Verständnis von Prävention kritisierte.

Die Bundesregierung bekannte sich formal zur Ottawa Charta, veranstaltete Kongresse gemeinsam mit der WHO, ließ sich jedoch von ihrer medizinzentrierten und weitgehend auf Kostenfragen fokussierten Gesundheitspolitik nicht abbringen. Auch andere Akteure wie die Gesundheitsministerkonferenz der Länder, die Gesundheitsämter und die Krankenkassen entwickelten keine Umsetzungsstrategien. Erfolgreich umgesetzt wurde die Ottawa Charta jedoch in Teilbereichen. Hier ist an erster Stelle die außerordentlich erfolgreiche HIV/AIDS-Kampagne zu nennen. Auch die betriebliche Gesundheitsförderung kann auf gelungene Interventionen verweisen. Mit zeitlicher Verzögerung hat sich die Ottawa Charta in den letzten Jahren auch auf Interventionen zur Minderung der sozialen Ungleichheit der Gesundheit ausgewirkt, wie weiter unten dargelegt wird. Es kann jedoch noch keine Rede davon sein, dass die Vorherrschaft unkritischer medizinischer Konzepte im Bereich der Prävention überwunden wäre. Jüngere Beispiele wie die Impfung gegen das HP-Virus zur Prävention des Gebärmutterhalskrebses zeigen, dass die Bereitschaft der Politik und vieler Akteure im Gesundheitswesen ungebrochen ist, jährlich sechsstellige Eurobeträge für unsichere und bestenfalls marginale Gesundheitseffekte auszugeben.

### Die Vorherrschaft des Medizinsystems

»Die Hegemonie der Medizin in der Prävention drückt sich auf zweierlei Weise aus: zum einen im Umfang der medizinischen im Vergleich zur sozialen Prävention, insbesondere der Früherkennung, Impfungen und medikamentösen Behandlung von Risikofaktoren. Zum anderen und weitergehend äußert sie sich in der Dominanz des Denkmusters der auf individuelle Patienten bezogenen, technisch-pharmakologischen Biomedizin weit über den Bereich der medizinischen Prävention hinaus. Diese seit einigen Jahrzehnten als ›Medikalisierung‹ (Zola 1972) bezeichnete Überformung aller mit Gesundheit und

---

344 Wulf 2003

*Krankheit in Zusammenhang stehenden Lebensbereiche beruht nicht nur auf der wirtschaftlichen und interessenpolitischen Stärke einer der mittlerweile größten Branchen und eines statushohen Berufsstandes, sondern auch auf der großen Kompatibilität der damit verbundenen Sichtweise mit der Logik der industriellen Marktgesellschaft. Sie ermöglicht es, gesellschaftlich verursachte und politisch zu lösende Probleme der Gesundheit in subjektive Probleme von Individuen solcherart zu transformieren, dass für ihre Lösung vermarktungsfähige Waren nachgefragt werden, einschließlich Therapien, Chirurgie, Arzneimittel, ›Gesundheitsnahrung‹, Sportkleidung, Reisen oder Kuraufenthalte. Markt- und medizingängige Konzepte für Gesundheit haben erheblich bessere Realisierungschancen und mit weniger Kritik und Misstrauen zu rechnen als populationsbezogene Projekte sozialer Prävention, weil sie sich in der ›Sprache‹ des Systems, nämlich als Angebot von Waren, ausdrücken.«*[345]

Die Bevorzugung der medizinischen Perspektive kommt in der Hierarchie der Prävention zum Ausdruck. Politische Unterstützung und Realisierungschancen für präventive Konzepte sind am größten, wenn sie sich auf Mikrobiologie und Genetik beziehen und am geringsten, wenn sie politischen Wandel im Bereich der gesellschaftlichen Grundstrukturen erfordern.

1. mikrobiologische und genetische Konzepte
2. Beeinflussung von Risikofaktoren wie Rauchen, Bewegungsmangel, Übergewicht und individuell wahrgenommener Stress
3. konsequente Umwelt- und Arbeitsschutzpolitik
4. gesellschaftliche Grundstrukturen wie Arbeit, Verkehr, Wohnbedingungen; soziale Probleme wie Armut, Erwerbslosigkeit[346]

**Vertiefung**

- Rolf Rosenbrock (2008). *Primärprävention – Was ist das und was soll das?* www.wzb.eu/bal/ph/abstracts/2008/sp_i_2008-303.de.htm
- Rolf Rosenbrock (1998). *Die Umsetzung der Ottawa Charta in Deutschland. Prävention und Gesundheitsförderung im gesellschaftlichen Umgang mit Gesundheit und Krankheit.* www.wz-berlin.de/ars/ph/abstracts/vor2000/p98-201.de.htm
- Hagen Kühn. (1993). *Healthismus. Eine Analyse der Präventionspolitik und Gesundheitsförderung in den USA*

### 5.9 Prävention im deutschen Sozialstaat

Prävention wird stets zu den höchsten Zielen von Sozial- und Gesundheitspolitik gezählt. Trotz mehrfacher Anläufe zu einer gesetzlichen Regelung hat die Prävention bislang jedoch keinen eindeutigen »Ort« gefunden, vielmehr sind Präventionsaufgaben auf eine Reihe von Trägern und Strukturen verteilt. Diese organisatorische Zersplitterung hemmt die Entwicklung von Konzepten und Maßnahmen.

Ein Teil der bevölkerungsbezogenen primären nicht-medizinischen Prävention wird von staatlichen Einrichtungen als gesamtgesellschaftliche Aufgabe wahrgenommen. Hier ist der *öffentliche Gesundheitsdienst* (ÖGD) zu nennen, dem durch Landesgesundheitsgesetze Präventionsaufgaben auf der Landesebene und auf der kommunalen Ebene zugewiesen sind. In allen seit Mitte der 1990er Jahre verabschiedeten ÖGD-Landesgesetzen gibt es rechtliche Rahmenbestimmungen zur Prävention, die aber oft allgemein bleiben oder sich auf regionalisierte Gesundheitsberichterstattung, Aufklärung und Organisation koordinierender Einrichtungen wie beispielsweise lokale oder regionale Gesundheitskonferenzen konzentrieren.

---

345  Rosenbrock 1998, S. 15
346 Kühn 1993, S. 131

**Gesundheitsdienst- und Verbraucherschutzgesetz für das Bundesland Bayern**
Artikel 9
Gesundheitsförderung und Prävention.
*Sämtliche Behörden für Gesundheit, Veterinärwesen, Ernährung und Verbraucherschutz sowie das Landesamt für Gesundheit und Lebensmittelsicherheit unterstützen zusammen mit anderen auf demselben Gebiet tätigen öffentlichen und privaten Stellen die Bevölkerung bei der Erhaltung und Förderung der Gesundheit sowie die Schaffung und Erhaltung gesunder Lebensbedingungen für Mensch und Tier. Im Interesse der öffentlichen Gesundheit klären sie über die Möglichkeiten der Gesundheitsförderung und Prävention auf und regen hierzu geeignete gesundheitsfördernde, präventive, umwelt- und sozialmedizinische Maßnahmen an.*

Für den Bereich der Prävention arbeitsweltbedingter Erkrankungsrisiken sind z.B. durch das Arbeitsschutzgesetz und das SGB VII in seinem § 21 (»*Der Unternehmer ist für die … Verhütung von arbeitsbedingten Gesundheitsgefahren …verantwortlich*«) vorrangig die Arbeitgeber zuständig und erhalten dafür eine Fülle von Instrumenten verpflichtend an die Hand, mit denen sie Belastungspotenziale identifizieren können.

**Arbeitsschutzgesetz § 5**
*Der Arbeitgeber hat durch eine Beurteilung der für die Beschäftigten mit ihrer Arbeit verbundenen Gefährdung zu ermitteln, welche Maßnahmen des Arbeitsschutzes erforderlich sind.*

Die Arbeitgeber werden durch staatliche Einrichtungen wie die Gewerbeaufsicht und durch nichtstaatliche selbstverwaltete Körperschaften öffentlichen Rechts unterstützt, z.B. durch die Berufsgenossenschaften. Für die gesetzliche Unfallversicherung regeln dies im SGB VII u.a. die §§ 14 ff ausführlich.

Weitere Präventionsaufgaben hat der Staat seit 1989 in unterschiedlichen Gesetzen einer Reihe körperschaftlicher Akteuren übertragen:

*Pflegeversicherung.* SGB XI § 5: Vorrang von Prävention und medizinischer Rehabilitation vor Pflegebedürftigkeit.

*Sozialhilfeträger.* § 14 SGB XII: Vorrang von Prävention und Rehabilitation.

*Rehabilitation.* § 3 SGB IX: Vorrang von Prävention: Die Rehabilitationsträger wirken darauf hin, dass der Eintritt einer Behinderung einschließlich einer chronischen Krankheit vermieden wird.

Die GKV nimmt seit 1989 aufgrund des § 20 SGB V Aufgaben in der Prävention wahr. Sie soll Leistungen der Primärprävention zur Verbesserung des allgemeinen Gesundheitszustandes und insbesondere zur Verminderung sozial bedingter Ungleichheit von Gesundheitschancen finanzieren (§ 20 Abs. 1). Weiterhin erbringt die GKV Leistungen zur betrieblichen Gesundheitsförderung (§ 20a SGB V) und zur Verhütung arbeitsbedingter Gesundheitsgefahren (§ 20b SGB V). Selbsthilfegruppen, die sich mit der Prävention bestimmter Krankheiten befassen, werden (§ 20c SGB V). Der Gesetzgeber hat der GKV sogar Vorgaben über die maximale Summe ihrer Beitragseinnahmen vorgegeben, die sie für Maßnahmen nach dem § 20 SGB V aufwenden kann. die GKV finanziert weiterhin Leistungen zur »primären Prävention durch Schutzimpfungen (§ 20d SGB V) und zur Verhütung von Zahnerkrankungen (Gruppenprophylaxe) (§ 21 SGB V). Sie kann bis hin zu möglichen Einzelverträgen außerhalb der Gesamtvergütung für präventiv wirkende Untersuchungen (z.B. Darmkrebsprävention) aktiv werden.

Bemerkenswert für den Umgang der GKV mit ihren Präventionspflichten ist die Entwicklung eines »Präventionsleitfadens« (www.mds-ev.de/media/pdf/Leitfaden_2008_150908.pdf), der u.a. ein Versuch ist, kriteriengesteuert die Qualität von präventiven Interventionen zu sichern. Hinzu kommt der jährlich erscheinende »Präventionsbericht« (Präventionsbericht 2008 www.mds-ev.de/media/pdf/Praeventionsbericht_2008.pdf).

Bereits in den 1970er Jahren empfahlen Experten, die Aufgaben für Prävention und Rehabilitation in die Verantwortung eines neuen Trägers zu geben, anstatt jedem Sozialleistungsträger Teilaufgaben zu geben. Dieser Empfehlung ist die Politik nicht gefolgt.

Hinzu kam, dass der Gesetzgeber das Präventions-Engagement mancher Träger durch Fehlanreize abbremste. So führte beispielsweise die 1993 bzw. 1996 eingeführte Kassenwahlfreiheit im Bereich der GKV zu einer Zurückhaltung bei langfristigen Investitionen in die Prävention, weil sie möglicherweise nach einem Kassenwechsel von Versicherten für die investierende Kasse nicht mehr »rentabel« sein könnten. Auch die Nichtaufnahme präventiver Leistungen in das System von Gesundheitsfonds und morbiditätsorientiertem Risikostrukturausgleich rückt präventive Leistungen eher aus dem Mittelpunkt der Leistungsplanung gesetzlicher Krankenkassen, da diese sich vorrangig um die bisher 80 zuweisungsrelevanten Erkrankungen und deren Behandlung kümmern als um zuweisungslose Präventionsmaßnahmen.

Unter anderem deswegen und weil der Gesetzgeber nicht stark und konfliktbereit genug ist, die arbeitsteilig verteilten Aufgaben der primären Prävention bei einem alten oder neuen Träger zu konzentrieren, kam es seit 2003/2004 zu jahrelangen Diskussionen und mehreren Anläufen zu einem einheitlichen Präventionsgesetz als einheitlichen normativen Rahmen mit einer zusätzlichen eigenständigen operativen Einrichtung, der »Stiftung Prävention und Gesundheitsförderung«. Diese Stiftung sollte von allen staatlichen Akteure und von den Sozialleistungsträgern getragen und finanziert werden.

Zu den wesentlichen Aufgaben der primären Prävention im Rahmen des neuen Präventionsgesetzes sollten gehören,

■ die gesetzliche Krankenversicherung, die gesetzliche Rentenversicherung, die gesetzliche Unfallversicherung und die soziale Pflegeversicherung (soziale Präventionsträger) zur Finanzierung der Prävention zu verpflichten

■ festzulegen, dass die im Gesetz genannten sozialen Präventionsträger insgesamt 250 Millionen Euro pro Jahr zur Verfügung stellen müssen

■ die Erarbeitung von Präventionszielen verbindlich festzulegen

■ die Gründung einer Stiftung Prävention und Gesundheitsförderung festzuschreiben

■ die Finanzverteilung der für Prävention zur Verfügung stehenden Mittel auf den Ebenen des Bundes, der Länder bzw. Regionen und der Sozialversicherungsträger zu regeln und

■ Vorkehrungen zur Sicherung der Qualität der Maßnahmen zu treffen.

Obwohl der Gesetzgeber damit keinen einheitlichen Präventionsträger anstrebte, scheiterten alle bisherigen Anläufe bis zum letzten, dem »Referentenentwurf vom 23. November 2007 für ein Gesetz zur Stärkung der Gesundheitsförderung und gesundheitlicher Prävention« (www.gesundheitberlin.de/download/Referentenentwurf_Praeventionsgesetz_11_2007.pdf) hauptsächlich daran, dass sich die vorgesehenen Finanziers nicht über die Kostenverteilung einigen konnten.

Ein Gesamtüberblick über die Ausgaben aller an der Prävention beteiligter Akteure ist aktuell nur sehr schwer zu erstellen. Ähnlich sieht es aus, wenn man einen Überblick über die Anzahl der Personen gewinnen will, die räventionsangebote in Anspruch genommen haben.

Nach der Gesundheitsausgabenrechnung des Statistischen Bundesamtes (http://tinyurl.com/cl9tbv) beliefen sich die Ausgaben für Prävention und Gesundheitsschutz 2007 auf 10,1 Mrd. Euro. Dahinter steckt ein weit überdurchschnittlicher Ausgabenanstieg von +8,9 Prozent. Dieser Anstieg beruhte aber im Wesentlichen auf der

Zunahme der Ausgaben für Schutzimpfungen, die in diesem Jahr zum großen Teil zu Pflichtleistungen der GKV geworden sind. Im mehrjährigen Vergleich, hier mit den Gesamtausgaben aller Ausgabenträger im Jahr 2002, nahmen die Ausgaben trotz der neuen Leistungen absolut ab. Die GKV gab 2007 laut Präventionsbericht 2008 für Primärprävention und betriebliche Gesundheitsförderung (ohne Impfkosten), knapp 300 Millionen Euro aus. Das sind 4,25 Euro je Versicherten – der höchste Betrag seit der Verpflichtung zur Prävention. Mit diesen Mitteln wurden 4.179 Projekte in Settings und Betrieben gefördert, an denen sich 2,4 Millionen Menschen beteiligten, 19 Prozent mehr als 2006. Die Zahl der Teilnehmer an individuellen Kursangeboten stieg von 1,4 auf 1,9 Millionen.

Im Jahr 2007 betrugen die Ausgaben für Prävention und Gesundheitsschutz 10,1 Mrd. Euro. Davon finanzierten die öffentlichen Haushalte 2,0 Mrd. Euro, die GKV 4,8 Mrd. Euro, die soziale Pflegeversicherung 0,27 Mrd. Euro, die gesetzliche Rentenversicherung 0,18 Mrd. Euro, die gesetzliche Unfallversicherung 0,95 Mrd. Euro, die private Krankenversicherung 0,14 Mrd. Euro, die Arbeitgeber 0,77 Mrd. Euro und private Haushalte 0,95 Mrd. Euro.[347]

## 5.10 Primäre medizinische Prävention – Impfen

Primäre medizinische Prävention bezeichnet die Verhinderung des Neuauftretens einer Krankheit durch eine medizinische Intervention. Ziel ist die Senkung der Inzidenz einer Erkrankung.

Schutzimpfungen dienen der primären Prävention von Infektionskrankheiten.

Versicherte der gesetzlichen Krankenversicherung haben ein Anrecht auf die von der Ständigen Impfkommission empfohlenen Impfungen (§ 20d SGB V[348]). Die empfohlenen Schutzimpfungen sollen das Auftreten von Epidemien verhindern und so die Bevölkerung vor den impfbaren Infektionskrankheiten schützen. Hohe Durchimpfungsraten verhindern die Ausbreitung innerhalb einer Bevölkerung. Schutzimpfungen sind daher von öffentlichem Interesse und haben im Infektionsschutzgesetz eine gesetzliche Grundlage. Impfschäden infolge empfohlener Impfungen werden vom Staat entschädigt.[349]

Impfungen gegen Krankheiten wie Masern, Mumps und Röteln sind außerordentlich effektiv und haben ein sehr günstiges Nutzen-Schaden-Verhältnis. Im Jahr 1900 verstarben 160 von 1.000 Kindern bis zum 5. Lebensjahr an Infektionskrankheiten wie Diphtherie, Wundstarrkrampf (Tetanus), Polio, Keuchhusten (Pertussis) oder Masern. Diese Krankheiten treten heute in den industrialisierten Ländern nur noch dort auf, wo Impflücken bestehen. Impflücken finden sich in erster Linie an Orten, wo eine relevante Anzahl von Bürgern aus weltanschaulichen oder religiösen Gründen gegen Impfungen eingestellt ist. Zu einem Masernausbruch kam es beispielsweise im November 2001 in Coburg, als 1191 Kinder[350] und im Januar 2005 in Offenbach, als 30 ungeimpfte Kinder erkrankten. Durch eine weltweite Impfkampagne ist es gelungen, die einst gefürchteten Pocken zu beseitigen – 1980 erklärte die Weltgesundheitsorganisation diese Krankheit als ausgerottet.

Weitergehende Informationen zum Impfen bieten das Robert Koch-Institut (www.rki.de) und das Paul-Ehrlich-Institut (www.pei.de) an. Informationen zu Verdachtsfällen auf Impfkomplikationen sowie zu Verdachtsfällen schwerwiegender Nebenwirkungen werden veröffentlicht unter (www.pei.de/db-verdachtsfaelle.de).

Eine neuere Form der Impfung richtet sich

347 Statistisches Bundesamt 2009, S. 256
348 www.gesetze-im-internet.de/sgb_5/__20d.html
349 www.gesetze-im-internet.de/ifsg/__60.html
350 Arenz et al. 2003

gegen Krebskrankheiten. Die Impfung soll vor der Infektion mit krebserregenden Viren schützen. Im Jahr 2006 wurde erstmals ein Impfstoff zugelassen, der vor der Infektion mit zwei krebserregende Unterformen des humanen Papilloma-Virus (HPV) schützt. Diese beiden Unterformen verursachen den größten Teil der Fälle von Gebärmutterhalskrebs, aber nicht alle. Mindestens 13 weiter Viren-Typen gelten als krebserregend. Die Empfehlung der Ständigen Impfkommission, alle 14- bis 17-jährigen Mädchen zu impfen, wurde kritisiert, weil zum Zeitpunkt der Empfehlung (März 2007) wichtige Fragen nicht beantwortet waren, z.B. die Frage nach Senkung der Morbidität und Mortalität oder die Frage, ob der Platz der »weggeimpften« Viren durch andere krebserregende Formen des HPV eingenommen würde. Dessen ungeachtet wurde der Impfstoff noch im Jahr 2007 in Deutschland zum umsatzstärksten Medikament, nicht zuletzt wegen einer breit angelegten Werbekampagne, die das Werbeverbot gegenüber Laien für verschreibungspflichtige Arzneimittel geschickt umging (z.B. www.tell-someone.de). Die »Krebsspritze«, wie die Impfung bisweilen genannt wird, ist ungeachtet der genannten Unsicherheiten ein erfolgreiches Geschäftsmodell.

### 5.10.1 Sekundärprävention – Krankheitsfrüherkennung

Krankheitsfrüherkennung bezeichnet die Erkennung einer Krankheit bevor sie Symptome verursacht.

Diese Phase, in der eine Krankheit bereits besteht aber noch keine Symptome verursacht, wird als präklinische Phase oder auch als asymptomatische Phase bezeichnet. Früherkennungsuntersuchung erfolgt an Menschen, die bezüglich der gesuchten Krankheit gesund erscheinen, also keinerlei Symptome der Krankheit zeigen. Liegen bereits Symptome vor, handelt es sich um eine diagnostische Untersuchung und nicht mehr um eine Früherkennungsuntersuchung.

Die systematische Suche nach Krankheit in der präklinischen Phase in definierten Bevölkerungsgruppen wird als Screening (engl. to screen: filtern, aussieben) bezeichnet. Die Kranken sollen aus der Gesamtgruppe »herausgesiebt« werden.

### Definition Krankheitsfrüherkennung – Sekundärprävention

*Interventionen, die eine bereits eingetretene Krankheit rechtzeitig erkennen, bevor Symptome auftreten mit dem Ziel, von der Krankheit zu heilen oder zumindest ihr Fortschreiten zu verhindern oder zu verlangsamen.*

### Definition Screening

*Screenings sind systematische Suchstrategien nach Kranken oder Gefährdeten mittels klinischer Tests, Befragungen und körperlicher Untersuchungen.*[351]

Die Leistungen der gesetzlichen Krankenversicherung zur Früherkennung von Krankheiten sind in den §§ 25 und 26 SGB V festgelegt.

Die Untersuchungen im Kindesalter[352] – U1 bis U9 – dienen der frühen Erfassung von Gesundheitsproblemen (z.B. Stoffwechselstörungen, Hörstörungen), der vorbeugenden Behandlung (Gabe von Vitamin-K-Tropfen zur Vorbeugung von inneren Blutungen), der Beratung und der Impfung. Eine detaillierte Beschreibung der Untersuchungen findet sich auf der Website der Bundeszentrale für gesundheitliche Aufklärung: www.kindergesundheit-info.de/1766.0.html.

Bei Erwachsenen sollen insbesondere Herz-Kreislaufkrankheiten, Diabetes mellitus und Nierenerkrankungen im zweijährlichen Gesundheits-Check-Up ab dem 35. Lebensjahr sowie bestimmte Krebserkrankungen bei Frauen ab dem 20. und bei Männern ab dem 35. Lebensjahr früh erkannt werden. Gesund-

---

351 Niehoff 2006, S. 152
352 www.gesetze-im-internet.de/sgb_5/__26.html

| Anspruchsalter | Rhythmus | Erläuterungen |
|---|---|---|
| 0 – 6 Jahre | zehn Untersuchungen | Früherkennung von Krankheiten (gelbes Kinderuntersuchungsheft) |
| 0 – 6 Jahre | drei zahnärztliche Untersuchung | Feststellung von Zahn-, Mund und Kieferkrankheiten |
| 6 bis 18 Jahre | jährlich | Maßnahmen zur Verhütung von Zahnerkrankungen (Individualprophylaxe) |
| 13/14 Jahre | einmalig | Jugendgesundheitsuntersuchung |
| ab 20 Jahre | jährlich | Krebsfrüherkennung für Frauen: Gezielte Anamnese, Abstrich vom Gebärmutterhals, Untersuchung der inneren und äußeren Geschlechtsorgane |
| bis 25 Jahre | jährlich | Chlamydien-Screening: Untersuchung auf genitale Chlamydia trachomatis-Infektionen bei Frauen, die sexuell aktiv sind |
| ab 30 Jahre | jährlich | Erweiterte Krebsfrüherkennung für Frauen: Fragen nach Veränderung von Haut oder Brust; zusätzliches Abtasten von Brust und Achselhöhlen, Anleitung zur regelmäßigen Selbstuntersuchung der Brust |
| ab 35 Jahre | alle zwei Jahre | Gesundheits-Check-Up für Männer und Frauen mit Schwerpunkt Früherkennung von Herz-Kreislauf und Nierenerkrankungen sowie von Diabetes: Anamnese, körperliche Untersuchung, Überprüfung von Blut- und Urin-Werten, Beratungsgespräch |
| ab 35 Jahre | alle zwei Jahre | Hautkrebsscreening für Männer und Frauen |
| ab 45 Jahre | jährlich | Krebsfrüherkennung für Männer: Tastuntersuchung der Prostata und der äußeren Genitale |
| ab 50 Jahre | alle zwei Jahre bis einschl. 69 Jahre | Brustkrebsfrüherkennung durch das Mammographie-Screening; Einladung zum Screening in einer zertifizier-ten medizinischen Einrichtung: Röntgen der Brüste durch Mammographie |
| ab 50 Jahre | jährlich | Darmkrebsfrüherkennung für Männer und Frauen: Unter-suchung auf verborgenes Blut im Stuhl |
| ab 55 Jahre | alle zwei Jahre | Darmkrebsfrüherkennung für Männer und Frauen: Stuhluntersuchung oder max. zwei Früherkennungs-Darmspiegelungen (Koloskopien); |

*Abbildung 5.18  Früherkennungsuntersuchungen im Rahmen der GKV,*
*Quelle: http://www.g-ba.de/institution/themenschwerpunkte/frueherkennung/ueberblick*

heitsuntersuchungen einschließlich der Krebs-früherkennungsuntersuchungen müssen u.a. die Voraussetzung erfüllen, dass die Krankheit wirksam behandelbar ist und die Krankheits-zeichen im asymptomatischen Stadium ausrei-chend sicher erfassbar sind.[353]

## 5.10.2 Früherkennung – eine Abwägung von Nutzen und Schaden

Die Denkweise ist so einfach und plausibel, dass sie schon sprichwörtlich ist: Früh erkannt, Ge-fahr gebannt. Bezogen auf Krankheiten würde dies bedeuten, dass die Gefahr, die eine Krank-heit birgt, beseitigt sei, wenn sie früh erkannt wird. Die Wirklichkeit ist – leider – weitaus komplizierter. Früherkennung kann sowohl Nutzen als Schaden stiften. Für jede Krankheit und für jede Methode der Früherkennung muss durch geeignete Studien untersucht werden, wie groß Nutzen und Schaden jeweils sein können. Direkte Schäden sind durch die Untersuchung selbst bedingt, wie z.B. die Röntgenstrahlung oder das Durchstoßen der Darmwand bei der Darmspiegelung. Das direkte Risiko ist für den Einzelnen zumeist eher gering, kommt aber bei der Untersuchung von vielen Menschen zum Tragen. Manche Tests sind risikofrei, wie z.B. der Guajaktest auf Blut im Stuhl zur Darm-krebsfrüherkennung.

Indirekte Schäden ergeben sich aus positiven Befunden, die eine Abklärung mit Risiko-be-hafteten Verfahren bis hin zu Operationen zur Folge haben. So führt die bei positivem Guajak-test erforderliche Dickdarmspiegelung (Kolos-kopie) im deutschen Koloskopie-Programm in zwei bis sieben Fällen von 10.000 Spiegelungen zu Verletzung bis hin zu Durchstoßungen der Darmwand, die einen Krankenhausaufenthalt notwendig machten.[354]

Ein schwerwiegender indirekter Schaden sind Überdiagnose und Übertherapie. Damit werden die Entdeckung und Behandlung von kleinen Tumoren bezeichnet, die im weiteren Leben nie auffällig geworden wären, weil sie nicht wei-ter wachsen oder sich gar zurückbilden. Bisher wurden keine Merkmale gefunden, anhand de-rer sich weiterwachsende von nicht-weiterwach-senden Tumoren unterscheiden lassen. Daher ist es üblich, jeden Tumor mit einem oder mehre-ren der üblichen Verfahren zu therapieren, wie Operation, Bestrahlung, Hormontherapie und Chemotherapie. Eine systematische Übersichtsar-beit kommt zu dem Ergebnis, dass innerhalb von Screening-Programmen einer von drei entdeckten Brustkrebsen eine Überdiagnose darstellt.[355] Zu einem vergleichbaren Ergebnis war eine Studie über die nationalen Screeningprogramme von Norwegen und Schweden gekommen.[356] Mit zehn Prozent war der Anteil der Überdiagnosen im Screeningprogramm von Malmö niedriger.[357]

Auf diese Problematik weist eine Arbeits-gruppe des Gemeinsamen Bundesausschusses hin: »*Die potentiellen Risiken von Früherkennungs-untersuchungen haben im Vergleich zur kurativen Therapie eine besondere Bedeutung, da (…) nur wenige Individuen, die die Krankheit haben, davon profitieren, aber alle Teilnehmer diesen Risiken aus-gesetzt werden. Aufgrund der potentiellen Vor- und Nachteile von Früherkennungsuntersuchungen gibt es daher international häufig die Empfehlung, dass die Vor- und Nachteile der jeweiligen Untersuchung dem potentiellen Teilnehmer so erläutert werden, dass der Teilnehmer die Möglichkeit erhält, über die Teilnahme am Untersuchungsprogramm frei zu entscheiden.*«[358]

Im Folgenden wird die Frage nach Nutzen und Schaden am Beispiel der Krebsfrüherken-nung dargelegt. Dabei geht es um die Zielset-zung, um den Unterschied zwischen früh und

---

353 www.gesetze-im-internet.de/sgb_5/__25.html
354 Stiftung Warentest 2005, S. 109

355 Jorgensen und Gøtzsche 2009
356 Zahl et al. 2004
357 Zackrisson et al. 2006
358 Gemeinsamer Bundesausschuss 2007, S. 7

rechtzeitig, um die niedrige Prävalenz von Krebserkrankungen sowie um die Treffsicherheit der Früherkennungsuntersuchungen. Die meisten Aussagen gelten auch für Nicht-Krebserkrankungen.

## Früherkennung von Krebs

Für die Früherkennung von Krebs gelten 4 Ziele

### Ziel 1: Senkung der Inzidenz

Sofern bei einer Krebsform möglich, soll die Inzidenz durch Screening gesenkt werden (bei Gebärmutterhalskrebs oder Darmkrebs möglich).

### Ziel 2: Senkung der Mortalität der Zielerkrankung

Screening soll die Mortalität der Zielerkrankung senken. Screening-Teilnehmende erwarten eine insgesamt verlängerte Lebensdauer, die über die zeitliche Vorverlagerung der Diagnose durch den Test hinausgeht.

### Ziel 3: Senkung der Gesamtmortalität

Screening soll die Gesamtmortalität senken. Ein Screening-Programm, das nachweislich die Mortalität der Zielerkrankung senkt und darüber hinaus eine Verringerung der Gesamtmortalität erreicht, ist besonders effektiv. Jedes Programm sollte die Gesamtsterblichkeit beobachten.

### Ziel 4: Verbesserung der Lebensqualität

Screening soll die Lebensqualität verbessern. Beeinträchtigende Einflüsse auf individuell Teilnehmende durch falsch-positive Befunde (z.B. unnötige Biopsien) und falsch-negative Befunde sowie durch Überdiagnosen sollen mehr als aufgewogen werden durch eine auf Bevölkerungsebene nachweisbare Senkung der Krebsmortalität und eventuell der Krebsinzidenz sowie eine weniger eingreifende Therapie.

*Abbildung 5.19   Ziele eines Krebs-Screeningprogrammes. Quelle: Giersiepen et al. 2007*

Den Tod an einer Krebserkrankung zu verhindern und die Lebenszeit zu verlängern, sind die wichtigsten Ziele der Früherkennung. Früherkennung soll also einen Zusatznutzen durch Vorverlegung des Behandlungsbeginns in die präklinische Phase stiften. Dieser Nutzen kann nur durch kontrollierte Studien gemessen werden. Um solch eine Studie handelt es sich bei »The Prostate, Lung, Colorectal and Ovarian Cancer Screening Trial«[359] (PLCO) des amerikanischen National Cancer Institute. In den Jahren 1992 bis 2001 wurden 77.500 Männer und 77.500 Frauen im Alter von 55 bis 74 Jahren in die Studie aufgenommen. Sie wurden nach Zufallskriterien in eine von zwei Gruppen aufgeteilt – die Interventionsgruppe erhält Früherkennungsuntersuchungen, die Kontrollgruppe die übliche Gesundheitsversorgung. Bei insgesamt sechs Kontakten in Jahresabständen erhielten alle Teilnehmer der Interventionsgruppe drei bis vier Röntgenaufnahmen und zwei Darmspiegelungen. Männer erhielten zusätzlich sechs PSA-Bestimmungen (Prostatakrebs) und vier rektale Austastungen des Enddarms, Frauen zusätzlich 4 Mal transvaginalen Ultraschall und sechs CA-125II-Bestimmungen im Blut (Eierstockkrebs). Die Phase der Früherkennungsuntersuchungen wurde 2006 abgeschlossen. Die Interventionsgruppe wird weitere sieben Jahre nachbeobachtet, die Kontrollgruppe wird ebenfalls insgesamt 13 Jahre nachbeobachtet.

Eine Auswertung für Prostatakrebs nach sieben bis 10 Jahren ergab bei sehr niedriger Mortalität für Prostatakrebs keine Unterschiede zwischen Screeninggruppe und Kontrollgruppe.[360]

## Der Unterschied zwischen früh und rechtzeitig

Früh erkannt – Gefahr gebannt? Abbildung 5.20 zeigt an oberster Stelle den Verlauf einer Krank-

359 Website PLCO http://prevention.cancer.gov/programs-resources/groups/ed/programs/plco
360 Andriole et al. 2009

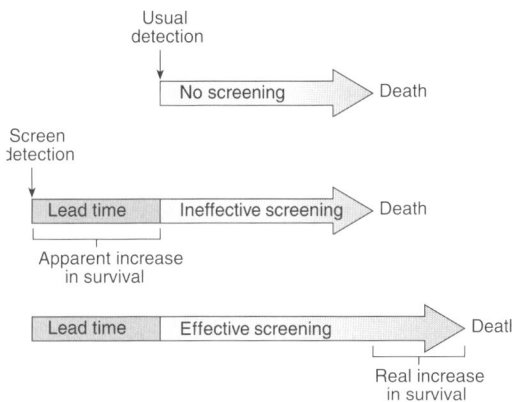

*Abbildung 5.20 Mögliche Effekte von Krankheitsfrüherkennung. Quelle: Straus et al. 2005, S. 95*

heit ohne Früherkennung. Die Therapie wird hier eingeleitet, wenn die Krankheit anlässlich des Neuauftretens von Symptomen diagnostiziert wird.

Im unteren Teil der Abbildung 5.20 wird durch eine frühzeitige wirksame Behandlung Lebenszeit gewonnen. Die Behandlung in der präklinischen Phase führt hier entweder zur Heilung oder zu einem günstigeren Verlauf im Vergleich zu einer Behandlung, die erst nach Diagnosestellung infolge Neuauftretens von Symptomen eingeleitet wird.

Im mittleren Teil der Abbildung wird der Verlauf für eine Krankheit dargestellt, die zwar früh erkannt, aber nicht wirksam behandelt werden kann. Die Behandlung in der präklinischen Phase verbessert den Verlauf nicht im Vergleich zur Behandlung, die erst nach Diagnosestellung infolge Neuauftretens von Symptomen eingeleitet wird. Die frühzeitige Behandlung verbessert also die Aussicht auf Heilung oder Lebenszeitgewinn nicht. Dafür ist die Lebenszeit mit dem Wissen um die Krankheit verlängert und der Zeitpunkt des Beginns von zumeist belastenden Therapien vorverlagert.

Früh ist nur dann gleichbedeutend mit rechtzeitig, wenn die Vorverlegung des Behandlungs-

beginns zu besseren Ergebnissen führt als die später einsetzende Behandlung.

### Niedrige Prävalenz von Krebserkrankungen

Die Wahrscheinlichkeit für den Einzelnen bzw. die Einzelne, innerhalb der nächsten zehn Jahre an einer der häufigeren Krebsarten zu sterben beträgt, wie Abbildung 5.21 und Abbildung 5.22 zeigen, für Nichtraucher (hier Personen, die weniger als 100 Zigaretten in ihrem Leben geraucht haben) zumeist weniger als ein Prozent. Für Raucher steigt der Wert auf über zehn Prozent für den Lungenkrebs.

### Treffsicherheit der Früherkennungsmethode

Früherkennung besteht zumeist aus zwei Untersuchungsschritten. Im ersten Schritt wird mit der Früherkennungsuntersuchung festgestellt, ob ein Hinweis auf die jeweilige Krankheit vorliegt oder nicht. Ergibt die Untersuchung keine Hinweise, ist der Fall vorerst abgeschlossen. Ergibt sich ein Hinweis, wird die Diagnose durch weitergehende Untersuchungen gestellt oder ausgeschlossen. Beim Darmkrebs besteht der Hinweis im frühen, symptomfreien Stadium in geringgradigen, für das bloße Auge nicht sichtbaren Blutbeimengungen zum Stuhl infolge von Verletzungen der Darmschleimhaut, die der Tumor bewirken kann. Dieses unsichtbare (»occulte«) Blut wird mit Hilfe eines chemischen Verfahrens sichtbar gemacht. Der hier eingesetzte Guajaktest (z.B. Haemoccult®) macht das Blut über einen Farbumschlag sichtbar. Occultes Blut im Stuhl tritt jedoch nicht nur im Falle von Darmkrebs auf sondern auch bei Zahnfleischbluten, Nasenbluten oder Verzehr von Fleisch oder roter Beete. Ein positiver Guajaktest ist also kein spezifisches Zeichen eines frühen Darmkrebses. Eine positiv ausgefallene Früherkennungsuntersuchung begründet somit einen Verdacht. Die Diagnose Darmkrebs erfordert den Nachweis von Krebszellen anhand einer

| Alter | Rauch-status | Lungen-krebs | Brust-krebs | Darm-krebs | Eier-stock-krebs | Gebär mutterhals-krebs | Herz-Kreislauf-Krankheiten | alle Todes-ursachen |
|---|---|---|---|---|---|---|---|---|
| 35 | Nicht-raucher | <1 | 1 | <1 | <1 | <1 | 1 | 14 |
| | Raucher | 1 | 1 | <1 | <1 | <1 | 2 | 14 |
| 55 | Nicht-raucher | 8 | 6 | 2 | 2 | 1 | 10 | 55 |
| | Raucher | 20 | 5 | 2 | 2 | 1 | 26 | 110 |
| 75 | Nicht-raucher | 7 | 11 | 10 | 5 | 1 | 119 | 335 |
| | Raucher | 58 | 10 | 9 | 4 | <1 | 133 | 463 |

*Abbildung 5.21  Sterbewahrscheinlichkeiten pro Tausend für Frauen innerhalb der nächsten 10 Jahre Quelle: Woloshin et al. 2008*

| Alter | Rauchstatus | Lungen-krebs | Darmkrebs | Prostatakrebs | Herz-Kreislauf-Krankheiten | alle Todesur-sachen |
|---|---|---|---|---|---|---|
| 35 | Nichtraucher | <1 | <1 | <1 | 2 | 15 |
| | Raucher | 1 | <1 | <1 | 8 | 42 |
| 55 | Nichtraucher | 1 | 3 | 2 | 22 | 71 |
| | Raucher | 34 | 3 | 1 | 48 | 178 |
| 75 | Nichtraucher | 8 | 13 | 19 | 169 | 449 |
| | Raucher | 109 | 11 | 15 | 179 | 667 |

*Abbildung 5.22  Sterbewahrscheinlichkeiten pro Tausend für Männer innerhalb der nächsten 10 Jahre Quelle: Woloshin et al. 2008*

Gewebeprobe, die durch eine Darmspiegelung gewonnen wird. Andererseits kann der Guajaktest bei Vorliegen von Darmkrebs auch negativ sein, der Tumor also übersehen werden.

Die Untersuchung auf unspezifische Zeichen zur Früherkennung von Krankheiten geht demzufolge mit Unsicherheiten einher. Bezogen auf die Früherkennungsmethode, den Test, lassen sich die Unsicherheiten mit den Testgütekriterien Sensitivität, Spezifität und positiver Vorhersagewert beschreiben. Als »positiv« wird das Ergebnis einer Früherkennungsuntersuchung bezeichnet, wenn es den Verdacht auf das Vorliegen der Krankheit erbringt; »negativ« ist das Untersuchungsergebnis, wenn sich kein Krankheitsverdacht ergibt. Es sei betont, dass »positiv« und »negativ« sich auf den Verdacht beziehen und das tatsächliche Vorliegen der Krebserkrankung erst im zweiten Schritt durch weitergehende Untersuchungen geklärt wird.

*Sensitivität* bezeichnet die Testeigenschaft, Kranke als krank zu erkennen. Als »richtig positiv« wird ein positives Ergebnis der Früherkennungsuntersuchung bezeichnet (z.B. Blut im

| | Krankheit | | |
|---|---|---|---|
| | liegt vor | liegt nicht vor | |
| Test positiv | 9 | 99 | 108 im Test positiv |
| Test negativ | 1 | 891 | 892 im Test negativ |
| | 10 Kranke | 990 Gesunde | 1.000 |

*Abbildung 5.23 Vierfeldertafel Früherkennung (Zahlenbeispiel)*

Stuhl), das sich in der nachfolgenden Diagnostik (Darmspiegelung mit Gewebsentnahme) als Krebserkrankung erweist.

Nehmen wir an, dass sich unter 1000 Personen, die sich einer Früherkennungsuntersuchung unterziehen, zehn Erkrankte befinden. Werden von diesen 10 Erkrankten 9 mittels des Tests erkannt, beträgt seine Sensitivität 90 Prozent. Der Test bezeichnet eine von zehn kranken Personen als gesund – das Testergebnis ist also in zehn Prozent falsch negativ.

*Spezifität* bezeichnet die Testeigenschaft, Gesunde als gesund zu erkennen. Als »richtig negativ« wird ein negatives Ergebnis der Früherkennungsuntersuchung bei Nichtvorliegen der Krankheit bezeichnet.

Nehmen wir an, von 1.000 Personen, die sich einer Früherkennungsuntersuchung unterziehen, sind 990 gesund. Erkennt der Test von diesen 990 Gesunden 981 als gesund, beträgt die Spezifität 90 Prozent (981 sind 90 Prozent von 990). Der Test bezeichnet 99 von 990 gesunden Personen als krank– das Testergebnis ist also in zehn Prozent falsch positiv.

Der positive Vorhersagewert (Syn.: positiver prädiktiver Wert) bezeichnet den Anteil der Kranken unter den Verdachtsfällen, also den Anteil der richtig positiven von allen positiven Testergebnissen.

Im obigen Zahlenbeispiel erkennt der Test 9 der zehn Kranken als krank (richtig positiv) und 99 der 990 Gesunden als krank (falsch positiv). Von den 108 Personen mit positivem Testergebnis sind also tatsächlich 9 krank. 9 von 108 entspricht 8,4 Prozent. Der positive prädiktive Wert beträgt somit 8,4 Prozent.

Die Vierfeldertafel (Abbildung 5.23) stellt die Testergebnisse anhand des oben angeführten Zahlenbeispiels dar.

Abbildung 5.24 zeigt in allgemeiner Form die Berechnung von Sensitivität, Spezifität und positivem prädiktiven Wert mit Hilfe der Vierfeldertafel.

Abbildung 5.25 fasst zusammen, wie sich Früherkennungsuntersuchungen und Diagnostik in der Zielgruppe, in der eingesetzten Methode und in der Aussagekraft der Untersuchungsergebnisse unterscheiden.

### 5.10.3 Früherkennung: Beispiel Brustkrebs

Zum 1. 1. 2004 wurde in Deutschland ein Programm zur Früherkennung von Brustkrebs eingerichtet. Das Mammographie-Screening

| | **Krankheit** | | Sensitivität a / (a+c) |
|---|---|---|---|
| | liegt vor | liegt nicht vor | |
| Test positiv | a | b | Spezifität d / (d+b) |
| Test negativ | c | d | positiver prädiktiver Wert a / (a+b) |

*Abbildung 5.24 Vierfeldertafel Früherkennung (allgemein)*

| | Früherkennung | Diagnostik |
|---|---|---|
| Zielgruppe | Personen ohne Krankheitszeichen, Beschwerden | Personen mit Krankheitseichen, Beschwerden |
| Untersuchung auf | Hinweise/Indizien, für Krankheit | Beweise: Krankheit nachweisen/ ausschließen |
| Bsp. Brustkrebs | Methode: Röntgen Hinweis: Gewebeverdichtung | Gewebeprobe auf Krebszellen untersuchen |
| Bsp. Dickdarm | Methode: Teststreifen für nicht sichtbares Blut im Stuhl (»Haemoccult-Test«) | Darmspiegelung, ggf. mit Polypen- abtragung, Gewebeprobe – auf Krebszellen untersuchen |

*Abbildung 5.25  Unterschiede von Früherkennungsuntersuchung und diagnostischen Untersuchungen*

richtet sich an alle Frauen zwischen 50 und 69 Jahren. Die Qualitätsanforderungen sind in den Europäischen Leitlinien definiert.[361] Anspruchsberechtigt sind etwa 10,4 Millionen Frauen.[362] Ziel des Programmes ist es, die Brustkrebssterblichkeit bei Frauen um 20 Prozent zu senken und die Zahl der Brustkrebstodesfälle um 2.500 pro Jahr zu mindern.[363] Diesem erhofften Nutzen steht eine Reihe von Schadensmöglichkeiten gegenüber.

Den Schaden durch die *Strahlenbelastung* hat die Strahlenschutzkommission für ein zweijährliches Screening bei Frauen im Alter von 50 bis 69 Jahren berechnet. Je nach zugrunde gelegtem statistischem Modell wird bei einer bis 24 von 10.000 Frauen (0,01 bis 0,24 Prozent) ein zusätzlicher Brustkrebs ausgelöst.Bezogen auf die Gesamtgruppe ist die Zahl der vermiedenen Todesfälle an Brustkrebs um ein Vielfaches höher als die zusätzlichen Brustkrebstodesfälle durch die Strahlenbelastung. Auch treten die strahlenbedingten Fälle von Brustkrebs erst nach einer Latenzzeit von mehr als zehn Jahren auf. Trotzdem zählt es zu den wissens- und bedenkenswerten Tatsachen, dass die Röntgenaufnahmen Brustkrebs auslösen können.

Einer von drei gefundenen Tumoren ist überdiagnostiziert – der Tumor wäre klinisch nie in Erscheinung getreten. Therapien, wie Operation, Bestrahlung, Hormontherapie und Chemotherapie können hier keinen Nutzen sondern ausschließlich Schaden stiften und werden als *Übertherapie* bezeichnet.

Das Brustkrebsscreening-Programm umfasst zehn Röntgenuntersuchungen über einen Zeitraum von 20 Jahren. Innerhalb dieses Programms wird bei etwa jeder zweiten Frau einmal ein falsch positiver Befund erhoben.[364] Falsch positive Befunde sind nicht zu vermeiden, weil die im Röntgenbild zu erkennenden Zeichen für Brustkrebs (herdförmige Gewebeverdichtung, Mikroverkalkung) nicht spezifisch sind und häufiger auf gutartige als auf bösartige Veränderungen hinweisen.

Die Auswertung der großen Screeningprogramme in den USA und in Europa hat ergeben, dass die Sensitivität der Mammographie etwa 75 Prozent beträgt. Von 100 Tumoren werden also 75 erkannt. 25 Tumoren werden nicht erkannt – dies entspricht den falsch negativen Befunden. Ein negativer Screeningbefund gibt also keine absolute Sicherheit, dass kein Tumor vorliegt. Jede Phase des Screenings, von der Einladung

361 Perry et al. 2006
362 Bick 2006
363 Hahn und Gumprecht 2002 in Bick 2006

364 Elmore et al. 1998

bis zur Abklärung von Verdachtsbefunden, kann Ängste und Befürchtungen wecken. Nicht jeder früh erkannte Brustkrebs ist heilbar oder effektiv behandelbar – von vier Frauen mit früh erkanntem Brustkrebs wird eine Frau geheilt. Frauen, die nicht geheilt werden, leben länger mit dem Wissen um ihre Krebserkrankung ohne jedoch einen medizinischen Nutzen zu haben.

Abbildung 5.26 illustriert die Treffsicherheit der Mammografie zur Früherkennung von Brustkrebs.

Von den acht an Brustkrebs erkrankten Frauen würden ohne Früherkennung vier an Brustkrebs sterben. Früherkennung mindert die Sterblichkeit um ca. 25 Prozent, d.h. dass nur drei statt vier Frauen an Brustkrebs sterben. Von 1.000 Frauen profitiert somit eine von der Untersuchung. Auf der Schadensseite ist u.a. zu verbuchen:

◾ Bei drei Frauen ist die Diagnose vorverlegt ohne Verbesserung der Prognose.

◾ 63 Frauen erleiden unnötige Ängste und müssen ihren Befund weiter abklären lassen.

◾ Etwa zwölf von ihnen müssen sich Gewebe entnehmen lassen, um den Krebsverdacht auszuräumen.

Der SVR bilanziert folgerichtig das Potenzial des Mammographie-Screenings verhalten: *»Der durchschnittliche individuelle Nutzen eines bevölkerungsweiten Mammografie-Screenings ist gering. Nur eine kleine Zahl von Frauen profitiert tatsächlich … Der Grat zwischen erwartetem Nutzen und Schaden ist selbst bei hervorragenden, qualitätsgesicherten Mammographie-Programmen sehr schmal.«*[365]

### Vertiefung

◾ *Stiftung Warentest. Untersuchungen zur Früherkennung. Krebs. Nutzen und Risiken. Oktober 2005. Früherkennungsmethoden von Krebs werden auf Grundlage von 3 Kriterien bewertet: Treffsicherheit/Nachweis des Nutzens/Bewertung des Risikos. Für die Bewertung wurden 4 Ka-*

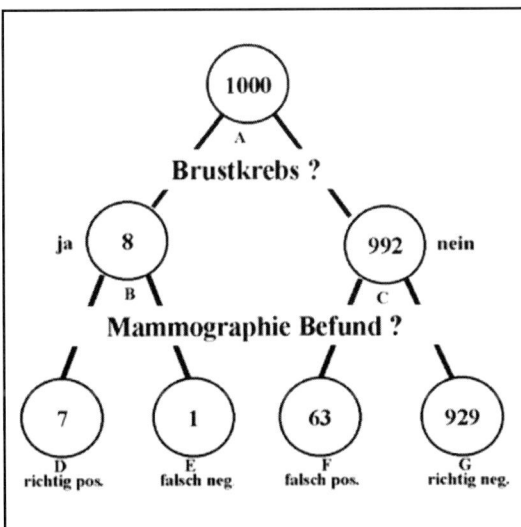

Von 1.000 Frauen im Alter von 50 Jahren haben 8 Brustkrebs → Erkrankungsrate (B/A) 0,8 Prozent

7 der Erkrankten werden als krank erkannt →Sensitivität: 7 von 8 (D/B) = ca. 90 Prozent

Von 1.000 Frauen haben 992 keinen Brustkrebs 929 von 992 erhalten das Ergebnis »ohne Befund« → Spezifität: 929 von 992 (G/C) = 94 Prozent

Von 70 positiven Befunden (D+F) sind 7 richtig positiv → positiver Vorhersagewert 10 Prozent

*Abbildung 5.26 Treffsicherheit und positiver Vorhersagewert des Mammografie-Screening bei Frauen im Alter von 50 Jahren. Quelle: Website Brustkrebs Info*

*tegorien gebildet: geeignet/mit Einschränkungen geeignet/wenig geeignet/nicht geeignet*

■ *Koch K, Mühlhauser I. Kriterien zur Erstellung von Patienteninformationen zu Krebsfrüherkennungsuntersuchungen. Stellungnahme des Fachbereichs Patienteninformation des Deutschen Netzwerks evidenzbasierte Medizin, 2008 www. ebm-netzwerk.de/netzwerkarbeit/stellungnahme_dnebm_080630*

■ *Rethinking breast screening – again. "Enthusiasm for screening is based more on fear, false hope, and 'greed' than on evidence". Bericht der früheren stellvertretenden Direktorin der kanadischen Mammographie-Studie, die selbst Brustkrebs entwickelt hat. http://www.bmj.com/cgi/content/full/331/7523/1031*

■ *National Institute of Health (2009). State-of-the-Science Conference. Diagnosis and Management of Ductal Carcinoma In Situ (DCIS). http://consensus.nih.gov/2009/DCIS%20images/dcis_draftstmt.pdf*

# 6. Soziale Ungleichheit der Gesundheit

## 6.1 Einleitung

In allen entwickelten Gesellschaften lassen sich Menschen einem Platz zuordnen, der durch sozioökonomische Merkmale wie Einkommen, Bildung und Beruf bestimmt ist. Dieser sozioökonomische Status (socio-economic status – SES) steht in enger Verbindung zur Gesundheit, ausgedrückt z.B. als Lebenserwartung, Morbidität, Mortalität, Kindersterblichkeit, Lebenszeit ohne Behinderung, Unfallgefährdung.

**Auf den Punkt gebracht:
Sozioökonomischer Status**

*Sozioökonomischer Status (engl. socioeconomic status, SES) ist ein deskriptiver Begriff für die Position einer Person in der Gesellschaft. Die Position wird mit Hilfe von Kriterien wie Einkommen, Bildung und Beruf bestimmt und zumeist in einer Ordinalskala ausgedrückt (z.B. hoch, mittel, niedrig). SES wird häufig als Schichtzugehörigkeit ausgedrückt.*

Die Wahrscheinlichkeit, einen Herzinfarkt zu erleiden oder an Krebs zu erkranken, behindert zu sein oder an einem tödlichen Unfall zu sterben – fast jeder messbare Aspekt von Gesundheit und Krankheit ist sozial ungleich verteilt. Ein höherer SES geht dabei regelhaft mit besserer und ein niedriger mit schlechterer Gesundheit einher.

Neu ist dieses Phänomen nicht – römische Grabsteine aus der Zeit um Christi Geburt zeigen, dass die durchschnittliche Lebenserwartung von männlichen Sklaven 17 Jahre betrug, von Gebildeten hingegen 40 Jahre, Freigelassene erreichten im Mittel 27 Lebensjahre, Händler und Handwerker 34 Jahre.[366] Vermutlich beste-

hen diese gesundheitlichen Ungleichheiten, seit sich Gesellschaften hierarchisch differenziert haben. Erst in den letzten Jahren wurde jedoch deutlich, dass die gesundheitlichen Ungleichheiten alle Gruppen und somit alle Menschen betreffen. Die Gesundheit der zweiten Schicht von oben ist bereits weniger gut als die der obersten Schicht, die Gesundheit der jeweils nächst tieferen Schicht stets schlechter als die der darüber liegenden Schicht. Daraus ergibt sich das Bild eines über alle Schichten verlaufenden Gradienten der Gesundheit.

**Auf den Punkt gebracht: Soziale Ungleichheit der Gesundheit**

*bezeichnet Unterschiede im Gesundheitszustand zwischen sozio-ökonomischen Gruppen. Soziale Ungleichheiten im Gesundheitszustand spiegeln Unterschiede bezüglich der Verhältnisse und des Verhaltens wider, die im breitesten Sinne sozial determiniert sind.[367]*

Wenn die Ungleichheiten tatsächlich vermeidbar sind, ist die Beseitigung bzw. weitest mögliche Minderung ein Gebot, das sich aus dem Gerechtigkeitsprinzip des Artikel 3 des Grundgesetzes ableitet, demzufolge keine systematische Benachteiligung von Personen bestehen soll.[368]

## 6.2 Grundbegriffe

*Ungleichheiten können zwischen zwei Schichten (vertikal) bestehen aber auch innerhalb einer Schicht (horizontal).*

---

366 Datenbasis: 2.688 Grabsteine in Rom, 3.726 Grabsteine außerhalb Roms aus der Zeit um Christi Geburt. Quelle: Acsadi 1970, in Mielck 2000, S. 126

367 Leon et al. 2001
368 SVR Gesundheit, Gutachten 2007, Ziffer 1021

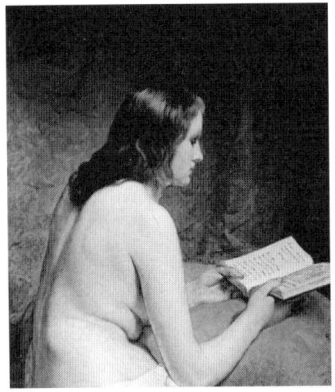 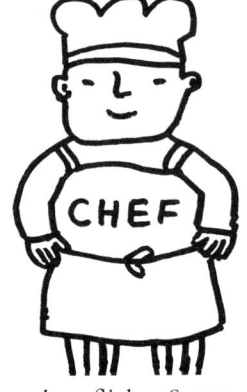 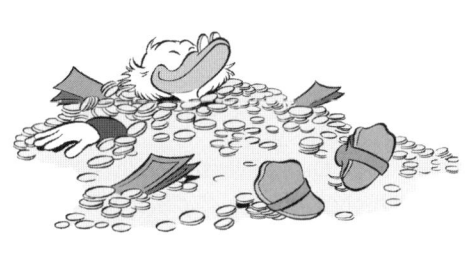

Bildung                    beruflicher Status                    Einkommen
© *Disney*

*Abbildung 6.1 Merkmale für die vertikale Ungleichheit*

### Vertikale Ungleichheit

*bezeichnet die Ungleichheit einer in soziale Schichten unterteilbaren Gesellschaft – die Ungleichheit der sozial Ungleichen.* Die drei wichtigsten Merkmale zur Unterteilung einer Gesellschaft in »oben« und »unten« lauten:

- Bildung
- beruflicher Status
- Einkommen

Häufig wird in Studien ein Schicht-Index angewandt. Angaben zu Bildung, beruflichem Status und Einkommen werden mit Punkten versehen und aus den Summenwerten werden Gruppen gebildet. Der Helmert-Index unterscheidet beispielsweise fünf annähernd gleich große Statusgruppen: untere Schicht, untere Mittelschicht, mittlere Mittelschicht, obere Mittelschicht, obere Schicht.

### Horizontale Ungleichheit

*bezeichnet die Ungleichheit innerhalb einer sozialen Schicht – die Ungleichheit der sozial Gleichen.*

Merkmale horizontaler Ungleichheit sind z.B. Alter, Geschlecht, Familienstand und Nationalität. Ihre Bedeutung liegt darin, dass sie zu einer höheren Differenzierung von Problemlagen, zur

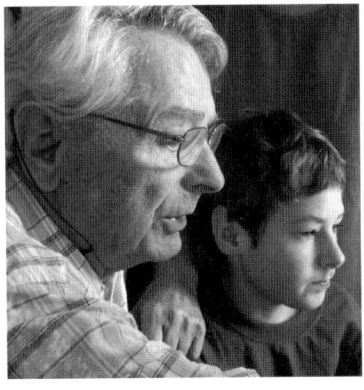 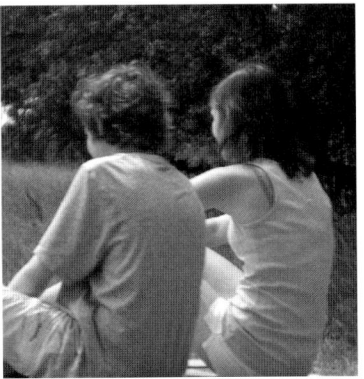 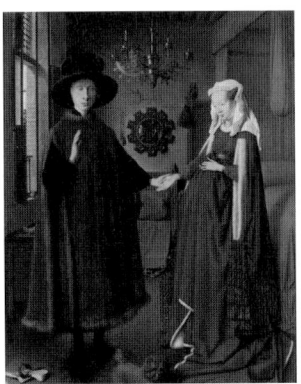

Alter                    Geschlecht                    Familienstand

*Abbildung 6.2 Merkmale für horizontale Ungleichheit*

besseren Identifikation von Zielgruppen und somit zur verbesserten Effektivität von Interventionen beitragen können.

- Bildung (Schulbildung, berufliche Bildung)
- Stellung im Beruf (ggf. auch des Partners)
- Haushalts-Nettoeinkommen
- Erwerbstätigkeit (Hausfrau, arbeitslos, vollzeiterwerbstätig etc.)
- Erwerbsunterbrechung (nicht erwerbstätig seit 1 Jahr etc.)
- Berufswechsel (im erlernten Beruf tätig oder nicht)
- Arbeitsbedingungen (Stärke der Belastung, Arbeitsplatzsicherheit)
- Hauptverdienerin (ja/nein)
- Familienstand
- Haushaltsgröße (Anzahl der Kinder und der erwachsenen Personen)
- Anzahl der Haushaltsmitglieder mit eigenem Einkommen

*Abbildung 6.3 Merkmale zur Differenzierung der gesundheitlichen Ungleichheiten bei Frauen*[369]

Die Kombination von vertikalen und horizontalen Merkmalen ermöglicht die Bildung von Gruppen bzw. Clustern mit besonderen Problemen.

## Armut

Das Adjektiv arm bedeutet laut Duden »ohne (genügend) Geld zum Leben, wenig besitzend, bedürftig, mittellos« aber auch »unglücklich, bedauernswert und beklagenswert«. Armut umfasst in dieser Definition sowohl materielle als auch psychologische Aspekte.

Der Begriff absolute Armut bezieht sich auf die materiellen Voraussetzungen für das Überleben.

## Absolute Armut

*bezeichnet die Unfähigkeit, grundlegende menschliche Bedürfnisse zu befriedigen, wie Nahrung, Wohnung, Krankheitsvermeidung.*[370]

Die Weltbank definiert im World Development Report 1990 absolute Armut (»extreme poverty«) als ein Einkommen von weniger als einem Dollar pro Person pro Tag in der Kaufkraft des jeweiligen Landes.[371] Nach dieser Definition leben derzeit 1,2 Milliarden Menschen in absoluter bzw. extremer Armut.

In den entwickelten Ländern ist das Wohlstandsniveau so hoch, dass das physische Existenzminimum weitgehend sichergestellt sein dürfte. Armut wird hier als Abweichung von einem mittleren Wohlstandsniveau um eine bestimmte rechnerisch bestimmte Größe aufgefasst und als relative Armut bezeichnet.

## Relative Armut

*bezeichnet Armut im Vergleich zu den Standards, die in der Gesellschaft existieren.*[371]

Die Armutsdefinition der Europäischen Gemeinschaft bezieht sich auf die eingeschränkten Freiheiten in der Lebensgestaltung:

*»Verarmte Personen sind Einzelpersonen, Familien und Personengruppen, die über so geringe (materielle, kulturelle und soziale) Mittel verfügen, dass sie von der Lebensweise ausgeschlossen sind, die in dem Mitgliedstaat, in dem sie leben, als Minimum hinnehmbar ist.«*[372]

Zur Messung monetärer Armut haben sich die EU-Mitgliedsstaaten auf den relativen Armutsrisikobegriff geeinigt.

---

369 Babisch 1998, in Mielck 2000, S. 143

370 World Bank 1990, S. 26 f. Stichwort »International poverty line«
371 Kawachi et al. 2002
372 Eurostat 1995

**EU-Definition der Armutsrisikoquote**

*Die Armutsrisikoquote bezeichnet den Anteil der Personen, deren bedarfsgewichtetes Nettoäquivalenzeinkommen weniger als 60 Prozent des Mittelwerts (Median) aller Einkommen beträgt.*[373]

Das mittlere Einkommensniveau ist der Bezugspunkt dieser Definition. Das Risiko für Einkommensarmut liegt vor, wenn das Haushaltseinkommen weniger als 60 Prozent des mittleren Einkommens beträgt.

Das Nettoäquivalenzeinkommen ist das Ergebnis einer Gewichtung des Haushaltsnettoeinkommens nach Zahl und Alter der im Haushalt lebenden Personen. Zur Berechnung des Nettoäquivalenzeinkommens wird das Nettoeinkommen aller Personen in einem Haushalt addiert und nach Anzahl und Alter der Haushaltsmitglieder gewichtet. Unterschiedliche Verfahren der Gewichtung sind möglich. In diesem Zusammenhang wird der Haupteinkommensbezieher mit dem Faktor 1,0 gewichtet, für alle übrigen Haushaltsmitglieder von 14 Jahren und älter beträgt der Faktor 0,5 und für Personen unter 14 Jahren 0,3. Bei einer Familie mit 2 Kindern unter 14 Jahren würde das Haushaltseinkommen damit beispielsweise nicht durch 4 – wie bei einer gleichwertigen Pro-Kopf-Gewichtung – sondern durch 2,1 geteilt.[374]

Das Armutsrisiko ist somit eine statistische Kenngröße, die je nach Übereinkunft und Datenbasis unterschiedliche Werte annehmen kann. Das Sozialhilferecht geht von einem *soziokulturellen Existenzminimum* aus, das nicht nur die Erhaltung der physischen Existenz, sondern auch eine der Würde des Menschen entsprechende Teilhabe am gesellschaftlich üblichen Leben umfasst.

**Schlaglichter aus dem 2. und 3. Armuts- und Reichtumsbericht der Bundesregierung**

- Die Ungleichverteilung der Einkommen nahm in den Jahren zwischen 2002 und 2005 zu.[375]
- Die Armutsrisikoquote betrug im Jahr 2005 in Deutschland 13 Prozent für die Gesamtbevölkerung, 43 Prozent für Arbeitslose, 19 Prozent für Personen ohne abgeschlossene Berufsausbildung und 24 Prozent für Alleinerziehende.[376]
- Ohne Steuern und Sozialtransfers (Arbeitslosengeld II, Kindergeld, Kinderzuschlag, Wohngeld und das frühere Erziehungsgeld) hätte die Armutsrisikoquote 2005 für die Gesamtbevölkerung 26 statt 13 Prozent betragen und für Kinder 34 statt 12 Prozent.[405]
- 83 Prozent der Kinder, deren Vater einen Hochschulabschluss erworben hat, nehmen ein Studium auf, jedoch nur 23 Prozent der Kinder von Nicht-Akademikern.[377]
- Bei gleichen kognitiven Grundfähigkeiten und gleicher Lesekompetenz ist die Chance eines Kindes aus einem Elternhaus mit hohem sozialen Status rund 2,7-mal so hoch, eine Gymnasialempfehlung zu bekommen wie die eines Facharbeiterkindes.[378]

## 6.3 Gesundheit und soziale Lage – empirische Ergebnisse

Gesundheit lässt sich mit Indikatoren wie durchschnittliche Lebenserwartung, Mortalität und Morbidität erfassen. Der »härteste« Parameter ist die Mortalität, weil der Tod eindeutig und über die amtliche Todesursachenstatistik voll erfasst ist. Morbidität ist ein weiterer aussagekräftiger Parameter, auch wenn er weniger »hart«, häufig nicht eindeutig und nicht immer gut dokumentiert ist. Weitere gebräuchliche Maße

---

373 Bundesregierung 2008, S. 20
374 Bundeszentrale für politische Bildung, http://tinyurl.com/yfbykyr

375 Bundesregierung 2008, S.IV
376 Bundesregierung 2008, S. 24
377 Bundesregierung 2008, S. 68
378 Bundesregierung 2005, S. 88

sind Risikofaktoren, Unfallhäufigkeit, subjektive Einschätzung der Gesundheit, verlorene Lebensjahre, gesunde Lebenserwartung sowie körperliche und geistige Leistungsfähigkeit.

Soziale Aspekte lassen sich mit Sozialindikatoren abbilden, wie z.B. im »System Sozialer Indikatoren« der Gesellschaft Sozialwissenschaftlicher Infrastruktureinrichtungen (GESIS). Die mehr als 400 Sozialindikatoren der GESIS beziehen sich u.a. auf die Kategorien Sozioökonomische Gliederung und Schichteinstufung, Einkommen und seine Verteilung, Gesundheit, Bildung und Partizipation (http://tinyurl.com/58prk3).

Im Folgenden werden einige ausgewählte Forschungsergebnisse aus Deutschland vorgestellt, in denen die Gesundheit als Lebenserwartung, als verbleibende Lebenserwartung in einem bestimmten Alter, als Mortalität oder als Morbidität ausgedrückt wird. Der SES wird anhand der Schulbildung, dem beruflichem Status, dem Einkommen oder einem Index klassifiziert.

*Schulbildung und Lebenserwartung.* Männer ohne Abitur haben eine um 3,3 Jahre niedrigere Lebenserwartung als Männer mit Abitur. Bei Frauen beträgt die Differenz 3,9 Jahre. Dies geht aus den Daten des Sozio-oekonomischen Panels hervor, für den Beobachtungszeitraum von 1984 bis 1993.[379]

*Beruflicher Status und Mortalität.* Männliche Versicherte der AOK Mettmann aus der beruflich niedrigsten Kategorie (»Un- und Angelernte«) hatten ein 4,3-fach höheres Sterberisiko als Mitglieder aus der höchsten Kategorie (»höhere Positionen«). Bei Frauen fiel die Mortalitätserhöhung mit 3,8 etwas niedriger aus. Der Studie liegen Daten aus den Jahren 1987 bis 1996 zugrunde.[380]

*Einkommen und Mortalität.* Die Sterblichkeit von männlichen Angestellten folgt einem

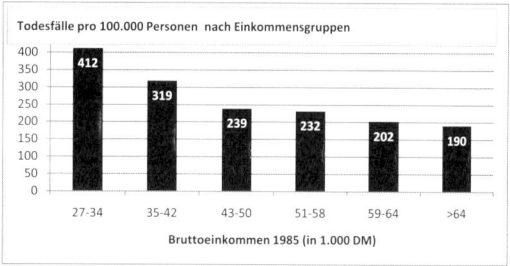

*Abbildung 6.4 Einkommen und Mortalität bei männlichen Angestellten Quelle: Klosterhuis und Müller-Fahrnow 1994 in Mielck 2000, S. 77*

| Einkommen | Männer | | Frauen | |
|---|---|---|---|---|
| | bei Geburt | ab 65 J. | bei Geburt | ab 65 J. |
| 0 – 60 % | 70,1 | 12,3 | 76,9 | 16,2 |
| 60 – 80 % | 73,4 | 14,4 | 81,9 | 19,8 |
| 80 – 100 % | 75,2 | 15,6 | 82,0 | 19,9 |
| 100 – 150 % | 77,2 | 17,0 | 84,4 | 21,8 |
| >150 % | 80,9 | 19,7 | 85,3 | 22,5 |
| Unterschied | 10,8 | 7,4 | 8,4 | 6,3 |

*Abbildung 6.5 Lebenserwartung im Verhältnis zum mittleren Einkommen. Quelle: Lampert et al. 2007*

Gradienten, der sich über alle Einkommensgruppen erstreckt (Abbildung 6.4). Von 100.000 Versicherten der Bundesversicherungsanstalt für Angestellten im Alter von 30 bis 59 Jahren starben in der niedrigsten Einkommensklasse 412 und in der höchsten 190.

*Einkommen und Lebenserwartung.* Nach den Daten des Sozio-oekonomischen Panels der Jahre 1995 bis 2005 beträgt die Lebenserwartung für Männer mit einem Einkommen von weniger als 60 Prozent des Durchschnittseinkommens 70,1 Jahre. 80,9 Jahre hingegen leben Männer mit einem Einkommen von mehr als 150 Prozent des Durchschnittseinkommens. Die Differenz der Lebenserwartung von Gering- und Vielverdienern beträgt somit 10,8 Jahre. Für Frauen lautet die Differenz 8,4 Jahre bei einer

---

379 Klein 1996 in SVR Gesundheit 2005, Ziffer 119
380 SVR Gesundheit 2005, Ziffer 120

Lebenserwartung von 76,9 Jahren für die gering Verdienenden und 85,3 Jahren für die viel Verdienenden. Betrachtet man alle ausgewerteten Einkommensgruppen, ergibt sich ein Gradient (Abbildung 6.5).[381]

Laut Daten der Deutschen Rentenversicherung aus den Jahren 2002 bis 2004 ist die verbleibende Lebenserwartung für Männer in der niedrigsten im Vergleich zur höchsten Einkommensgruppe 5 Jahre geringer. Der Lebenserwartungssurvey des Bundesinstituts für Bevölkerungsforschung ergab für Männer und Frauen im Alter von 45 Jahren eine Differenz von 6 bzw. 4 Jahren im Vergleich der niedrigsten mit der höchsten Einkommensgruppe für die Jahre 1992 bis 1998.[382]

*Soziale Schicht und Mortalität.* In der Deutschen Herz-Kreislauf-Präventionsstudie[383] ergab die Auswertung der Sterbefälle im Zeitraum 1984/1986 bis 1998 eine vom sozialen Status abhängige Mortalität – je niedriger der sozioökonomische Status desto höher die Sterblichkeit. Die Schichtenbildung erfolgte über einen Index aus Schulbildung, beruflichem Status und Einkommen. Im Vergleich zur Oberschicht war die Sterblichkeit der oberen Mittelschicht um 30Prozent, der mittleren Mittelschicht um 39Prozent, der unteren Mittelschicht um 48 Prozent und der unteren Schicht um 56 Prozent erhöht. Die Einflussfaktoren Alter und Familienstand, Risikofaktoren und Gesundheitszustand wurden entsprechend den Angaben 1984/1986 kontrolliert.[384]

*Herzinfarktinzidenz und SES.* Die Deutsche Herz-Kreislauf-Präventionsstudie zeigte für den Herzinfarkt über alle Altersgruppen eine erhöhte Inzidenz der unteren Schicht im Vergleich zur oberen Schicht.[384] Die bereits erwähnte Studie über die Versicherten der AOK Mettmann ergab für die Gruppe mit niedriger Bildung eine

um 3,96 erhöhte Inzidenz für den Herzinfarkt im Vergleich zur Gruppe der gut Gebildeten.[385]

*Gesundheitsverhalten.* In der Studie zur Gesundheit von Kindern und Jugendlichen in Deutschland (KIGGS) gaben in der Gruppe der 14- bis 17-Jährigen 42 Prozent der Hauptschüler, 31 Prozent der Realschüler und 18 Prozent der Gymnasiasten an zu rauchen. Bei den Mädchen lauten die Zahlen 46 Prozent für Hauptschülerinnen, 34 Prozent für Realschülerinnen und 23 Prozent für Gymnasiastinnen. Sowohl bei Männern als auch bei den Frauen besteht ein dem Sozialstatus folgender Gradient für die Prävalenz des Rauchens. In der Altersgruppe der 18- bis 39-Jährigen rauchen 51 Prozent der Männer mit niedrigen, 44 Prozent mit mittlerem und 30 Prozent mit hohem SES. Bei den Frauen lauten die Zahlen 44 Prozent, 36 Prozent und 21 Prozent. Eine Ausnahme bildet die Gruppe der 60-Jährigen und Älteren. Hier rauchen mit 21 Prozent der Männer mit hohem SES, 13 Prozent mit mittlerem und 18 Prozent mit niedrigem SES. Bei den Frauen sind keine nennenswerten Unterschiede festzustellen.[386] Auch im Vergleich von Berufsgruppen finden sich stark unterschiedliche Rauchprävalenzen, die bei Männern von 59 Prozent bei Gebäudereinigern bis zu 15 Prozent bei Elektroingenieuren und bei Frauen von 47 Prozent bei Restaurantfachfrauen und Stewardessen bis 14 Prozent bei Gymnasiallehrerinnen reichen.[387]

## Internationale Vergleiche der Bevölkerungsgesundheit

Der Vergleich der Gesundheit unterschiedlicher Nationen und Populationen erweitert die Perspektive:

■ Die Lebenserwartung beträgt in Japan und Island 79 Jahre, im Vereinigten Königreich

---

381 Lampert et al. 2007, S. 17
382 Kroll und Lampert 2008
383 http://tinyurl.com/3vh3ul
384 Helmert 2003

385 Peter und Geyer 1999, in SVR Gesundheit 2005 S. 136
386 Deutsches Krebsforschungszentrum 2009, S. 34
387 Deutsches Krebsforschungszentrum 2009, S. 37

77 Jahre, in Kuba und in den Vereinigten Staaten 75 Jahre, in Mexico 72 Jahre in Indien 62 Jahre.[388]

- In Calton, einem Stadtteil von Glasgow (England) beträgt die durchschnittliche Lebenserwartung 54 Jahre, in dem nur wenige Meilen entfernten Ort Lenzie 82 Jahre. Die Lebenserwartung in Calton ist niedriger als in Drittweltländern wie Indien (62 Jahre) und den Philippinen (64 Jahre).[388]

- Die Gesundheit der Menschen in Costa Rica, China, Indien (Kerala), Sri Lanka und Kuba ist vergleichsweise gut – die Lebenserwartung in Kuba liegt mit 76,5 Jahren nur gering unter der US-amerikanischen Lebenserwartung von 76,9 Jahren.

- Männer im New Yorker Stadtbezirk Central Harlem hatten im Jahr 1980 eine geringere Chance, das 60. Lebensjahr zu erreichen als Männer in Matlab, einem ländlichen Bezirk von Bangladesch.[389]

- Japanische Männer sind herzgesünder als Migranten japanischer Herkunft in Hawaii und Kalifornien. Inzidenz und Prävalenz der koronaren Herzkrankheit sind in Japan niedrig, in Kalifornien hoch und auf Hawaii dazwischen liegend. Die klassischen Risikofaktoren Ernährung, Cholesterin, Blutdruck und Rauchen erklären die Unterschiede nur teilweise. Eine starke Anpassung an die amerikanische Lebensweise geht mit drei- bis fünfmal höherer Prävalenz der koronaren Herzkrankheit her im Vergleich mit denjenigen Migranten, die den traditionellen Lebensstil am stärksten beibehalten haben.[390]

- Nach dem Zusammenbruch der früheren Sowjetunion stieg die Mortalität in Russland von 1991 bis 1994 schnell an, ebenso schnell fiel sie von 1995 bis 1998. In zeitlicher Übereinstimmung mit der ökonomischen Krise von 1998 stieg die Mortalität bis 2001 erneut an. Legt man die Mortalität von 1991 zugrunde, starben 2,5 bis 3 Millionen Menschen zusätzlich, vor allem Männer im mittleren Lebensalter. Der größere Teil der Fluktuation ist Folge von Herz-Kreislauf-Krankheiten sowie gewaltsamen Tod durch Suizid, Mord, unabsichtliche Vergiftung und Verkehrsunfälle.[391] Die Erhöhung der Sterblichkeit folgte einem Gradienten – die geringste Erhöhung bei hoher und die höchste bei niedrigem Bildungsabschluss.[392]

- In Afghanistan stirbt eine Frau von 8 Frauen während Schwangerschaft oder Geburt, in Schweden eine Frau von 17.500.[393]

Den Zusammenhang zwischen ökonomischer Entwicklung (gemessen in Bruttosozialprodukt pro Kopf, adjustiert für die Kaufkraft) und Bevölkerungsgesundheit (gemessen als durchschnittliche Lebenserwartung) in 155 Ländern zeigt Abbildung 6.6. Die Lebenserwartung steigt von den ganz armen Ländern ausgehend stark an. Ab einem bestimmten Wohlstandsniveau flacht die Kurve ab, d.h. ein weiterer Anstieg führt kaum noch, wenn überhaupt, zu einem Gesundheitsgewinn. Völlig aufgehoben ist der Zusammenhang zwischen Lebenserwartung und Bruttosozialprodukt im Vergleich der 25 reichsten Länder der Welt, was sich in Abbildung 6.7 als Punktwolke zeigt.

Abbildung 6.8 zeigt, dass die Lebenserwartung in den USA, dem Land mit dem höchsten Bruttosozialprodukt der Welt, im Jahr 2000 niedriger war als die Lebenserwartung in Costa Rica, das über weniger als ein Viertel der Wirtschaftskraft der USA verfügt. Selbst die Kubaner haben eine nur wenig geringere Lebenserwartung als die US-Amerikaner.

---

388 Commission on Social Determinants of Health 2008, S. 32 f.
389 McCord und Freeman 1990
390 Marmot und Syme 1976
391 Men et al. 2003
392 Plavinski et al. 2003
393 Commission on Social Determinants of Health 2008, S. 30

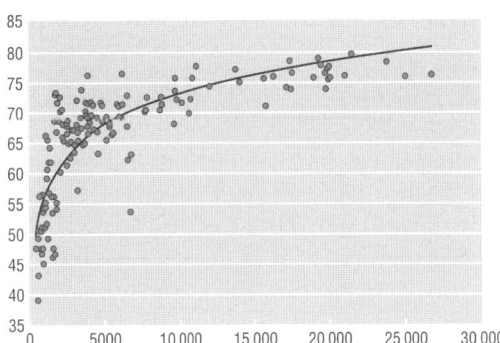

*Abbildung 6.6  Bruttosozialprodukt pro Kopf und Lebenserwartung in 155 Ländern*
*Quelle: Lynch et al. 2000*

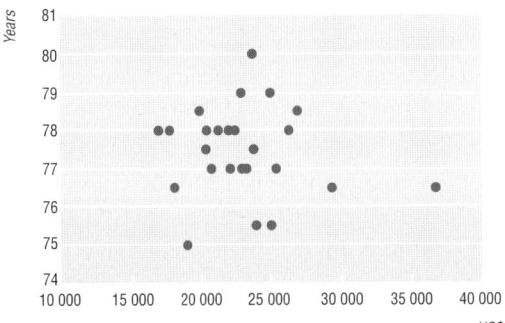

*Abbildung 6.7  Lebenserwartung und Bruttosozialprodukt pro Einwohner in den 25 reichsten Ländern der Welt. Quelle: Marmot und Wilkinson 2001*

### 6.4 Wie soziale Ungleichheiten der Gesundheit entstehen

Ungleichheiten der Gesundheit sind innerhalb eines Landes und im Vergleich von Ländern messbar. Die wissenschaftlichen Erkenntnisse

über die Kausalfaktoren und ihr Zusammenspiel sind in den letzten Jahrzehnten stark angewachsen. Ein fertiges, alle Aspekte abbildendes und von allen Wissenschaftlern geteiltes Erklärungsmodell liegt zwar nicht vor. Das Wissen über die Ursachen ist aber längst ausreichend, um effektiv intervenieren zu können.

Die Darstellung der Kausalmechanismen soll hier anhand einer Zuordnung von Teilfaktoren in die Kategorien Makro-, Meso- und Mikroebene erfolgen. Mit diesen aus der Systemtheorie entlehnten Begriffen erscheint es leichter, die Zusammenhänge, die Bedingtheit und die Wertigkeiten von Teilfaktoren zu erfassen. Die Darstellung lehnt sich an das Konzept des Berichtes der Weltgesundheitsorganisation »Closing the Gap in a Generation« an.

Die **Makroebene** umfasst die die allgemeinen Lebensbedingungen, die gesellschaftlichen Rahmenbedingungen und die Machtverhältnissein in einer Gesellschaft. Für die Gesundheit der Bevölkerung und für die Ungleichheit der Gesundheit sind viele, wenn nicht alle Politikbereiche relevant, beispielsweise Bildungspolitik, Steuerpolitik, Sozialpolitik, Familienpolitik, Verkehrspolitik, Gesundheitspolitik. Auf der Makroebene wird determiniert oder beeinflusst, wie die Menschen leben, wohnen und arbeiten, welche Rechte sie haben, welchen Anteil ihres Einkommens sie als Steuer abzuführen haben, welchen Schutz sie genießen (z.B. vor den finanziellen Folgen von Krankheit), wie viele Menschen Arbeit haben, welche Qualität Luft, Was-

| | BSP/Kopf in US$ | Lebenserwartung |
|---|---|---|
| Griechenland | 17.000 | 78,1 |
| USA | 43.000 | 76,9 |
| Costa Rica | <10.000 | 77,9 |
| Kuba | <10.000 | 76,5 |

*Abbildung 6.8  Lebenserwartung im Verhältnis zum Bruttosozialprodukt pro Kopf*
*Quelle: World Health Report 2004, S. 112*

### Makroebene
#### Belastungen / Schutzfaktoren
allgemeine Lebensbedingungen
- Regierungsform, Machtverhältnisse
- Gesetze , Politik: Bildung, Steuern, Soziales, Gesundheit, Verkehr, (...)
- soziale Normen

(...)

### Mesoebene
#### Belastungen / Schutzfaktoren
biologische, psychologische und soziale Umwelt
- Bildungseinrichtungen
- Gesundheitseinrichtungen
- Arbeitswelt
- Wohnumwelt
- Ernährungsumwelt (Angebot, Präsentation, Werbung)
- soziale Netzwerke

(...)

### Mikroebene
#### Belastungen / Schutzfaktoren
Individuum: Belastungen, Schutzfaktoren
- Gesundheitsverhalten
- physikalische Expositionen (Lärm, toxische Stoffe in der Umwelt, Trinkwasser)
- psychologische und soziale Expositionen
- genetische Ausstattung

(...)

*Abbildung 6.9 Die Determinanten der sozialen Ungleichheit der Gesundheit*

ser und Boden, Lebensmittel und Trinkwasser haben, wie sicher Produkte sind, wie groß der Anteil der Raucher in der Bevölkerung ist, und wie hoch der durchschnittliche Alkoholkonsum. Die Effekte der Makroebene auf die Gesundheit der Bevölkerung und auf die Gesundheit der Individuen sind mittelbar oder unmittelbar. Einige Beispiele sollen dies verdeutlichen.

- Die Bildungspolitik entscheidet über die Verteilung von Bildung und mit der Bildung auch über die Verteilung der Gesundheit innerhalb der Gesellschaft.

- Länder, in denen die Berufstätigkeit beider Eltern gefördert wird, haben eine bessere Kindergesundheit. Die Berufstätigkeit der Eltern wird durch politische Entscheidungen über die Besteuerung von Einkommen, die Betreuung von Kleinkindern und die Schulstruktur (Ganztagsschule) beeinflusst.

- Wie sich die Individuen ernähren, wird u.a. durch die Landwirtschaftspolitik, das Lebensmittelrecht und die Verbraucherschutzpolitik beeinflusst.

- Soziale Sicherungssysteme sind ausschlaggebend dafür, wie sich Lebensrisiken wie Krankheit, Pflegebedürftigkeit, Unfälle, Arbeitslosigkeit usw. auf Individuen und Familien auswirken. Über die Ausgestaltung der Sicherungssysteme entscheidet die Politik.

- Der Anteil der Raucher in einer Bevölkerung wird durch die Tabakkontrollpolitik beeinflusst.

- Das Fahrverhalten der Autofahrer und somit die Zahl der Verkehrstoten hängt von den Verkehrsregeln ab, wie z.B. der politischen Entscheidung über Tempolimits.

Diese Faktoren sind vom Individuum zeitlich und örtlich und von seinen direkten Einflussmöglichkeiten weit entfernt und werden daher als *distale Faktoren* bezeichnet.

Auf der *Mesoebene* werden die Vorgaben der Makroebene konkretisiert.

- Die Bildungspolitik entfaltet ihre Wirkung in Kindergärten, Schulen und Hochschulen. Messbares Ergebnis der Tätigkeit der Bildungsinstitutionen ist z.B. die Abhängigkeit des Bildungserfolges der Kinder vom SES der Eltern.

- Ernährungspolitik manifestiert sich im Angebot an Lebensmitteln und auch darin, wie sie beworben werden dürfen. Ein professionell beworbenes breites Angebot kaloriendichter Nahrungsmittel mit hohen Anteilen von Zucker, Salz und Fett beeinflusst das Ernährungsverhalten auf der Mikroebene nachhaltig.

- Tabakkontrollpolitik bestimmt u.a. über die Griffnähe, das Setzen von Anreizen für oder gegen Tabakkonsum durch Werbung oder Gegenwerbung sowie über die Orte, an denen geraucht bzw. nicht geraucht werden darf.
- Ist die Berufsarbeit in einer Einrichtung so organisiert, dass sie bei einem Teil der Beschäftigten hohe Anforderungen stellt, wenig Autonomie lässt und Anerkennung materieller und immaterieller Art versagt, führt dies zu anhaltender psychosozialer Stressbelastung.

Auf der *Mikroebene* wirken sich die durch die Makroebene geprägten Bedingungen der Mesoebene als gesundheitsförderliche oder gesundheitsschädliche Expositionen aus.

- Hohe Bildung geht mit günstigem Gesundheitsverhalten, niedrige Bildung mit ungünstigem Gesundheitsverhalten einher.
- Das Gesundheitsverhalten beeinflusst die klassischen Risikofaktoren für Herz-Kreislaufkrankheiten, wie Bluthochdruck, Blutfette, Übergewicht und Diabetes mellitus.
- Fehlende Balance von Verausgabung und Belohnung am Arbeitsplatz verschlechtert das Gesundheitsverhalten und löst eine anhaltende gesundheitsschädliche Stressreaktion aus.
- Das Verhalten von Autofahrern wird von den Verkehrsregeln beeinflusst.

Diese an den Individuen wirkenden Faktoren werden auch als *proximale Faktoren* bezeichnet.

### Anforderungen an die Evidenz

Ob eine neue medizinische Therapie besser wirkt als die bisherigen, untersucht man in randomisierten kontrollierten Studien. Für soziale Determinanten ist diese Studienform häufig nicht anwendbar – Politikformen und Länder lassen sich nicht randomisieren. Die Anforderungen an die Evidenz der Auswirkungen von z.B. Bildungspolitik auf die Gesundheit müssen daher andere sein als in der Medizin, andernfalls würde völlige Handlungsunfähigkeit drohen. Die Commission on Social Determinants of Health (S. 224) stützt ihre Arbeit auf ein breiteres Spektrum an Evidenz, wie z.B. Beobachtungsstudien einschließlich natürlicher Experimente und Länder-vergleichende Studien, Fallstudien, Experten- und Laienwissen.

### 6.5 Das Konzept der Verwirklichungschancen

Unter Verwirklichungschancen werden »*Möglichkeiten oder umfassende Fähigkeiten (capabilities) von Menschen verstanden, ein Leben zu führen, für das sie sich mit guten Gründen entscheiden konnten, und das die Grundlagen der Selbstachtung nicht infrage stellt.*«[394] Dieses Konzept entwickelte der indische Ökonom Amartya Sen, der 1997 für seine Arbeiten zur Wohlfahrtsökonomie den Nobelpreis für Wirtschaftswissenschaften erhielt (http://nobelprize.org/nobel_prizes/economics/laureates/1998). Sen trat mit seiner Theorie der verbreiteten Auffassung entgegen, welche die Entwicklung von Ländern allein ökonomisch als Steigerung der Wirtschaftskraft definierte. Entwicklung solle vielmehr folgende Bereiche umfassen:

- Sicherung eines die Existenz sichernden Einkommens und einer die Teilhabe am gesellschaftlichen Leben ermöglichenden Güterausstattung.
- Förderung der Motivation zu einem dem Stand der Möglichkeiten entsprechenden Umgang mit Gesundheit/Krankheit, Behinderung und Bildungsangeboten etc.
- Herstellung bzw. Sicherung des Zugangs zum Gesundheits- und Bildungssystem,

---

394 Sen 2000, zitiert nach SVR Gesundheit 2009, Ziffer 102

zum Arbeitsmarkt und zu beruflicher Entwicklung, Zugang zu armutsfesten Sozialleistungen, zur Sicherheit vor Gewalt und Kriminalität, zu einer ökologisch nachhaltig funktionsfähigen Umwelt sowie zur politischen Teilhabe.[394]

Sen legt mit den Verwirklichungschancen Prinzipien für eine Entwicklung dar, die allen Menschen in einem Lande zugute kommt. Die Entwicklung der Wirtschaft ist darin ein Mittel zur Erhöhung der Verwirklichungschancen. Entwicklung hat die Ausweitung von Freiheit zum Ziel. Individuelle Freiheit ermöglicht es den Menschen, sich selbst zu helfen und auf ihre Umgebung einzuwirken. Sie ist daher zugleich Mittel und Ziel der Entwicklung. Nutzt ein Land seine materiellen Ressourcen für Investition in Bildung, Gesundheit und soziale Sicherungssysteme, erhöht das die Verwirklichungschancen. Bessere Verwirklichungschancen führen zu besserer Gesundheit.

Relativ arme Länder, die in die Verwirklichungschancen der Bevölkerung investieren können eine ähnlich gute Gesundheit haben wie reiche Länder, in denen Teilen der Bevölkerung die Verwirklichungschancen vorenthalten werden.[395]

Dieses Konzept erklärt, warum manche reichen Länder keine bessere Gesundheit haben als manche armen Länder (z.B. USA im Vergleich zu Kuba) und warum manche Bevölkerungsgruppen in reichen Ländern über eine schlechtere Gesundheit verfügen als die Bevölkerung in armen Ländern (20-jährige Männer in Harlem im Vergleich zu 20-jährigen Männern in Bangladesch im Jahr 1980).

Die Verwirklichungschancen haben bereits in die Armuts- und Reichtumsberichte der Bundesregierung sowie in den 13. Kinder- und Jugendbericht der Bundesregierung aus dem Jahr 2009[396] Eingang gefunden. Die Weltgesundheitsorganisation bezieht sich in dem Bericht »Closing the Gap« auf Sen. In der deutschen Public-Health Community steht die Befassung mit Sen noch am Anfang. Für die sozialen Ungleichheiten der Gesundheit bietet das Konzept der Verwirklichungschancen einen Rahmen, in dem sich die Erkenntnisse über die Ursachen und Wirkzusammenhänge auf der Mikro-, Meso- und Makrobene sinnvoll anordnen und integrieren lassen (»unifying concept«).

### 6.5.1 Psychosoziale Determinanten – Die Whitehall-Studien

Whitehall ist eine Straße im Regierungsviertel in London, in der sich zahlreiche Ministerien befinden. Im Jahr 1967 wurde hier eine Studie initiiert, die den Zusammenhang von Arbeitsbedingungen und Herzkrankheit untersuchen sollte.

**Whitehall I – Studie**

Für die erste der beiden Whitehall-Studien wurden im Jahr 1967 18.133 Staatsbedienstete (»civil servants«) im Alter von 20 bis 64 Jahren rekrutiert. Untersucht wurde die Mortalität innerhalb der vier Hierarchiestufen – leitende Beamte, qualifizierte Beamte bzw. Angestellte, einfache Beamte bzw. Angestellte sowie un- und angelernte Angestellte. Das Ergebnis nach

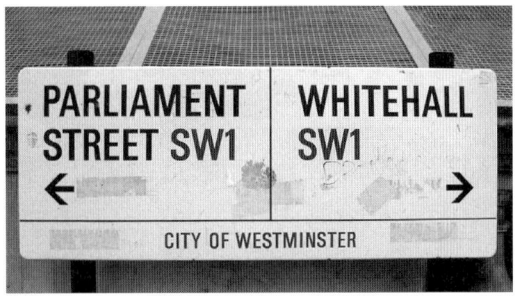

*Abbildung 6.10 Parlamentsviertel London*

395 Sen 2002

396 Bundesregierung 2009, S. 73

25 Jahren Beobachtung war in der Altersgruppe der 40- bis 64-Jährigen eine um den Faktor 3,12 höhere Gesamtmortalität in der untersten Stufe im Vergleich zur obersten Stufe.[397] Nach statistischer Kontrolle der Risikofaktoren (Alter, Rauchen, Blutdruck, Blutfette, Blutzucker) war die Mortalität am Herzinfarkt in der untersten um den Faktor 2,1 höher als in der obersten Stufe (Abbildung 6.11). Dieses Ergebnis stand im Gegensatz zu lange angenommenen und weit verbreiteten Vorstellungen vom Herzinfarkt als einer Wohlstandskrankheit, die vorwiegend gestresste Führungskräfte ereilt.

Die Analyse der Ursachen ergab erwartungsgemäß deutlich höhere Raten und Ausprägungen der klassischen Risikofaktoren in den unteren Hierarchiestufen.

Neu und wegweisend waren insbesondere folgende zwei Ergebnisse:

- Die Risikofaktoren erklären nur 40 Prozent der Unterschiede in der Mortalität. (Abbildung 6.12)
- Die Mortalitätsraten folgen einem Gradienten (Steigung bzw. Gefälle) über alle Hierarchiestufen hinweg. Das Risiko für den Herzinfarkt ist für die zweithöchste Gruppe in der Hierarchie bereits höher als in der obersten Gruppe – obwohl es sich in beiden Gruppen um Akademiker handelt.
- Die Mortalität steigt mit jeder Stufe abwärts der Hierarchie.

## Whitehall II-Studie

Wenn die klassischen, verhaltensbedingten Risikofaktoren nur 40 Prozent der Unterschiede bedingen, wie sind dann die übrigen 60 Prozent zu erklären? Dieser Frage widmete sich die Whitehall II-Studie.[398] Sie wurde im Jahr 1985 initiiert mit 5.726 Männern und 2.572 Frauen im Alter von 35-55 Jahren aus 20 Abteilungen

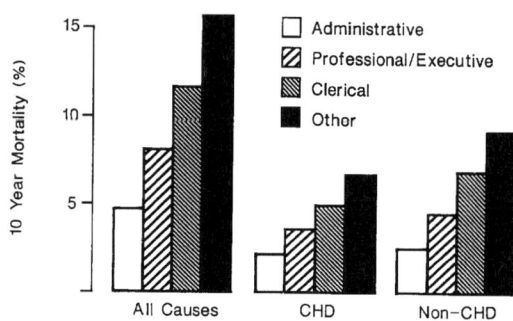

Abbildung 6.11  Whitehall-Studie: Zehnjahressterblichkeit (Prozent). Quelle: Marmot 1994

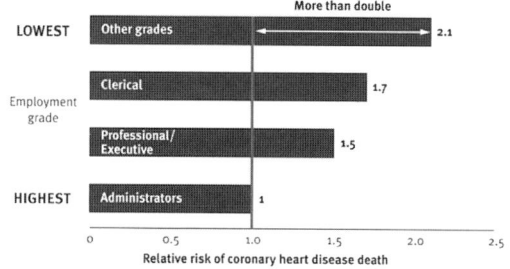

Abbildung 6.12  Mortalität an KHK nach Hierarchiestufen bei gleichen Risikofaktoren
Quelle: Department of Health 1999, S. 27

des Londoner Civil Service. Die Studie dauert 2010 noch an. Das Interesse richtet sich auf die psychosozialen Faktoren. Erwerbsarbeit steht in enger Verbindung mit Möglichkeiten der Lebensgestaltung, sozialem Status, Selbstwirksamkeitserleben und Selbstwertgefühl, mit Belohnung durch Geld, mit sozialer Anerkennung sowie mit dem Gemeinschaftsgefühl. Das Erwerbsleben bedingt daher eine zumeist lang anhaltende Exposition gegenüber Faktoren, die mit positiven oder negativen Erfahrungen und Gefühlen einhergehen.[399] Untersucht wurden und werden psychosoziale Einflussfaktoren wie Autonomie am Arbeitsplatz (»job control«) und

397 Marmot und Shipley 1996
398 Whitehall II Study team 2004

399 Siegrist 2003, S. 126 ff.

soziale Unterstützung am Arbeitsplatz (»job support«) und deren Beziehung zum Neuauftreten der koronaren Herzkrankheit. In der epidemiologischen Begrifflichkeit stellen die psychosozialen Einflussfaktoren die Exposition dar und die koronare Herzkrankheit den Outcome.

Die Stressantwort wurde über biologische Parameter wie Kortisol, Funktion der HPA-Achse, Herzfrequenzvariabilität, Blutdruck, Blutfette, Gerinnungsfähigkeit des Blutes und metabolisches Syndrom gemessen.

Die Hypothese der Gesundheitsgefährdung durch psychosoziale Stressbelastung konnte durch die Whitehall II-Studie bestätigt werden. Zusammenhänge ergaben sich für verschiedene Konstrukte psychosozialer Belastung und Gesundheitsoutcomes, wie z.B.

▨ Autonomie (job control) und KHK – niedrige Autonomie korreliert mit einer KHK-Risikoerhöhung von 50 Prozent bei Männern und 74 Prozent bei Frauen (Abbildung 6.13)
▨ Status in der Hierarchie und metabolisches Syndrom.[400]
▨ das Gefühl, unfair behandelt zu werden und das Risiko für die KHK sowie insgesamt schlechter Gesundheit[401]
▨ organisationale Gerechtigkeit (organisational justice) und subjektive Gesundheit[402]

Die in Kohortenstudien gefundenen statistischen Zusammenhänge dürfen nicht ohne weiteres als kausal interpretiert werden. Die Annahme eines kausalen Zusammenhanges erscheint hier allerdings berechtigt, da die genannten Zusammenhänge bezüglich der bekannten Störfaktoren kontrolliert sind, die Ergebnisse bei unterschiedlichen Formen psychosozialer Belastung in dieselbe Richtung weisen und die biologische Plausibilität gegeben ist.

Die beiden Whitehall-Studien sind Meilensteine, da hier die Bedeutung psychosozialer

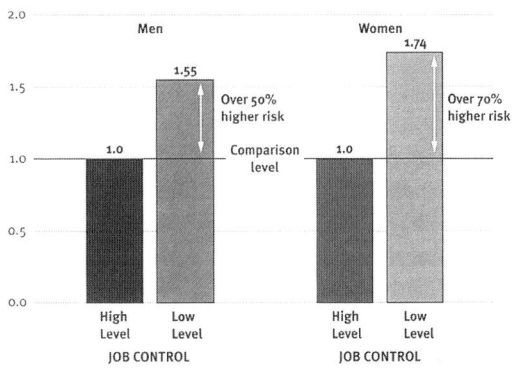

*Abbildung 6.13 Koronare Herzkrankheit und Kontrolle am Arbeitsplatz*
*Quelle: Department of Health 1999, S. 43*

Faktoren für die Entstehung der koronaren Herzkrankheit erstmals empirisch belegt wurde. Das »Netz der Verursachung« der koronaren Herzkrankheit erhält damit neue Fäden und Verknüpfungspunkte, die die Framingham-Studie wegen der Beengtheit ihrer Fragestellungen nicht erfassen konnte.

## Ungleiche Exposition gegenüber negativen Gefühlen

Arbeit ohne Autonomie und ohne Belohnung für Anstrengungen weckt Gefühle, die wiederholt oder dauerhaft Stressreaktionen auslösen und über lange Zeiträume aufrechterhalten können. Die dadurch entstehende allostatische Last (Abschnitt 6.5.6) erhöht Krankheitsrisiken. Das Ausmaß der Exposition korreliert mit der Stufe innerhalb der beruflichen Hierarchie.

In der Whitehall II-Studie wurde auch die Frage nach der gefühlten Gerechtigkeit gestellt (»I often have the feeling that I am being treated unfairly«). Angehörige der unteren Hierarchiestufen geben erheblich häufiger an, sich ungerecht behandelt zu fühlen. Ungerechte Behandlung steht in Verbindung mit erhöhter Wahrscheinlichkeit des Auftretens einer koronaren Herzkrankheit, unabhängig von anderen Risikofaktoren und unabhängig von der Ar-

---

400 Chandola et al. 2006
401 De Vogli et al. 2007
402 Kivimaki et al. 2004

beitsbelastung (job strain).[403] Der Mikrokosmos der Arbeitswelt scheint sich im Makrokosmos der Gesellschaft widerzuspiegeln.

*»Ein niedrigerer sozialer Status bedingt eine negative Selbstwahrnehmung und verursacht Gefühle wie Minderwertigkeit, Mangel an Selbstvertrauen, Unsicherheit und Angst. Daraus können Gefühle der Demütigung, Missachtung und Scham erwachsen; diese Gefühle gehen häufig der Gewalt voraus und können möglicherweise das größere Ausmaß an Gewalt bei größerer sozialer Ungleichheit erklären. Diese Gewalt wird häufig innerhalb der eigenen sozialen Schicht ausgetragen.*
*Strukturelle ökonomische Faktoren beeinflussen das psychosoziale Wohlergehen. Damit verfügen wir über einen starken politischen Hebel zur Verbesserung der sozialen Lebensqualität.«* [404]

Die allgemeine Lebensorientierung, sich gerecht bzw. ungerecht behandelt zu fühlen, ist sozial ungleich verteilt. 86 Prozent der Personen mit höherem SES geben an, sich »eher gerecht behandelt« zu fühlen. »Ungerechte Behandlung« geben dagegen 74 Prozent der Arbeitslosen, 71 Prozent der Befragten aus Hartz-IV-Haushalten und 59 Prozent der Befragten mit einem monatlichen Nettoeinkommen unter 700 Euro an.[405]

In der Studie »Kinder in Deutschland 2007« gaben bereits die befragten 8 bis 11-jährigen Kinder aus der unteren Sozialschicht an, sich aktuell und auf Dauer benachteiligt zu fühlen. Sie erkennen realistisch, dass sie von den Lehrern benachteiligt werden, was sich u.a. darin zeigt, dass sie bei gleichen Grundfertigkeiten deutlich seltener eine Gymnasialempfehlung erhalten im Vergleich mit sozial besser gestellten Kindern.[406]

Der Bluesmusiker T-Bone Walker bringt die sozial ungleiche Verteilung von negativen Gefühlen auf den Punkt: "It's great to be rich and a doggone shame to be poor." (in »Lowdown Dirty Deal«, 1949 http://tinyurl.com/3t3gmw)

### 6.5.2 Die soziale Umgebung – Belastungen und Ressourcen in der Arbeitswelt

Das Berufsleben spielt eine wichtige Rolle für die Gesundheit. Die gesundheitlichen Bedingungen am Arbeitsplatz tragen einerseits zur sozial ungleichen Verteilung von Gesundheit bei und bieten andererseits Interventionsmöglichkeiten zu deren Minderung. Physikalische und chemische Belastungen, körperlich schwere und einseitig belastende Tätigkeiten wirken sich direkt auf die Gesundheit aus. Diesen Belastungsfaktoren sind vermehrt Personen ausgesetzt, die sich auf den unteren Ebenen der beruflichen Hierarchie befinden. Die genannten Arten von Belastungen sind jedoch durch den Wandel der Arbeitswelt, durch Automatisierung und Einsatz von Informationstechnologien rückläufig. Schreibtischtätigkeiten, Informationsverarbeitung am Computer und Berufe im Dienstleistungsbereich haben an Bedeutung gewonnen. Die Whitehall-Studien haben gezeigt, dass hier Belastungen anderer, psychosozialer Art auftreten, die sich ebenfalls sozial ungleich verteilen. Zur Erfassung dieser psychosozialen Belastungen haben sich zwei sich ergänzende Konzepte bewährt, das Anforderungs-Kontroll-Modell[407] und das Modell der beruflichen Gratifikationskrisen.[408] Beide Modelle befassen sich mit der Entstehung und den Auswirkungen von Stresserfahrungen am Arbeitsplatz.

Dem Anforderungs-Kontroll-Modell liegt die Annahme zugrunde, dass Stresserfahrungen durch psychomentale Anforderungen in Verbindung mit den Kontrollmöglichkeiten am Arbeitsplatz geprägt werden. Mit Kontrollmöglichkeiten sind Gestaltungsspielräume, der Grad der Selbstbestimmung in der Erledigung

403 de Vogli et al.2007
404 Wilkinson 1999
405 Friedrich-Ebert-Stiftung 2008
406 Hurrelmann und Andresen 2007, S. 112

407 Karasek et al. 1981
408  Siegrist und Marmot 2008, S. 101

der Aufgaben sowie die Möglichkeit der Anwendung und Entwicklung persönlicher Kompetenzen gemeint. Hohe Anforderungen bei niedrigen Kontrollmöglichkeiten lösen unangenehme Gefühle, anhaltende psychophysische Spannungszustände und eine anhaltende Stressantwort aus (Beispiel 2). Die so entstehende allostatische Last führt zu gesundheitlichen Risiken und Beeinträchtigungen. Gesundheitsförderlich sind dagegen Arbeitsplätze, die selbstbestimmtes Arbeiten, die Entwicklung von Fertigkeiten und Selbstwirksamkeitserfahrungen ermöglichen (Beispiel 1).

In Beispiel 1 schildert der Betroffene seine Arbeit als verantwortungsvoll mit hohen Anforderungen, die er als Herausforderung wahrnimmt. Diese Anforderungen zu meistern, erfüllt ihn mit tiefer Befriedigung. Im Gegensatz dazu schildert Beispiel 2 eine monotone, anspruchslose Tätigkeit, welche die Betroffene als »seelenzerstörend« empfindet. In beiden Beispielen geht es um »Stress«, jedoch sind der Charakter der Belastung und die Auswirkungen auf das Befinden völlig unterschiedlich.

Dem *Modell beruflicher Gratifikationskrisen* liegt das sozialpsychologische Prinzip der Reziprozität (Gegenseitigkeit) zugrunde. Auf das Arbeitsverhältnis bezogen liegt Reziprozität vor, wenn die im Arbeitsvertrag geforderte Leistung vom Arbeitnehmer erbracht und vom Arbeitgeber angemessen belohnt wird. Die Belohnung bzw. Gratifikation erfolgt im Berufsleben auf der finanziellen Ebene (Lohn, Gehalt), der emotionalen Ebene (Anerkennung, Wertschätzung) und auf der statusbezogenen Ebene (Aufstieg, Arbeitsplatzsicherheit). Ein Ungleichgewicht von hoher Verausgabung und niedriger Belohnung (Gratifikationskrise) führt über psychophysische Spannungszustände zu anhaltender Aktivierung der Stressachsen und damit zu Krankheit. Asymmetrische Austauschverhältnisse werden bei Arbeitskräften wahrscheinlicher, die unqualifiziert, älter, nicht mobil sind oder sich in befristeten Arbeitsverhältnissen befinden.

### Vertiefung

- ▨ *Stress at work. http://www.cdc.gov/niosh/topics/ stress Website des National Institute for Occupational Safety and Health (NIOSH)*
- ▨ *The Hound of the Baskervilles effect: natural experiment on the influence of psychological stress on timing of death. http://bmj.com/cgi/content/full/323/7327/1443 Aberglaube und Tod am Herzinfarkt*
- ▨ *Effect of rosary prayer and yoga mantras on autonomic cardiovascular rhythms: comparative study. http://bmj.com/cgi/content/full/323/7327 /1446 Effekte von Beten und Yoga auf die Stressreaktion*

### Zwei Formen von Stress am Arbeitsplatz

#### Beispiel 1

*It was the best job I ever had in my life. There were two thousand people and I was responsible for all the personnel aspects, contracts, and all the common services, and it really was a superb job. It had every sort of challenge that you could ever wish to meet. A very active job and a lot of stress, but a very enjoyable job indeed and you got a tremendous amount of satisfaction from doing a good job.*

#### Beispiel 2

*I went to the typing pool, and sat there typing documents. Which was absolutely soul-destroying... the fact that we could eat sweets and smoke was absolute heaven, but we were not allowed to talk.*

*Quelle: Marmot 2005b, S. 123*

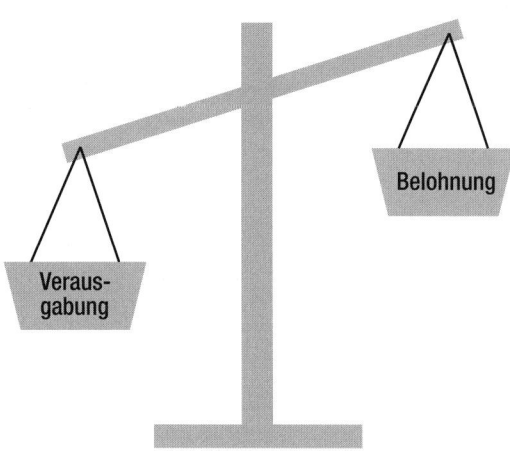

*Abbildung 6.14  Modell beruflicher Gratifikationskrisen.*

### 6.5.3 Die soziale Umgebung – soziale Netzwerke und Soziales Kapital

Starke und unterstützende soziale Beziehungen wirken sich günstig auf die Gesundheit der Menschen aus. Isolation hingegen ist ungesund und geht mit erhöhter Sterblichkeit einher. Die Kausalfaktoren, die in der sozialen Umgebung liegen und die Gesundheit beeinflussen, sind vielfältig und beziehen sich auf u.a. das Gesundheitsverhalten und auf das autonome Nervensystem (Stressreaktion).[409] Wegweisende Erkenntnisse erbrachten hier die sog. Community Studies, welche den Effekt der sozialen Umgebung auf unterschiedliche Weise untersuchten und zu gleichlautenden Ergebnissen kamen.[410]

Konzepte wie soziale Integration, soziale Netzwerke, soziale Unterstützung und Soziales Kapital beschreiben unterschiedliche Aspekte von sozialer Umgebung.

Insbesondere das Konzept der sozialen Netzwerke hat sich in der Darstellung der Quantität und Qualität sozialer Beziehungen sowie der Verbindung zur Gesundheit bewährt. Dieses Konzept wurde in den 1950er Jahren in England entwickelt, um die Struktur von Beziehungen zu erfassen, die über die Grenzen der bis dahin im Blickpunkt stehenden Gruppenzugehörigkeiten wie Familie, Wohnregion, Schichtzugehörigkeit usw. hinausgehen. Ein soziales Netzwerk ist ein Netz sozialer Beziehungen, einschließlich der strukturellen Merkmale dieses Netzes, welches ein Individuum umgibt.[411] Neuere Studien an der Framingham-Kohorte haben gezeigt, dass sich günstiges wie ungünstiges Gesundheitsverhalten in Netzwerken in bestimmten Mustern verbreitet.

### Soziale Unterstützung

Eine verlässliche Beziehung, emotionale Zuwendung, vielfältige Sinnesreizen, insbesondere taktile Reize (Berührungsreize) sind bereits für das Neugeborene lebenswichtig. Auch im weiteren Verlauf des Lebens ist die Verbundenheit mit anderen Menschen für das körperliche und seelische Wohlbefinden von höchster Bedeutung. Verlässliche Unterstützung in lebenspraktischen Dingen, bei wichtigen Entscheidungen und in der Bewältigung von Anforderungen und Krankheit sind förderlich für die Gesundheit. Netzwerke können positive soziale Beziehungen fördern und grundlegende emotionale und kognitive Bedürfnisse nach Verbundenheit, Anerkennung, Kompetenz und Autonomie befriedigen. Defizite in diesen Bereichen führen zu verminderter Fähigkeit, Stress zu vermeiden und mit belastenden Lebensereignissen umzugehen.[412] Ein Zusammenhang zwischen sozialen Bindungen und Gesundheit konnte in mehreren Studien für die Immunabwehr und für das Überleben nach Herzinfarkt nachgewiesen werden.[412]

---

409 Berkman 2000
410 House et al. 1988

411 Berkman und Glass 2000, S. 145
412 Institute of Medicine 2001, S. 146 ff.

In einem klassischen Experiment wurden 276 gesunde Freiwillige nach ihren Beziehungen in 12 Bereichen, wie Familie, Arbeit, Freunde usw. befragt und daraus ein Index für die Vielfältigkeit der Beziehungen gebildet (»Social Diversity Index«). Die Probanden wurden für fünf Tage in Quarantäne genommen und erhielten Nasentropfen mit einer standardisierten Dosis Erkältungsviren. Das Auftreten einer Erkältung wurde nicht nur über subjektive Symptome sondern auch objektiv über Schleimproduktion und Virusreplikation erfasst. Bei der Auswertung wurden Störfaktoren, welche die Immunabwehr beeinflussen, berücksichtigt. Im Ergebnis zeigte sich bei Personen mit vielfältigeren sozialen Verbindungen eine geringere Anfälligkeit für Erkältungsinfekte. Eine höhere Infektanfälligkeit fand sich bei höheren Werten für die Stresshormone.[413]

Offen ist die Frage nach dem Zusammenhang von sozialen Netzwerken bzw. sozialer Unterstützung und dem Auftreten der koronaren Herzkrankheit. Die bislang vorliegenden Studien zeigen widersprüchliche Ergebnisse. Klarer ist die Studienlage zur Frage des Überlebens nach einem Herzinfarkt. Unabhängig von der Schwere des Herzinfarktes, scheint die emotionale Unterstützung nahestehender Personen die Überlebenswahrscheinlichkeit deutlich zu verbessern. In einer Studie war die Wahrscheinlichkeit bei vorhandener Unterstützung, fünf Jahre nach dem Herzinfarkt noch zu leben, für Betroffene mit vorhandener Unterstützung dreimal höher im Vergleich zu Patienten, die sozial eher isoliert waren.[414]

Biologisch können die genannten Phänomenen mit einer Pufferwirkung erklärt werden, die von sozialen Bindungen und sozialer Unterstützung ausgeht. Soziale Unterstützung korreliert eng mit biologischen Markern der Stressantwort, wie Blutdruck und Funktion des Immunsystems. Dabei ist die wahrgenommene Qualität der Beziehungen wichtiger als objektive Aspekte, wie Anzahl und Dichte der Beziehungen[415] – Qualität scheint hier also vor Quantität zu gehen.

Soziale Beziehungen können natürlich auch schädlich für die Gesundheit sein. So kann eine misslingende Beziehung zu einem nahestehenden Menschen die seelische und körperliche Gesundheit beeinträchtigen.

### Soziale Normen

Ob Jugendliche mit dem Rauchen beginnen, hängt in starkem Maße von ihrem sozialen Netzwerk ab. Sind die Personen um sie herum – Eltern, Peers – Nichtraucher, bleiben sie mit höherer Wahrscheinlichkeit Nichtraucher. Handelt es sich bei Eltern und Peers um Raucher, ist die Wahrscheinlichkeit hoch, dass sie ebenfalls Raucher werden. Die im sozialen Netzwerk vorherrschenden sozialen Normen bezüglich des Gesundheitsverhaltens üben einen starken Einfluss auf das Gesundheitsverhalten aus, z.B. auf den Konsum von Tabak, Alkohol und Drogen, und auf Ernährung, auf die Inanspruchnahme von Gesundheitsversorgung und auf Therapietreue.[415] Solche Verhaltensnormen sind jedoch nicht statisch. Ändern nahestehende oder aus anderen Gründen wichtige Personen ihr Gesundheitsverhalten, kann das starke Auswirkungen auf weitere Netzwerkmitglieder haben.

### Gesundheitsverhalten in sozialen Netzwerken

In sozialen Netzwerken folgen Änderungen im Gesundheitsverhalten bestimmten Mustern. Dies ist das Ergebnis zweier Studien, in denen die Framingham-Kohorte bezüglich des Rauchverhaltens und des Übergewichts einer Netzwerkanalyse unterzogen wurde. Die Längs-

---

413 Cohen et al. 1997
414 Berkman und Glass 2000, S. 162

415 Berkmann und Glass 2000, S. 146

schnittdaten dieser Kohorte ermöglichte die Darstellung der Veränderungen im Netzwerk. 12.067 Erwachsenen im Alter von 21 bis 70 Jahren wurden zwischen 1973 und 1999 alle 3 Jahre zu ihren Rauchgewohnheiten und ihren sozialen Kontakten befragt. Ausgewertet wurden letztlich die Angaben von 5.124 Personen. Diese hatten insgesamt 53.228 soziale Verbindungen angegeben, entsprechend 10,4 Verbindungen pro Person. [416]

Es zeigte sich, dass Raucher und Nichtraucher jeweils Cluster bilden – Raucher haben mit höherer Wahrscheinlichkeit Kontakte zu Rauchern und Nichtraucher eher zu Nichtrauchern. Die Änderung des Rauchverhaltens steht in engem Verhältnis zu dem Verhalten der Mitglieder dieses sozialen Netzwerks. Hörte ein Ehepartner mit dem Rauchen auf, nahm die Wahrscheinlichkeit um 67 Prozent ab, dass der andere weiterrauchte. Hörte ein Bruder oder eine Schwester auf, betrug diese Wahrscheinlichkeit 25 Prozent, bei einem Freund 36 Prozent und bei Arbeitskollegen in Kleinfirmen 34 Prozent. Für Freunde gilt, dass eine höhere Bildung mit einem stärkeren Einfluss auf Verhaltensänderungen einhergeht. Bemerkenswert war auch, dass im Untersuchungszeitraum die Verbindungen zwischen den Netzwerken von Rauchern und Nichtrauchern abnahmen und die Personen, die weiter rauchten weniger gut integriert waren.

Die Forscher schlossen daraus, dass der Entschluss zum Nichtrauchen keine einsame Entscheidung isolierter Personen ist, sondern sich im Sinne gruppendynamischer Prozesse von einer Person auf die andere überträgt und in sozialen Gruppen bzw. Netzwerken kaskadenförmig erfolgt. Dieses Phänomen wurde insbesondere innerhalb von Familien und Betrieben beobachtet. Vergleichbare Ergebnisse konnten die Autoren für die Ausbreitung des Übergewichts berichten. Sowohl das Vorhandensein von Übergewicht zu Beginn der Studie als auch die Entwicklung von Übergewicht im Zeitverlauf entfalten eine Dynamik innerhalb der sozialen Netzwerke – nehmen nahestehende Personen zu, erhöht das die Wahrscheinlichkeit der eigenen Gewichtszunahme beträchtlich. [417]

## Soziales Kapital

Soziales Kapital bezeichnet Ressourcen von Gemeinschaften, wie gegenseitiges Vertrauen, Reziprozität und Zusammenhalt. Gemeinschaften mit höherem sozialem Kapital zeigen niedrigere Kriminalitätsraten, weniger Suizide, geringere Gesamtmortalität und bessere Lebensqualität. Konzepte von sozialem Kapital reichen zurück ins 19. Jahrhundert und stehen in Verbindung mit Émile Durkheim, Karl Marx und Max Weber. In den letzten Jahren hat der Begriff vermehrt Aufmerksamkeit gefunden, insbesondere durch den amerikanischen Politologen Robert Putnam und sein 1995 erschienenes Buch »Bowling alone« (www.bowlingalone.com).

## Soziales Kapital

*bezeichnet Merkmale der sozialen Organisation wie Netzwerke, Normen und soziales Vertrauen, die Koordination und Kooperation zu gegenseitigem Vorteil unterstützen.* [418]

Gemeinschaften oder Gruppen sind beschreibbar als

- geografische Gruppen – z.B. Personen in einem Stadtteil, einer Nachbarschaft,
- professionelle Gruppen – z.B. Personen mit einem bestimmten Beruf oder Arbeitsfeld,
- soziale Gruppen – z.B. Familien, Freundeskreise, Kirchengemeinden, Selbsthilfegruppen,
- virtuelle Gruppen – z.B. Personen, die im Internet über bestimmte Themen kommunizieren. [419]

---

416 Christakis und Fowler 2008

417 Christakis und Fowler 2007
418 Baum und Ziersch 2003
419 Website National Statistics UK. Guide to Social Capital

Ein wesentliches Merkmal der Beziehungen in sozialen Netzwerken ist die Vertrauenswürdigkeit der Gemeinschaft, die sich durch folgende Fragen erfassen lässt:

▦ Würden Sie allgemein sagen, dass man den meisten Leuten vertrauen kann oder dass man nicht vorsichtig genug sein kann, wenn man mit ihnen zu tun hat? (Frage nach Vertrauen).

▦ Glauben Sie, dass die Leute Sie ausnutzen oder übervorteilen würden, wenn sie die Chance dazu hätten oder sind sie fair? (Frage nach Fairness).

▦ Würden Sie sagen, dass die meisten Menschen versuchen zu helfen oder achten sie nur auf sich selbst? (Frage nach Hilfsbereitschaft).[420]

Weitere Maße für Soziales Kapital sind die Anzahl der Mitgliedschaften in Gemeinschaften wie Vereinen, Parteien, Kirchengemeinden usw. oder die Zahl der Kontakte zu anderen Menschen. *Bonding social capital* bezeichnet horizontale Verbindungen zwischen Individuen oder Gruppen mit ähnlichen soziodemografischen Merkmalen wie Familien, Berufsgruppen oder ethnischen Gruppen. Inwieweit das jeweils verbindende soziale Kapital für die Allgemeinheit förderlich ist, hängt von den Zielen der Gruppe sowie ihren Ein- und Ausschlusskriterien ab. Wegen ihrer relativ stabilen stützenden Funktionen waren und sind Familien für die Gesellschaft von hohem Wert.

Bis vor einem oder zwei Jahrzehnten behandelten Ärzte ihre ärztlichen Kollegen und deren Familienangehörigen kostenlos. Diese auf Reziprozität bauende Verhaltensnorm innerhalb dieser Gruppe ersparte Ärzten die Notwendigkeit einer Krankenversicherung; der Nutzen für die Gruppenmitglieder ist offensichtlich. Ein sozialer Nutzen über diese eng umschriebene Gruppe hinaus war damit jedoch eher nicht verbunden. Der Zusammenhalt unter den Mitgliedern

des Ku-Klux-Klan, der Mafia und der Kameradschaften der Neonazis dürfte stark sein. Wegen der jeweiligen Zielsetzungen allerdings schadet das verbindende soziale Kapital dieser Gruppen der Gesellschaft.

*Bridging social capital* bezeichnet Verbindungen zwischen Individuen unterschiedlicher Gemeinschaften, unterschiedlicher Herkunft, unterschiedlicher Ethnien, unterschiedlichen Alters usw.

*Linking social capital* ist eine Form von bridging social capital und bezieht sich auf Verbindungen bzw. Netzwerke von Individuen mit unterschiedlichem sozioökonomischem Status.[421] Ein Beispiel dafür sind die Tafeln, wie z.B. die Regensburger Tafel (www.regensburgertafel.de), in der »ehrenamtliche Mitarbeiter aus allen gesellschaftlichen Schichten und Gruppen« Lebensmittel und Sachspenden für Bedürftige sammeln und verteilen.

Empirisch besteht ein starker Zusammenhang zwischen sozialem Kapital und Gesundheit. In zwei amerikanischen Untersuchungen wurde das soziale Kapital, das in einer landesweiten Sozialbefragung mit zwei Fragen – Anzahl der Mitgliedschaften in Vereinen und Gruppen sowie soziales Vertrauen – erhoben worden war, mit Mortalitäts- und Kriminalitätsdaten verbunden.

Niedriges Soziales Kapital ging im Vergleich von 39 Bundesstaaten mit höherer Gesamtmortalität, höherer Mortalität für die koronare Herzkrankheit und für Krebs sowie höherer Kindersterblichkeit einher.[422]

Der Zusammenhang von sozialem Kapital und Gewaltverbrechen war Gegenstand einer Untersuchung von 50 US-Bundesstaaten. Je geringer die Werte für Soziales Kapital ausfielen, desto höher war das Ausmaß an Mord und Raub mit Schusswaffengebrauch.[423]

---

420 Kawachi et al. 1997

421  Putnam 2004
422  Berkman und Kawachi 2000, S. 143 f.
423  Kennedy et al. 1998 a

Festzuhalten bleibt, dass der Begriff *Soziales Kapital* durchaus unterschiedlich verstanden und kontrovers diskutiert wird. Szreter und Woolcock fassen diese Debatte in ihrem Aufsatz »Health by association: social capital, social theory and the political economy of public-health« zusammen.[424]

### 6.5.4 Einkommensungleichheit und Gesundheit

Je geringer die Einkommensungleichheit in einem Land, desto besser die Gesundheit – so lautet die Kernaussage der »Wilkinson-Hypothese«.[425] Der Britische Epidemiologe Richard Wilkinson stützt diese Hypothese auf empirische Ergebnisse, die gezeigt haben, dass

■ die Gesundheit der Menschen innerhalb eines Landes nicht nur vom eigenen Einkommensniveau abhängt, sondern auch vom Rang innerhalb der Einkommensverteilung und vom Abstand zwischen dem eigenen Einkommen und dem Durchschnittseinkommen.

■ die Gesundheit in Ländern mit geringeren Einkommensunterschieden besser ist als in Ländern mit hohen Einkommensunterschieden.

In einer Studie aus dem Jahr 1992 hatte er bereits den starken Zusammenhang von Bruttosozialprodukt und Lebenserwartung aufgezeigt, der sich mit höherem BSP abschwächt und ab einer bestimmten Grenze verschwindet.[426]

Ein Maß für die Einkommensungleichheit ist der Gini-Index. Dieser Index beträgt im unwahrscheinlichen Fall, dass ein Haushalt das gesamte Einkommen eines Landes erhält 1 (bzw. 100 Prozent). Im ebenso unwahrscheinlichen Fall, dass jeder Haushalt eines Landes das gleiche Einkommen erhält beträgt der Index 0

(bzw. 0 Prozent).[427] Auf einer Liste der Vereinten Nationen aus dem Jahr 2004 ist im Vergleich von 124 Ländern das Einkommen in Dänemark am gleichmäßigsten verteilt (Gini-Index 24,7), Deutschland liegt mit 28,3 auf Rang 14, die USA mit 46,6 auf Rang 92, Schlusslicht ist Namibia mit 70,7 (http://tinyurl.com/4uzvxd). Ein weiteres Maß ist der Robin-Hood-Index, der dem Anteil des Einkommens eines Landes entspricht, der von der reicheren an die ärmere Hälfte der Bevölkerung umverteilt werden müsste, damit alle Menschen das gleiche Einkommen hätten.

Eine Reihe empirischer Studien in den 1990er Jahren auf Ebene der US-Bundesstaaten und städtischer Ballungsräume bestätigten den Zusammenhang von höherer Einkommensungleichheit mit höherer Gesamtmortalität, Kindersterblichkeit sowie Tod durch koronare Herzkrankheit, Krebs und Gewaltverbrechen (Mord)[428] [429] [430] sowie schlechterer selbst eingeschätzter Gesundheit.[431] Hohe Einkommensungleichheit steht auch in Verbindung mit niedrigem sozialem Kapital.[420] Niedriges Soziales Kapital steht wiederum in besonders enger Verbindung zu Gewaltverbrechen, insbesondere zu Mord[423] und zwar auch über längere Zeiträume, wie eine Längsschnittuntersuchung mit Daten aller US-Bundesstaaten über die Jahre 1974 bis 1993 zeigt.[432] Weitere Untersuchungen ab Ende der 1990er Jahre zeigten aber, dass der Zusammenhang von Einkommensungleichheit und Bevölkerungsgesundheit nicht uneingeschränkt und nicht für alle Maße der Bevölkerungsgesundheit gilt.[433] So gibt es Hinweise dafür, dass die Einkommensungleichheiten ein gewisses Maß erreichen müssen, um wirksam zu werden.

---

424   Szreter und Woolcock 2004
425   Wilkinson 1996
426   Wilkinson 1992

427 de Maio 2007
428 Kaplan et al. 1996
429 Kennedy et al. 1996
430 Lynch et al. 1998
431 Kennedy et al. 1998 b
432 Galea et al. 2002
433 Ross 2004, S. 5 ff.

Die Auswirkungen scheinen durch öffentliche Ausgaben und soziale Transferleistungen modifizierbar zu sein.

Die Größe der untersuchten geografischen Einheit scheint ebenfalls eine Rolle zu spielen – in größeren Einheiten, wie Ländern, ist eher ein Zusammenhang nachweisbar als in kleinen Einheiten wie Bundesstaaten oder Großstädten.[434]

Eine Studie aus dem Jahr 2007 untersuchte die Frage von Einkommensungleichheiten und Mortalität weltweit. Grundlage waren Daten aus dem Jahr 2002 von 126 Ländern mit 95 Prozent der Weltbevölkerung. Höhere Einkommensunterschiede waren in allen, nicht nur in den reichen Ländern, verbunden mit höherer Mortalität. Der stärkste Zusammenhang wurde für junge Erwachsene in den Altersgruppen der 15- bis 25-Jährigen und der 29- bis 39-Jährigen gefunden. In den ärmsten Ländern Afrikas wirkten sich Einkommensungleichheiten am stärksten auf die Gesundheit aus.

Die Mechanismen, die von den Einkommensungleichheiten zu Gesundheit bzw. Krankheit führen, sind nicht letztlich geklärt. Auch wird diskutiert, ob Einkommensungleichheit ein eigenständiger Kausalfaktor ist oder eher einen Marker für eine ungleiche Verteilung von Gütern und Dienstleistungen in einer Gesellschaft darstellt.[435]

### 6.5.5  Gesundheit im Lebenslauf

Während sich das Risikofaktorenkonzept im Wesentlichen auf den Lebensstil im Sinne des Gesundheitsverhaltens beschränkt, befasst sich die Lebenslaufforschung mit zeitlich entfernten Zusammenhängen von gesundheitlich relevanten Expositionen und Gesundheitsoutcomes.

Die Lebenslauf-Epidemiologie ist ein erweitertes, interdisziplinäres Konzept, das sich mit Gesundheit, menschlicher Entwicklung und Altern befasst.[436] Untersucht werden Expositionen biologischer, psychologischer und sozialer Art von der Fetalphase über das Kinder- und Jugendalter bis hin ins Erwachsenenalter. Gesundheitliche Ungleichheit ist aus dieser Perspektive das Ergebnis vielfältiger, sozial ungleich verteilter Expositionen und Verhaltensweisen, die von früh an mit unterschiedlicher Intensität und Reichweite auf das Gesundheitspotential im späteren Leben einwirken. Es geht dabei um sozial ungleich verteilte Expositionen, welche die Entwicklung der körperlichen und geistigen Gesundheit, das Gesundheitsverhalten, die kognitive Entwicklung incl. schulischer Leistungen und die Entwicklung der sozialen Identität beeinflusst. In den 1990er Jahren hatte der englische Arzt und Epidemiologe David Barker Zusammenhänge zwischen niedrigem Gewicht bei der Geburt und in der frühen Kindheit und erhöhtem Risiko für die koronare Herzkrankheit im Erwachsenenalter festgestellt. Als Ursache vermutete er die vorgeburtliche und frühkindliche Ernährung (Barker-Hypothese)[437] (www.thebarkertheory.org). Weitere Untersuchungen zeigten die stärkste Risikoerhöhung bei einer Konstellation von niedrigem Geburtsgewicht und Übergewicht im Jugend- und Erwachsenenalter.[438]

Das Lebenslaufkonzept stützt sich auf die Vorstellung der »Prägung« des Organismus, seiner Strukturen und Funktionen durch Interaktionen mit der sozialen und physikalischen Umwelt. Die Prägung erfolgt durch die Auseinandersetzung mit der Umwelt im Verlauf der natürlichen Entwicklung des Körpers und seiner Funktionssysteme. Abbildung 6.15 verdeutlicht dies am Beispiel der Lungenfunktion.[439] Kurve A zeigt die ungestörte Entwicklung der Lungenfunktion im Lebensverlauf – die Funkti-

---

434 Wilkinson und Pickett 2006
435 Commission on Social Determinants of Health 2008, S. 38

436 Kuh et al. 2003
437 Barker 1995
438 Eriksson 2005
439 Power und Kuh 2008, S. 54

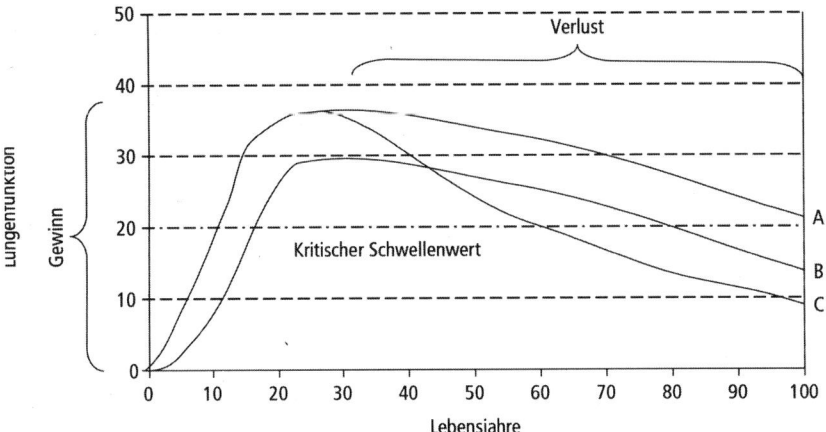

*Abbildung 6.15  Lungenfunktion über den Lebenslauf  Quelle: Power und Kuh 2008, S. 54*

on entwickelt sich bis zu einem Maximum, das mit etwa 20 Jahren erreicht ist und fällt dann allmählich ab. Kurve C zeigt den verstärkten Funktionsverlust bei Einwirkung schädlicher Einflüsse im Erwachsenenalter, wie z.B. Tabakrauch. Kurve B zeigt die Effekte früher schädlicher Einwirkungen – die Funktion entwickelt sich langsamer, das Funktionsmaximum liegt niedriger, so dass der physiologische Funktionsabfall auf einem niedrigeren Niveau ansetzt. Vom altersbedingten fortschreitenden Funktionsverlust ist sowohl die optimal entwickelte wie auch die beeinträchtigte Lunge betroffen. Die Funktionsreserve in Kurve A ist größer, so dass sich Funktionsverluste im Vergleich zu Kurve B zu einem späteren Zeitpunkt manifestieren. Schädigende Einflüsse im späteren Lebensalter beeinflussen das Ausmaß und das Tempo der degenerativen Prozesse. Das Muster gilt ebenso für weitere Bereiche wie die kognitive Entwicklung oder die Entwicklung der Muskulatur.

Die Lebenslaufepidemiologie richtet auch den Blick auf die Risikoakkumulation, d.h. auf die Anzahl, die Dauer und den Schweregrad von Einwirkungen. Von Interesse ist auch, ob und wie sich Risikoketten bilden und wie sich die Abfolge miteinander in Verbindung stehender Expositionen gestaltet. Beispielsweise erhöht

geringe Kontrolle am Arbeitsplatz die Wahrscheinlichkeit für das Rauchen.

### 6.5.6  Wie Ungleichheit »unter die Haut« geht – Physiologische Aspekte der Stressreaktion

Wissenschaftliche und alltagssprachliche Sicht von Stress unterscheiden sich. Im Alltagsgebrauch wird unter Stress zumeist eine als eher unangenehm bewertete Anstrengung verstanden. Hans Selye, Pionier der Stressforschung, beschrieb Stress als eine umfassend aktivierende physiologische Reaktion des Organismus infolge eines Stimulus, wie z.B. Schmerz, die in den drei Phasen Alarmreaktion, Widerstandsphase und Erschöpfungsphase abläuft. In den folgenden Jahren und Jahrzehnten entwickelten Wissenschaftler unterschiedlicher Disziplinen weitergehende Stresskonzepte unter Einschluss psychologischer und sozialer Aspekte, wie z.B. das Konzept der »daily hassles«, der »life events« und der Salutogenese. Diese Entwicklung beschreibt Aaron Antonovsky in seinem lesenswerten Aufsatz »Meine Odyssee als Stressforscher«.[440]

---

440 Antonovsky 1991

## Auf den Punkt gebracht

*Die Stressreaktion ist eine lebensnotwendige Reaktion des Organismus auf aktuelle Herausforderungen. Sie besteht aus zwei Anteilen. Die unmittelbare maximale Leistungsfähigkeit des Organismus wird durch Aktivierung des Sympathikus (Teil des autonomen Nervensystems) erreicht. Mit Minuten Verzögerung führt die Aktivierung der HPA-Achse über die Kortisolausschüttung zur Bereitstellung der notwendigen Energieträger und zu weiteren Anpassungsreaktionen. Stressreaktionen können infolge psychosozialer Stimuli gehäuft auftreten und verlängert verlaufen. Letztere können zu Gesundheitsschäden führen (allostatische Last). Die sozial ungleiche Exposition gegenüber psychosozialem Stress ist eine Teilursache der sozialen Ungleichheiten der Gesundheit.*

## Die Stressreaktion

Die Stressreaktion wird in Stimulus (Synonym: Stressor) und Stressantwort unterteilt. Allgemein gesprochen handelt es sich beim Stimulus um eine Herausforderung, für deren Bewältigung die Stressantwort erforderlich ist.[441] Das Beispiel vom Löwen und Zebra zeigt, dass es sich um eine (über-) lebensnotwenige Anpassungsreaktion des Organismus an eine Situation mit erhöhtem Bedarf an Aufmerksamkeit und Energie handelt.

Der Stimulus »Anblick eines Löwen« bewirkt beim Zebra die maximale Aktivierung des Organismus innerhalb von Sekundenbruchteilen. Ohne Stressantwort würde dieses Zebra schnell die Beute des Löwen werden. Für den hungrigen Löwen hingegen besteht der Stimulus im Anblick der potentiellen Beute Zebra, dessen Verzehr wiederum für ihn überlebensnotwendig ist. Ohne Stressantwort würde er nie in den hungerstillenden Genuss eines Zebras kommen. Beim Zebra führt der Anblick des angreifenden Löwen zu einem kaskadenförmigen Ablauf

von Reaktionen. Im limbischen System, einer Funktionseinheit des Gehirns, erfolgt eine emotionale Bewertung des Sinneseindrucks, die in diesem Fall durch Gefühle von Gefahr und Herausforderung gekennzeichnet sein dürfte. Diese Bewertung wird über den Hypothalamus, der zentralen Schaltstelle des autonomen Nervensystems im Zwischenhirn, in zwei Reaktionsachsen vermittelt. Die Sympathikus-Achse löst eine unmittelbare Reaktion aus, während die HPA-Achse zu einer leicht verzögerten und nachhaltigen Reaktion führt. Die daraus folgenden Veränderungen im Organismus sind für die gegebene Situation zweckmäßig.

*Die Sympathikus-Achse* besteht aus zwei Komponenten. Eine davon ist der aktivierende Teil des autonomen Nervensystems, der Sympathikus. Über direkte Nervenbahnen wird die Aktivität insbesondere von Herz, Lunge und Blutgefäßen gesteigert – der Herzschlag wird beschleunigt, der Blutdruck und die Durchblutung der Muskulatur werden erhöht, die Atmung wird verstärkt. Funktionen, die für das akute Überleben nicht notwendig sind, werden gedrosselt, wie z.B. die Durchblutung von Magen, Darm und Nieren. Die zweite Komponente besteht in der Ausschüttung der (Stress-) Hormone Adrenalin und Noradrenalin ins Blut als Folge der Aktivierung des Nebennierenmarks. Adrenalin und Noradrenalin unterstützen die Aktivierung des Organismus als Neurotransmitter in den sympathischen Nervenbahnen und als Hormone über die Aktivierung von Rezeptoren an verschiedenen Organen. Adrenalin mobilisiert darüber hinaus Energie in Form von Fetten und Kohlehydraten durch seine Wirkungen auf den Fett- und Glukosestoffwechsel. Die Effekte der Sympathikus-Achse sind unmittelbar und treten, wie Jedem aus der Schreckreaktion bekannt, ohne jegliche zeitliche Verzögerungen auf.

*Die HPA-Achse* ist ein Reaktionsweg vom Hypothalamus über die Hypophyse zur Neben-

---

441  Kristenson et al. 2004

nierenrinde (H für Hypothlamus, P für pituitary = Hypophyse, A für adrenal cortex = Nebennierenrinde).

Der Hypothalamus aktiviert über das Hormon CRH (Corticotropin-releasing Hormone) die Hypophyse. Die Hypophyse schüttet das Hormon ACTH (adrenocorticotropes Hormon) ins Blut aus. ACTH bewirkt an der Nebennierenrinde die Ausschüttung von Kortisol und weiteren Hormonen. Die Effekte der HPA-Achse treten erst einige Minuten nach Aktivierung auf und sind nachhaltiger als die Sympathikus-Effekte.

*Kortisol* ist die Schlüsselsubstanz der anhaltenden Stressreaktion und unterstützt eine länger dauernde Aktivierung des Organismus. Das auf der Flucht befindliche Zebra benötigt Energie. Kortisol fördert den Abbau von komplexen zu einfachen Molekülen und erhöht damit das Angebot an Energieträgern Glukose, Fette und Aminosäuren (Katabolismus). Weiterhin verstärkt es die Wirkungen der Stresshormone Adrenalin und Noradrenalin und steigert damit u.a. den Blutdruck und die Herzfrequenz.

Ein streifender Prankenschlag des Löwen ruft beim Zebra eine Blutung hervor. Ein stärkerer Blutverlust würde dem Zebra jetzt besonders schlecht bekommen. Daher ist es ausgesprochen sinnvoll, dass das Kortisol die Gerinnungsfähigkeit des Blutes erhöht.
Eine Verletzung an der Körperoberfläche erhöht dazu das Risiko für Wundinfektionen. Kortisol unterstützt innerhalb der ersten 60 Minuten der Stressantwort die Aktivierung des Immunsystems und sendet zur Infektbekämpfung Abwehrzellen (Lymphozyten) aus dem Blut an die gefährdete Körperoberfläche. Dazu werden selektiv weniger funktionsfähige Lymphozyten beseitigt, was die Immunantwort insgesamt stärkt. Bei kurz dauernder Aktivierung der HPA-Achse fällt die Aktivität des Immunsystems schnell wieder auf das Ausgangsniveau zurück.

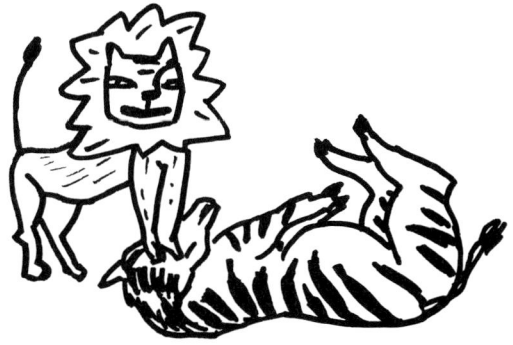

*Abbildung 6.16 Löwe und zu langsames Zebra*

**Allostase und allostatische Last**
Allostase bezeichnet die Fähigkeit, Stabilität durch Veränderung zu erreichen.[442] Herausforderungen, die entsprechende Anpassungsreaktionen erfordern, sind vielfältiger Natur und reichen von unmittelbar gefährlichen Situationen über eher alltägliche Herausforderungen, wie Prüfungen oder das Halten eines Referats bis hin zu ständig wiederkehrenden Anforderungen, die wir als solche kaum wahrnehmen, wie z.B. das morgendliche Aufstehen, wenn es gilt, den Lagewechsel von der Waagerechten in die Senkrechte ohne Blutdruckabfall zu meistern. In diesen Situationen ist die Stressreaktion eine sinnvolle Anpassungsreaktion auf veränderte Bedingungen – die *Allostase*. Abbildung 6.18 zeigt links oben diese normale, eher kurz anhaltende allostatische Stressreaktion (Sekunden, Minuten, für die Dauer einer Klausur) mit der Erholungsphase.

*Allostatische Last* ist eine Bezeichnung für die schädlichen Folgen einer anhaltenden Stressreaktion. Allostase kann auf unterschiedliche Weise entstehen. Gehäuft auftretende Stressoren (»repeated hits«) verhindern die notwendige Erholung. Die normalerweise erfolgende Gewöhnung an wiederholt auftretende Stressoren unterbleibt. Die Beendigung der Stressantwort

---

mit Übergang in die Erholung wird verhindert oder verzögert.

Die Gesundheitsschäden werden hauptsächlich durch die längerfristig erhöhte Produktion der Stresshormone Adrenalin, Noradrenalin und Kortisol verursa

Die *Herz und Kreislauf-Wirkungen* bestehen in Erhöhung des Blutdrucks, Verdickung des Herzmuskels, Beschleunigung der Arteriosklerose, erhöhter Gerinnungsneigung sowie – durch erhöhte Sympathikusaktivität – erniedrigte Herzfrequenzvariabilität – alles Faktoren, die das Herzinfarktrisiko erhöhen.

Das metabolische Syndrom ist eine Folge der anhaltenden Mobilisierung von Energieträgern und manifestiert sich als Kombination aus bauchbetontem Übergewicht (Abbildung 6.19), erhöhten Blutfetten, erhöhtem Blutdruck und gestörtem Zuckerstoffwechsel (Insulinresistenz) definiert.

Nach Tagen kommt es zu einer Unterdrückung des Immunsystems durch Zerstörung von funktionsfähigen Lymphozyten und Umverteilung von verbliebenen Lymphozyten aus dem Blut in die Lymphknoten. Folge ist eine erhöhte Anfälligkeit für virale und bakterielle Infekte.[443]

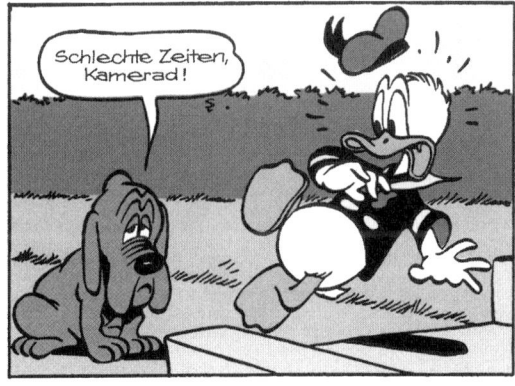

*Abbildung 6.17   Aktivierung Sympathikus (re.), Parasympathikus (li.)* © *Disney*

443 Sapolsky 2004, S. 145 ff.

Eine lang anhaltende Stressreaktion (über Monate, Jahre) führt zu Zellschädigungen im Bereich des Hippokampus und beeinträchtigt dadurch das Langzeitgedächtnis.

Anhaltender Stress erhöht das Risiko für *Übergewicht*. Als Ursache wird »psychologisches Essen« diskutiert (Essen zum Trost, zum Stressabbau) aber auch physiologische Mechanismen, wie die Erhöhung des Appetits durch Kortisol.[444]

Liegt bereits eine chronische Erkrankung vor, wie z.B. eine koronare Herzkrankheit, kann akuter Stress ein akutes Ereignis auslösen. So erhöhten die Spiele der deutschen Fußballnationalmannschaft während der Fußballweltmeisterschaft 2006 das Risiko für die Inanspruchnahme des Rettungsdienstes wegen Symptomen der koronaren Herzkrankheit (Abbildung 6.20). Je nach Bedeutung und Dramatik des Spiels betrug die Risikoerhöhung bis zu 3,84 für Männer und 1,82 für Frauen. Betroffen waren vor allem Personen, bei denen eine koronare Herzkrankheit bereits bekannt war.[445]

Vermehrt tödliche Herzinfarkte bei Männern waren bereits Viertelfinale der Fußball-Europameisterschaft 1996 beobachtet worden, als die Mannschaft der Niederlande im Elfmeterschießen gegen Frankreich ausschied – etwa 14 Männer mehr starben im Vergleich zu anderen Tagen, Frauen blieben bemerkenswerter Weise verschont.[446]

### 6.6   Vom Wissen zur Tat – soziale Ungleichheiten der Gesundheit mindern

Eine nachhaltige Minderung der sozialen Ungleichheiten der Gesundheit erfordert koordinierte Interventionen auf der Makro-, Meso- und Mikroebene im Rahmen einer nationalen Strategie. Auf der Makroebene müsste die Politik durch Reformen in allen Politikbereichen

444 Block et al. 2009
445 Wilbert-Lampen et al. 2008
446 Witte et al. 2000

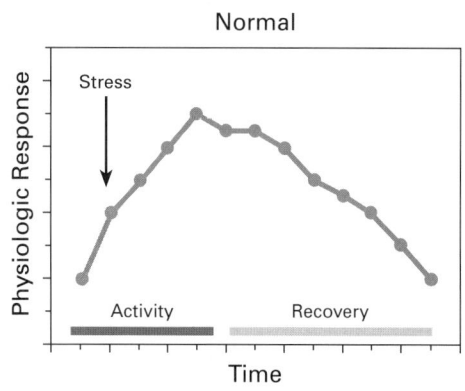

*Normale Stressantwort*

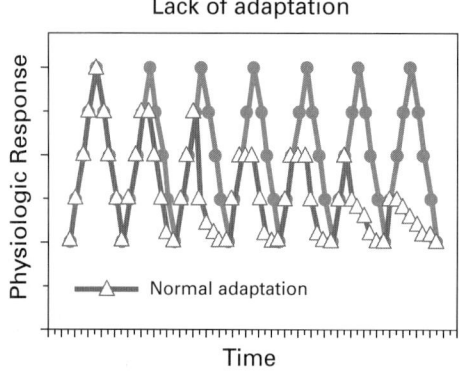

*Mangelnde Gewöhnung*

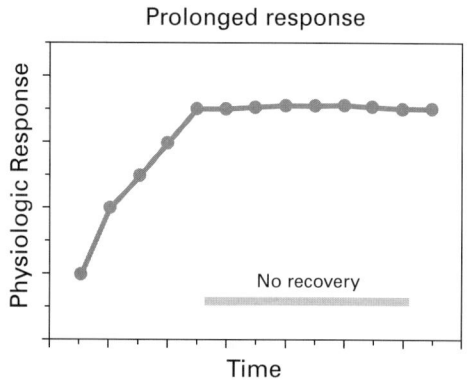

*Wiederholte Stressoren*

*Verlängerte Stressantwort*

*Abbildung 6.18 Formen der Stressantwort. Quelle: McEwen 1998*

soziale Gerechtigkeit und ein möglichst hohes Maß an Verwirklichungschancen für alle Bevölkerungsgruppen sicherstellen. In Deutschland wären Umsteuerungen insbesondere in der Bildungs-, Sozial-, Steuer- und Familienpolitik erforderlich. Da entsprechende Politikprogramme derzeit nicht mehrheitsfähig sein dürften, ist kurzfristig mit einer deutlichen und nachhaltigen Minderung der ungleichen Gesundheit in Deutschland nicht zu rechnen. An dieser Stelle haben die Worte des Soziologen Max Weber aus dem Jahr 1919 nichts von ihrer Aktualität verloren: »*Die Politik bedeutet ein starkes langsames Bohren von harten Brettern mit Leidenschaft und Augenmaß zugleich. Es ist ja durchaus richtig, und*

*alle geschichtliche Erfahrung bestätigt es, daß man das Mögliche nicht erreichte, wenn nicht immer wieder in der Welt nach dem Unmöglichen gegriffen worden wäre.*«[447]

Abbildung 6.21 zeigt den bisweilen recht langwierigen Weg von der wissenschaftlichen Feststellung des Problems durch Messung bis zu einer umfassenden koordinierten Politik.

So sind in England zwischen der Veröffentlichung des Black-Report und dem koordinierten Regierungsprogramm »Saving Lives: Our Healthier Nation« 19 Jahre vergangen. In der EU sind nationale Programme derzeit in drei Län-

447 Weber 1919

dern etabliert, in England, in Schweden und in den Niederlanden. Näheres hierzu findet sich im Gutachten 2007 des SVR Gesundheit.[448]

## Was tut sich in Deutschland?

In Deutschland hat eine kleine Gruppe von Wissenschaftlern das Ungleichheitsthema in den 1970er und 1980er Jahren aufgegriffen und trotz dürftiger nationaler Datenlage die Aufmerksamkeit dafür erhöhen können. Beispielhaft dafür sind die Bücher »Krankheit und soziale Lage«[449] und »Wenn Du arm bist, musst Du früher sterben.«[450] Mitte der 1990er Jahre bildete sich eine »Community« heraus, die seit 1995 jährlich in Berlin den Kongress Armut und Gesundheit (www.armut-und-gesundheit.de) veranstaltet. Unter Beteiligung von Wissenschaftlern, Praktikern, Politikern und Betroffenen hat sich der Kongress zur größten Public-Health-Veranstaltung in Deutschland entwickelt und dazu beigetragen, das Ungleichheitsthema der Politik näher zu bringen. Seit Ende der 1990er Jahre sind in Deutschland große Fortschritte in-

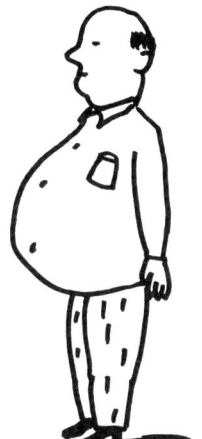

*Abbildung 6.19  Bauchbetontes Übergewicht*

haltlicher und struktureller Art zu verzeichnen.

Seit dem Jahr 2000 fordert die Politik durch den § 20 SGB V von den Krankenkassen, durch Primärprävention einen Beitrag zur Verminderung sozial bedingter Ungleichheit von Gesundheitschancen.

Der Sachverständigenrat zur Begutachtung der Entwicklung im Gesundheitswesen hat sich in seinen Gutachten 2005[451] und 2007[452] umfassend mit der sozialen Ungleichheit der Gesundheit befasst.

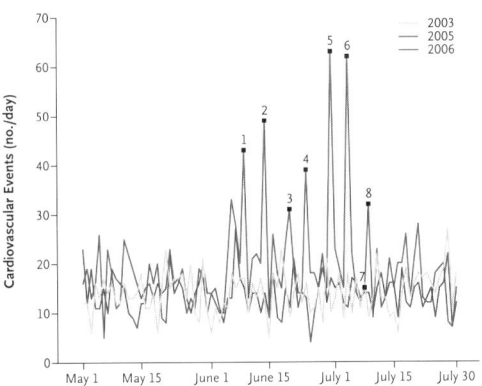

*Abbildung 6.20  Herz-Kreislauf-Ereignisse während der Fußballweltmeisterschaft 2006.*
*Quelle: Wilbert-Lampen et al. 2008*

Die Ziffern stehen für folgende Spiele:

1 Deutschland – Costa Rica,

2 Deutschland – Polen,

3 Deutschland Ecuador,

4 Deutschland Schweden,

5 Deutschland Argentinien,

6 Deutschland – Italien,

7 Deutschland Portugal,

8 Italien – Frankreich

448 SVR Gesundheit 2007, Abschnitt 6.3
449 Abholz 1976
450 Oppolzer 1986

451 SVR Gesundheit 2005. Kapitel 3 Sozioökonomischer Status und Verteilung von Mortalität, Morbidität und Risikofaktoren, Ziffer 151 – 472; Kapitel 4: Strategien der Primärprävention, Ziffer151 – 472;
452 SVR Gesundheit 2007. Kapitel 6: Primärprävention in vulnerablen Gruppen, Ziffer782-1107

Die BZgA unterstützt und entwickelt die Aktivitäten der Gesundheitsförderung bei sozial Benachteiligten. Im Jahr 2003 initiierte sie den Kooperationsverbund Gesundheitsförderung bei sozial Benachteiligten (www.gesundheitliche-chancengleichheit.de), dem im Jahr 2009 53 Organisationen aus dem Gesundheits- und Sozialbereich angehörten (http://tinyurl.com/4urenw). Dazu zählen die Landesvereinigungen für Gesundheit, Krankenkassen, Wohlfahrtsverbände, Verbände von Gesundheitsberufen, Ministerien und wissenschaftliche Einrichtungen. Der Kooperationsverbund entwickelt Vorschläge zur Weiterentwicklung von Strukturen und Konzepten zur Verbesserung gesundheitlicher Chancengleichheit. Die Praxisdatenbank (http://tinyurl.com/6acgxm) bietet einen Überblick über Anbieter, Handlungsfelder, Orte, Zielgruppen und Settings und ermöglicht vielfältige Rechercheoptionen (http://tinyurl.com/5gwn2k), insbesondere auch nach den Kriterien Guter Praxis.

Als Struktur für die Koordinierung, Vernetzung und Weiterentwicklung auf Landesebene sind in allen 16 Bundesländern sog. Regionale Knoten (http://tinyurl.com/48e36v) geschaffen worden. Träger sind zumeist die Landesvereinigungen für Gesundheit.

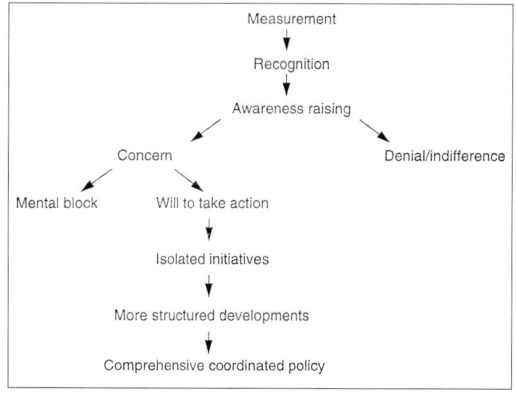

*Abbildung 6.21 Diffusion des Ungleichheitsthemas in die Politik. Quelle: Whitehead 1998, S. 471*

Zur Qualitätsverbesserung der Gesundheitsförderung bei sozial Benachteiligten hat der Kooperationsverbund das Konzept Gute Praxis entwickelt (http://tinyurl.com/6qtcbe).

Auf europäischer Ebene ist die Entwicklung in England, den Niederlanden und Schweden weiter fortgeschritten. Durch internationale Projekte, an denen sich Deutschland beteiligt, bietet sich jedoch die Möglichkeit, zu lernen und aufzuholen.

Die in diesem Abschnitt erläuterten Entwicklungen – der Aufbau von zumindest Ansätzen einer Präventionsinfrastruktur, Entwicklung von Good Practice-Kriterien und die Verbreitung von Beispielen guter Praxis – sind Zeichen der Aufwärtsentwicklung von Prävention und Gesundheitsförderung in Deutschland.

## 6.7 Praxis der Gesundheitsförderung bei sozial Benachteiligten

Ein wichtiger Baustein für die Entwicklung sind die Kriterien guter Praxis – *Good Practice in der Gesundheitsförderung bei sozial Benachteiligten* – die von einem Arbeitskreis der BZgA entwickelt und im Jahr 2004 veröffentlicht wurden. Die Kriterien werden fortlaufend erprobt und weiterentwickelt.[453] Der Begriff Good Practice ist aus dem Qualitätsmanagement von Wirtschaftsbetrieben entlehnt und bezeichnen die Qualitätsverbesserung von Produkten, Dienstleistungen und Prozessen durch Orientierung an Standards und Vergleich mit Beispielen vorbildlicher Qualität. Den 12 Kriterien liegen u.a. die wissenschaftlich begründeten Annahmen zugrunde, dass erfolgreiche Prävention eine gut definierte Zielgruppe erfordert sowie die Kenntnis ihrer Vorstellungen und Werte. Die Zielgruppe bzw. ihre Repräsentanten sollten in die Bedarfsermittlung, Planung, Umsetzung und Evaluation einbezogen werden.

453 Bundeszentrale für gesundheitliche Aufklärung 2010

Die Interventionen sollten auf Empowerment zielen, d.h. auf die Erweiterung von Verhaltens- und Handlungsoptionen bezüglich der gemeinsam identifizierten Gesundheitsprobleme. Die Lebenswelt (Setting) ist der Ort, an dem Zielgruppen in schwierigen sozialen Lagen am ehesten erreichbar sind. Ausführliche Erläuterungen zu den Kriterien bietet die Website des Kooperationsverbundes (http://tinyurl.com/65rjw9).

Beispiele für die gelungene Umsetzung der Good Practice bietet die Praxisdatenbank des Kooperationsverbunds (http://tinyurl.com/5jceez). Hier finden sich im Dezember 2009 1.906 Projekte, von denen 100 ein oder mehr als ein Good Practice-Kriterium erfüllen (http://tinyurl.com/6cfbzt). Die Datenbank ist nach 5 Kategorien und zahlreichen Unterkriterien durchsuchbar:

◼ Lebenswelt (9 Unterkriterien – z.B. Kindergarten, Schule, Betrieb, Hochschule, Krankenhaus, Gefängnis, Stadtteil)
◼ Themen (26 Unterkriterien – z.B. Arbeitslosigkeit, Elternschaft, Ernährung, Bewegung und Sport, Ernährung, Gewaltprävention, Stadtteilarbeit, Suchtprävention)
◼ Zielgruppen (14 Unterkriterien – z.B. alle Personen innerhalb einer Lebenswelt wie Schule, Betrieb usw., Personen mit sehr niedrigem Einkommen, Personen mit sehr niedriger Bildung, allein Erziehende, Asylbewerberinnen, Personen mit Behinderungen, Suchtkranke)
◼ Altersgruppen (10 Unterkriterien – Altersgruppen von Säuglingen bis Hochbetagte)
◼ Good Practice (10 Unterkriterien – z.B. Innovation und Nachhaltigkeit, Empowerment, Settingansatz)

Beispiel für eine Recherche:
Lebenswelt: Kindergarten. Themen: Bewegung und Sport. Zielgruppen: keine spezielle Zielgruppe. Alter: Klein- und Vorschulkinder. Good Practice: Innovation und Nachhaltigkeit
Ergebnis: drei Treffer.

◼ »Integriertes Handlungskonzept zur Gesundheitsförderung« der Kindertagesstätte Regenbogen Wilhelmshaven.
◼ Pfiffikus durch Bewegungsfluss, Universität Potsdam, Sportmedizin und Prävention.
◼ »Fitness für Kids« – Frühprävention im Kindergarten- und Grundschulalter, Berliner Gesellschaft für Prävention und Rehabilitation von Herz-Kreislauferkrankungen e.V.

Alle drei Projekte erscheinen systematisch konzipiert. Die letzten beiden erfüllen auch die Good Practice-Kriterien für Dokumentation und Evaluation, weil hier Interventionseffekte gemessen wurden. Bei »Fitness for Kids« bestanden vor Beginn der Intervention deutliche Unterschiede in den motorischen Fähigkeiten zwischen Kindern aus der Unteren Sozialschicht im Vergleich zu Kindern der Mittel- und Oberschicht. Bis zum Ende der Intervention hatten die Kinder der unteren Sozialschicht soweit aufgeholt, dass keine Unterschiede mehr festzustellen waren.

Weitere Anregungen für die Entwicklung von Theorie und Praxis enthält das schon mehrfach erwähnte Gutachten 2007 des SVR Gesundheit. In dem Kapitel Primärprävention in vulnerablen Gruppen geht es um erwerbslose, arme alte und wohnungslose Menschen sowie um die Krise und Chancen der HIV/AIDS-Prävention.[454]

Das Konzept Partizipative Qualitätsentwicklung bezeichnet die »*ständige Verbesserung von Maßnahmen der Gesundheitsförderung und Prävention durch eine gleichberechtigte Zusammenarbeit zwischen Projekt, Zielgruppe, Geldgeber und eventuell anderen wichtigen Akteuren*«. Die Teilnahme und Teilhabe der Zielgruppe in den vier Phasen Bedarfsbestimmung, Interventionsplanung, Umsetzung und Evaluation steht im Mittelpunkt des Konzeptes. Das Wissenschaftszentrum Berlin und Gesundheit Berlin e.V. (Landesarbeitsgemeinschaft für Gesundheitsförderung) haben eine Website (http://par-

---

454 SVR Gesundheit 2007 S. 647 ff. (Kapitel 6)

tizipative-qualitaetsentwicklung.de) entwickelt, die Unterstützung für die Umsetzung in die Praxis durch Informationen, einen Methodenkoffer und Praxisbeispiele bietet.

## Vertiefung

- 3. *Armut- und Reichtumsbericht der Bundesregierung, Juli 2008 Website: http://tinyurl.com/5qkljn, Bericht http://tinyurl.com/5gexkr*
- 2. *Armut- und Reichtumsbericht der Bundesregierung, April 2005 Website: http://tinyurl.com/39f3b4, Bericht: http://tinyurl.com/5vvu89*
- *Zwölfter Kinder- und Jugendbericht der Bundesregierung. März 2006 www.bmfsfj.de/doku/kjb Institut der Deutschen Wirtschaft, Pressekonferenz, März 2006, Berlin Armut in der Wohlstandsgesellschaft www.iwkoeln.de/default.aspx?p=cont&i=18 966&n=Presse235&m=presse&f=0&s=1*
- *Sozialindikatoren. Gesellschaft Sozialwissenschaftlicher Infrastruktureinrichtungen e.V. (GESIS) www.social-science-gesis.de/Dauerbeobachtung/Sozialindikatoren/index.htm*
- *Nationale Armutskonferenz http://www.nationale-armutskonferenz.de*
- *Sachverständigenrat zur Begutachtung der Entwicklung im Gesundheitswesen, Gutachten 2005. »Empirische Ergebnisse aus Deutschland zur Belastung durch Risikofaktoren«, S. 159-179 http://kurse.fh-regensburg.de/kurs_20/kursdateien/ SVR Gesundheit 2005.pdf*
- *Gutachten 2005 des Sachverständigenrates zur Begutachtung der Entwicklung im Gesundheitswesen. Beitrag »Sozioökonomischer Status und Verteilung von Mortalität, Morbidität und Risikofaktoren« www.svr-gesundheit.de/Gutachten/ Gutacht05/Langfassung2.pdf S.115-180*
- *Bielefelder Memorandum zur Verringerung gesundheitlicher Ungleichheiten. Mai 2006 http://www.forum-gesundheitspolitik.de/artikel/artikel.pl?artikel=0325*
- *BZgA (Hrsg) (2010). Kriterien guter Praxis in der Gesundheitsförderung bei sozial Benachteiligten. 4. Aufl. www.bzga.de/pdf.php?id=df0211*

e4054429896a7fe5568c7c7e99 *Lampert T, Ziese T. (2005). Armut, soziale Ungleichheit und Gesundheit. Expertise des Robert Koch-Instituts zum 2. Armuts- und Reichtumsbericht der Bundesregierung. Robert Koch-Institut im Auftrag des Bundesministeriums für Gesundheit und Soziale Sicherung. http://tinyurl.com/lpb86c*

## Was tut sich in der EU?

Die Europäische Union hat das Thema der sozialen Ungleichheiten der Gesundheit Ende der 1980er Jahre aufgegriffen. Anlass war die Entwicklung einer Strategie zur Förderung von Wirtschaftswachstum, Produktivität und internationaler Wettbewerbsfähigkeit, die sog. Lissabon-Strategie für Wachstum und Beschäftigung.[455] Gesundheit wird in diesem Rahmen als zentrale Bedingung für Beschäftigung und Wettbewerbsfähigkeit betrachtet, Krankheit, Behinderung und schlechte Gesundheit ganzer Bevölkerungsgruppen stellen hingegen als wirtschaftliche Belastung.

Die erhöhte Ungleichheit in der Gesundheit zwischen den Mitgliedsstaaten durch die EU-Erweiterung ist Thema, wie z.B. die 71 gesunden Lebensjahre für Männer in Italien im Vergleich zu nur 53 in Ungarn.[456] Ausdrücklich wird die soziale Ungleichheit der Gesundheit in den Gesundheitsprogrammen 2003-2008[457] sowie 2008-2013[458] thematisiert und als ungerechte und vermeidbare Benachteiligung anerkannt.

In diesem Zusammenhang sind mehrere EU-Projekte im Public-Health-Bereich zu nennen, die auf der Internetplattform http://www.health-inequalities.org zugänglich sind:

***Closing the Gap*** (2004 – 2007).[459] Strategies

---

455 http://ec.europa.eu/growthandjobs/index_de.htm
456 Europäische Kommission 2007
457 http://ec.europa.eu/health/ph_programme/2003-2008/programme_en.htm
458 http://ec.europa.eu/health/ph_programme/pgm-2008_2013_en.htm
459 www.health-inequalities.org/?uid=650a35d0a69a9 2ab249e0ceb9b99fb4a&id=Seite2113

for Action to tackle Health Inequalities in Europe. Ziel des Projektes war die Verbreiterung der Wissensbasis und die Entwicklung einer Infrastruktur zur Implementierung von Strategien und Interventionen zur Minderung der gesundheitlichen Ungleichheit. Koordinator war die BZgA (Abschnitt 6.8.1).

*EUROTHINE*[460] (2004 – 2007) – Tackling Health Inequalities In Europe.Mehr als 50 Wissenschaftler haben hier die sozialen Ungleichheiten der Gesundheit in Europa beschrieben und die Wirksamkeit von Interventionen evaluiert.

*DETERMINE*[461] (2007 – 2010) ist ein Projekt, in dem 59 Organisationen aus dem Gesundheitsbereich kooperieren, u.a. Regierungen, Ministerien und Einrichtungen der Gesundheitsförderung. Das übergeordnete Ziel besteht darin, unter den Entscheidungsträgern die Aufmerksamkeit für das Gesundheitsthema zu erhöhen und die Fähigkeiten zu verbessern, Erkenntnisse in Politik umzusetzen.

Zwei Berichte der EU aus dem Jahr 2006 fassen das empirische Wissen über die sozialen Ungleichheiten der Gesundheit in Europa sowie die Aktivitäten zu deren Minderung zusammen – »Health Inequalities: Europe in Profile«[462] und »Bericht Health Inequalities: A Challenge for Europe«[463].

*Social Variations in Health Expectancy in Europe* [464] (1999 – 2003) war ein Projekt der European Science Foundation. Die Ergebnisse wurden in dem Buch »Soziale Ungleichheit und Gesundheit: Erklärungsansätze und gesundheitspolitische Folgerungen«[465] veröffentlicht.

Die *Weltgesundheitsorganisation* verfolgt das Ziel, die Gesundheit der gesamten Bevölkerung zu verbessern unter besonderer Berücksichtigung der benachteiligten Bevölkerungsgruppen. Für den europäischen Raum hat die WHO mit der Entschließung »Gesundheit 21« konkrete Gesundheitsziele formuliert, wie z.B: *Das Gefälle in der Lebenserwartung zwischen sozioökonomischen Gruppen sollte um mindestens 25 Prozent reduziert werden.*[466]

Festzuhalten ist, dass das Thema der sozialen Ungleichheiten der Gesundheit auf nationaler und auf internationaler Ebene mittlerweile verankert ist. Der Abbildung 6.21 folgend, wurden in Deutschland in den letzten 20 Jahren die Schritte von ersten Messungen bis hin zu strukturierten Entwicklungen zurückgelegt. Hilfreich für die bisherige und die weitere Entwicklung des Ungleichheitsthemas sind die politischen Zielsetzungen und die wissenschaftlichen Förderprogramme der EU, mit der die Gleichheit der Lebensbedingungen innerhalb der EU sichergestellt werden soll.

## 6.8 Studien
Einige wegweisende Studien, die das Wissen um die sozialen Determinanten bereichert haben, sollen im Folgenden in chronologischer Reihenfolge vorgestellt werden, die neueren Studien an vorderer Stelle.

### 6.8.1 Closing the Gap in a Generation
"Closing the Gap in a Generation: health equity through action on the social determinants of health" – die Gesundheitslücke innerhalb einer Generation schließen durch Maßnahmen, die sich auf die sozialen Determinanten der Gesundheit beziehen. So lautet der Titel eines Berichtes der »WHO Commission on Social Determinants of Health« (CSDH), der Ende August

460 http://survey.erasmusmc.nl/eurothine
461 www.health-inequalities.org/?uid=650a35d0a69a9 2ab249e0ceb9b99fb4a&id=main1
462 Mackenbach 2006
463 Judge et al. 2006
464 www.uni-duesseldorf.de/health
465 Siegrist und Marmot 2008

466 Bundeszentrale für gesundheitliche Aufklärung 1999, S. 19

2008 veröffentlicht wurde.[467] Vorsitzender dieser
Kommission ist **Michael Marmot**, der mit den
Whitehall-Studien Pionierarbeit auf dem Gebiet
der sozialen Determinanten geleistet hat. Der
Bericht analysiert die Gesundheitssituation weltweit und benennt als Ursache für die Ungleichheiten der Gesundheit innerhalb und zwischen
Ländern eine ungleiche Verteilung von Macht,
Einkommen, Gütern und Dienstleistungen. Daraus folgen Ungerechtigkeit in den unmittelba-
ren, sichtbaren Lebensumständen – dem Zugang
zur Gesundheitsversorgung, zur Schule und zu
Bildung, den Arbeits- und Freizeitbedingungen,
Wohnungen und Wohnumfeld. Dies wirke sich
auf die Möglichkeiten aus, ein erfülltes Leben zu
führen – im Sinne des Konzeptes der Verwirklichungschancen von Amartya Sen. Die Ungleichheiten seien kein »natürliches« Phänomen sondern das Ergebnis einer »toxischen Kombination
schlechter Sozialpolitik und Sozialprogramme,
unfairer ökonomischer Verhältnisse und schlechter Politik.« Im Mittelpunkt des Konzeptes steht
die soziale Gerechtigkeit. Die Forderungen beziehen sich auf faire Austauschbedingungen im
weltweiten Handel und auf eine ökonomische
Entwicklung, die allen Menschen innerhalb
eines Landes zugute kommt. Auch hier ist die
Nähe zu Sen spürbar.

## Auf den Punkt gebracht

*Die strukturellen Determinanten und Bedingungen
des Alltagslebens bilden zusammen die sozialen Determinanten der Gesundheit und sind Ursache für
den größeren Teil der Gesundheitsungleichheiten
zwischen den Ländern und innerhalb der Länder.*[468]
Die CSDH hat drei übergeordnete Empfehlungen ausgesprochen:[469]

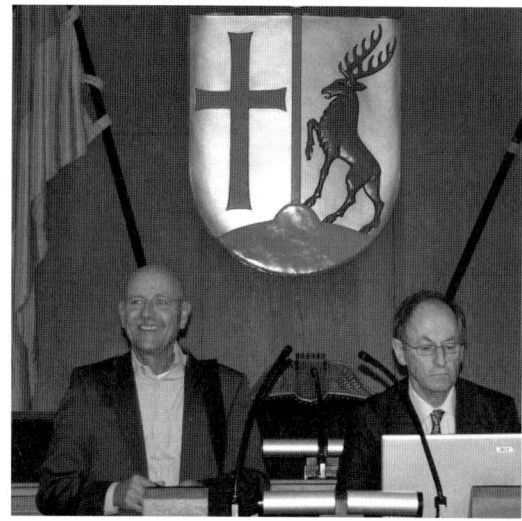

*Abbildung 6.22    Rolf Rosenbrock, Sir Michael
Marmot*

1. Die täglichen Lebensbedingungen verbessern – die Verhältnisse in welche die Menschen hinein geboren werden, unter denen
   sie aufwachsen, leben, arbeiten und altern.

2. Die ungerechte Verteilung von Macht, Geld
   und Ressourcen angreifen – die strukturellen
   treibenden Kräfte dieser Lebensbedingungen
   – global, national und lokal.

3. Das Problem messen, die Maßnahmen evaluieren, die Wissensbasis verbreitern, Professionelle in den sozialen Determinanten der
   Gesundheit ausbilden und das öffentliche Bewusstsein über die sozialen Determinanten
   der Gesundheit erhöhen.

Lehrreich ist der Bericht, weil die Einzelempf-
fehlungen mit Beispielen für erfolgreiche Interventionen illustriert werden. Auch werden hier
– im Gegensatz zur Ottawa Charta – die in der
Verantwortung stehenden Akteure benannt und
ihnen Aufgaben abverlangt. Dies gilt insbesondere für die WHO, für Regierungen, für den privaten Sektor und für die Wissenschaft.[470]

---

467 Commission on Social Determinants of Health
2008
468 Commission on Social Determinants of Health,
S. 1
469 Commission on Social Determinants of Health
2008, S. 43

---

470 Commission on Social Determinants of Health
2008, S. 44 ff.

### 6.8.2   Der Acheson-Report von 1998

Nach der erneuten Regierungsübernahme 1997 erteilte die Labourpartei den Auftrag zur Aktualisierung des Black-Report. Im November 1998 legte die dafür gebildete Kommission den nach ihrem Vorsitzenden benannten Acheson-Report vor. Der Bericht beschreibt und analysiert die sozialen Ungleichheiten der Gesundheit und unterbreitet der Regierung 39 Empfehlungen zu deren Minderung (www.archive.official-documents.co.uk/document/doh/ih/part2k.htm).

Abbildung 6.23 zeigt die schichtabhängige Mortalität bei Männern in England und Wales in den Jahren 1991 bis 1993: von 100.000 Angehörigen der sozialen Klasse I starben pro Jahr 280 Personen, in der Klasse V hingegen 806 Personen. Mit jedem Schritt abwärts in der sozialen Stufenleiter steigt also die Mortalität.

Abbildung 6.24 zeigt, dass sich die Mortalitätslücke zwischen den sozialen Schichten seit den 1930er Jahren bis in die 1990er Jahre vergrößert hat. Dieses Auseinanderdriften der Schichten kam überraschend. Mit der Gründung des National Health Service im Jahr 1948 hatten erstmals alle Menschen ungehinderten Zugang zur Gesundheitsversorgung. Erstmals kamen auch die Angehörigen der unteren sozialen Schichten in den Genuss einer umfassenden medizinischen Versorgung. Tatsächlich besserte sich die Gesundheit der unteren Sozialschichten. Zu einer Vergrößerung der gesundheitlichen Ungleichheit kam es trotzdem, weil die Mortalität der oberen Schicht (Schicht I) stärker fiel als die der unteren Schicht (Schicht V).

Während sich die Differenz in der Lebenserwartung in den 1990er Jahren noch vergrößert hat, ist sie zwischen 1997 und 2001 sowohl bei den Männern als auch bei den Frauen etwas gesunken.[471]

### Vertiefung

- *Black-Report im Volltext: www.sochealth.co.uk*
- *Independent Inquiry into Inequalities in Health Report 1998 – Der Acheson Report. http://www. archive.official-documents.co.uk/document/doh/ ih/ih.htm*
- *Kommentar von Michael Marmot zur Politik der englischen Regierung. Tackling health inequalities since the Acheson Inquiry. Journal of Epidemiology and Community Health 2004;58:262-263 http://jech.bmjjournals.com/cgi/ content/full/58/4/262*

### 6.8.3   Inequalities in Health. Der Black Report von 1980

Der Black Report erschien im Jahr 1980. Der Bericht wurde von einer Kommission (»Working Group on Health Inequalities«) unter Vorsitz von Douglas Black erarbeitet. Darin wurden die empirischen Ergebnisse, Trends und Ursachen der sozialen Unterschiede in der Gesundheit nach dem damaligen Wissensstand dargelegt.[472] Vier Bereiche für die Ursachen wurden benannt.[473]

Methodische Artefakte, also Fehler z.B. in der Definition oder Messung sozialer Ungleichheit. Dieser Erklärungsansatz ist durch eine große Zahl von Studien mit vergleichbaren Ergebnissen bei unterschiedlichen Definitionen und Messmethoden widerlegt.

Natürliche Selektion und soziale Mobilität. Dieses Erklärungsmuster geht davon aus, dass gute Gesundheit zu sozialem Aufstieg und Krankheit zu sozialem Abstieg führt. Der Gesundheitszustand wäre hiernach nicht Folge sondern Ursache für den SES. Tatsächlich können einige Krankheiten zu sozialem Abstieg führen, insbesondere Suchtkrankheiten und psychiatrische Störungen, wie z.B. die Schizophrenie. Damit ist aber nur ein geringer Teil der Ungleichheiten zu erklären. Insbesondere bietet der Ansatz

---

471 Mackenbach 2006, S.17

472 Townsend und Davidson 1992
473 Townsend und Davidson 1992, S. 104 ff.

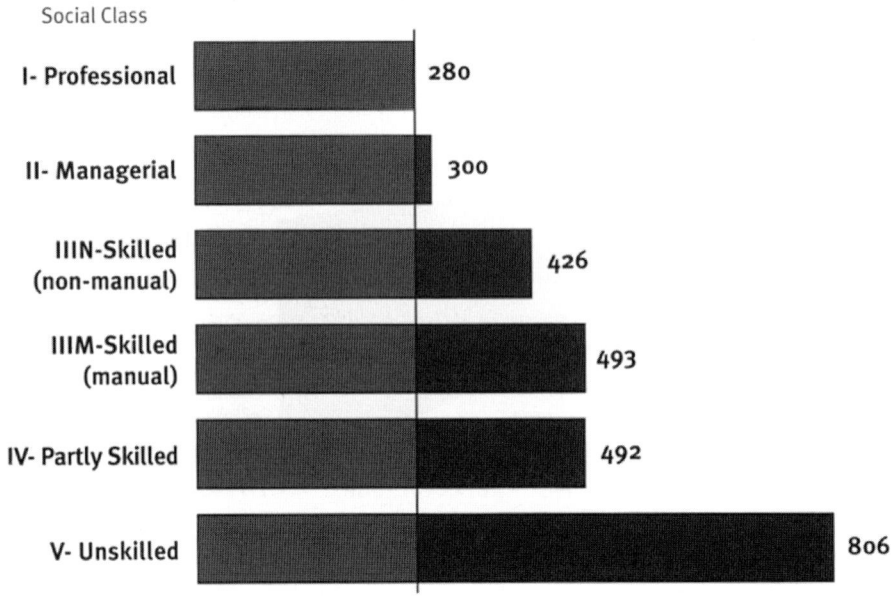

Abbildung 6.23 *Exzess-Mortalität in den Klassen II bis V. Quelle: Department of Health 1999, S. 43*

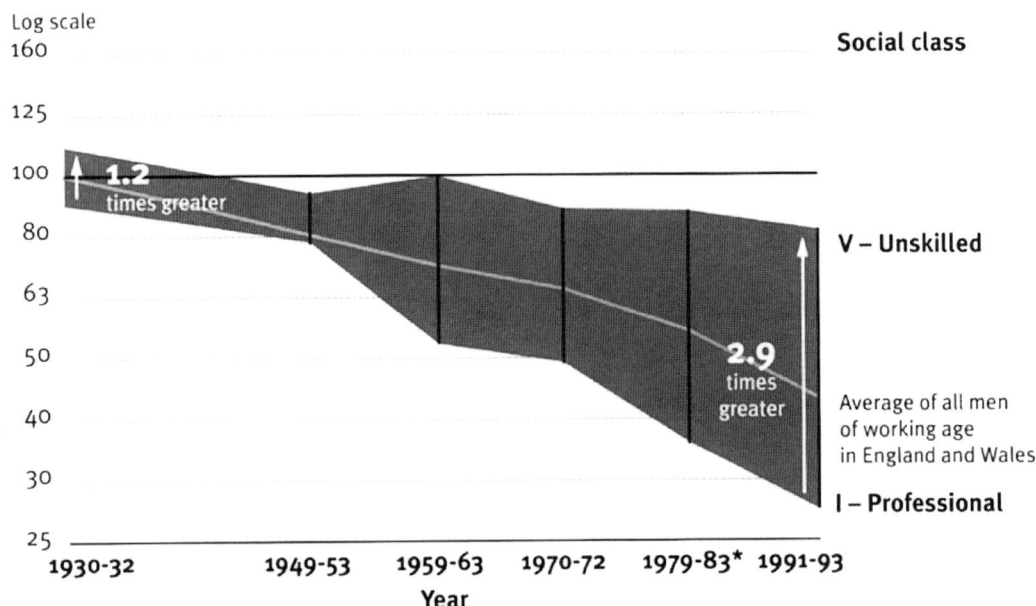

Abbildung 6.24 *Vergrößerung der Mortalitätsunterschiede zwischen den Klassen I und V*
*Quelle: Department of Health 1999, S. 44*

keine Erklärung dafür, dass Ungleichheiten der Gesundheit schon in der vorgeburtlichen Phase bestehen und sich über das ganze Leben fortsetzen.

*Materielle Lebensbedingungen.* Diese Hypothese bezieht sich auf die Auswirkungen der ökonomischen Bedingungen auf die Gesundheit. Materielle Armut mit den daraus folgenden widrigen Bedingungen für Wohnen, Ernährung usw. wird hier als direkt die Gesundheit negativ beeinflussender Faktor gesehen. Diese Hypothese erklärt einen großen Teil der Ungleichheiten, taugt aber offensichtlich nicht zur Erklärung des ähnlichen Gesundheitsniveaus einiger reicher und armer Länder.

*Gesundheitsverhalten.* Gesundheitsschädigende Verhaltensweisen und Risikofaktoren wie Rauchen, Übergewicht und Bewegungsmangel verteilen sich sozial ungleich und sind in den unteren sozialen Schichten weiter verbreitet sind als in den oberen.

Die Autoren wiesen den beiden letzten Erklärungsansätzen die größte Bedeutung zu und entwickelten eine Liste von 37 Empfehlungen. [474]

Das politische Schicksal des Berichtes war dadurch bestimmt, dass er von einer Labour-Regierung angefordert aber von einer konservativen Regierung entgegengenommen wurde. Letztere ignorierte die Ergebnisse weitgehend. [475] Trotzdem oder vielleicht auch gerade verstärkt durch diese Begleitumstände hatte der Black Report eine starke Wirkung nicht nur in England sondern überall dort, wo Fragen von Gesundheit und sozialer Lage untersucht wurden.

■ Website Health inequalities www.dh.gov.uk/PolicyAndGuida nce/HealthAndSocialCare-Topics/HealthInequalities/fs/en

## Community Studien

Eine Reihe von Untersuchungen in den 1960er bis 1980er Jahren hat sich mit dem Zusammenhang von sozialen Beziehungen und Gesundheit befasst. Gemessen wurden u.a. die Anzahl enger Freunde und Verwandter, der Familienstand, die Mitgliedschaft in Vereinen oder religiösen Gruppen. Diese Maße wurden Konzepten zugeordnet wie z.B. soziale Netzwerke (social networks), soziale Bindungen (social ties), soziale Verbundenheit (social connectedness) und Integration. Drei dieser Studien seien hier kurz vorgestellt.

### 6.8.4   Die Roseto-Studie

Roseto ist eine Kleinstadt in Pennsylvania, USA, in der ab dem Jahr 1962 die Einflüsse der Gemeinschaft auf die Gesundheit untersucht wurden. Detaillierte Befragungen ergaben ein Bild der Geschichte, der sozialen Traditionen sowie des Gesundheitsverhaltens und des Gesundheitsstatus der Bewohner. Als Vergleichsregionen dienten die nahe gelegenen Gemeinden Bangor und Nazareth. [476] Im Vergleich zu Bangor und Nazareth betrug die Herzinfarktmortalität in Roseto nur etwa die Hälfte. Als Erklärung diente die von italienischen Immigranten geprägte Kultur mit einer relativ stabilen Gemeinschaft mit engen Familienbanden, dicht geknüpften sozialen Netzen, einer Kultur gegenseitiger Unterstützung und geringen sichtbaren Zeichen von materiellem Status. Die Untersuchung lenkte somit die Aufmerksamkeit auf den Zusammenhang von koronarer Herzkrankheit mit Merkmalen der Gemeinschaft wie Qualität der sozialen Beziehungen, sozialer Zusammenhalt, und Gleichheit. Eine spätere Untersuchung zeigte einen deutlichen Anstieg der Herzinfarktmortalität in Roseto nach zunehmender Auflösung des sozialen Zusammenhalts in den 1960er Jahren. [477] Ungeachtet methodischer Kritik[478] ist es das Ver-

---

474 Townsend und Davidson 1992, S. 198 ff.
475 Macintyre 1997

476 Bruhn et al. 1966
477 Egolf et al. 1992
478 Ruberman 1993

dienst der Studie, das Augenmerk auf den Zusammenhang von Charakteristika der Gemeinschaft und der Gesundheit bzw. der koronaren Herzkrankheit gelegt zu haben – in einer Zeit, in der das medizinische Risikofaktorenkonzept das Denken weitgehend beherrschte. Dies war nach der Untersuchung von Durkheim im Jahr 1899 die erste Studie, die psychosoziale Determinanten für die Gesundheit in einer Gemeinschaft diskutierte.

### 6.8.5   Alameda County Studie

Die »Alameda County Health and Ways of Living Study«[479] wurde im Jahr 1965 initiiert. 6.928 Personen dieses für die USA als repräsentativ erachteten kalifornischen Bezirks nahmen an der Kohortenstudie teil. Eine zweite Befragung erfolgte 1974. Dabei ging es um den Zusammenhang zwischen sozialer Integration, Gesundheitsverhalten und körperlichem und seelischem Wohlbefinden und Mortalität.[480] Die soziale Integration (»community ties«) wurde über die Merkmale Ehe, Kontakt mit engen Freunden und Verwandtschaft, Kirchenmitgliedschaft und anderen Gruppenzugehörigkeiten erfragt. Die Fragen lauteten z.B. »Wie viele enge Freunde haben Sie?« »Wie viele Verwandte haben Sie, denen Sie sich nahe fühlen?« »Wie oft sehen Sie diese Personen im Monat?« Für den Gesundheitsstatus wurde die selbsteingeschätzte Gesundheit herangezogen. Die Frage lautete: »Verglichen mit anderen Personen Ihres Alters, wie bewerten Sie Ihre Gesundheit: sehr gut, gut, ausreichend oder schlecht?« («Compared to other people your age, how would you rate your health? Excellent, good, fair, or poor?«)

Die Untersuchung ergab, dass jedes der vier Merkmale der sozialen Integration in Verbindung mit der Mortalität stand, unabhängig von anderen Einflussfaktoren wie selbsteingeschätz-

ter Gesundheit, sozioökonomischem Status und Risikofaktoren wie Rauchen, Alkoholkonsum, Übergewicht und körperlicher Aktivität. In der Gruppe mit der niedrigsten Anzahl von Kontakten im Vergleich zur Gruppe mit den meisten Kontakten war das Mortalitätsrisiko für Männer um den Faktor 2,3 und für Frauen um den Faktor 2,8 erhöht. Personen mit einem Mangel an sozialen Kontakten und an sozialer Unterstützung hatten also eine erhöhte Sterbewahrscheinlichkeit. Die Autoren Berkman und Syme fassten zusammen: »Personen, denen es an sozialen Verbindungen mangelte, waren stärker gefährdet im Beobachtungszeitraum zu sterben als diejenigen mit ausgedehnteren Kontakten«. Die Studie gilt als ein Klassiker für die Frage des Zusammenhangs von Gesundheit und sozialer Unterstützung.[481]

### 6.8.6   Tecumseh Community Health Study

Tecumseh ist eine ländliche Kleinstadt in Michigan, USA. Die Tecumseh Community Health Study wurde im Jahr 1956 initiiert und bezog mit 8.600 Teilnehmern fast alle Bewohner der Stadt und der näheren Umgebung ein. Untersuchungsgegenstand dieser prospektiven Kohortenstudie in einer natürlichen gewachsenen Gemeinschaft waren Ursache, Verlauf und Verteilung von Krankheiten sowie Gesundheitswissen und Gesundheitsverhalten.[482] Zwischen 1967 und 1969 wurden 2.754 Männer und Frauen zwischen 35 und 69 Jahren nach ihren sozialen Beziehungen und den Freizeitaktivitäten befragt. Im Vergleich zur Alameda County-Studie waren die Fragen detaillierter und weitergehend. So wurde beispielsweise auch danach gefragt, wie zufrieden man mit seinen Beziehungen sei. Die Tecumseh-Studie bestätigte im Wesentlichen früherer Studien. Die Mortalität war in den Gruppen mit mehr sozialen Beziehungen gerin-

---

479 Berkman und Breslow 1983
480 Berkman und Syme 1979

481 Kawachi et al. 1999, S. 163
482 Napier 1962

ger, bei Männern war der Zusammenhang stärker ausgeprägt als bei Frauen. Ein Zusammenhang mit der Qualität der sozialen Beziehungen oder mit sozialen Aktivitäten wurde jedoch nicht festgestellt.[483]

### 6.8.7 Suizid und Gesellschaft – Émile Durkheim 1897

Der französische Soziologe Emile Durkheim war einer der ersten, der sich mit den Merkmalen von Gemeinschaften und Gesundheit auseinandersetzte. *»Die Gruppe denkt, fühlt und handelt völlig anders als es die Mitglieder würden, wenn sie isoliert wären. Wenn wir daher damit beginnen würden, diese Mitglieder separat zu untersuchen, werden wir nichts darüber verstehen, was in der Gruppe vor sich geht.«*[484]

In seiner im Jahr 1897 erschienen Studie »Suicide« beschreibt er die ungleiche geographische Verteilung des Suizid in Frankreich (auf der Ebene der Arrondissements) und in Europa.[485] In seiner Analyse befasst er sich ausführlich mit den sozialen Ursachen des Suizids.

*»Die Individuen, aus denen eine Gesellschaft besteht, wechseln von Jahr zu Jahr, die Anzahl der Suizide verändert sich jedoch nicht. (...) Die Bevölkerung von Paris erneuert sich schnell, der Anteil der Pariser innerhalb der Gesamtzahl von Suiziden in Frankreich bleibt jedoch praktisch gleich. (...) Die Ursachen, die den Anteil freiwilliger Tode für eine gegebene Gesellschaft oder einen Teil von ihr festlegen, müssen dann unabhängig von Individuen sein, da sie ihre Intensität erhalten, egal auf welche jeweiligen Individuen sie einwirken.«*[484]

Das Fazit seiner Analyse der Ursachen lautet:
*»Suizid variiert invers mit dem Grad der Integration von sozialen Gruppen, von denen das Individuum einen Teil darstellt.«*[484]

Individuen stehen nach Auffassung von Durkheim auf zwei Weisen mit der Gesellschaft in Kontakt. Durch Bindung und durch Regelungen bzw. Vorschriften und Normen. Die niedrigeren Suizidraten in katholischen Ländern führte Durkheim auf das höhere Maß an Bindung zur Gruppe und das höhere Maß an Verbindlichkeit von Normen, wie dem Suizidverbot, zurück, welche die katholische Religion im Vergleich zur evangelischen Religion auszeichnet. Soziale Gemeinschaften mit einem Verlust an sozialen Normen und Werten fördern egoistische Verhaltensweisen, emotionale Krisen und Verzweiflung und begünstigen die Entscheidung von Individuen für den Suizid.

Durkheims Schlussfolgerung:
*»Für jede Nation gibt es eine kollektive Kraft, ein bestimmtes Level an Energie, das die Menschen dazu bringt, sich zu selbst zu töten. Die Bewegungen, die das Opfer ausführt – die auf den ersten Blick nur seine persönliche Gefühlslage auszudrücken scheinen – sind in Wirklichkeit das Ergebnis und die Extension eines sozialen Zustandes, dem sie ihre äußere Form verleihen.«*[484]

### Auf den Punkt gebracht

*Durkheim hat den Einfluss der sozialen Umgebung auf das Gesundheitsverhalten des Individuums aufgezeigt. Die soziale Umgebung bzw. Merkmale einer Gesellschaft dienen heute zur Erklärung der Gesundheitsunterschiede von Gruppen innerhalb einer Gesellschaft oder im Vergleich von zwei oder mehr Bevölkerungen. Die Konzepte der sozialen bzw. psychosozialen Determinanten von Gesundheit stellen eine Weiterentwicklung der Durkheim'schen Erkenntnisse dar.*

### Vertiefung

- *The Émile Durkheim Archive http://durkheim. itgo.com/main.html*
- *The Durkheim Page www.hewett.norfolk.sch.uk/ curric/soc/durkheim/durk.htm*

---

483 House et al. 1982
484 zitiert nach Bergmann und Kawachi 2000, S. 174 f.
485 Durkheim 1897/2006, S. 133 f.

### 6.8.8 Die Typhusepidemie in Oberschlesien 1848

Im Jahr 1848 reiste der Mediziner Rudolf Virchow (1821-1902) im Auftrag der preußischen Regierung nach Schlesien, um die Ursachen der dort ausgebrochenen Typhusepidemie zu untersuchen. Typhus ist eine bakterielle Durchfallerkrankung, die durch verunreinigte Lebensmittel übertragen wird, insbesondere durch kontaminiertes Trinkwasser. Virchow bereiste Oberschlesien vom 20. Februar bis zum 10. März 1848. Sein Interesse galt sowohl der physikalischen als auch der sozialen Umwelt. Beobachtungen legte er in den »Mittheilungen über die in Oberschlesien herrschende Typhus-Epidemie«[486] nieder. Darin zeichnet er ein umfassendes Bild der Lebens- und Arbeitsbedingungen der Bevölkerung. In seinen Empfehlungen an die preußische Regierung zur Verhinderung einer erneuten Epidemie schreibt er politisch radikal und kompromisslos:

»Die logische Frage, wie man in Zukunft ähnliche Zustände, wie sie in Oberschlesien vor unseren Augen gestanden haben, vorbeugen könne, ist also sehr leicht und einfach: Bildung mit ihren Töchtern Freiheit und Wohlstand.«[487]

- Freiheit in der größten Ausdehnung
- Volksunterricht
- absolute Trennung von Kirche und Staat
- freisinniger Unterricht
- Selbstregierung in Staat und Gemeinde
- freie und unumschränkte Demokratie
- gerechtes Steuersystem
- Aufhebung aller feudalen Vorrechte
- Recht auf gesundheitsgemäße Existenz in die Verfassung.[488]

Virchow hat die Gründe für den Krankheitsausbruch umfassend und ohne Rücksicht auf Ressortgrenzen analysiert. Er hatte erkannt, dass die Typhusepidemie sehr viel mehr ein soziales als ein medizinisches Problem war und die erforderlichen Präventionsmaßnahmen sozialer Art zu sein hatten.

Virchow gilt als einer der Begründer einer dem Sozialen verpflichteten Medizin.

»Die Ärzte sind die natürlichen Anwälte der Armen und die soziale Frage fällt zum größten Teil in ihre Jurisdiktion.«[489]

Die Medicin ist eine sociale Wissenschaft, und die Politik ist weiter nichts, als Medicin im Grossen. Bildung, Wohlstand und Freiheit sind die einzigen Garanten für die dauerhafte Gesundheit eines Volkes«.[490]

### 6.8.9 Friedrich Engels – Die Lage der arbeitenden Klasse in England

Absolute Armut schildert Friedrich Engels in seinem Werk »Die Lage der arbeitenden Klasse in England«. Darin beschreibt er »nach eigener Anschauung und authentischen Quellen«, so der Untertitel, die schwierigen Lebensbedingungen der Arbeiter im Jahr 1845. Er stellt die Wohnbedingungen, die Krankheiten, die unsicheren Lebensmittel, die schlechten Arbeitsbedingungen und die allgemeine existentielle Unsicherheit dar.

»Die Folge von allen diesen Einflüssen ist eine allgemeine Schwächung des Körpers bei den Arbeitern. Man findet wenig starke, wohlgebaute und gesunde Leute unter ihnen – wenigstens unter den Industriearbeitern, die meist in geschlossenen Räumen arbeiten, und von diesen nur ist hier die Rede. Sie sind fast alle schwächlich, von eckigem, aber nicht kräftigem Knochenbau, mager, bleich und mit Ausnahme der bei ihrer Arbeit besonders angestrengten Muskeln schlaff von Fieber. Fast alle leiden an schlechter Verdauung und sind infolgedessen mehr oder weniger hypochondrisch und von trüber, unbehaglicher Gemütsstimmung. Ihr geschwächter Körper ist nicht imstande, einer Krankheit Widerstand

---

486 Virchow 1848 a
487 Virchow 1848 a, S. 169
488 Virchow 1848 a, S. 175 ff.

489 Virchow 1848 b, S. 2
490 Virchow und Leubuscher 1983, S. 125

*zu leisten, und wird daher bei jeder Gelegenheit davon ergriffen. Daher altern sie früh und sterben jung. Die Sterblichkeitstabellen liefern dafür einen unwidersprechlichen Beweis.«*[491]

Die Verbindung zur Gesundheit belegt Engels mit offiziellen Sterbestatistiken, in denen die stark erhöhte Mortalität der Arbeiterklasse im Vergleich zur Bourgeoisie dokumentiert ist. Auch regionale Unterschiede in verschiedenen Wohngebieten und ein Stadt-Land-Gefälle der Sterblichkeit traten zutage. Die Mortalität betrug in England und Wales im Jahre 1843 2,4 Prozent, entsprechend einem Todesfall auf 45 Menschen. In den Fabrikdistrikten lag die Sterblichkeit höher, nämlich bei 3,2 Prozent, entsprechend einem Todesfall auf 31 Menschen.

Die durchschnittliche Lebensdauer der höheren Klassen (gentry, professional men etc.) betrug 1840 in Liverpool 35 Jahre, die der Geschäftsleute und besser gestellten Handwerker 22 Jahre, die der Arbeiter, Tagelöhner und der dienenden Klasse lag bei nur 15 Jahren.[492]

*»Daß diese enorme Verkürzung der durchschnittlichen Lebensdauer hauptsächlich auf die arbeitende Klasse fällt, ja daß der Durchschnitt aller Klassen durch die geringere Sterblichkeit der höheren und mittleren Klassen noch verbessert wird, wird uns von allen Seiten bezeugt.«*[493]

---

491 Engels 1965, S. 336
492 Engels 1965, S. 334
493 Engels 1965, S. 335

# 7. Gesundheitssystem und Gesundheitspolitik

## 7.1 Was ist ein Gesundheitssystem?

Entwickelte Gesellschaften sorgen sich um die Gesundheit und die Krankheiten ihrer Bürgerinnen und Bürger. Die dafür zuständigen Institutionen und Personen bilden das Gesundheitssystem.

Ein Gesundheitssystem umfasst »*die Gesamtheit des organisierten gesellschaftlichen Handelns als Antwort auf das Auftreten von Krankheit und Behinderung und zur Abwehr gesundheitlicher Gefahren.*«[494]

Das Gesundheitssystem setzt sich zusammen aus allen Personen, Organisationen, Einrichtungen, Regelungen und Prozessen, deren Aufgabe die Förderung und Erhaltung der Gesundheit bzw. die Vorbeugung und Behandlung von Krankheiten und Verletzungen ist. Gesundheitssysteme dienen der Verbesserung der Gesundheit. Dabei gilt es, ein möglichst hohes Gesundheitsniveau bei geringst möglichen Unterschieden von Individuen und Gruppen zu erreichen.

Das Gesundheitssystem kann man bildlich auch als ein zielgerichtetes Zusammenspiel von Hardware und Software betrachten. Hardware ist in diesem Bild die Ausstattung des Systems mit Krankenhäusern, Medizingeräten usw., Software sind die Konzepte und Regeln, mit denen das Gesundheitssystem gesteuert wird.

Ausgangs- und Endpunkt des erweiterten Gesundheitssystemmodells ist die Bevölkerungsgesundheit (Abbildung 7.1). Strukturen (Krankenhäuser, Personal, Qualifikationen) sollen durch Prozesse (medizinisch-gesundheitlicher Interventionen in den Bereichen Prävention, Diagnostik, Therapie, Rehabilitation, Pflege) die Gesundheit der Bevölkerung in Form von messbaren Ergebnisparametern (z.B. Mortalität,

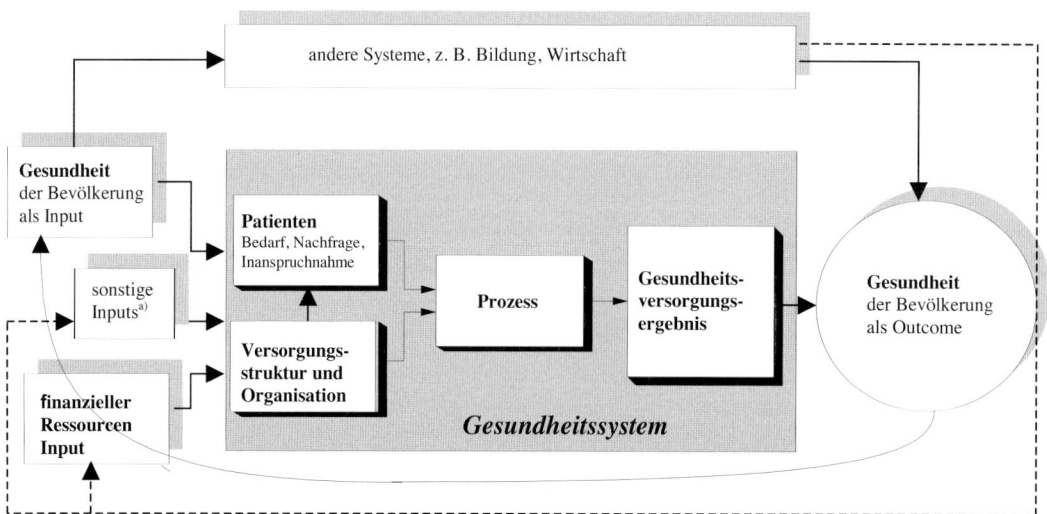

*Abbildung 7.1 Erweitertes Gesundheitssystemmodell. Quelle: SVR Gesundheit 2001, Band I, Ziffer 81*

---

494 Schwartz 2003, S. 519

Lebenserwartung, Morbidität, gesundheitsbezogene Lebensqualität) verbessern. Das erweiterte Modell berücksichtigt den Umstand, dass das Gesundheitssystem einen Teilbereich der Faktoren umfasst, welche die Bevölkerungsgesundheit beeinflussen und andere Bereiche wie Bildung und Wirtschaft mit einzubeziehen sind (s.a. Kapitel 6.4).

## 7.2 Qualität der Gesundheitsversorgung

Das Thema Qualität hat in der Gesundheitsversorgung in Deutschland erst in den 1990er Jahren an Bedeutung gewonnen. Der Begriff Qualitätssicherung taucht erstmals im Gesundheitsreformgesetz auf, das am 1. Januar 1989 in Kraft trat. Seitdem besteht die Anforderung der Qualitätssicherung für alle Versorgungsbereiche. Bis dahin hatte sich Gesundheitspolitik auf Fragen der Ausgaben und Einnahmen beschränkt ohne sich mit den Ergebnissen zu befassen, also nach der Sinnhaftigkeit und der Effizienz der Mittelverwendung zu fragen. Erst mit dem Gesundheitsstrukturgesetz, das am 1.1.1993 in Kraft trat, begann die Phase der Weiterentwicklung der Versorgungsstrukturen.

Der Sachverhalt, dass Politik über einen Zeitraum von mehreren Jahrzehnten weitgehend auf eine Gestaltung der Versorgung verzichtete und das Versorgungsgeschehen den Leistungsanbietern und Kostenträgern überließ, erscheint erstaunlich. Eine Erklärung dürfte in der »Public-Health-Lücke« bestehen. Eine der Aufgaben von Public-Health besteht in der Analyse der Gesundheitsversorgung der Bevölkerung. 1933 bedeutete einen Einschnitt für die Personen und Institutionen, die sich mit einer sozialen Medizin und sozialen Versorgungsstrukturen befassten. Nach dem Krieg gab es weder eine ausreichende Anzahl von Personen noch Ideen, um an die abgeschnittene Entwicklung anzuknüpfen. Die Sozialmedizin wurde zur Versicherungsmedizin, die sich vorwiegend mit der gutachterlichen Klärung von Fragen sozialrecht-

licher Leistungsansprüche befasste. Bevölkerungsgesundheit als Konzept war durch die rassistische Umsetzung im Nationalsozialismus diskreditiert. Erst Mitte der 1980er Jahre erstand Public-Health wieder auf und nahm mit Analysen und Expertisen Einfluss auf die Gesundheitspolitik. Zu nennen ist hier insbesondere der Sachverständigenrat Gesundheit, der seit 1987 anhaltend fordert, das Gesundheitssystem sektorübergreifend auf medizinische und gesundheitliche Ziele zu orientieren. Im Gutachten 2000/2001 legte er die Grundprinzipien von Qualitätsmanagement und Qualitätsentwicklung dar und empfahl die Orientierung am weiter unten dargelegten Qualitätsbegriff des National Institute of Health.[495]

Die etwa 50-jährige Public-Health-Lücke zeigt sich noch immer in der teils geringen Expertise von Akteuren im Gesundheitswesen. Die ärztliche Selbstverwaltung hatte sich in den Jahrzehnten fehlender Gestaltung durch die Politik daran gewöhnt, ihre Interessen durchzusetzen. Teile der Ärzteschaft haben den Machtverlust noch immer nicht verwunden und behindern dadurch die Qualitätsorientierung des Gesundheitssystems. Ähnliches gilt für die Hersteller von Arzneimitteln und Medizingütern, die nicht an einer gründlichen Überprüfung des Nutzens ihrer Produkte interessiert sind.

Der Begriff Qualität kann für unterschiedliche Zwecke unterschiedlich definiert werden. Eine neutrale Definition stammt von der International Organization for Standardization und lautet:

*»Qualität ist die Gesamtheit von Eigenschaften und Merkmalen eines Produktes oder einer Dienstleistung, die sich auf deren Eignung zur Erfüllung festgelegter oder vorausgesetzter Erfordernisse bezieht.«*

Für die Zwecke der Gesundheitsversorgung definiert das amerikanische National Institute of Health Qualität folgendermaßen:

---

495 SVR Gesundheit 2001 Band II, Ziffer 127

## Definition Qualität

*"Quality of care is the degree to which health services for individuals and populations increase the likelihood of desired health outcomes and are consistent with current professional knowledge".*[496]

*Qualität der Gesundheitsversorgung ist das Ausmaß, in dem die gesundheitliche Versorgung von Individuen oder Gruppen die Wahrscheinlichkeit erwünschter gesundheitlicher Behandlungsergebnisse erhöht und mit dem aktuellen professionellen Wissensstand übereinstimmt.*

Diese Definition enthält eine Reihe von wesentlichen Annahmen:

■ Qualität ist messbar (»degree«).
■ Alle Elemente der Versorgung sind einzubeziehen (»health services«).
■ Qualität bezieht sich auf den individuellen Patienten wie auf die Bevölkerung.
■ Ergebnisse sind mit Wahrscheinlichkeit zu erwarten (»likelihood«).
■ In der Abwägung von Nutzenwahrscheinlichkeit und Schadensrisiken muss der Nutzen überwiegen, und zwar auch aus der Patientenperspektive (»desired health outcomes«). Nutzen entspricht somit nur dann guter Qualität, wenn er vom Patienten gewünscht wird.
■ Qualität orientiert sich an Ergebnissen (»health outcomes«), die mit Strukturen und Prozessen verbunden sind (»health services … increase … outcomes«).
■ Qualität setzt den aktuellen Stand des medizinischen Wissens voraus (»current professional knowledge«). Dies entspricht dem Konzept einer evidenzbasierten Medizin.

Die Frage der Qualität medizinischer Versorgung wurde in den angloamerikanischen und skandinavischen Ländern verstärkt in den 1970er und 1980er-Jahren thematisiert. Es entstand eine Forschungsrichtung, die sich mit geo-

graphischen Unterschieden in der Versorgung, mit der Erbringung nutzloser und der Nichterbringung sinnvoller Leistungen befasste.

*Geographische Variabilität* bezeichnet den Gegenstand einer Forschungsrichtung, die in den 1930er Jahren entstand und sich mit unterschiedlichen Operationsraten in den Versorgungsbezirken einer Region befasste – den sog. small area geographical variations.[497] John Wennberg (Abbildung 7.2) fand bei der Auswertung von Versorgungsdaten in Vermont im Jahr 1969 heraus, dass die Tonsillektomie-Rate (Tonsillektomie – Entfernung der Rachenmandeln) bis zum 15. Lebensjahr im Schulbezirk seiner Kinder 20 Prozent betrug, im benachbarten Bezirk 70 Prozent. Der Vergleich der Tonsillektomie-Raten in den 13 Versorgungsbezirken von Vermont ergab für das Jahr 1969 Werte von 13 bis 151 pro 100.000 Einwohner, ohne dass sich das mit unterschiedlichen Krankheitshäufigkeiten begründen ließ. Vielmehr legten die Daten nahe, dass die Nachfrage angebotsinduziert war.[498] Die großen Medizinfachzeitschriften New England Journal of Medicine und Journal of the American Medical Association lehnten die Publikation dieser Arbeit ab, die Wissenschaftszeitschrift Science[499] nahm sie an.[500]

In den angloamerikanischen und in den skandinavischen Ländern wurde der Thematik in zahlreichen Untersuchungen nachgegangen. Der Dartmouth-Atlas of Healthcare (www.dartmouthatlas.org/atlases.shtm) stellt die Fortführung der Variationsforschung dar und liefert tiefe Einblicke in den Versorgungsalltag. In Deutschland war das Thema lange Zeit eher unbeliebt[501], findet aber im Rahmen der zuneh-

---

496 Lohr 1990, S. 21 f.

497 Kaiser 1922, Glover 1938, in Klemperer 1990
498 Mullhan 2004
499 Wennberg und Gittelsohn 1973
500 John Wennberg, persönliche Mitteilung 27. 10. 2009
501 Klemperer 1996

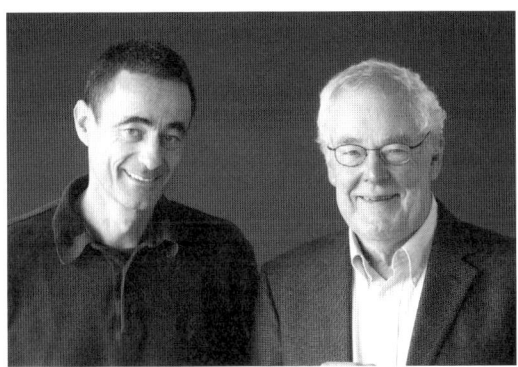

*Abbildung 7.2 John Wennberg (re.) und der Autor Oktober 2009*

menden Versorgungsforschung mehr Beachtung.

**Über-, Unter- und Fehlversorgung** bezeichnet das Phänomen, dass medizinische Behandlungen von erwiesenem Nutzen Patienten vorenthalten werden, nutzlose oder gar schädliche Behandlungen hingegen durchgeführt werden und Komplikationen bei medizinischen Interventionen auftreten, die verhinderbar sind.[502] Häufig bestehen Über- und Unterversorgung nebeneinander, z.B. in Deutschland bei den invasiven Maßnahmen bei koronarer Herzkrankheit. Deutschland ist nach den USA das Land mit den höchsten Raten an invasiven Maßnahmen (Linksherzkatheteruntersuchung, mechanische Aufdehnung verengter Herzkranzgefäße, Bypass-Operationen) nach abgelaufenem Herzinfarkt. Internationale Vergleiche zeigen, dass eine höhere Rate an invasiven Prozeduren die Sterblichkeit nicht senkt.[503] Eine Verbesserung der Lebensqualität ist möglich, weswegen die invasiven Maßnahmen nur denen einen Benefit bringen können, die unter eingeschränkter Lebensqualität leiden. Ein hohes Ausmaß an *Unterversorgung* besteht hingegen in der Prävention. Viele Risikofaktoren der koronaren

Herzkrankheit sind durch systematische präventive Maßnahmen günstig zu beeinflussen. Diese Maßnahmen entfalten ihre Wirkung am stärksten in koordinierten nationalen Programmen. Bislang wurde es versäumt, die in der HIV/AIDS-Kampagne gesammelten Erfahrungen zur Modifikation von Haltungen und Verhalten auf der Bevölkerungsebene auf andere Gesundheitsbereiche zu übertragen.

Ein Beispiel für *Fehlversorgung* war die sog. »graue Mammographie« (Röntgenuntersuchung der weiblichen Brust). Bereits 1994 hatte der Sachverständigenrat Gesundheit auf schwere Qualitätsmängel in der Mammographie hingewiesen, die zu einer hohen Zahl falsch positiver Befunde, unnötigen Gewebeentnahmen und unnötigen operativen Entfernungen der Brust führten. Erst sieben Jahre später, im Jahre 2001, wurden die ersten Modellversuche für eine qualitätsgesicherte Mammographie eingeleitet.[504]

Der SVR Gesundheit hat sich in seinem Gutachten 2000/2001 umfassend mit Über-, Unter- und Fehlversorgung im deutschen Gesundheitssystem befasst. Gelöst ist das Problem jedoch keineswegs, was fehlender Entschlossenheit auf der politischen Ebene, auf der Ebene der ärztlichen Selbstverwaltung und dem noch unzureichend entwickelten Problembewusstsein bei den Akteuren der Patientensicherheit und im Verbraucherschutz zuzuschreiben sein dürfte.

Wesentliche Impulse hat die Qualitätsentwicklung durch die Aktivitäten der Gesundheitsministerkonferenz der Länder erhalten. Im Jahr 1999 verabschiedeten sie die »Ziele für eine einheitliche Qualitätsstrategie im Gesundheitswesen«. Die aktualisierte Fassung aus dem Jahr 2006 nennt alle Bereiche, die für die Qualitätsentwicklung des deutschen Versorgungssystems bedeutsam sind.

502 Chassin et al. 1998
503 Tu et al. 1997

504 Sachverständigenrat 2001, Band III. 3, S. 136

**»Weiterentwicklung der Ziele für eine einheitliche Qualitätsstrategie im Gesundheitswesen Eine Vision für das Jahr 2011**[505]

*I: Übergeordnete Ziele für eine Qualitätsorientierung im deutschen Gesundheitswesen*

1. Qualität wird zum Leit- und Steuerungskriterium des deutschen Gesundheitswesens.
2. Die Beurteilung der Leistungen in der Gesundheitsförderung, Prävention, Kuration, Rehabilitation und Pflege erfolgt anhand der Qualität der Ergebnisse.
3. Die Ergebnisqualität wird in vielen Bereichen über die Allokation von Ressourcen und die Finanzierung von Leistungen entscheiden.
4. Ziel des Gesundheitssystems ist dabei der patientenrelevante Nutzen (objektive und subjektive Gesundheit) und dessen Optimierung. Das Gesundheitswesen hat sich ausschließlich daran zu orientieren. Qualitätsorientierung wird insbesondere durch Qualitätsmanagement der bestimmende Faktor der Gesundheitsversorgung.
5. Qualitätsmanagement wird den kontinuierlichen Verbesserungsprozess des deutschen Gesundheitswesens bestimmen.

*II: Gestaltung eines neuen Qualitätsmanagementansatzes im deutschen Gesundheitswesen*

6. Qualitätsmanagement wird sektoren- und berufsgruppenübergreifend organisiert. Das Qualitätsmanagement orientiert sich am Krankheitsverlauf.
7. Die berufgruppen- und sektorenübergreifende Zusammenarbeit ist über alle Bereiche des Gesundheitswesens hinweg deutlich verbessert.
8. Qualitätsmanagement ist in der ambulanten Versorgung ebenso wie in den Sektoren des Gesundheitswesens flächendeckend eingeführt.

505 Gesundheitsministerkonferenz der Länder 2006

9. Für die verschiedenen Versorgungsbereiche werden komplementäre QM-Systeme entwickelt.

*III: Einstellungen und Instrumente*

10. Die Lern- und Veränderungsbereitschaft der Akteure des Gesundheitswesens ist Voraussetzung für ein erfolgreiches QM.
11. Die berufsbegleitende Fortbildung wird von der dauerhaften Kompetenzerhaltung und -steigerung abgelöst.
12. Es sind sektorenübergreifende Qualitätsindikatoren entwickelt und erfasst. Benchmarking-Systeme sind eingeführt.
13. Benchmarking erfolgt freiwillig in themenbezogenen, persönlichen Verbünden oder verbindlich organisationsbezogen und einrichtungsübergreifend. Beim Vergleich von Einrichtungen erfolgt eine Risikoadjustierung.
14. Eine Fehlerkultur ist eingeführt.
15. Qualitätsindikatoren bilden klinische Ergebnisse, den objektiven und subjektiven Patientennutzen und die Prozessqualität ab und setzen sie ins Verhältnis zu dem Ressourcenverbrauch.
16. Es ist eine »Qualitätsindikatoren-Bibliothek« eingerichtet.
17. Es sind sektorenübergreifende Behandlungspfade entwickelt.
18. Evidenzbasierte medizinische Leitlinien und Pflegestandards berücksichtigen die Anforderungen eines übergreifenden QM-Systems.
19. Der Nutzen und die Wirksamkeit von gesundheitlichen Leistungen ist durch empirische Nachweise (Evidenz) zu belegen. Leistungen, die nicht wirksam sind, werden nicht erbracht.

*IV: Transparenz*

20. Transparenz unterstützt den Patienten in seiner Souveränität, seiner Sicherheit und fördert den Wettbewerb im Gesundheitswesen.
21. Die Qualität der Gesundheitsversorgung wird ergebnis- und patientenorientiert dargestellt.

*V: Datenmanagement*

22. Steuerung im Gesundheitswesen wird auf der Basis von Informationen erfolgen, die die

23. (Ergebnis-)Qualität darstellen.

24. Alle Daten sind so zu strukturieren, dass sie für das Qualitätsmanagement und die Qualitätssicherung nutzbar sind.

25. Die dem Datenmanagement zugrunde liegenden Strukturen werden einheitlich und zentral koordiniert.

*VI: Forschung*

26. Qualitätsforschung braucht ein wissenschaftliches Fundament.

27. Qualitätsmanagementsysteme werden evaluiert.

28. Die Methoden, Konzepte und Instrumente des QM benötigen eine wissenschaftliche Grundlage.

29. Das Qualitätsverständnis der Gesundheitsprofessionen (z.B. von Ärzten, Pflegekräften) und der Bevölkerung wird genauer untersucht.

## 7.3 Formen von Gesundheitssystemen

Drei Idealtypen von Gesundheitswesen lassen sich unterscheiden (Abbildung 7.3).

Ein *staatliches Gesundheitssystem* wird in der idealtypischen Form durch Steuern finanziert. Krankenhäuser und ambulante Versorgungseinrichtungen, wie Arztpraxen oder Ambulatorien, sind in öffentlicher Trägerschaft, die dort Arbeitenden Angestellte des Staates. Private Strukturen spielen keine oder bestenfalls eine marginale Rolle. Die Steuerung der Leistungserbringung, die Zuteilung der Ressourcen und die Kontrolle der Leistungserbringung erfolgt durch den Staat. Das System steht allen Bürgern kostenlos zur Verfügung. Das Gesundheitssystem der damaligen DDR entsprach diesem Idealtypus weitgehend. Staatliche Systeme bestehen heute in Großbritannien, Dänemark und Schweden.

Das *Sozialversicherungsmodell* wird ebenfalls vom Staat geregelt, die Leistungen werden weitgehend durch einkommensbezogene Sozialversicherungsbeiträge finanziert, die »Hardware« teils durch Sozialversicherungsbeiträge und teils aus Steuermitteln. Die Leistungen werden von öffentlichen, frei-gemeinnützigen und privaten Trägern erbracht. Öffentliche Träger sind Gebietskörperschaften (Bund, Land, Bezirk, Kreis, Gemeinde und Sozialversicherungsträger wie Landesversicherungsanstalten und Berufsgenossenschaften). Frei-gemeinnützig sind Träger der kirchlichen und freien Wohlfahrtspflege,

| | Staatliche Gesundheitssysteme | Sozialversicherungsmomdelle | Marktwirtschaftliche Gesundheitssysteme |
|---|---|---|---|
| Finanzierung | Staat Steuern | Sozialversicherung Beiträge | Privat Prämien, Zuzahlungen Selbstzahlungen |
| Leistungserbringung | Öffentlich Zentralstaat, Region, Kommune | Not For Profit karitativ, gemeinnützig | For Profit privat |

*Abbildung 7.3 Grundmodelle von Gesundheitssystemen. Quelle: Simon 2008, S. 86*

Kirchengemeinden, Stiftungen oder Vereine. Private Träger sind gewerbliche Unternehmen, die über eine Konzession nach der Gewerbeordnung verfügen müssen. Die Krankenkassen schließen mit den Leistungserbringern Verträge zur Sicherstellung und Vergütung der Versorgung. In Deutschland, Frankreich und den Niederlanden bestehen Sozialversicherungssysteme.

In einem *marktwirtschaftlichen System* wird die Absicherung des Risikos gegen Krankheit als ein privates Problem gesehen. Innerhalb eines allgemeinen Rahmens sollen sich die Versorgungsstrukturen und die Leistungserbringung nach Marktgesetzen richten, also nach Angebot und Nachfrage. Die Patienten sichern sich durch eine private Krankenversicherung ab oder zahlen die Leistungen direkt. In Reinform besteht ein derartiges System weltweit nicht. Am nächsten kommt ihm das Gesundheitswesen der USA. Eine generelle Krankenversicherung besteht dort nicht. Die Mitgliedschaft steht zumeist in Zusammenhang mit der Erwerbsarbeit und endet häufig bei Eintritt von Arbeitslosigkeit – 2008 waren in den USA 58,5 Prozent aller Mitglieder der privaten Krankenversicherung im Rahmen eines Beschäftigungsverhältnisses versichert, 2007 waren es noch 59,3 Prozent.

Die Zahl der Amerikaner ohne Krankenversicherung betrug im Jahr 2008 45,7 Mio. und stieg in den vorhergehenden Jahren kontinuierlich an[506], seit 2000 um etwa 8,6 Mio. Personen.

Vom Staat wurden mit Medicare und Medicaid Auffangstrukturen gebildet. In Medicare (www.medicare.gov) sind knapp 40 Millionen Bürger von 65 oder mehr Jahren sowie Personen mit terminaler Niereninsuffizienz einbezogen. Medicare hat mit der Erhebung von Beiträgen und Eigenbeteiligungen Merkmale einer Krankenversicherung. Medicaid wurde im Jahr 1965 gegründet, ist auf der Ebene der Bundesstaaten

angesiedelt, bezieht sich auf Bürger mit niedrigem Einkommen, Kinder, ältere Menschen und Menschen mit Behinderungen und entspricht in seiner Zielrichtung der Sozialhilfe.

In Umfragen vor der Präsidentenwahl 2008 bezeichneten die Amerikaner das Gesundheitssystem als das führende innenpolitische Wahlkampfthema.[507] Zum Redaktionsschluss dieses Buches (Dezember 2009) war der Ausgang der Gesundheitsreform offen. Aktuelle Informationen finden sich auf der Website des Commonwealth Fund (www.commonwealthfund.org).

## 7.4   Einführung in die Gesundheitspolitik

Gesundheitspolitik ist der Politikbereich, der sich mit der Planung, Organisation, Steuerung und Finanzierung des Gesundheitssystems beschäftigt.

### Definition

*Gesundheitspolitik bezeichnet die Gesamtheit der organisierten Anstrengungen, die auf die Gesundheit von Individuen oder sozialen Gruppen Einfluss nehmen durch Förderung, Erhaltung oder Wiederherstellung der Gesundheit und auch Linderung der individuellen oder sozialen Krankheitsfolgen.*[508]

Gesundheitspolitische Anstrengungen können auf die Inzidenz und Prävalenz von Erkrankungen und Risikofaktoren und auch auf die Versorgung von Erkrankten zielen. Gesundheitspolitik befasst sich aber auch mit Fragen der Versorgungsstrukturen, der Versorgungsqualität und der Kostenentwicklung. Das Ziel von Gesundheitspolitik sollte die Verbesserung der gesundheitlichen Lage der Bevölkerung sein, die z.B. als Lebenserwartung, gesunde Lebenserwartung, behinderungsfreie Lebenserwartung, Lebensqualität, Säuglingssterblichkeit oder als soziale Ungleichheit der Gesundheit, gemessen werden

---

506 Pressemitteilung U.S. Census Bureau News 19. 9. 2009

507 www.kff.org/kaiserpolls/7709.cfm
508 nach Rosenbrock und Gerlinger 2004, S. 12

kann. Gesundheitspolitik bezieht sich dabei auf die politische Gestaltung unterschiedlicher Bereiche. Im Sinne der Prävention sollen Erkrankungswahrscheinlichkeiten durch Minderung krankheitsfördernder (pathogener) Belastungen und Förderung gesundheitsdienlicher (salutogenetischer) Ressourcen gesenkt werden und zwar durch Einflussnahme auf die Verhältnisse und das Verhalten. Bei eingetretener akuter und chronischer Krankheit soll Gesundheitspolitik die bestmögliche Behandlung (Kuration), Rehabilitation und Pflege gewährleisten.

Die für die Gesundheit gesellschaftlich zur Verfügung gestellten Ressourcen sollten mit dem Ziel der bestmöglichen Effizienz eingesetzt und verteilt werden. Ungleichgewichte, wie sie in Deutschland z.B. zwischen der Kuration und der Prävention zugunsten der Kuration zu verzeichnen sind, sollten vermieden bzw. überwunden werden.

Die Analyse und das Verständnis von Gesundheitspolitik werden erleichtert, wenn man die unterschiedlichen Systemebenen betrachtet, auf denen gesundheitspolitische Entscheidungen unter Beteiligung unterschiedlicher Akteure getroffen werden.

Die **Makroebene** umfasst die nationale und supranationale Ebene der Gesundheitspolitik. Auf der nationalen Ebene ist der Akteur der Staat, im Wesentlichen vertreten durch die Regierungen von Bund und Ländern. Der Staat ist für die Rahmenbedingungen, wie z.B. die Struktur, die Funktion, die Finanzierung und die Qualität des Gesundheitssystems und der Gesundheitsversorgung zuständig. Das Grundgesetz verpflichtet den Staat zur Gewährleistung des Rechts auf Leben und körperliche Unversehrtheit seiner Bürger (GG Artikel 2 Absatz 2). Mit Gesetzen und anderen Maßnahmen verpflichtet oder motiviert er Akteure zu einem Handeln, das sie sonst nicht zeigen würden, z.B. im gesundheitsbezogenen Verbraucherschutz, im Umweltschutz und im Arbeitsschutz. Auf der supranationalen Ebene nimmt die EU Einfluss auf präventionspolitische Bereiche, indem sie z.B. Mindeststandards im Umweltschutz und im gesundheitlichen Verbraucherschutz setzt. Einen direkten Einfluss auf die nationalen Gesundheitssysteme hat die EU nicht. Ein weiterer supranationaler Akteur ist die WHO. Über direkte Einwirkungsmöglichkeiten auf die nationale Ebene verfügt sie nicht. Mit ihren Klassifikationssystemen und mit ihren Präventionskonzepten (Ottawa Charta) ist sie jedoch gegenwärtig. Auch haben ihre Verlautbarungen zu weltweiten Infektionskrankheiten, wie z.B. der Neuen Grippe, auf nationaler Ebene Gewicht.

Die **Mesoebene** betrifft die regionale bzw. verbandliche Ebene der Gesundheitspolitik. Die hier tätigen Akteure befassen sich mit den von der Makroebene vorgegebenen Rahmenbedingungen. Die sog. »verkammerten Heilberufe« (Ärzte, Zahnärzte, Tierärzte, Apotheker, Psychologische Psychotherapeuten und Kinder-und Jugendlichen-Psychotherapeuten) genießen das Privileg, Teilbereiche des Gesundheitssystems innerhalb des vorgegebenen Rahmens als öffentliche Aufgabe in Selbstverwaltung mit eigenen Rechten und Pflichten auszufüllen. So obliegt z.B. den Landesärztekammern, die Aufsicht über die Berufsausübung der Ärzte zu führen und den Kassenärztlichen Vereinigungen, die ambulante medizinische Versorgung sicherzustellen. Als Teil der mittelbaren Staatsverwaltung haben sie den Status von Körperschaften öffentlichen Rechts erhalten. Da sie dem Gemeinwohl verpflichtet sind und öffentliche Aufgaben wahrnehmen, unterliegen sie in der Aufgabenerfüllung der Aufsicht des Staates, der als Zwangsmittel Genehmigungsvorbehalte, Beanstandungsrechte und Ersatzvornahmen einsetzen kann.

Weitere Akteure der Mesoebene sind Pflegeverbände, Wohlfahrtsverbände, Gewerkschaften und auch Zusammenschlüsse von Patienten- und Selbsthilfegruppen. Diese Steuerung durch

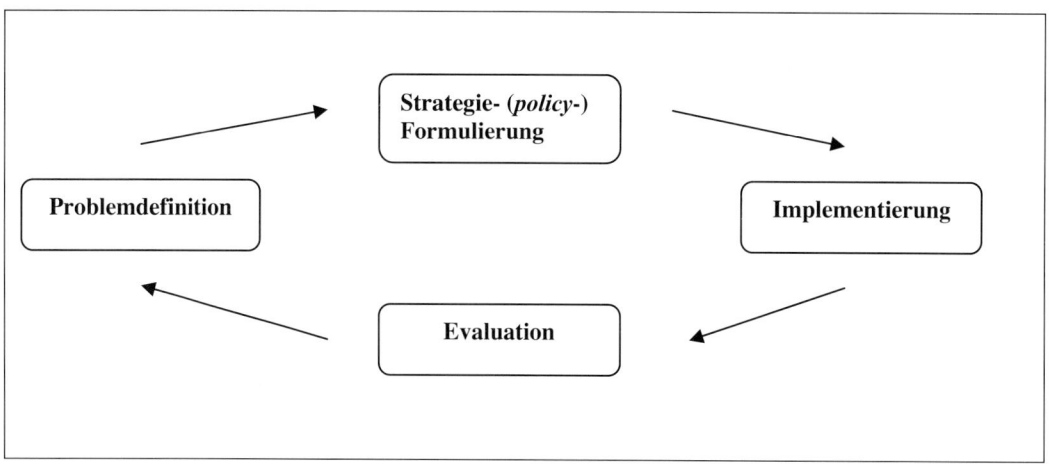

*Abbildung 7.4  Public-Health Action Cycle.  Quelle: SVR Gesundheit 2005, Ziffer 374, S. 304*

Delegation an Verbände wird auch als Korporatismus bezeichnet.

Die **Mikroebene** ist die Ebene der Leistungserbringung bzw. der Interaktion von individuellen Akteuren, wie z.B. Ärzten und Patienten sowie den einzelnen Krankenhäusern, Arztpraxen und Krankenkassen. Die Bemühungen auf Makro- und Mesoebene haben letztlich zum Ziel, das gesundheitspolitisch erwünschte Handeln auf der Mikroebene zu bewirken und sicherzustellen.

Die reale Gesundheitspolitik wirkt nicht unmittelbar von der oberen auf die mittlere und untere Ebene (»topdown«) in Form des »Durchregierens«, was der souveränen und zielgerichteten politischen Entscheidung auf der Makroebene mit der direkten Umsetzung auf der Mesoebene und dem Erzielen der gewünschten Gesundheitsergebnissen auf der Mikroebene entsprechen würde.

Dieses Ideal von Gesundheitspolitik veranschaulicht der Public-Health Action Cycle. Ausgehend von allgemeinen und spezifischen Gesundheitszielen werden Verbesserungsbereiche identifiziert, Lösungen und Ziele formuliert, Interventionen durchgeführt, der Grad der Zielerreichung überprüft, um dann in die nächste Schleife des Zyklus zu gehen (Abbildung 7.4).

Die Praxis ist komplizierter. Dies ist Folge der starken horizontalen Differenzierung der Steuerungsebenen - zahlreiche Akteure sind jeweils tätig und versuchen Einfluss auf die Gesundheitspolitik zu nehmen. Dabei stehen oftmals nicht übergeordnete gesundheitliche Ziele im Vordergrund, sondern Partialinteressen, welche als Allgemeininteresse ausgegeben werden.

Auf der Makroebene agieren Regierung, Parteien, Parlamentsfraktionen, Ministerien und Beratungsgremien wie der SVR Gesundheit. Naturgemäß prallen hier unterschiedlich Sichtweisen von Problemen und Problemlösungen aufeinander und werden gemäß demokratischen Gepflogenheiten verhandelt und ausgehandelt. Die unterschiedlichen Problemwahrnehmungen von Parteien sind u.a. geprägt von dem tatsächlichen oder vermuteten Effekt auf das Wahlverhalten der Bevölkerungssegmente, welche die jeweilige Partei in besonderem Maße ansprechen möchte.

Die Verbände auf der Mesoebene verfolgen Eigeninteressen bezüglich ihres Erhalts, ihrer Autonomie und ihrer Einflussmöglichkeiten sowie des Wohlergehens ihrer Mitglieder. Auf dieser Grundlage entwickeln sie jeweils eigene Muster der Wahrnehmung, Definition, Ursachenzuschreibung und Lösung von Problemen, die sie als allgemeingültig und förderlich für das Allgemeinwohl verstanden wissen und durchsetzen wollen. Ein Ausscheren aus der Handlungslogik, welche der jeweiligen Gruppe zugrunde liegt, erscheint in vielen Fragen schwierig oder unmöglich – so kann man kaum von den Ärzteverbänden erwarten, dass sie zur Verbesserung der Bevölkerungsgesundheit eine Umschichtung von Ressourcen aus dem kurativen in den präventiven Bereich fordern.

Die Einflussmöglichkeiten der Verbände hängen u.a. von ihrem Fachwissen, ihren öffentlichen Aufgaben, ihrer moralischen Autorität, ihrem Organisationsgrad, ihrer Artikulationsfähigkeit und ihren Mobilisierungsmöglichkeiten ab.

Institutionen – nicht nur im Gesundheitsbereich – neigen zu verzögerter Reaktion auf veränderte Anforderungen. Weltbilder, Haltungen und Handlungsroutinen erweisen sich häufig als resistent bezüglich Veränderungsnotwendigkeiten. Diese Art von Beharrungsvermögen im Zusammenspiel mit politischer Macht kann wünschenswerte und auch notwendige Entscheidungen und Richtungsänderungen in der Gesundheitspolitik verzögern oder gar verhindern.

Die Gesundheitspolitik der 1970er bis 1990er Jahre war geprägt von einer Problemanalyse und –beschreibung, die sich auf den Bereich der Ausgaben für die Krankenversorgung und auf das Ziel der Kostendämpfung beschränkte. Die Finanzierung und Bezahlbarkeit des Gesundheitswesens ist zwar ein notwendiger Aspekt, sollte aber nicht das eigentliche Ziel von Gesundheitspolitik sein. Gesundheitspolitik sollte vielmehr Gesundheitsziele mit effizientem Mitteleinsatz in den Bereichen medizinische Prävention, Kuration, Rehabilitation, Pflege und nicht-medizinische Primärprävention verfolgen.

Von einer an Gesundheitszielen orientierten Politik konnte in Deutschland lange Zeit keine Rede sein. Auf der Makroebene der Politik herrschte lange Zeit ein spürbares Defizit an gesundheitspolitischer Expertise. Auf der Mesoebene hatte sich zwischen den Verbänden ein relativ stabiles Machtgefüge mit starkem Einfluss auf die Makroebene herausgebildet, das in der Kostendämpfungspolitik der Regierung die jeweiligen Interessen noch am besten gewahrt sah. Erst in den 1990er-Jahren hat die Regierung damit begonnen, sich unabhängig von Partialinteressen und auf hohem wissenschaftlichem Niveau gesundheitspolitisch durch den SVR Gesundheit beraten zu lassen. Seitdem wird nicht ausschließlich gefragt, wie viel Geld ausgegeben wird, sondern auch wo es bleibt. So unterschiedlich man auch die Gesundheitspolitik der letzten Jahre beurteilen mag, bleibt es eine Tatsache, dass Fragen von Versorgungsstrukturen und Qualität angesprochen werden, die Prävention einen Bedeutungszuwachs erhalten hat und die Rolle des Patienten thematisiert wird. Von einer systematischen Verfolgung rationaler Gesundheitsziele mit effektiven Interventionen kann allerdings noch immer keine Rede sein.

Die folgende, aus dem Jahre 2000 stammende Aussage, gilt daher auch heute noch:

»*Gesundheitspolitik ist nicht der gesetzgeberische Akt eines rational handelnden autonomen Souveräns und kann nicht aus einem Guss sein. (…) Patienten- und bevölkerungsorientierte Ziele sind in der Regel der Übermacht des ökonomischen Imperativs und konfligierender Interessen ausgesetzt. Der Prozess der Umsetzung gestaltet sich daher weit häufiger als Krisenmanagement und 'muddling through' denn als geplante Reformpolitik.*«[509]

## Vertiefung

*Rolf Rosenbrock und Thomas Gerlinger. Gesundheitspolitik. Eine systematische Einführung. 2. Aufl., Dez. 2007.*
*Website Gesundheitspolitik. Bundeszentrale für politische Bildung www.bpb.de/gesundheitspolitik*

---

509 Schwartz et al. 2000, S. 181

## 7.5 Eine kurz gefasste Geschichte des deutschen Gesundheitswesens

Das deutsche Gesundheitswesen befindet sich in ständiger Veränderung. Seit 1977 wurden Dutzende von Gesetzen und eine vierstellige Zahl von Verordnungen und Regelungen verabschiedet. Trotzdem ist ein Ende der Reformbemühungen nicht absehbar. In Expertenkreisen kursiert daher auch das Motto »*nach der Reform ist vor der Reform*«. Für viele Jahre nach dem Start der Gesundheitsreformgesetzgebung Ende der 1970er Jahre galt die Strukturkontinuität als ein herausragendes Charakteristikum des deutschen Gesundheitswesens, ein Sachverhalt, den man auch als Reformresistenz bezeichnen kann und der einen wichtigen Grund für immer weitere Reformanläufe darstellte. Das Gesundheitsstrukturgesetz von 1993 verändert allerdings dieses Szenario und zeigt zusammen mit einigen Folgegesetzen bis weit in das erste Jahrzehnt des neuen Jahrhunderts hinein, dass auch im deutschen Gesundheitswesen bedeutende Strukturbrüche und –veränderungen möglich sind. Die folgenden Ausführungen sollen verdeutlichen, dass die Ursprünge des deutschen Gesundheitswesens 500 bis 1.000 Jahre zurückreichen und auf humanistischen Ideen gründen. Hilfe für Hilfebedürftige und gemeinschaftliche, solidarische Vorsorge für Notlagen sind Leitbilder, die bereits die Anfänge des Gesundheitswesens kennzeichnen und mit einigen Abstrichen bis heute durchgehalten werden. Es gibt durchaus andere Leitbilder, wie z.B. das der Selbstverschuldung, demzufolge z.B. der Alkohol- oder Heroinsüchtige mit Herzinfarkt seine Krankheit selbst verschuldet hat, weswegen er kein Anrecht auf Behandlung auf Kosten der Krankenkasse haben soll. Die folgenden Ausführungen sollen auch dazu dienen, die Merkmale des Gesundheitswesens herauszuarbeiten, die aus sozialer Perspektive erhaltenswert sind oder weiter entwickelt werden sollten.

## 7.5.1 Die Anfänge der Absicherung gegen Krankheitsfolgen im Mittelalter bis zur Industrialisierung

Krankenversorgung wurde im Mittelalter vorwiegend durch kirchliche Einrichtungen (Klöster, Mönchsorden) sichergestellt. Im Vordergrund standen Obdach, Nahrung und geistlicher Beistand, weniger eine medizinische Behandlung. Die ideologischen Wurzeln für das Engagement der Kirche liegen im christlichen Gebot von Solidarität mit Kranken und Bedürftigen. In den christlichen Hospitälern wurden Arme gepflegt, die Reichen ließen sich zu Hause versorgen.

Weltliche Orden wie der Johanniterorden (gegründet anlässlich der Kreuzzüge) beteiligten sich an der Krankenversorgung. Die Städte gewannen ab dem 13. Jahrhundert zunehmend an Bedeutung – wesentlicher Bestandteil der sich darin entwickelnden bürgerlichen Gesellschaft war die Vorstellung einer öffentlichen Verantwortung für die Versorgung ihrer kranken Mitglieder. In der Folge entstand ein öffentliches, städtisches Gesundheitswesen mit Spitälern und Stadtärzten.

Damit waren bereits im Mittelalter Trägerstrukturen für die Einrichtungen des Gesundheitswesens, die bis heute gültig sind: Kirchen und Wohlfahrtsverbände als frei-gemeinnützige Träger auf der einen Seite und öffentliche Träger auf der anderen Seite. Aber auch die zugrunde liegenden Werte haben bis heute Bestand – die kirchliche und die öffentliche Verantwortung (hier: der Städte) für Menschen, die Unterstützung benötigen.

Ein weiteres aus dem Mittelalter stammendes Strukturmerkmal ist die Organisation der Krankenversicherung entlang von Berufen. Zünfte und Innungen sind der Zusammenschluss städtischer Handwerker zur Interessenvertretung, Konkurrenzminderung und Sicherung der wirtschaftlichen Existenz ihrer Mitglieder. Die Mitglieder zahlten in sog. Zunftbüchsen und Gesellenladen ein. Dadurch erwarben sie Anrechte auf Unterstützung bei Krankheit, Gebrechlichkeit, Alter und Tod. Bei Krankheit erhielten sie Geldleistungen zur Kompensation des Lohnausfalls und ggf. die Bezahlung ärztlicher Behandlung bzw. des Aufenthalts in einem Spital.

Die Zünfte erhielten von den Städten in der Regel den Status von Körperschaften mit hoheitlichen Funktionen bezüglich der Regulierung ihres Berufsstandes. Die Berufsausübung war an die Mitgliedschaft in der jeweiligen Zunft gekoppelt, so dass bezüglich der Krankenversicherung eine Zwangsmitgliedschaft bestand. Damit waren bereits im Zunftwesen des Mittelalters folgende konstitutionelle Merkmale der gesetzlichen Krankenversicherung angelegt:

■ Anbindung an ein Arbeitsverhältnis
■ Die soziale Absicherung erfolgt im Rahmen eines Arbeitsverhältnisses.
■ Versicherungspflicht
■ Die Zwangsmitgliedschaft in der Zunft bedingt eine Versicherungspflicht
■ Beitragsfinanzierung
■ Die sozialen Leistungen werden über die Beiträge der Zunftmitglieder finanziert.
■ Solidarausgleich zwischen Gesunden und Kranken
■ Familienversicherung
  Der Leistungskatalog umfasste häufig Leistungen für Ehefrauen und Kinder
■ Selbstverwaltung
  Die Zünfte regelten ihre Angelegenheiten selbst incl. der Beitragshöhe und des Leistungskataloges

Bis zur Einführung der freien Kassenwahl im Jahr 1996 waren die Krankenkassen »zunftmäßig«, also nach Berufen organisiert (mit Ausnahme der Allgemeinen Ortskrankenkassen) und zwar entweder nach Wirtschaftszweigen (Knappschaft, Seekrankenkassen, Innungskrankenkassen), nach Berufsgruppen (Angestellten-Krankenkassen) oder nach einzelnen Betrieben (Betriebskrankenkassen). In den Namen der Krankenkassen bleibt die berufsständische Gliederung jedoch auch heute noch erhalten.

Im *Preußischen Landrecht von 1794* (hwww.smixx.de/ra/Links_F-R/PrALR/pralr.html) erkennt der Preußische Staat seine Verantwortung für die Versorgung Bedürftiger an, ein Grundsatz, der sich im Sozialstaatsgebot der bundesrepublikanischen Verfassung wiederfindet, also der Verpflichtung des Staates zur Daseinsvorsorge für seine Bürger.

Die Zünfte und die Fabrikherren wurden zur sozialen Sicherung ihrer Mitglieder bzw. Arbeiter im Krankheitsfall verpflichtet. Relativ weit entwickelten sich die Knappschaften der Arbeiter im Bergbau, u.a. mit Leistungen, die der heutigen Lohnfortzahlung im Krankheitsfall, der Unfall- und der Hinterbliebenenrente sowie dem mittlerweile abgeschafften Sterbegeld entsprechen. Finanziert wurden die Leistungen der Krankenkassen der Bergleute sowohl durch Beiträge der Bergleute als auch durch Zahlungen der Grubenbesitzer. Die soziale Sicherung der Bergleute ging in spätere allgemeinere Regelungen ein.

Der Beitrag der Arbeitgeber hat eine lange Tradition als Ausdruck der Verantwortung Fürsorgepflicht des Arbeitgebers gegenüber seinen in kranken und in Not Befindenden Untergebenen bzw. Mitarbeitern.

---

**Allgemeines Landrecht für die Preußischen Staaten vom 5. Februar 1794**

*2. Kapitel, 10. Titel Von Armenanstalten, und andern milden Stiftungen*
*Grundsätze.*
*§. 1. Dem Staate kommt es zu, für die Ernährung und Verpflegung derjenigen Bürger zu sorgen, die sich ihren Unterhalt nicht selbst verschaffen, und denselben auch von andern Privatpersonen, welche nach besonderen Gesetzen dazu verpflichtet sind, nicht erhalten können.* [510]

---

510 http://dlib-pr.mpier.mpg.de/m/kleioc/0010/exec/ wrapbooks/ Prozent2254824 Prozent22

Das 18. und 19. Jahrhundert war durch tiefgreifenden sozialen Wandel geprägt. Der Versicherungsschutz wurde schon vor der Schaffung der Sozialgesetze u.a. auf Arbeiter und Dienstboten ausgeweitet. Gemeinden bildeten »Zwangshilfskassen« für Gesellen und Arbeiter sowie kleine Gewerbetriebe als Vorläufer der Allgemeinen Ortskrankenkassen. Bis 1996 waren die AOKs die einzigen Kassen, die für alle Berufsgruppen offen waren.

Im 19. Jahrhundert entstanden die ersten Betriebskrankenkassen, z.B. im Jahr 1836 die BKK Krupp.

Freiwillige, berufsständisch organisierte und nur von den Mitgliedern finanzierte Kassen wurden zumeist allein durch die Mitglieder verwaltet. Bei betrieblichen Kassen, zu deren Finanzierung der Arbeitgeber anteilig beitrug, war er auch Teil der Selbstverwaltung - ein Grundsatz, der sich bis heute erhalten hat. An der Selbstverwaltung der Ersatzkassen sind die Arbeitgeber nicht beteiligt (auch wenn sie den Arbeitgeberbetrag zu entrichten haben).

### 7.5.2 Kaiserreich und Bismarcksche Sozialgesetzgebung

Die soziale Absicherung bei Krankheit bestand trotz der beschriebenen Entwicklung nur für einen Teil der abhängig Beschäftigten und auch diese waren bei länger anhaltender und schwerer Krankheit nur unzureichend vor Verarmung geschützt. 1874 war nur etwa ein Viertel der etwa 8 Millionen Arbeiter versichert.

In der Mitte des 19. Jahrhunderts verschärften sich die sozialen Spannungen, die Arbeiter organisierten sich in der Sozialdemokratischen Partei (Gründung 1869). In dieser Zeit setzten sie ihre Hilfskassen auch für sozialpolitische Ziele ein. Die Politik des 1871 gegründet Deutschen Kaiserreichs hatte zum Ziel, die politische Arbeiterbewegung zu entschärfen und die Arbeiterschaft durch Sozialreformen an das Kaiserreich binden. So wurden mit dem Sozialistengesetz

von 1878 (»Gesetz gegen die gemeingefährlichen Bestrebungen der Sozialdemokratie« www.documentarchiv.de/ksr/soz_ges.html) alle sozialdemokratischen und kommunistischen Vereine – bis hin zu Gesangvereinen – verboten. Auf der anderen Seite kündigte die sog. Kaiserliche Botschaft von 1881 Maßnahmen zur Verbesserung der sozialen Lage der Arbeiterschaft an und zwar bei Krankheit, Betriebsunfällen, Alter und Invalidität.

Auch wenn der Hauptbeweggrund für die Schaffung der Sozialversicherung der Erhalt und die Stabilisierung der Monarchie war, wurden im Folgenden Strukturen geschaffen, die sich in ihren Grundideen und ihren Grundzügen bewährt haben. Insbesondere die Leitidee von Solidarität und Gegenseitigkeit hat sich als ein tragendes Prinzip für eine soziale und leistungsfähige gesundheitliche Versorgung aller Bürger erwiesen.

### Kaiserliche Botschaft vom 17. November 1881

*»Schon im Februar d.J. haben Wir Unsere Überzeugung aussprechen lassen, dass die Heilung der sozialen Schäden nicht ausschließlich im Wege der Repression sozialdemokratischer Ausschreitungen, sondern gleichmäßig auf dem der positiven Förderung des Wohles der Arbeiter zu suchen sei werde. Wir halten es für Unsere Kaiserliche Pflicht (...) den Hilfsbedürftigen größere Sicherheit und Ergiebigkeit des Beistandes, auf den sie Anspruch haben, zu hinterlassen.*

*(...) Ergänzend wird ihm eine Vorlage zur Seite treten, welche sich eine gleichmäßige Organisation des gewerblichen Krankenkassenwesens zur Aufgabe stellt. Aber auch diejenigen, welche durch Alter oder Invalidität erwerbsunfähig werden, haben der Gesamtheit gegenüber begründeten Anspruch auf ein höheres Maß staatlicher Fürsorge, als ihnen bisher hat zu Teil werden können. Für diese Fürsorge die rechten Mittel und Wege zu finden, ist eine schwierige, aber auch eine der höchs-*

*ten Aufgaben jedes Gemeinwesens, welches auf den sittlichen Fundamenten des christlichen Volkslebens steht. Der engere Anschluß an die realen Kräfte dieses Volkslebens und das Zusammenfassen der letzteren in der Form korporativer Genossenschaften unter staatlichem Schutz und staatlicher Förderung werden. Wir hoffen, die Lösung auch von Aufgaben möglich machen, denen die Staatsgewalt allein in gleichem Umfange nicht gewachsen sein würde.«*[511]

Das Krankenversicherungsgesetz von 1883 führte die Versicherungspflicht für Industriearbeiter und Beschäftigte in Handwerks- und sonstigen Gewerbebetrieben bis zu einer bestimmten Einkommenshöhe ein. Die Einkommensgrenze für die Versicherungsberechtigung sollte die besser gestellten Teile der Bevölkerung aus der Versicherung heraushalten.

Während sich die *Mitgliedschaft* in den Innungs- und Betriebskrankenkassen und den Knappschaftskassen nach der Berufszugehörigkeit richtete, dienten die Ortskrankenkassen der jeweiligen Gemeinde als »Auffangkasse« für diejenigen, die über ihren Beruf nicht einer Kasse zugeordnet waren.

Angehörige der nicht versicherungspflichtigen Berufe konnten sich wie zuvor in den freiwilligen Hilfskassen (die den Status von Ersatzkassen erhielten) versichern; dies betraf vor allem Angestellte.

Die *Beiträge* wurden zu zwei Dritteln von den Arbeitnehmern und zu einem Drittel von den Arbeitgebern entrichtet. In der *Selbstverwaltung* waren die Arbeitnehmer und Arbeitgeber im entsprechenden Zahlenverhältnis vertreten.

Der *Leistungskatalog* umfasste ärztliche Behandlung, Arzneimittel, Krankenhausbehandlung, Krankengeld ab dem 4. Tag der Arbeitsunfähigkeit, Wöchnerinnenunterstützung und Sterbegeld. Hinzu kamen freiwillige Zusatzleis-

tungen der Kassen, sog. »Satzungsleistungen«, dies konnte z.B. die *Familienversicherung* sein.

Die entstandenen Kosten rechneten Kassen und Leistungserbringer (z.B. Ärzte) direkt miteinander ab *(Sachleistungsprinzip)*.

Zu den Anfangszeiten der Sozialversicherung war ein eher geringer Anteil der Bevölkerung versichert. Die Ausdehnung erfolgte schrittweise (z.B. auf die Angestellten) und kontinuierlich auf weitere Bevölkerungsgruppen und war erst in den 1970er Jahren abgeschlossen. Der Anteil der Versicherten an der Bevölkerung betrug 1911 ca. 11 Prozent und 1913 ca. 25 Prozent.

1913 wurde das Recht der unterschiedlichen Versicherungszweige in der *Reichsversicherungsordnung* zusammengefasst.

Die Schaffung der Krankenversicherung war Voraussetzung für die folgende Expansion des Gesundheitswesens. Das Versorgungssystem stand erstmals auf einer abgesicherten materiellen Grundlage, die Zahl der Ärzte stieg von 16.000 im Jahr 1885 auf 32.000 im Jahr 1909, die Zahl der Krankenhausbetten stieg von 1877 bis 1913 von 25 auf 69 Betten pro 100.000 Einwohner an.

Ab 1892 durften die Kassen die Zahl der Ärzte für bestimmte Versorgungsbereiche festlegen und mit den (Kassen-) Ärzten Einzelverträge schließen (»selektive Kontrahierung«).

Die Zahl der Ärzte erhöhte sich in den folgenden Jahren stärker als der Bedarf der Kassen, so dass eine zunehmende Zahl von Ärzten ohne Vertrag blieb. Im Jahr 1900 gründete der Arzt Hermann Hartmann den »Schutzverband der Ärzte Deutschlands zur Wahrung ihrer Standesinteressen«, der nach seinem Tod den bis heute gültigen Namen »Hartmannbund- Verband der Ärzte Deutschlands« erhielt. Die Ärzte waren durch ihren berufsständischen Zusammenschluss gut organisiert und führten in den folgenden Jahren Auseinandersetzungen mit den Kassen um Fragen der Vertragsgestaltung und Vergütung, die zu Ärztestreiks und im Jahr 1913

511 http://de.wikipedia.org/wiki/Kaiserliche_Botschaft

einer Einigung im »Berliner Abkommen« führten. Die Kernpunkte des Abkommens lauten:

- gleichberechtigte Beteiligung der Ärzte an der Zulassung (Zulassungsausschuss)
- Einzelverträge nur mit Zustimmung des Vertragsausschusses
- Festlegung einer Verhältniszahlen für die Bedarfsplanung (1 Arzt pro 1.350 Versicherte)

Die Beziehung zwischen den Ärzten in der ambulanten Versorgung und den Krankenkassen wurde somit auf eine neue Grundlage gestellt. Das **Berliner Abkommen** kann man als ersten Schritt in Richtung einer gemeinsamen Selbstverwaltung von Ärzten und Krankenkassen betrachten, an welcher der Staat allerdings noch nicht beteiligt war. Einige der damals festgelegten Strukturmerkmale, wie Vertragsausschuss und Verhältniszahlen, gelten bis heute.

### 7.5.3 Weimarer Zeit und Nationalsozialismus

Die Weiterentwicklung der Sozialversicherung wurde als Aufgabe in die Weimarer Verfassung (Art 161) aufgenommen

---

**Artikel 161**

*Zur Erhaltung der Gesundheit und Arbeitsfähigkeit, zum Schutz der Mutterschaft und zur Vorsorge gegen die wirtschaftlichen Folgen von Alter, Schwäche und Wechselfällen des Lebens schafft das Reich ein umfassendes Versicherungswesen unter maßgebender Mitwirkung der Versicherten.* (www.dhm.de/lemo/html/dokumente/verfassung/index.html)

---

Das Berliner Abkommen war auf 10 Jahre befristet. Die Neuverhandlungen über das im Jahr 1923 auslaufende Abkommen standen unter den Zeichen von Weltwirtschaftskrise und Inflation. Die Krankenkassen litten unter einem chronischen Defizit und unter Zahlungsschwierigkeiten. Dessen ungeachtet forderten die durch den Hartmannbund gut organisierten Ärzte einen regelmäßigen Inflationsausgleich. Die Verhandlungen scheiterten, so dass der Staat sich genötigt sah, das Berliner Abkommen durch eine Notverordnung zu verlängern und dem Abkommen einen gesetzlichen Charakter gab. Ein neu gegründeter »Reichsausschuss für Ärzte und Krankenkassen« sollte die Beziehungen zwischen Ärzten und Kassen verbindlich regeln.

Die Ärzte sahen sich in der Notverordnung benachteiligt, kündigten ihre Verträge mit den Kassen zum 1. Dezember 1923 und traten in einen landesweiten unbefristeten Streik. Kassenpatienten behandelten sie zu der Zeit nur noch gegen Barbezahlung.

Die Krankenkassen gründeten daraufhin Ambulatorien, in denen sie ihre Patienten von angestellten Ärzten behandeln ließen. Der Streik dauerte zwei Monate. Im Ergebnis wurde im Jahr 1923 die Zahl der Vertragsärzte erhöht (durch Senkung der Verhältniszahl für die Bedarfsplanung). Weiterhin wurden die Einzelverträge ersetzt durch das bis heute gültige Prinzip der **Kollektivverträge,** welche im »Reichsausschuss für Ärzte und Krankenkassen« für alle Vertragsärzte geschlossen wurden. Die Die Vertragsärzte wurden vom Hartmannbund vertreten.

Im Jahr 1931 wurden die Kassenärztlichen Vereinigungen als Selbstverwaltungsorgane der Vertragsärzte geschaffen. Ihre Aufgabe bestand und besteht bis heute darin, die Interessen der Vertragsärzte gegenüber den Krankenkassen zu vertreten, die Gesamtsumme der Honorare von den Krankenkassen entgegenzunehmen und sie an die Vertragsärzte entsprechend der jeweils erbrachten Leistungen zu verteilen. Weiterhin sollen sie die Nützlichkeit und Notwendigkeit der Leistungen ärztlicher Tätigkeit sicherstellen. Die Ambulatorien der Ortskrankenkassen erhielten zwar Bestandsschutz, wurden aber praktisch zum Auslaufmodell erklärt. Die neugeregelten Vertragsbeziehungen traten durch Notverordnung des Reichspräsidenten vom 8.

Dezember 1931 in Kraft. Dem Hartmannbund war es somit gelungen, die Verstaatlichung der medizinischen Versorgung abzuwehren. Er musste dafür aber die Einbindung in ein staatliches Reglement mit den Kassenärztlichen Vereinigungen als Körperschaften öffentlichen Rechts akzeptieren, die mit den Krankenkassen auf gleicher Augenhöhe standen.[512]

Folgende Prinzipien, die 1931 in Kraft getreten sind, gelten für die Kassenärztlichen Vereinigungen bis heute:

- Körperschaft öffentlichen Rechts
- Sicherstellungsauftrag für die ambulante ärztliche Versorgung der Kassenmitglieder
- Kollektivverträgen statt Einzelverträge
- Gesamtvergütung (Krankenkassen zahlten Kopfpauschale an KV)
- freie Arztwahl für die Versicherten

Im Nationalsozialismus wurde die Selbstverwaltung abgeschafft und durch das »Führerprinzip« ersetzt. Die Selbstverwaltung, war naturgemäß gewerkschaftlich und sozialdemokratisch ausgerichtet. Angestellte wurden entlassen und durch NSDAP-Mitglieder ersetzt. Eigeneinrichtungen der Kassen wie z.B. Ambulatorien und Selbstabgabestellen für Heilmittel, wurden abgeschafft. Nutznießer war hier vor allem die Ärzteschaft, von der sich ein vergleichsweise hoher Anteil bereits vor 1933 zum Nationalsozialismus bekannte. Das Leistungsrecht wurde teils ausgebaut und die Versicherungspflicht ausgeweitet. Im Vordergrund steht jedoch das Berufsverbot für Ärzte und andere im Gesundheitswesen Tätige, die für eine soziale Orientierung standen und damit einhergehend die Zerschlagung von Versorgungsstrukturen für die Ärmsten und Bedürftigsten.[513]

### 7.5.4  Das Gesundheitswesen der BRD
### 7.5.4.1 Nachkriegszeit und Phase der Expansion bis 1976

In der Bundesrepublik wurde die von den Nationalsozialisten abgeschaffte Selbstverwaltung wiederhergestellt.

Für den Bereich der ambulanten ärztlichen Versorgung erhielten die Kassenärztlichen Vereinigungen mit dem *Gesetz über das Kassenarztrecht von 1955* die Aufgaben, die ihnen 1931 zugesprochen worden waren. Die Bedarfsplanung und Zulassungsbeschränkungen wurden mit dem »Kassenarzturteil« des Bundesverfassungsgerichts gestoppt. Die daraus folgende Niederlassungsfreiheit war Voraussetzung für die Ausweitung der Zahl der in der ambulanten Versorgung tätigen Ärzte in den 1970er und 1980er Jahren (1960: 79.350/1990: 195.254) Weitgehende Konsequenzen hatte auch die Umstellung der Vergütung von der Kopfpauschale auf die Einzelleistung im Jahr 1965.

Die *Krankenhausversorgung* war in den 1950er und 1960er Jahren durch Unterfinanzierung gekennzeichnet. Zur Deckung der entstehenden Kosten waren weder die GKV noch die Gemeinden oder Ländern verpflichtet. Erforderliche Baumaßnahmen und Modernisierung unterblieben. Dies ging einher mit einem Personalmangel im ärztlichen und pflegerischen Bereich.

Im Jahr 1958 leitete der damalige Sozialminister Theodor Blank mit dem »Entwurf für ein Krankenversicherungs-Neuregelungsgesetz« vom 18. Dezember 1958 einen ersten *Versuch einer Gesundheitsreform* ein. Inhalt waren Zuzahlungen für die Patienten (»Patientenselbstbehalte«) für Krankenhausaufenthalt, Arztbesuch und Arzneimittelkonsum, die Einführung einer Pflichtversicherungsgrenze für Arbeiter sowie stärkere staatliche Eingriffsmöglichkeiten in die Beziehung von Krankenkassen und Kassenärztlichen Vereinigungen. Die Reform wurde durch den Widerstand von Gewerkschaften und Ärzteschaft gestoppt.

512 Gerst 2000
513 Leibfried und Tennstedt 1981

Im Jahre 1956 wurden die Rentner als vollwertige Mitglieder in die GKV aufgenommen. Die Finanzierung erfolgte durch die Überweisung eines Anteils des Rentenvolumens von der gesetzlichen Rentenversicherung an die GKV.

Nach einem sechszehnwöchigen Streik der Metallarbeiter in Schleswig-Holstein wurden im Jahr 1957 die Arbeiter mit den Angestellten bei der *Lohnfortzahlung im Krankheitsfall* gleichgestellt – bis dahin erhielten Angestellte eine Fortzahlung ihres Gehalts für sechs Wochen, Arbeiter hingegen nach drei Tagen Karenzzeit ein Krankengeld von 50 Prozent des Grundlohns von ihrer Krankenkasse. Beide Gruppen erhielten von da an bei Krankheit 90 Prozent des Nettoarbeitsentgeltes ab dem ersten Tag der Arbeitsunfähigkeit. Die Unternehmen wurden zu einer Zuzahlung an die GKV verpflichtet. Nicht direkt dem Gesundheitswesen zuzuordnen, aber trotzdem auch aus gesundheitspolitischer Sicht relevant ist die große *Rentenreform* von 1957. Diese hatte zum Ziel, die vorherrschende Altersarmut zu beseitigen. 1957 war Wahljahr, der damalige Wirtschaftsminister Ludwig Erhard hatte das Motto »Wohlstand für alle« (Abbildung 7.5) ausgegeben.

Das durchschnittliche Rentenniveau betrug bis dahin 40 Prozent des Nettoverdienstes. Wichtiger neuer Grundsatz wurde der sog. Generationenvertrag. Die Rente wird seitdem durch die laufenden Einnahmen finanziert, also die von Arbeitnehmern und Arbeitgebern eingezahlten Beiträge und den staatlichen Zuschuss. Die im Erwerbsleben stehende Generation kommt somit für die Rente der Elterngeneration auf. Zu den neuen Grundsätzen gehört die regelmäßige Anpassung der Rente entsprechend der Lohnentwicklung. Die Rente hat damit den Charakter einer Lohnersatzzahlung zur Sicherung des Lebensunterhalts im Alter erhalten. Die regelmäßige Anpassung der Renten sollte die Anbindung an die Lohnentwicklung und den Produktivitätsfortschritt sicherstellen.

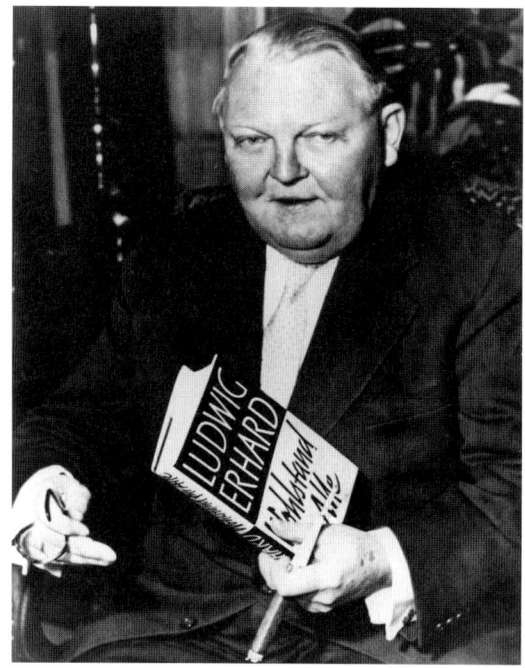

*Abbildung 7.5 1957: Bundeswirtschaftsminister Ludwig Erhard präsentiert sein Buch »Wohlstand für alle«. Bildquelle: Deutsches Historisches Museum, Berlin*

1969 wurde noch von der großen Koalition das Lohnfortzahlungsgesetz verabschiedet, das die Lohnfortzahlung im Krankheitsfall in den ersten sechs Wochen auf die Arbeitgeber übertrug. Dies führte zu einer wesentlichen finanziellen Entlastung der GKV – 1965 betrug der Anteil des Krankengeldes an den Gesamtausgaben noch 25 Prozent, 1975 weniger als 10 Prozent.

Nach dem Scheitern der Gesundheitsreform von 1958 Jahre und fehlender Einigkeit der großen Koalition von CDU und SPD in den Jahren 1966-1969 in Fragen der Sozial- und Gesundheitspolitik, wurde das Gesundheitssystem erst wieder von der *sozialliberalen Koalition von SPD und FDP* (1969-1974) weiter ausgebaut.

Folgende Maßnahmen wurden zur Verbesserung der Gesundheitsversorgung beschlossen:

■ Verbesserung der Einnahmesituation der GKV:

Die Versicherungspflicht- und Beitragsbemessungsgrenze der GKV wurden angehoben und die Möglichkeit des freiwilligen Beitritts eröffnet. Dadurch wurde der Kreis der Versicherten um Personen mit höheren Einkommen und Beitragzahlungen erweitert.

■ Einbezug weiterer Bevölkerungsgruppen in die Versicherungspflicht:
Landwirte 1972, Behinderte in geschützten Einrichtungen 1975, Studenten 1975, Künstler und Publizisten 1981

■ Erweiterung des Leistungskatalogs:
Früherkennung von Krankheiten, Haushaltshilfe bei Krankenhausaufenthalt, Arbeitsbefreiung und Krankengeld bei Erkrankung eines Kindes, zeitlich unbegrenzte Krankenhauspflege

Bereits im Jahr 1968 war Alkoholismus vom Bundessozialgericht als Krankheit anerkannt und somit auf Kosten der GKV zu behandeln.

Der *Krankenhausbereich* wurde durch das Krankenhausfinanzierungsgesetz von 1972 und die Bundespflegesatzverordnung von 1973 grundlegend neu geregelt. Zu den wesentlichen Elementen der Krankenhausreform zählen:

■ Das Selbstkostendeckungsprinip :
Die Krankenhäuser erhielten das Anrecht auf Pflegesätze, mit denen die tatsächlichen Kosten bzw. die eines »wirtschaftlich arbeitenden Krankenhauses« gedeckt wurden

■ Staatliche Krankenhausplanung:
Den Ländern wurde die Aufgabe erteilt, eine die Zahl von Krankenhäusern und Betten gemäß dem Bedarf in einem Krankenhausplan festzulegen und zu finanzieren.

■ Duale Finanzierung:
Finanzierung der laufenden Kosten durch die Krankenversicherung und der Investitionskosten durch das Land.

■ Allgemeiner Pflegesatz:
Der Pflegesatz ergibt sich aus den in einem Jahr anfallenden laufenden Kosten, geteilt durch die Zahl der Pflegetage. Der Pflegesatz ist somit auf den Tag bezogen und für alle Patienten gleich, unabhängig von der Art und Schwere der Erkrankung (»tagesgleicher vollpauschalierter Pflegesatz«).

■ Wahlleistungen:
Leistungen, die über die allgemeinen Krankenhausleistungen hinausgehen, wie Unterbringung in Einbettzimmer und Chefarztbehandlung, werden zwischen Krankenhaus und Patienten gesondert vertraglich vereinbart und berechnet.

Diese Regelungen trugen wesentlich zur Ausweitung und Modernisierung des Krankenhausbereichs in Deutschland bei. Der Anteil der Ausgaben der GKV für die stationäre Versorgung stieg von 25 Prozent im Jahr 1970 auf 30 Prozent im Jahr 1975.

### 7.5.4.2 Die Phase der Kostendämpfungspolitik 1976 bis 1989

Die erste Konjunkturkrise der Bundesrepublik Mitte der 1970er Jahre beendete die Phase des »Wirtschaftswunders« der 1950er und 1960er Jahre, die mit durch anhaltendes Wirtschaftswachstum und Vollbeschäftigung gekennzeichnet war. Wirtschaftskrise und Arbeitslosigkeit führten zu einem grundlegenden Wandel in der Gesundheits- und Sozialpolitik. Der Phase der Expansion des Medizinbetriebes nach dem zweiten Weltkrieg folgte die Phase der Kostendämpfung. Die politisch gewollte Ausweitung und Verbesserung der Gesundheitsversorgung im ambulanten und stationären Bereich hatte – wie nicht anders zu erwarten – zu einem Anstieg der Ausgaben geführt. Dieser Sachverhalt wurde mit dem Begriff »Kostenexplosion« belegt, was ihn als ein unerwartetes und katastrophales Ereignis erscheinen lässt. Auch wenn man den unwissenschaftlichen Begriff seriöser fasst – z.B. als übermäßigen Kostenanstieg – hält er einer wissenschaftlichen Analyse nicht stand und erweist sich als irreführend. Trotzdem bedienten sich alle wesentlichen Akteure dieser »Metapher aus dem pyrotechnischen Bereich«, um damit die eng auf die Ausgaben fokussierte Gesundheitspolitik ab Mitte der 1970er Jahre zu legitimieren.

Wenig Aufmerksamkeit erhielt der Sachverhalt, dass die Regierung eine Reihe von Maßnahmen traf, die zu Einnahmeausfällen in Milliardenhöhe führten. Genannt sei hier nur die Minderung des Beitrags, den die Rentenversicherung an die Krankenversicherung für die Krankenversicherung der Rentner zu überweisen hatte (von 17 auf 11 Prozent) durch das Haushaltsbegleitgesetz von 1976. Diese Entlastung der Rentenkasse erschien der Regierung erforderlich, um im Wahljahr 1976 die Renten erhöhen zu können. Das erste Kostendämpfungsgesetz wurde im Jahr 1977 verabschiedet. Diesem folgten allein bis 1997 45 Gesetze und über 6.800 Einzelbestimmungen und Verordnungen, die im Wesentlichen zum Inhalt hatten, die Leistungsausgaben der GKV zu begrenzen und zwar durch Modifikation der Vergütungssysteme für ambulante und stationäre Behandlung sowie durch Ausweitung und Erhöhung von Zuzahlungen der Versicherten. Strukturen wurden nur verändert, wenn es für die Zwecke der Kostendämpfung erforderlich war. Beispielhaft seien genannt:

- Krankenversicherungs-Kostendämpfungsgesetz 1977
  Arzneimittel-Höchstbeträge, Leistungsbeschränkungen, Ausschluss sog. Bagatell-Arzneimittel aus der Erstattungspflicht, Anbindung der Vergütung für die Kassenärzte an die Grundlohnsumme
- Haushaltsbegleitgesetz 1983
  Aufhebung der Beitragsfreiheit für die Krankenversicherung der Rentner
- Krankenhaus-Neuordnungsgesetz 1984
  prospektive Budgetierung statt retrospektiver Erstattung der Selbstkosten des Krankenhauses, erstmals – auf freiwilliger Basis

- Pauschalen für einige Krankheitsbilder (Vergütung unabhängig von der Verweildauer)
- Gesundheitsreformgesetz 1989
  Negativliste für Medikamente, erhöhte Rezeptgebühr, Einführung der Zuzahlung im zahnärztlichen Bereich

### 7.5.4.3 Das Gesundheitswesen im vereinten Deutschland

Mit der deutschen Einheit vom 3. Oktober 1990 wurden die Rechtsvorschriften für das westdeutsche Gesundheitssystem und damit die Strukturen auf die neuen Bundesländer übertragen. Die Gesundheitspolitik war zunächst schwerpunktmäßig weiterhin auf Kostendämpfung ausgerichtet. Das Gesundheitsstrukturgesetz von 1993 war jedoch etwas weiter angelegt und veränderte historisch gewachsene Strukturen zum ersten Mal in der Geschichte der neueren deutschen Gesundheitspolitik wirklich und rückblickend betrachtet auch mit allen erwünschten und unerwünschten Effekten nachhaltig. Politisch wurde es von einer faktischen großen Koalition von CDU und SPD gegen den Widerstand des damaligen Koalitionspartners der CDU/CSU, der FDP, ausgehandelt (»Lahnstein-Kompromiss«) und kombinierte kurzfristige Einsparungen mit langfristigen Strukturveränderungen.

### Gesundheitsstrukturgesetz 1993 (GSG)

- Sektorale Budgetierung: Einführung von Budgets für die einzelnen Versorgungsbereiche (»Sektoren«: ambulante ärztliche Versorgung, Arzneimittel, Heil- und Hilfsmittel, Krankenhaus), Anbindung an die Einnahmeentwicklung der Krankenkassen. Die ursprünglich vorgesehene zeitliche Befristung wurde für die wichtigsten Bereiche aufgehoben.
- Reform der Krankenhausfinanzierung: Auftrag an das Bundesministerium für Gesundheit, eine grundlegende Reform der Krankenhausfinanzierung vorzubereiten in

Richtung pauschaler statt verweildauerabhängiger Vergütung.

■ freie Kassenwahl für alle Versicherten und Einführung des Wettbewerbs um Versicherte: Versicherte dürfen seit 1. 1. 1996 die Krankenkasse frei wählen, Krankenkassen müssen aufnehmen. Einschränkung: Betriebs- und Innungskrankenkassen durften sich durch Satzungsbeschluss öffnen, mussten aber nicht.

■ Risikostrukturausgleich, um die unterschiedlichen Startchancen für einen funktionierenden Wettbewerb aufgrund von Einkommens- und sozialstrukturellen Unterschieden der Mitglieder der Krankenkassen auszugleichen.

Mit der *Pflegeversicherung* wurde nach jahrzehntelanger Diskussion zum 1. 1. 1995 ein neuer und eigenständiger Zweig in der Sozialversicherung geschaffen.

Die sog. *3. Stufe der Gesundheitsreform* 1997-1998 stellt den Versuch dar, einige grundlegende Merkmale der sozialen Krankenversicherung abzuschaffen. Die meisten dieser Regelungen wurden vor ihrer Umsetzung von der rot-grünen Regierung im Jahr 1999 wieder aufgehoben. So sollte der Leistungskatalog in Basis- und Zusatzleistungen aufgeteilt werden mit entsprechendem Pflichttarif und Wahltarifen. Alle Versicherten sollten die Möglichkeit der Kostenerstattung erhalten, also der privaten Inanspruchnahme und Bezahlung von Behandlung mit anschließender Erstattung der Kosten durch die Krankenkasse – eine Aufhebung des Sachleistungsprinzips. Das Prinzip der jeweils zur Hälfte von Arbeitnehmern und Arbeitgebern getragenen Beiträge wurde durch erhöhte Zuzahlungen für die Versicherten gebrochen. Im Gesetz zur Stärkung der Solidarität in der GKV 1999 setzte die neu gewählte rot-grüne Regierung diese Teile der 3. Stufe der Gesundheitsreform wieder außer Kraft. Eine Reihe der un-

mittelbar vor der Bundestagswahl 1998 von der CDU-FDP getroffenen Regelungen wurden von der neuen Regierung aus SPD und GRÜNEN umgehend wieder rückgängig gemacht – so z.B. bestimmte Leistungsbegrenzungen in der zahnmedizinischen Versorgung und Verschlechterungen des Krankengelds.

**GKV-Gesundheitsreformgesetz 2000 (GKV-GRG 2000)**

Die auf längere Sicht angelegten Reformen der rot-grünen Koalition gingen – soweit bei einer Oppositionsmehrheit im Bundesrat politisch durchsetzbar – in die GKV-Gesundheitsreform 2000 ein. Dazu zählen:

■ Bewertung von Gesundheitstechnologien
Der Bewertung von Behandlungsmaßnahmen und Arzneimitteln wurde ein höherer Stellenwert gegeben mit dem Ziel, unwirksame und umstrittene Arzneimittel aus dem Leistungskatalog der GKV zu streichen bzw. herauszuhalten.

■ Integrierte Versorgungsformen
Die Gestaltungsmöglichkeiten für eine Versorgung über die Sektorgrenzen hinaus wurden erweitert; neue Formen von Verträgen zwischen Krankenkassen und Leistungserbringern wurden ermöglicht.

■ Stärkung der hausärztlichen Versorgung
Die Rolle des Hausarztes als erster Ansprechpartner und Lotse im System wurde durch finanzielle Anreize gestärkt

■ Schaffung einer Positivliste der auf Kosten der GKV verordnungsfähigen Arzneimittel und somit Herausnahme von Medikamenten ohne ausreichenden Nutzenbeleg aus der Erstattung durch die GKV

■ Krankenhausbereich
Neustrukturierung des Entgeltsystems durch ein umfassendes System prospektiver Finanzierung durch DRGs.

Das Gesetz zur Reform des Risikostrukturausgleichs 2001 wurde mit der expliziten Zielsetzung verabschiedet, die Disease Management Programme (DMPs) besser etablieren zu können und die Versorgung von chronisch Kranken zu verbessern. Die Krankenkassen erhalten zusätzliche Zahlungen aus dem Ausgleichsfond, wenn sie sich an DMPs beteiligen und sich ihre Versicherten in die Programme einschreiben. Hierdurch sollte die Entwicklung von sektor- und berufsgruppenübergreifenden Versorgungsmodellen belebt werden. Darüber hinaus handelt es sich um einen Schritt in Richtung eines morbiditätsorientierten Risikostrukturausgleichs.

## GKV-Modernisierungsgesetz 2004 (GMG)

Die nächste größere Reform stellt das zwischen der Regierung und Opposition ausgehandelte »Gesetz zur Modernisierung der gesetzlichen Krankenversicherung« dar. Auch dieses Gesetz ist eine Mischung aus Kostendämpfungspolitik und Strukturveränderungen. Zu Letzteren zählt vor allem die Neuformierung der bereits vorher existierenden Bundesausschüsse Ärzte-Krankenkassen zu einem einzigen »Gemeinsamen Bundesausschuss (G-BA)« und seine Weiterentwicklung zu einer der einflussreichsten Institutionen für die Leistungswirklichkeit in der GKV. Daher rührt auch zu Recht seine Bezeichnung als »kleiner Gesetzgeber«. Auch wenn durch die vorherigen Kostendämpfungs-Gesundheitsreformen die zu den Kernprinzipien der GKV gehörende paritätische Beitragsfinanzierung durch Mitglieder und Arbeitgeber bereits faktisch zu Lasten der Mitglieder und PatientInnen verschoben worden war, wurde sie nun auch normativ aufgehoben. Die Finanzierung einiger ausgelagerter Leistungen (z.B. des Krankengeldes) obliegt ab 2004 allein den Mitgliedern.

■ Zahnersatz: Streichung aus dem Leistungskatalog der GKV, stattdessen obligatorische Satzungsleistung, die von den Versicherten allein, ohne Beteiligung der Arbeitgeber, zu finanzieren ist (Streichung § 30; Änderung §§ 55 und 58 SGB V). Die Finanzierung sollte über einen einkommensunabhängigen für alle Mitglieder gleichen Beitragssatz erfolgen. Den Versicherten wurde die Wahl eingeräumt zwischen einem entsprechenden Angebot ihrer Krankenkasse oder einer Teilversicherung für Zahnersatz bei einer privaten Versicherung.

■ Gesetzlicher Leistungskatalog: vollständig oder weitgehende Streichung von Brillen und Kontaktlinsen (§ 33 SGB V), Fahrtkosten bei ambulanter Behandlung (§ 60 Abs. 1 SGB V), Entbindungsgeld (Art. 8 GMG), Sterilisation (§ 24b SGB V) Arzneimittel, die apothekenpflichtig aber nicht verschreibungspflichtig sind (§ 34 SGB V).

■ Krankengeld: Das Krankengeld bleibt als Leistung der GKV erhalten, soll ab 2006 nicht mehr paritätisch von Arbeitnehmern und Arbeitgebern, sondern nur noch durch die Arbeitnehmer finanziert werden (§ 241a SGB V). Dazu wird der Beitragsanteil der Arbeitnehmer um 0,5 Prozent erhöht.

■ Zuzahlungen: Seit dem 1.1.2004 sind von den Versicherten bei zuzahlungspflichtige Leistungen grundsätzlich 10 Prozent der Kosten zu tragen, mindestens jedoch 5 Euro und höchstens 10 Euro (§ 61 Satz 1 SGB V). Bei Kosten unter 5 Euro ist der volle Preis zu zahlen. Versicherte unter 18 Jahren sind von Zuzahlungen befreit. Darüber hinaus ist seit dem 1.1.2004 pro Quartal bei der Erstinanspruchnahme ambulanter ärztlicher Leistungen eine sogenannte Praxisgebühr in Höhe von 10 Euro zu zahlen (§ 28 Abs. 4 SGB V). Die Zuzahlung bei stationärer Krankenhausbehandlung beträgt 10 Euro je Tag und ist auf 28 Tage im Kalenderjahr begrenzt (§ 39 Abs. 4 SGB V).

■ Für freiwillige Mitglieder wurde den Krankenkassen die Möglichkeit eingeräumt, Elemente der privaten Krankenversicherung einzuführen, wie Kostenerstattung (§ 13 Abs.

2 SGB V), Selbsthalttarife (§ 53 SGB V) und Beitragsrückerstattung (§ 54 SGB V).

- Das Mutterschaftsgeld wird ab dem 1.1.2004 nicht mehr nur über Beiträge, sondern auch aus den allgemeinen Steuermitteln finanziert. Der Bund überweist der GKV hierzu im Jahr 2005 1 Mrd. Euro, 2006 2,5 Mrd. Euro und 2007 4,2 Mrd. Euro (§ 221 SGB V). Zur Gegenfinanzierung wird die Tabaksteuer in den Jahren 2004 bis 2006 schrittweise angehoben.

- Zur Förderung der integrierten Versorgung können in den Jahren 2004 bis 2006 von den Krankenkassen bis zu 1 Prozent der Gesamtvergütungen und Krankenhausbudgets einbehalten und zur Finanzierung von Verträgen zur integrierten Versorgung genutzt werden (§ 140d SGB V).

- Zum 1. 1. 2006 soll eine elektronische Gesundheitskarte die bisherige Versichertenkarte ablösen. Auf der Gesundheitskarte sollen auch medizinische Daten wie Befunde, Diagnosen etc. und Angaben über in Anspruch genommene Leistungen und deren Kosten gespeichert werden (§ 291a SGB V).

- Seit dem 1. 1. 2004 ist eine Beteiligung von Patientenvertretern an den Beratungen der gemeinsamen Selbstverwaltung vorgeschrieben (§ 140f SGB V). Die Vertretung wird durch Organisationen wahrgenommen, die im Rahmen einer Rechtsordnung des BMG zugelassen werden (7.15.2).

## GKV-Wettbewerbsstärkungsgesetz 2007

Als wesentliche Inhalte der derzeit letzten und seit 1993 wohl am meisten und für alle Beteiligten am spürbarsten die Strukturen des deutschen Krankenkassen- und Versorgungswesens verändernden Reformen sind zu nennen:

- Reform des Finanzierungssystems durch Einführung eines vom BMG festgesetzten einheitlichen Beitragssatz im Jahr 2009
- Einrichtung eines Gesundheitsfonds, in den

sämtliche Mitglieds- und Arbeitgeberbeiträge fließen und in Form von Basispauschalen und aufwandsäquivalenten Zuwendungen wieder an die einzelnen Kassen verteilt werden

- Bundeszuschuss u.a. für beitragsfreie Versicherung von Kindern
- Start des morbiditätsorientierten Risikostrukturausgleichs für vorerst 80 relevanten Erkrankungen im Jahr 2009
- Einführung einer Krankenversicherungspflicht für alle Bürger (ab 1. 1. 2009); Rückkehrrecht für Nichtversicherte in die GKV und in die PKV (§ 5 Abs.1 Ziffer13); PKV-Basistarif
- Einführung eines Rechtsanspruches auf Rehabilitation zu Lasten der gesetzlichen Krankenversicherung
- Einführung eines Rechtsanspruches auf häusliche Krankenpflege in Wohngemeinschaften und ähnlichen neuen Wohnformen
- Verbesserung der Palliativmedizin
- Öffnung der Krankenhäuser für die ambulante Behandlung von Menschen, die an schweren oder seltenen Krankheiten leiden
- Impfungen und Kuren werden Pflichtleistungen der gesetzlichen Krankenkassen (bislang sog. »Satzungsleistungen« im Ermessen der jeweiligen Krankenkasse )
- Einführung einer Kosten-Nutzen-Bewertung für Arzneimittel bei der Zulassung
- Einführung des Erfordernisses einer Zweitmeinung für die Verordnung von speziellen, innovativen Arzneimitteln für schwere Erkrankungen
- Einführung erweiterter Möglichkeiten für die Krankenkassen, mit den Herstellern von Arzneimitteln günstigere Preise zu vereinbaren (Rabattverträge)
- Einführung von Wahltarifen, Selbstbehalten und Kostenerstattung
- Schaffung eines Spitzenverbandes Bund (http://www.gkv-spitzenverband.de) zur Ab-

lösung der bisher sieben Spitzenverbände der Krankenkassen

■ Ermöglichung von kassenartenübergreifenden Fusionen sowie der Möglichkeit der Insolvenz einer gesetzlichen Krankenkasse.

### 7.5.5 Zusammenfassung

Krankheit bedeutet nicht nur eine für ihr Auftreten und ihre Intensität unkalkulierbare Störung der körperlichen und seelischen Unversehrtheit. Vielmehr führt sie auch zu Einkommensverlust und zu finanzieller Belastung durch Behandlungskosten. Beide Aspekte beeinträchtigen die Integration der betroffenen Menschen in die Gesellschaft bzw. erschweren ihre Teilhabe am gesellschaftlichen Leben. Die soziale Krankenversicherung verlagert die Risiken von Behandlungskosten und Einkommensverlust auf die Ebene der Gemeinschaft und macht sie dadurch für alle tragbar. Die hier praktizierte Solidarität und Gegenseitigkeit ist ein grundlegendes soziales Prinzip, das heute nicht weniger modern ist als vor 100 oder mehr Jahren. Die Wurzeln der sozialen Krankenversicherung als einer Art Selbsthilfeeinrichtung reichen bis ins Mittelalter. Die Grundstrukturen der heutigen GKV wurden mit der Bismarckschen Sozialgesetzgebung geschaffen. Wesentliche Elemente haben sich trotz mehrerer radikaler Wechsel der politischen Systeme, trotz zweier Weltkriege und mehrerer nationalen wie internationalen Wirtschafts- und Sozialsystemkrisen bis heute für den Schutz vor Krankheit und gegen Krankheitsfolgen fast der gesamten Bevölkerung als stabil und tragfähig erwiesen und stellen einen wesentlichen Beitrag zur sozialen Gerechtigkeit und damit sozialen Stabilität dar.

### Vertiefung

*Mehr Details zur normativen und faktischen Entwicklung des deutschen Gesundheitswesens und Hinweise auf weiterführende Literatur finden sich in den »Meilensteinen der Gesundheitspolitik in Deutschland 1140 bis 2009« (http://forum-gesundheitspolitik.de/meilensteine/index.htm). Dort gibt es auch für die meisten Gesetze nach 1977 materialreiche Dokumentationen der wichtigsten Inputs und des Verlaufs der Entscheidungsprozesse, die vom ersten Referentenentwurf bis zum Gesetz führten.*

## 7.6 Basisdaten des deutschen Gesundheitssystems
### Ausgaben für Gesundheit

Die Ausgaben für Gesundheit betrugen in Deutschland im Jahr 2007 252,8 Milliarden Euro.

Gemessen am Bruttoinlandsprodukt (BIP) als Maß für die Wirtschaftskraft, machen die Gesundheitsausgaben 10,4 Prozent aus. Dieser Anteil schwankt seit Mitte der 1990er Jahre nur gering: 1990 betrug er 8,3 Prozent, 1995 10,1 Prozent, 2003 10,8 Prozent, 2006 bei 10,6 Prozent. Im weltweiten Vergleich liegt Deutschland hinter den USA, der Schweiz und Frankreich an vierter Stelle.

Die Leistungsausgaben der gesetzlichen Krankenkassen betrugen im Jahr 2007 145,4 Milliarden Euro. Ihr Anteil am BIP betrug 2007 6,3 Prozent. Diese Kennziffer bewegt sich seit Mitte der 1970er Jahre in einem Korridor zwischen 5,7 Prozent (1975) und 6,7 Prozent in den Jahren 2002 und 2003.[514]
Ein wachsender Anteil der Gesundheitsausgaben besteht aus zusätzlich von Versicherten oder Patienten eingekauften gesundheitsbezogenen Leistungen (z.B. Individuelle Gesundheitsleistungen, und Wellness-Leistungen).

### Gesundheitsausgaben nach Ausgabenträgern und Leistungsarten

Die gesetzliche Krankenversicherung ist der größte Ausgabenträger im Gesundheitswesen (2007: 57,5 Prozent). Daneben existieren eine Reihe weiterer wichtiger Kostenträger, die in Abbildung 7.7 dargestellt sind. Die Abbildungen

---

514 nach Reiners 2009, S. 20

7.8 und 7.9 stellen die Verteilung der Mittel auf die Ausgabenarten bzw. die Leistungserbringer dar. Die jeweils aktuellen Zahlen sind auf der Website des Statistischen Bundesamts abrufbar (http://tinyurl.com/yavjmcd).

Die Frage, welche Mittel für welche Krankheiten ausgegeben werden, beantwortet eine Aufstellung des Statistischen Bundesamts für das Jahr 2006 (Abbildung 7.10). Gerade für viele ausgabenträchtige Erkrankungen, wie Herz-Kreislauf-Krankheiten und Neubildungen (Krebs), sind die Möglichkeiten der primären nicht-medizinischen Prävention bei weitem nicht ausgeschöpft.

### Das Märchen von der »Kostenexplosion«

Der Begriff »Kostenexplosion« wurde 1974 von Heiner Geißler, dem damaligen Sozial- und Gesundheitsminister des Landes Rheinland-Pfalz und von seinem Referenten und späteren Berliner Gesundheitssenator Ulf Fink geprägt.

Als Kostenexplosion wurden die damals in Relation zum Bruttosozialprodukt überproportional steigenden Ausgaben der gesetzlichen

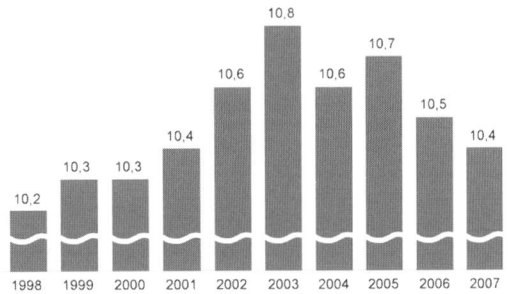

*Abbildung 7.6 Entwicklung der Gesundheitsausgaben, Anteil am Bruttoinlandsprodukt in Prozent*
© *Statistisches Bundesamt 2009*

Krankenversicherung (GKV) bezeichnet. Von 1950 bis 1980 stieg der durchschnittliche Beitragssatz der GKV von 6 Prozent auf 11,4 Prozent.[515] Der stärkste Anstieg erfolgte zwischen 1969 und 1975.[516]

Den Anstieg von knapp 3,4 Prozent im Jahr 1958 auf 4,2 Prozent im Jahr 1972 stellte der Sozialmediziner Hans Schäfer mit einer in den Himmel weisenden Kurve dar (Abbildung 7.11 oben).[517] Der Gesundheitsökonom Hagen Kühn

| Ausgabenträger | Millionen EUR | Anteilig in % |
|---|---|---|
| **Ausgabenträger insgesamt** | **252 751** | |
| Öffentliche Haushalte | 13 077 | 5,2 |
| Gesetzliche Krankenversicherung | 145 360 | 57,5 |
| Soziale Pflegeversicherung | 18 382 | 7,3 |
| Gesetzliche Rentenversicherung | 3 677 | 1,5 |
| Gesetzliche Unfallversicherung | 4 056 | 1,6 |
| Private Krankenversicherung | 23 452 | 9,3 |
| Arbeitgeber | 10 667 | 4,2 |
| Private Haushalte, Private Organisationen ohne Erwerbszweck | 34 079 | 13,5 |

*Abbildung 7.7 Gesundheitsausgaben 2007 nach Ausgabenträgern.*
*Quelle: Statistisches Bundesamt 2009 b. S. 255*

515 Berie und Fink 2003
516 Kühn 1995
517 Schaefer 1973, S. 24

| Leistungsart | Millionen EUR | Anteilig in % |
|---|---|---|
| Gesundheitsausgaben | 252 751 | |
| Investitionen | 8 771 | |
| Laufende Gesundheitsausgaben | 243 981 | |
| Prävention/Gesundheitsschutz | 10 089 | 4,1 |
| Allgemeiner Gesundheitsschutz | 2 080 | 0,9 |
| Gesundheitsförderung | 5 807 | 2,4 |
| Früherkennung von Krankheiten | 1 273 | 0,5 |
| Gutachten und Koordination | 929 | 0,4 |
| Ärztliche Leistungen | 68 928 | 28,3 |
| Grundleistungen | 21 357 | 8,8 |
| Sonderleistungen | 34 508 | 14,1 |
| Laborleistungen | 6 250 | 2,6 |
| Strahlendiagnostische Leistungen | 6 813 | 2,8 |
| Pflegerische/therapeutische Leistungen | 59 640 | 24,4 |
| Pflegerische Leistungen | 45 743 | 18,7 |
| Therapeutische Leistungen | 13 203 | 5,4 |
| Mutterschaftsleistungen | 694 | 0,3 |
| Unterkunft/Verpflegung | 18 591 | 7,6 |
| Waren | 69 338 | 28,4 |
| Arzneimittel | 41 699 | 17,1 |
| Hilfsmittel | 11 338 | 4,6 |
| Zahnersatz | 5 796 | 2,4 |
| Sonstiger medizinischer Bedarf | 10 504 | 4,3 |
| Transporte | 4 229 | 1,7 |
| Verwaltungsleistungen | 13 166 | 5,4 |
| Nachrichtlich | | |
| Ausbildung | 1 435 | |
| Forschung | 2 941 | |
| Ausgleichkrankheits-bedingter Folgen | 15 750 | |
| Einkommensleistungen | 60 344 | |

*Abbildung 7.8: Gesundheitsausgaben nach Ausgabenarten*

| Einrichtung | Millionen EUR | Anteilig in % |
|---|---|---|
| Gesundheitsausgaben | 252 751 | |
| Investitionen | 8 771 | |
| Laufende Gesundheitsausgaben | 243 981 | 100 |
| Gesundheitsschutz | 1 883 | 0,8 |
| Ambulante Einrichtungen | 124 440 | 51,0 |
|    Arztpraxen | 38 438 | 15,8 |
|    Zahnarztpraxen | 16 375 | 6,7 |
|    Praxen sonstiger medizinischer Berufe | 7 494 | 3,1 |
|    Apotheken | 36 359 | 14,9 |
|    Gesundheitshandwerk/-einzelhandel | 16 199 | 6,6 |
|    Ambulante Pflege | 7 935 | 3,3 |
|    Sonstige Einrichtungen | 1 640 | 0,7 |
|    Stationäre/teilstationäre Einrichtungen | 91 772 | 37,6 |
|    Krankenhäuser | 64 646 | 26,5 |
|    Vorsorge-/Rehabilitationseinrichtungen | 7 731 | 3,2 |
|    Stationäre/teilstationäre Pflege | 19 396 | 7,9 |
| Rettungsdienste | 2 676 | 1,1 |
| Verwaltung | 14 673 | 6,0 |
| Sonstige Einrichtungen und private Haushalte | 7 424 | 3,0 |
| Ausland | 1 112 | 0,5 |
| Nachrichtlich | | |
| Ausbildung | 1 435 | |
| Forschung | 2 941 | |
| Ausgleich krankheitsbedingter Folgen | 15 750 | |
| Einkommensleistungen | 60 344 | |

*Abbildung 7.9  Gesundheitsausgaben 2007 nach Einrichtungen/Leistungsbereichen*
*Quelle: Bundesministerium für Gesundheit 2009, 9b*

zeigte bereits 1976 auf, dass der bedrohliche, explosionsartige Eindruck in der Abbildung durch »geschickte« Wahl der Koordinaten zustande kommt – die y-Achse beginnt nicht bei null, der Bereich von 3,2 bis 4,2 wird gestreckt, die Zeitreihe auf der x-Achse ist gestaucht – man spricht hier von einer »dressierten Kurve«. Ohne diese Tricks ergibt das identische Zahlenmaterial ein kaum als dramatisch zu bezeichnendes Bild (Abbildung 7.11 unten).[518]

518 Kühn 1976, S. 181

| Alle Diagnosen | 236.022 |
|---|---|
| I00-I99 Krankheiten des Kreislaufsystems | 35.179 |
| K00-K93 Krankheiten des Verdauungs-systems | 32.651 |
| F00-F99 Psychische und Verhaltensstö-rungen | 26.657 |
| M00-M99 Krankheiten des Muskel-Ske-lett-Systems und des Bindegewebes | 26.631 |
| C00-D48 Neubildungen | 17.107 |
| E00-E90 Endokrine, Ernährungs- und Stoffwechselkrankheiten | 12.627 |
| J00-J99 Krankheiten des Atmungssys-tems | 12.062 |
| G00-G99 Krankheiten des Nervensystems | 11.391 |
| S00-T98 Verletzungen, Vergiftungen und andere Folgen äußerer Ursachen | 11.545 |

*Abbildung 7.10  Krankheitskosten in Mio. Euro für Deutschland nach ICD im Jahr 2006*
*Quelle: Statistisches Bundesamt 2008 c, S. 31*

## Vertiefung

- *Statistisches Bundesamt www.destatis.de → Statistische Jahrbücher, Gesundheitswesen*
- *Gesundheitsberichterstattung des Bundes www. gbe-bund.de*
- *Bundesministerium für Gesundheit www.bmg. bund.de → Statistiken Gesundheit, Statistische Taschenbücher*
- *Das Märchen von der Kostenexplosion. Buch zum Download: http://kurse.fh-regensburg.de/ kurs_20/kursdateien/l/1998maerchen.pdf Website: www.forum-gesundheitspolitik.de/dossier/ index206.htm*
- *Forum Gesundheitspolitik Rubrik Finanzierung und Kosten, Lohnnebenkosten*
- *Webseite: www.forum-gesundheitspolitik.de/dossier/index206.htm*

## 7.7  Die Krankenversicherung

Das System der finanziellen Absicherung im Krankheitsfall ist zweigliedrig. Etwa 85 Prozent

der Bevölkerung gehörten Ende August 2009 einer von 187 Krankenkassen an. Diese bilden gemeinsam die »Solidargemeinschaft« (§ 1 SGB V) der gesetzlichen Krankenversicherung. Seit 1993 stehen die Krankenkassen jedoch zunehmend und politisch gewollt im Wettbewerb. Diese Spannung setzt sich im SGB V durch das Nebeneinander von Vorschriften oder Möglichkeiten fort, »gemeinsam und einheitlich« zu handeln sowie wettbewerblich selektive Leistungsverträge abzuschließen und anzubieten.

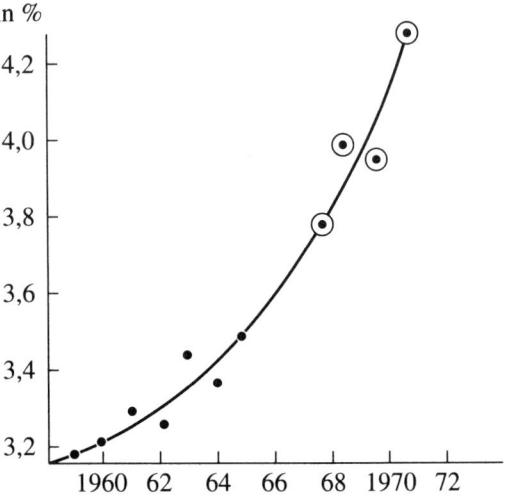

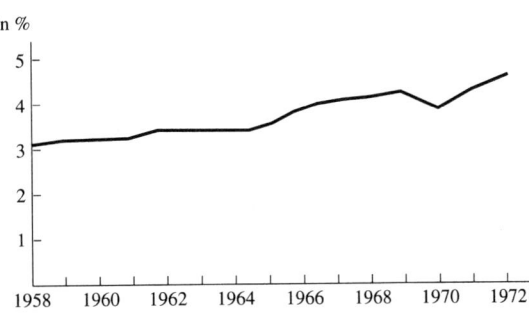

*Abbildung 7.11  Ausgabenentwicklung der GKV in Prozent des Bruttosozialprodukts 1958-1972 – der selbe Sachverhalt, unterschiedliche Darstellung.*
*Quelle: Kühn 1976, S. 181*

Rechtliche Grundlage für das Handeln der gesetzlichen Krankenversicherung sind das SGB V und bei sachlicher Notwendigkeit auch das SGB IX (Rehabilitation), das SGB IV (gemeinsame Vorschriften der Sozialversicherungsträger, Organisationsfragen) und das SGB X (Sozialverwaltungsverfahren und Sozialdatenschutz). Die gesetzlichen Krankenkassen und die privaten Krankenversicherungen sind praktisch auch Träger der sozialen Pflegeversicherung (§ 1 Abs. 3 SGB XI: »*Träger der sozialen Pflegeversicherung sind die Pflegekassen; ihre Aufgaben werden von den Krankenkassen wahrgenommen.*«) und haben identische Organe (z.B. Selbstverwaltung) (§ 46 Abs. 2 SGB XI). Krankenkassen sind Körperschaften öffentlichen Rechts, nehmen somit öffentliche Aufgaben wahr und sind dem Gemeinwohl verpflichtet. Etwa 9 Prozent der Bevölkerung sind Mitglied einer privaten Krankenversicherung. Dabei handelt es sich um Wirtschaftsunternehmen, für die das Versicherungsvertragsgesetz (www.gesetze-im-internet.de/vvg) maßgebend ist.

### 7.7.1  Die gesetzliche Krankenversicherung

Die gesetzliche Krankenversicherung beruht auf Prinzipien der Gegenseitigkeit und Unterstützung in Notlagen. Bereits im Mittelalter entwickelten Menschen Systeme gemeinschaftlicher Vorsorge für existenzbedrohende Notfälle, z.B. im Rahmen des handwerklichen Zunftwesens. Die Sozialgesetze der Bismarck-Ära setzten an diesen Traditionen an und stellten die gewachsenen Strukturen auf eine neue Grundlage. Ungeachtet stets notwendiger Anpassungen hat sich die soziale Krankenversicherung als ein System gemeinsamer und solidarischer Vor- und Fürsorge in seinen Grundsätzen dauerhaft bewährt. Wesentliche Elemente sind der niedrigschwellige Zugang, Beiträge entsprechend der Zahlungsfähigkeit bei Anrecht auf alle notwendigen Leistungen entsprechend dem Bedarf.

### Grundprinzipien

### Sozialstaatsprinzip

Die soziale Sicherung im Falle von Krankheit ist eingebettet in das Sozialstaatsprinzip. Das Sozialstaatsprinzip ist im Grundgesetz verankert und gehört zu den wenigen Bestandteilen der verfassungsmäßigen Ordnung, die nach Art 79 Abs. 3 GG nicht geändert werden können.

### Grundgesetz

- Artikel 1: Die Würde des Menschen ist unantastbar. Sie zu achten und zu schützen ist Verpflichtung aller staatlichen Gewalt.
- Artikel 20: Die Bundesrepublik Deutschland ist ein demokratischer und sozialer Bundesstaat.
- Artikel 28: Die verfassungsmäßige Ordnung in den Ländern muss den Grundsätzen des republikanischen, demokratischen und sozialen Rechtsstaates im Sinne dieses Grundgesetzes entsprechen.

Die Sicherstellung sozialer Gerechtigkeit, der Voraussetzungen für ein menschenwürdiges Dasein und der gleichberechtigten Teilhabe an der Gesellschaft, sind somit essentieller Bestandteil der Aufgaben des Staates. Diese staatliche Verpflichtung zur Daseinsvorsorge bezieht sich auch auf den Krankheitsfall. Die Versorgung im Sinne dieser Prinzipien ist entsprechend des Bedarfs und unabhängig von der Zahlungsfähigkeit des Individuums zu gestalten.

Der Sozialstaat mit seinen Prinzipien der sozialen Gerechtigkeit und der sozialen Sicherheit sind Ausdruck einer grundlegenden Wertehaltung der Gesellschaft. Die Sozialgesetze sind ein wesentlicher Teil der Verwirklichung dieser Werte.

### Sozialgesetzbuch I

*§ 1 Das Recht des Sozialgesetzbuchs soll zur Verwirklichung sozialer Gerechtigkeit und sozialer Sicherheit Sozialleistungen einschließlich sozialer und er-*

*zieherischer Hilfen gestalten. Es soll dazu beitragen,*
- *ein menschenwürdiges Dasein zu sichern,*
- *gleiche Voraussetzungen für die freie Entfaltung der Persönlichkeit, insbesondere auch für junge Menschen, zu schaffen,*
- *die Familie zu schützen und zu fördern,*
- *den Erwerb des Lebensunterhalts durch eine frei gewählte Tätigkeit zu ermöglichen und*
- *besondere Belastungen des Lebens, auch durch Hilfe zur Selbsthilfe, abzuwenden oder auszugleichen.*

*§ 4 Jeder hat im Rahmen dieses Gesetzbuchs ein Recht auf Zugang zur Sozialversicherung.*

*Wer in der Sozialversicherung versichert ist, hat im Rahmen der gesetzlichen Kranken-, Pflege-, Unfall- und Rentenversicherung einschließlich der Alterssicherung der Landwirte ein Recht auf*
- *die notwendigen Maßnahmen zum Schutz, zur Erhaltung, zur Besserung und zur Wiederherstellung der Gesundheit und der Leistungsfähigkeit und*
- *wirtschaftliche Sicherung bei Krankheit, Mutterschaft, Minderung der Erwerbsfähigkeit und Alter.*

## Solidarprinzip

Ein konstituierendes Merkmal der sozialen Krankenversicherung ist das Solidarprinzip.

*»Wir brauchen mehr als Bilanzen und Shareholder-Value, mehr als Gewinn- und Verlustrechnungen. Das nennen Christen Nächstenliebe. Das nennt die Arbeiterbewegung Solidarität. Das nennt Martin Luther King Compassion. Dafür gibt es die unterschiedlichsten Begriffe. Und ich nenne das den Mörtel, der das Haus zusammenhält, damit es den Sturm übersteht. Und davon ist bei uns viel zu wenig vorhanden.«* Johannes Rau[519]

Das Wort »solidarisch« stammt aus dem Lateinischen bzw. dem Französischen und bedeutet

»gemeinsam; miteinander übereinstimmend, für einander einstehend, eng verbunden«.[520] Die Mitglieder der sozialen Krankenversicherung bilden eine Gemeinschaft, in der im Krankheitsfall jeder für den anderen einsteht – daher der Begriff »Solidargemeinschaft«. Auf die im Leistungskatalog festgelegten Leistungen besteht für alle Mitglieder ein Rechtsanspruch, wenn die Voraussetzungen erfüllt sind, im Wesentlichen also im Krankheitsfall. Die sozialen Rechte sind in allgemeiner Form im SGB I (§§ 3 bis 10) sowie als Leistungsanspruch in SGB V (u.a. §§ 1,2, und 11) festgehalten. Das Solidarprinzip zeigt sich in der Beitragserhebung und in der Umverteilung von Behandlungskosten.

Der *Solidarausgleich zwischen höheren und niedrigeren Einkommen* folgt daraus, dass derjenige, der mehr verdient, einen höheren Beitrag in die Kasse der Solidargemeinschaft einzahlt. Der Beitrag wird als prozentualer Anteil vom beitragspflichtigen Einkommen berechnet. Eine Einschränkung erfährt das Solidarprinzip durch die Beitragsbemessungsgrenze – dies ist der Höchstbetrag, bis zu dem die beitragspflichtigen Einnahmen zur Berechnung des Beitrags zugrunde gelegt werden. Der darüber liegende Teil bleibt bei der Beitragsberechnung unberücksichtigt. Die Festlegung einer Beitragsbemessungsgrenze bedingt eine degressive Beitragsstruktur: Je höher die Einnahmen über der Grenze liegen, desto niedriger wird der prozentuale Beitragssatz. Im Jahr 2009 beträgt die Beitragsbemessungsgrenze 3.675 Euro monatlich. Der Leistungsanspruch wird lediglich durch den Bedarf definiert und nicht durch die Höhe des gezahlten Beitrags. Umfang und Güte der Behandlung sollen unabhängig von der Zahlungsfähigkeit des Kranken sein. Da die Morbiditätsrisiken mit der Höhe des Einkommens sinken, kommt es hier zu einer zusätzlichen Umverteilung von Versicherten

---

519 http://de.wikiquote.org/wiki/Solidarit ProzentC3 ProzentA4t

520 Duden 1997, S. 681

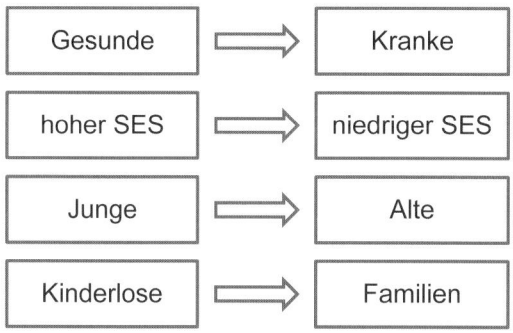

*Abbildung 7.12 Der Solidarausgleich in der GKV*

mit durchschnittlich niedrigerem zu höherem Morbiditätsrisiko.

Wer gesund ist, zahlt Beiträge ohne Leistungen der Krankenbehandlung in Anspruch zu nehmen. Dies bedeutet einen *Solidarausgleich zwischen Gesunden und Kranken*. Das Ausmaß der Umverteilung ist erheblich. Bei der Gmünder Ersatzkasse entfielen im Jahr 2001 92 Prozent der Leistungsausgaben auf 20 Prozent der Versicherten. 5 Promille der Versicherten verursachten 20 Prozent der Ausgaben. Dem standen 17 Prozent der Versicherten gegenüber, die keine Leistungen beanspruchten (Abbildung 7.13).

Krebs, Herz-Kreislauf-Krankheiten und psychische Störungen sind die häufigsten Diagnosen der »Hochnutzer«.

Mit zunehmendem Alter steigen die durchschnittlichen Leistungsausgaben. Daher findet hier ein *Solidarausgleich zwischen Jungen*

*und Alten* statt. Dieser Solidarausgleich zwischen Alten und Jungen bedeutet auch einen Ausgleich zwischen gesunden und kranken alten Menschen sowie zwischen alten Menschen mit hohem und niedrigem Einkommen, denn gesunde Alte mit hoher Rente zahlen mehr ein als sie beanspruchen, sind also Nettozahler.[521]

Praxisgebühr sowie Zuzahlungen für Arznei-, Heil und Hilfsmittel schränken den Solidarausgleich ein, weil hier allein die Kranken belastet werden. Ein dem Gesichtspunkt des sozialen Ausgleichs gegenläufiger Effekt der Zuzahlung ist weiterhin ein Rückgang der Arztkontakte vor allem bei Personen der unteren sozialen Schichten, bei chronisch Kranken und bei Menschen mit schlechtem Gesundheitszustand.[522]

Da Frauen (u.a. wegen ihrer höheren Lebenserwartung) höhere Behandlungskosten verursachen als Männer, kommt es auch zu einem Solidarausgleich zwischen Männern und Frauen.

Familienangehörige ohne beitragspflichtiges Einkommen (Kinder und nicht erwerbstätige Ehepartner) genießen über das pflichtversicherte Familienmitglied den vollen Versicherungsschutz – ohne formal Mitglied der GKV zu sein.

Dieser *Solidarausgleich zwischen Ledigen und Familien* bedeutet für die Ledigen, dass sie die Krankheitskosten für die mitversicherten Familienangehörigen durch ihre Beiträge mitfinanzieren. In Westdeutschland waren im Jahr 2000 ca. 30 Prozent und in Ostdeutschland ca. 20 Prozent der Versicherten beitragsfrei mit-

| 17 Prozent | der Versicherten verursachen | | keine Kosten | |
|---|---|---|---|---|
| 50 Prozent | der Versicherten verursachen | 1 Prozent | der Kosten | Ø 69 € |
| 80 Prozent | der Versicherten verursachen | 8 Prozent | der Kosten | bis 543 € |
| 20 Prozent | der Versicherten verursachen | 92 Prozent | der Kosten | |
| 0,5 Prozent | der Versicherten verursachen | 20 Prozent | der Kosten | 21.074 € >>»Hochnutzer« |

*Abbildung 7.13 Anteil der Versicherten am Anteil der Ausgaben. Quelle: GEK Gesundheitsreport 2003, S. 95*

521 Simon 2008, S. 72 f.
522 Reiners und Schnee 2007

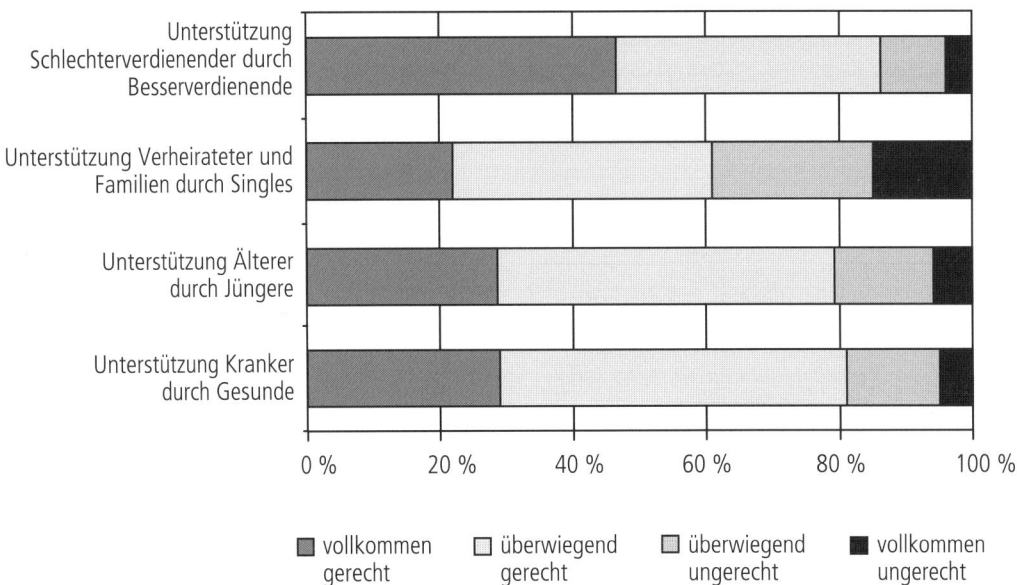

*Abbildung 7.14  Von Versicherten wahrgenommene Gerechtigkeit der einzelnen Umverteilungsfunktionen des Solidarprinzips. Quelle: Marstedt 2002, S.220*

versicherte Familienangehörige, die knapp ein Fünftel der Leistungsausgaben verursachten.[521]

Der hier dargelegte Solidarausgleich genießt in der Bevölkerung eine hohe Wertschätzung. Die Prinzipien »Gesunde unterstützen Kranke«, »Junge unterstützen Alte«. »Besserverdienende unterstützen Schlechterverdienende« sowie »Alleinstehende unterstützen Familien« wird von einer großen Mehrheit als vollkommen bzw. überwiegend gerecht bewertet (Abbildung 7.14). 59 Prozent der Befragten stimmt allen vier Umverteilungsmechanismen zu – die Einigkeit erstreckt sich über die Parteigrenzen hinaus.[523]

### Subsidiaritätsprinzip

Subsidiarität (lat. subsidere: zurücktreten, nachrangig sein) bezeichnet ein gesellschaftspolitisches Prinzip, nach dem übergeordnete gesellschaftliche Einrichtungen – insbesondere der Staat – nur solche Aufgaben übernehmen

sollen, zu deren Wahrnehmung untergeordnete Einheiten nicht in der Lage sind.[524] Das Subsidiaritätsprinzip ist Teil der katholischen Soziallehre und gründet insbesondere auf die Sozialenzyklika von Papst Pius XI. aus dem Jahr 1931 (http://de.wikipedia.org/wiki/Quadragesimo_anno). Benötigt ein Mensch Hilfe, ist demzufolge zuerst dieser selbst zuständig, dann der Partner und die Familie und – bei Überforderung – im nächsten Schritt die (Versicherten-)Gemeinschaft. An letzter Stelle steht die Solidargemeinschaft der Staatsbürger, d.h. der Staat (Abbildung 7.15). Das Prinzip der Subsidiarität gilt beispielsweise für Leistungen der Sozialhilfe, auf die ein Anspruch erst nach Anrechnung von Ersparnissen und Vermögenswerten sowie nach Rückgriff auf das Einkommen von Angehörigen besteht.

Subsidiarität und Solidarität stellen keine Gegensätze dar. So erweitern beispielsweise die

---

523 Marstedt 2008

524 Duden 1997, S. 780

Leistungen der sozialen Pflegeversicherung die Möglichkeiten von Familien, pflegebedürftige Angehörige in häuslicher Umgebung zu versorgen.

## Bedarfsdeckungsprinzip

Grundsätzlich deckt die soziale Krankenversicherung den gesamten Behandlungsbedarf ihrer Mitglieder im Sinne einer Vollversicherung ab. Dies wird als Bedarfsdeckungsprinzip bezeichnet. Allgemein gesprochen haben die Versicherten Anrecht auf Leistungen, die »ausreichend, zweckmäßig und wirtschaftlich« sind »und das Maß des Notwendigen nicht überschreiten« (§ 12 SGB V). Diese abstrakten Vorgaben umzusetzen, ist Aufgabe des Gemeinsamen Bundesausschusses. Dieses Gremium konkretisiert somit den Leistungskatalog der GKV (§§ 91 ff. SGB V). Jeder Versicherte hat im Bedarfsfall ein Anrecht auch auf sehr teure Leistungen und ist dadurch vor den finanziellen Folgen von Krankheit weitgehend geschützt, anders als in den USA, einem Land ohne soziale Krankenversicherung – hier sind persönliche Insolvenzen (»personal bankruptcy«) in 17 bis 54 Prozent der Fälle durch privat zu erbringende Behandlungskosten verursacht.[525]

## Sachleistungsprinzip

Eine Sachleistung ist eine nicht in Geld bestehende Leistung.[526] Die gesetzliche Krankenkasse »schuldet« dem Versicherten die Leistungen »in der Sache« als Sach- oder Dienstleistung, daher der Begriff »Sachleistungsprinzip«. Sie hat die Behandlung in der ambulanten Praxis oder im Krankenhaus »in Natur« zu gewähren, daher auch der Begriff »Naturalleistungsprinzip«. Der Versicherte bestätigt dem Leistungserbringer seine Mitgliedschaft in der Krankenkasse durch Vorlegen der Versichertenkarte. Damit sind die Voraussetzungen dafür erfüllt, dass er alle Leistungen im Rahmen des Bedarfsdeckungsprin-

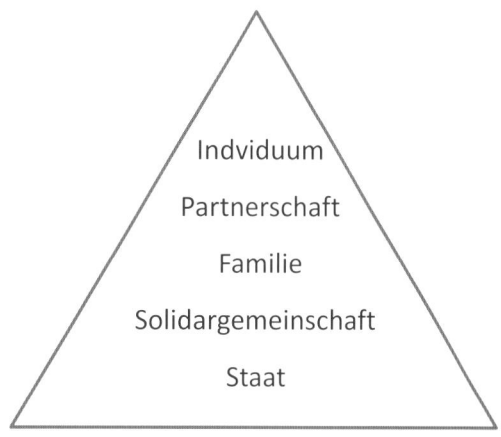

*Abbildung 7.15 Subsidiarität*

zips erhalten kann. Eine Rechnung erhält der Patient nicht. Die Leistungserbringer erhalten ihre Vergütung von den Krankenkassen. Krankenkassen und Leistungserbringer (z.B. Arzt, Krankenhaus) stehen in einem Vertragsverhältnis, das u.a. im Vierten Kapitel des SGB V geregelt ist.

Für den Versicherten ist das Sachleistungsprinzip aus mehreren Gründen günstig. Er braucht keine Rechnungen zu bezahlen, muss also nicht über Rücklagen verfügen, um hohe Rechnungen bezahlen zu können. Da er keine Rechnung erhält, entfällt möglicher Streit mit dem Arzt über die Abrechnung von Leistungen. Als Nachteil kann die fehlende Transparenz angesehen werden – der Versicherte weiß nicht, welche Leistungen der Arzt gegenüber der Krankenkasse abrechnet.

Eine eher polemische Kritik am Sachleistungsprinzip unterstellt, dass der Arztbesuch dem Einkauf in einem Supermarkt ohne Kasse entsprechen würde. Abgesehen davon, dass die Kritiker empirische Belege für diese Annahme schuldig bleiben, unterstellen sie, dass die Inanspruchnahme von Leistungen eine Bereicherung und einen Genuss darstellen würden, was jedoch in Anbetracht der Natur medizinischer Interventionen wohl eher nicht der Fall ist.

---

525 Dranove und. Millenson 2006
526 Duden 2001, S. 1339

## Selbstverwaltungsprinzip

Das Selbstverwaltungsprinzip zählt zu den weiteren Gründungsprinzipien der GKV. Die gesetzlichen Krankenkassen sind seit der Bismarckschen Sozialversicherungs-Gesetzgebung weder rein staatliche Verwaltungseinrichtungen noch staatliche oder private Wirtschaftsunternehmen, sondern »*rechtsfähige Körperschaften des öffentlichen Rechtes mit Selbstverwaltung*« (§ 29 Abs. 1 SGB IV), die »*im Rahmen des Gesetzes und des sonstigen für sie maßgebenden Rechts ihre Aufgaben in eigener Verantwortung (erfüllen)*« (§ 29 Abs. 3 SGB IV). Krankenkassen sind damit dem Gemeinwohl verpflichtet und sollen von daher auch wichtige Ziele als »Solidargemeinschaft« (§ 1 SGB V) verfolgen.

Die Selbstverwaltung wird in der Regel von Versicherten und Arbeitgebern ausgeübt, deren Verhältnis historisch und je nach Kassenart variieren kann. Selbstverwaltung soll damit zwei für die Existenz, Stabilität und Leistungsfähigkeit der GKV und anderer Sozialversicherungsträger und damit die der gesamten Gesellschaft wichtigen Funktionen erfüllen: Erstens soll sie die Legitimation der gesetzlichen Krankenkassen erhöhen und zweitens soll sie für die größtmögliche Bedarfs- und Bedürfnisnähe der angebotenen Leistungen sorgen und damit sowohl die Wirksamkeit als auch die Wirtschaftlichkeit verbessern.

Deswegen sollen die ehrenamtlichen Vertreter der Versicherten und Arbeitgeber in regelmäßigen Abständen (aktuell im Abstand von 6 Jahren) von ihren jeweiligen sozialen Gruppen in so genannten Sozialwahlen gewählt werden. Sie bildeten in der GKV und in anderen Sozialversicherungsträgern als Organ die Vertreterversammlung. Das aktuelle Organ der Selbstverwaltung in der GKV ist der Verwaltungsrat.

## Soziale Selbstverwaltung – Fiktion oder Chance?

»*Die Selbstverwaltung ist geeignet, durch Partizipation die Legitimationslücke zu schließen, die notwendigerweise mit einem zunehmenden staatlich-bürokratischen Einfluss entsteht; (sie ist geeignet) eine gleichberechtigte Inanspruchnahme herzustellen, indem sie die Interessen benachteiligter Gruppen wahrt (und sie ist in der Lage), eine Bedürfnisorientierung der sozialstaatlichen Leistungssysteme gegen die Eigeninteressen der Experto- und Technokratie durchzusetzen, indem sie die Bedürfnisse der Leistungsempfänger feststellt und vermittelt.*«[527]

Zu den Aufgaben des Verwaltungsrates gehören insbesondere, die Satzung und sonstiges Recht der Krankenkasse zu beschließen, den hauptamtlichen Vorstand bzw. das Management zu wählen und zu kontrollieren sowie »*alle Entscheidungen zu treffen, die für die Krankenkasse von grundsätzlicher Bedeutung sind*« (§ 197 Abs. 1 SGB V). Um diese Aufgaben erfüllen zu können, führt das Gesetz eine Fülle von Berichts- und Prüfmöglichkeiten ein.

Das Körperschafts- und Selbstverwaltungsprinzip wurde auch bei der Gründung der Kassenärztlichen Vereinigungen als kollektive Organisationen der niedergelassenen Ärzteschaft zu Beginn der 1930er Jahre übernommen und bis heute beibehalten (http://www.kbv.de).

Trotz der normativ umfangreichen Möglichkeiten der Selbstverwaltung weist ihre Tätigkeit seit Jahrzehnten zahlreiche Funktionsdefizite auf, die auch durch Reformen, wie zuletzt im Jahr 1993, nicht behoben werden konnten. Im jüngsten wissenschaftlichen Gutachten über die Selbstverwaltung[528] wurden insbesondere die mangelnde Legitimation der Selbstverwaltung durch Urwahlen (es gibt die gesetzliche Möglich-

---

527 von Ferber 1975, S.101
528 Braun et al. 2009

keit, Urwahlen durch so genannte Friedenswahlen ohne Wahlakt zu ersetzen), die Dominanz von Verbandsvertretern und damit von Verbandsinteressen, die ungenügende Repräsentation der verschiedenen Versicherteninteressen in der Selbstverwaltung, die Qualifikationsdefizite der Selbstverwalter und die u.a. darauf beruhende geringe Initiativkraft der Selbstverwaltung analysiert und gezielte radikale Reformschritte entwickelt. Die praktische Wirkung der Analyse und Reformvorschläge ist aber ebenso wie in der Vergangenheit gering.

Auf der Seite der Leistungserbringer spielen innerhalb der durch selbstverwaltete körperschaftliche Einrichtungen bestimmten korporatistischen Aushandlungs- und Steuerungsprozesse auch noch die Landesärztekammern (z.B. www.blaek.de), die Bundesärztekammer (BÄK www.baek.de) und die Deutsche Krankenhausgesellschaft (DKG www.dkgev.de) eine wichtige Rolle, auch wenn BÄK und DKG keine Körperschaften öffentlichen Rechts sind.

Kassenärztliche Vereinigungen und gesetzliche Krankenkassen sind Vertragspartner im Bereich der ambulanten medizinischen Versorgung der Versicherten. Die Kollektivverträge sind für alle niedergelassenen Ärzte verbindlich und regeln u.a. die Gesamtvergütung. Mittlerweile können aber auch Direktverträge zwischen Ärzten oder auch Anbietergemeinschaften und einzelnen oder mehreren Krankenkassen geschlossen werden.

Die gesetzliche Grundlage der Landesärztekammern sind die Heilberufegesetze der Länder. Als Aufgaben werden darin insbesondere die Vertretung der ärztlichen Belange genannt, eine berufsständische Aufgabe, die eigentlich Sache der Berufsverbände ist, sowie die Überwachung der Erfüllung der ärztlichen Berufspflichten, was wiederum eine öffentliche Aufgabe darstellt. Hier schafft das Gesetz einen nicht auflösbaren Zielkonflikt, den die Ärztekammern in der Regel zugunsten der Standesinteressen lösen.

## Versicherungspflicht

Seit dem 1. April 2007 besteht Versicherungspflicht und damit Versicherungsschutz für alle Bürger. Im Oktober 2009 waren 70.004.545 Bürger in der GKV versichert, davon 51.909.233 als Mitglied.[529] Legt man den Bevölkerungsstand (31.12.2008) von 82.002.400 zugrunde, sind gut 85 Prozent der Bevölkerung in der GKV versichert.

Grundsätzlich müssen alle Bürger einer gesetzlichen Krankenkasse beitreten, wenn sie als Arbeiter, Angestellte oder Auszubildende ein abhängiges Beschäftigungsverhältnis aufnehmen (§ 5 SGB V).

Die Versicherungspflicht schließt weiterhin ein:

- Bezieher von Arbeitslosen- und Unterhaltsgeld
- Künstler, Publizisten, Landwirte
- Teilnehmer an berufsfördernden Maßnahmen
- behinderte Menschen in Werkstätten für Behinderte
- Studenten bis zur Vollendung des 30. Lebensjahres oder bis zum 14. Fachsemester
- Rentner, wenn sie 90 Prozent der zweiten Hälfte ihrer Berufstätigkeit Mitglied einer gesetzlichen Krankenkasse waren,
- Personen, die keinen anderweitigen Anspruch auf Absicherung im Krankheitsfall haben

Ausgenommen von der Versicherungspflicht in der GKV sind Selbständige, Beamte und Zeitsoldaten (§ 6 SGB V). Personen, die mit ihrem Einkommen die Versicherungspflichtgrenze überschreiten (2009 4.050 Euro monatlich), können in die Private Krankenversicherung wechseln oder als freiwillig Versicherte (§ 9 SGB V) in der gesetzlichen Krankenkasse verbleiben. Den Ausschlag für die Entscheidung dürfte zumeist die

---

529 Statistiken zur gesetzlichen Krankenversicherung. Mitglieder, mitversicherte Angehörige, Beitragssätze und Krankenstand für Januar bis August 2009 http://tinyurl.com/ye46rrh

Höhe des aktuellen Beitrags geben. Junge und gesunde Menschen sind versicherungstechnisch gesehen »gute Risiken« und zahlen in der PKV vergleichsweise niedrige Prämien. Ältere und kranke Menschen (»schlechte Risiken«) sowie Kinderreiche würden in der PKV einen höheren Beitrag bezahlen und entscheiden sich zumeist für die gesetzliche Krankenversicherung. Die Möglichkeit der freiwilligen Versicherung führt daher zu einer Risikoselektion zu Ungunsten der gesetzlichen Krankenversicherung.

### Versicherungspflichtgrenze

Die Versicherungspflichtgrenze bezeichnet das jährliche Bruttoeinkommen eines Arbeitnehmers, bis zu dem in der gesetzlichen Krankenversicherung Versicherungspflicht besteht (§ 6 Abs. 6 SGB V).

Unterschieden wird zwischen Mitgliedern und Versicherten. Mitglieder sind eine Teilmenge der Versicherten und zwar diejenigen Personen, die aufgrund abhängiger Beschäftigung oder als Rentenempfänger pflichtversichert oder freiwillig versichert sind und Beiträge zahlen. Versicherte sind darüber hinaus die beitragsfrei mitversicherten Familienangehörigen der Mitglieder. Der Anspruch auf Leistungen ist für alle Versicherten gleich. Zur Wahl der Selbstverwaltung sind nur die Mitglieder berechtigt.

### Zuzahlungen

Zuzahlungen fallen bei der Inanspruchnahme von Leistungen, wie Arztbesuch oder Arzneimittel an (Abb. 7.16). Sie bedeuten zusätzliche Einnahmen für die GKV, die nur von den Versicherten aufgebracht werden. Letzten Endes handelt es sich um eine Entlastung der Arbeitgeber bei der Finanzierung der Krankheitskosten. Die Auswirkungen bestehen in einer Minderung der Inanspruchnahme von Leistungen durch Versicherte mit niedrigem Einkommen

und schlechter Gesundheit. Belastbare Belege für positive Effekte im Sinne einer rationaleren Inanspruchnahme von Leistungen oder einer Verbesserung des Gesundheitsverhaltens liegen nicht vor, negative für gesundheitlich und sozial unerwünschten Nicht- oder Unter-Inanspruchnahme aber sehr wohl.[530]

### Organisationsstruktur

Die GKV ist in sieben Kassenarten mit insgesamt 187 Krankenkassen (Stand 07.08.2009) gegliedert: Die Krankenkassen sind Körperschaften des öffentlichen Rechts mit Selbstverwaltung. Die verschiedenen Krankenkassen gehen auf die vormals bestehenden Selbsthilfeeinrichtungen (Hilfskassen etc.) zurück, die in das GKV-System einbezogen wurden.

- Allgemeine Ortskrankenkassen (AOK)
- Betriebskrankenkassen
- Innungskrankenkassen
- See-Krankenkasse
- Landwirtschaftliche Krankenkassen (LKK)
- Bundesknappschaft
- Ersatzkassen

### Verbände der gesetzlichen Krankenkassen

Am 1. 7. 2008 hat der GKV-Spitzenverband (www.gkv-spitzenverband.de) die bisherigen Kassenart-spezifischen Spitzenverbände abgelöst.

### Medizinischer Dienst der Krankenkassen

Der Medizinische Dienst der Krankenkassen (§ 275 SGBV) (MDK www.mdk-net.de) ist aus dem Vertrauensärztlichen Dienst hervorgegangen.

Seine Aufgabe besteht in der Beratung von Krankenkassen in medizinischen Fragen und im Prüfen der Leistungspflicht im Einzelfall.

Aufgabenschwerpunkte:

- die sozialmedizinische Begutachtung und

---

530  Holst 2007

| Praxisgebühr für ärztliche/zahnärztliche Behandlung | 10 Euro/Quartal (Ausnahme z. B. bei Überweisung) |
|---|---|
| Zuzahlung für Arzneimittel | 10 Prozent pro Medikament, mind. 5, max. 10 Euro |
| Zuzahlung für Heilmittel (z. B. Ergotherapie oder Logopädie) | 10 Prozent der Kosten plus 10 Euro je Verordnung |
| Zuzahlung für Hilfsmittel | 10 Prozent vom Abgabepreis, mind. 5, max. 10 Euro |
| Zuzahlung für häusliche Krankenpflege | 10 Prozent der Kosten plus 10 Euro je Verordnung |
| Zuzahlung für Haushaltshilfe | 10 Prozent der täglichen Kosten, mind. 5, max. 10 Euro |
| Zuzahlung für Krankenhausbehandlung und Anschlussrehabilitation | 10 Euro pro Tag für max. 28 Tage |
| Belastungsgrenze für Zuzahlungen | individuell: 2 Prozent des Haushaltseinkommens |
| Belastungsgrenze für Zuzahlungen bei chronisch Kranken | individuell: 1 Prozent des Haushaltseinkommens |

*Abbildung 7.16 Zuzahlungen in der GKV Stand: Dezember 2008*

Beratung bei Einzelfällen, z.B. Notwendigkeit medizinischer Vorsorgeleistungen, Beurteilung von Arbeitsunfähigkeit und häuslicher Krankenpflege,

■ die Beratung in grundsätzlichen Fragen z.B. bei der Krankenhausplanung, Qualitätssicherung in der ambulanten und stationären Versorgung und bei der Wirksamkeit neuer Untersuchungs- und Behandlungsmethoden,

■ im Auftrag der Pflegekassen u.a. die Begutachtung von Pflegebedürftigkeit.[531]

2008 waren 2.068 Ärztinnen und Ärzte auf 1.948 Vollzeitstellen und 1.605 Pflegefachkräfte auf 1.448 Vollzeitstellen bundesweit im Auftrag der gesetzlichen Krankenkassen und der sozialen Pflegeversicherung für den Medizinischen Dienst tätig (http://www.mdk.de/314.htm).

Von den 547 Millionen Euro Gesamtausgaben des MDK im Jahre 2007 finanzierte die GKV rund 270 Millionen Euro. Die andere Hälfte trug die soziale Pflegeversicherung.

Die versichertenbezogenen Leistungen des MDK für die GKV umfassten 2008 5.015.294 sozialmedizinische Fallberatungen und 1.721.671 Begutachtungen.

Nach Anlassgruppen differenziert war die häufigste Art der Beratungen und Begutachtungen für die GKV die von stationären Leistungen (34,2 Prozent). Trotz der erheblichen Veränderungen des Selbstverständnisses und der Rolle des MDK weg vom Image des »Vertrauensarztes« lagen Leistungen im Kontext von Arbeitsunfähigkeit mit 24,7 Prozent an zweiter Stelle der Anlässe. Danach folgen Beratungen etc. Bei Leistungen zur Vorsorge/Rehabilitation mit 19,2 Prozent, Hilfsmitten (9 Prozent) und zuletzt noch quantitativ relevant die Begutachtungen bei ambulanten Leistungen mit einem Anteil von 8 Prozent (www.mds-ev.org/2411.htm).

## Der Leistungskatalog der Gesetzlichen Krankenversicherung

Der Leistungskatalog umfasst die Leistungen, auf die Versicherte der GKV im Bedarfsfall ein Anrecht haben. Im § 2 SGBV heißt es:

»*Die Krankenkassen stellen den Versicherten die … Leistungen unter Beachtung des Wirtschaftlichkeitsgebots (§ 12) zur Verfügung …Qualität und Wirksamkeit der Leistungen haben dem allgemein anerkannten Stand der medizinischen Erkenntnisse zu entsprechen und den medizinischen Fortschritt zu berücksichtigen. … Krankenkassen, Leistungs-*

---

531 www.aok-bv.de/lexikon/m/index_00469.html

*erbringer und Versicherte haben darauf zu achten, dass die Leistungen wirksam und wirtschaftlich erbracht und nur im notwendigen Umfang in Anspruch genommen werden.«*

Das Anrecht auf Leistungen kann nicht unbegrenzt sein. Die Leistungen müssen eine Reihe von Kriterien erfüllen. Diese Kriterien sind für Versicherte, Leistungserbringer und Krankenkassen verbindlich.

Notwendigerweise sind die Kriterien im Gesetz abstrakt gefasst. Das Wirtschaftlichkeitsgebot ist im Zusammenhang mit dem Anrecht auf Leistungen zu sehen, die bedarfsgerecht sind und dem anerkannten Stand der medizinischen Erkenntnisse entsprechen sowie mit der fachlich gebotenen Qualität erbracht werden. Die Versorgung mit wirksamen Leistungen ist hiermit sichergestellt. Führen zwei unterschiedliche Therapien zu vergleichbaren Behandlungsergebnissen, ist die preiswertere vorzuziehen. Wirtschaftlichkeit bedeutet das Erreichen von Behandlungszielen mit dem kleinsten möglichen Aufwand und nicht etwa die Verweigerung von notwendigen Leistungen. Unstrittig dürfte sein, dass Leistungen ohne Wirksamkeit unwirtschaftlich sind, auch wenn sie dem Erbringer einen wirtschaftlichen Gewinn bringen und Arbeitsplätze schaffen oder sichern.

### Leistungen der GKV
### Leistungsarten nach § 11 SGB V
- Verhütung von Krankheiten und von deren Verschlimmerung
- Empfängnisverhütung, bei Sterilisation und bei Schwangerschaftsabbruch
- Früherkennung von Krankheiten
- Behandlung einer Krankheit
- medizinische Rehabilitation

### Wirtschaftlichkeitsgebot nach §12 SGB V
Die Leistungen müssen
- ausreichend
- zweckmäßig und

- wirtschaftlich sein und
- dürfen das Maß des Notwendigen nicht überschreiten

### Leistungen der GKV nach §§ 20 ff. SGB V
Leistungen zur
- Förderung der Gesundheit,
- Verhütung und zur Früherkennung von Krankheiten,
- Krankenbehandlung,
- ärztliche und zahnärztliche Behandlung,
- Versorgung mit Arznei, Verband-, Heil- und Hilfsmitteln,
- häusliche Krankenpflege und Haushaltshilfe,
- Krankenhausbehandlung,
- medizinische und ergänzende Leistungen zur Rehabilitation,
- Krankengeld,
- Leistungen bei Schwangerschaft und Mutterschaft,
- Hilfe zur Familienplanung.

### § 70 Qualität, Humanität und Wirtschaftlichkeit
Krankenkassen und Leistungserbringer müssen folgende Anforderungen an die Leistung gewährleisten:
- bedarfsgerecht und gleichmäßig,
- dem allgemein anerkannten Stand der medizinischen Erkenntnisse entsprechend,
- in der fachlich gebotenen Qualität,
- wirtschaftlich erbracht.

### Gemeinsamer Bundesausschuss
Der Gemeinsame Bundesausschuss (G-BA, http://www.g-ba.de) (§ 91 SGB V) ist das oberste Beschlussgremium der gemeinsamen Selbstverwaltung der Ärzte, Zahnärzte, Psychotherapeuten, Krankenhäuser und Krankenkassen in Deutschland. Er nahm seine Arbeit am 1. 1. 2004 auf.

Der G-BA besteht aus dem Beschlussgremium (Plenum) sowie 8 Unterausschüssen. Das Plenum besteht aus 13 stimmberechtigten Mitgliedern: 5 Vertreter des GKV-Spitzenverbandes, 2 Vertreter der Deutschen Krankenhausgesellschaft, 2 Vertreter der Kassenärztlichen Bundesvereinigung, einem Vertreter der Kassenzahnärztlichen Bundesvereinigung, dem Vorsitzenden sowie 2 unparteiischen Mitgliedern. Hinzu kommen bis zu 5 Vertreter der Patienten, die kein Stimmrecht haben. Das Plenum tagt jeden 3. Donnerstag im Monat in öffentlicher Sitzung. Die Entscheidungen werden in den 8 Unterausschüssen vorbereitet (z.B. Arzneimittel, Psychotherapie, Qualitätssicherung), denen jeweils Aufgaben aus dem SGB V zugeordnet sind (http://tinyurl.com/ydmlxlu). Zu seinen gesetzlichen Aufgaben zählt die Konkretisierung des Leistungskatalogs der GKV. Dabei geht es darum, welche neuen Methoden der Früherkennung von Krankheiten, der Diagnostik und der Therapie zu Lasten der GKV erbracht werden dürfen. Neue Methoden müssen die Kriterien notwendig, zweckmäßig und wirtschaftlich erfüllen (§ 12 SGB V). Dieser »Filter« für neue Methoden soll die soziale Krankenversicherung vor ineffektiven und überteuerten Methoden schützen und gilt als ein notwendiges Element eines modernen, effektiven und bezahlbaren Gesundheitsversorgungssystems. Der G-BA legt mit seinen Entscheidungen für gesetzlich Versicherte und für die Leistungserbringer (z.B. Ärzte, Zahnärzte, Krankenhäuser) verbindlich fest, welche Leistungen der medizinischen Versorgung für den stationären, vertragsärztlichen, vertragszahnärztlichen und vertragspsychotherapeutischen Bereich der GKV erstattet bzw. von der Erstattung ausgeschlossen werden. In den Entscheidungsprozessen ist der G-BA zu Wissenschaftlichkeit und Transparenz verpflichtet. Entscheidungen werden auf Grundlage einer Verfahrensordnung (VerfO) getroffen.[532] Hierin sind die methodischen Anforderungen an die wissenschaftlichen Bewertungen beschrieben. Zu unterscheiden sind Bewertungsmethoden für die Früherkennung, die Diagnostik und die Therapie, die nach unterschiedlichen Kriterien (§ 10 VerfO) und mit unterschiedlichen Methoden (§ 11 VerfO) bewertet werden. Unterschiedliche Regeln gelten für die ambulante vertragsärztliche (§ 135 Abs. 1 SGB V) und für die stationäre (§ 137c SGB V) Versorgung. Bevor neue Untersuchungs- und Behandlungsmethoden im ambulanten Bereich zu Lasten der GKV erbracht werden dürfen, müssen sie auf Antrag vom G-BA geprüft und positiv beschieden werden (»Erlaubnisvorbehalt«). Im stationären Bereich können dagegen neue Methoden ohne vorherige Prüfung durch den G-BA zu Lasten der GKV erbracht werden (»Verbotsvorbehalt«). Es erscheint jedoch wenig einleuchtend, dass Patienten im stationären Bereich keinen Schutz vor möglicherweise ineffektiven oder schädlichen neuen Methoden genießen. Krankenhausbetreiber und Hersteller medizinisch-technischer Geräte verteidigen diese Regelung jedoch vehement.

Bei neuen Arzneimitteln gelten andere Regeln als bei neuen Untersuchungs- und Behandlungsmethoden. Arzneimittel werden von der europäischen Zulassungsbehörde (European Medicines Agency – EMEA), dem deutschen Bundesinstitut für Arzneimittel und Medi-

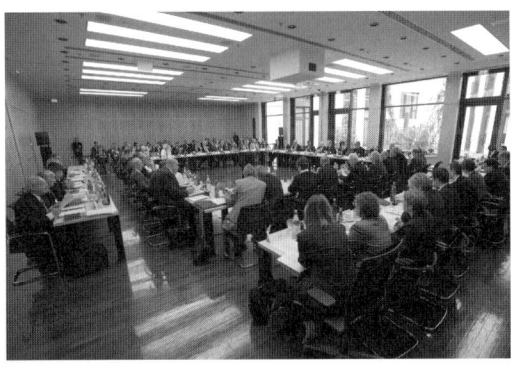

*Abbildung 7.17  Plenum des G-BA*

---

532 Verfahrensordnung des GBA http://tinyurl.com/yhqloqn

zinprodukte (BfArM) oder dem Paul Ehrlich-Institut (PEI) auf Qualität, Wirksamkeit und Unbedenklichkeit geprüft und bei positivem Ergebnis zugelassen. Mit der Zulassung ist ein Arzneimittel »verkehrsfähig«, wie es in der Sprache des Arzneimittelgesetzes heißt. Damit ist es grundsätzlich auch »verordnungsfähig«, d.h. zu Lasten der GKV verschreibbar. Entgegen landläufigen Vorstellungen sagt die Zulassung nichts über den Stellenwert des neuen Medikaments im Vergleich zu den vorhandenen Medikamenten des Indikationsgebiets aus. Zusatznutzen ist kein Kriterium für die Zulassung. Ein neues Medikament erhält also auch die Zulassung, wenn es teurer, aber nicht besser ist und unter Umständen selbst dann, wenn es schlechter ist, als die vorhandenen Medikamente. Die GKV erstattet einen höheren Preis aber nur, wenn ein Zusatznutzen für patientenrelevante Behandlungsergebnisse erwiesen ist. Die diesbezüglichen Entscheidungen gründet der G-BA auf die beste verfügbare Evidenz aus klinischen Studien. Der G-BA kann das Institut für Qualität und Wirtschaftlichkeit im Gesundheitswesen damit beauftragen, die erforderlichen Nutzenbewertungen bzw. Kosten-Nutzen-Bewertungen zu erstellen. Diese Bewertung erfolgt durch Vergleich mit anderen Arzneimitteln und Behandlungsformen unter Berücksichtigung des therapeutischen Zusatznutzens für die Patienten im Verhältnis zu den Kosten.

Hervorgehoben werden sollte, dass der Gesetzgeber dem G-BA keine Kompetenz zur Rationierung gegeben hat- wenn eine Methode die Kriterien notwendig, ausreichend und wirtschaftlich erfüllt, muss der G-BA die Aufnahme in den Leistungskatalog beschließen.

Zu den weiteren Aufgaben des G-BA zählt die Definition der Qualitätsanforderungen für den ambulanten, stationären und sektorenübergreifenden Bereich. Mit der Aufgabe, Verfahren zur Messung und Darstellung der einrichtungsübergreifenden Versorgungsqualität zu entwickeln, wurde im August 2009 das AQUA-Institut in Göttingen beauftragt.

Im Jahr 2007 hat die Deutsche Gesellschaft für Sozialmedizin und Prävention die Arbeit des G-BA mit der Salomon-Neumann-Medaille gewürdigt. In der Verleihungsurkunde heißt es:

*»Der G-BA ist eine Schnittstelle zwischen Wissenschaft und Praxis, die sich aufgrund ihres zielstrebigen Wirkens um sozial- und präventivmedizinische Belange in außerordentlicher Weise Anerkennung erworben hat.«*[533]

### Auf den Punkt gebracht

*Die Aufgabe des G-BA besteht darin, sicherzustellen, dass die von der Solidargemeinschaft zu finanzierenden Leistungen für den Patienten wirksam und nützlich sind (»notwendig«, »zweckmäßig«). Erfüllen für eine Indikation zwei Leistungen diese Kriterien, stellt es sicher, dass die teurere Leistung nur dann finanziert wird, wenn sie im Vergleich zur günstigeren Leistung einen Zusatznutzen hat (»wirtschaftlich«). Die Fragen nach Notwendigkeit, Zweckmäßigkeit und Wirtschaftlichkeit begutachtet das Institut für Qualität und Wirtschaftlichkeit im Gesundheitswesen (IQWiG) auf Grundlage der vorhandenen Evidenz. Damit sorgen G-BA und IQWiG für einen Filter, der die Solidargemeinschaft vor Leistungen schützt, die keinen Nutzen bzw. keinen Zusatznutzen stiften. Ist eine Leistung notwendig, zweckmäßig und wirtschaftlich, bleibt dem G-BA kein Ermessensspielraum – sie muss von der GKV ohne Rücksicht auf die Kosten finanziert werden. Rationierung kann der G-BA nicht betreiben.*

---

533  www.med.uni-magdeburg.de/fme/institute/ism/dgsmp/aktuelles/2006-09-27-Salomon-Neumann-Medaille.pdf

**Institut für Qualität und Wirtschaftlichkeit im Gesundheitswesen**

Wesentliche Zuarbeit erhält der G-BA vom Institut für Qualität und Wirtschaftlichkeit im Gesundheitswesen (IQWiG, www.iqwig.de). Das IQWiG wurde im Jahr 2004 auf Grundlage des § 139a SGB V als fachlich unabhängiges wissenschaftliches Institut vom G-BA gegründet, der auch der Träger ist. Aufgabe des IQWiG ist es, dem G-BA wissenschaftliche Grundlagen für Entscheidungen zu liefern. Dafür erstellt es Gutachten zu

- Arzneimitteln
- nichtmedikamentösen Behandlungsmethoden (z.B. Operationsmethoden)
- Verfahren der Diagnose und Früherkennung (Screening)
- sowie zu Behandlungsleitlinien und Disease Management Programmen (DMP).

Bei den Gutachten geht es um die Kriterien *notwendig, zweckmäßig und wirtschaftlich,* deren Erfüllung nach § 12 SGB V Voraussetzung dafür ist, dass Leistungen in den Leistungskatalog übernommen werden. Im ersten Begutachtungsschritt bewertet das IQWiG den Nutzen, der eine Voraussetzung für die Kriterien notwendig und wirtschaftlich ist. Eine Leistung ohne Nutzen kann weder notwendig noch wirtschaftlich sein. *Notwendig* ist eine Leistung, die – beurteilt an patientenrelevanten Behandlungsergebnissen wie Mortalität, Morbidität und Lebensqualität – zwei Bedingungen erfüllt:

- ein Nutzen, der eine gewisse Höhe erreicht, ist wissenschaftlich erwiesen,
- vergleichbar gute Alternativen fehlen.

Notwendig und zweckmäßig bezieht sich aus der Perspektive des Einzelnen auf das, was ihm bei seinem Gesundheitsproblem hilft. Das Kriterium *wirtschaftlich* hingegen entspricht der Perspektive der Gemeinschaft und besagt, dass Kosten und Nutzen in einem vertretbaren Verhältnis stehen müssen.[534] Zur Klärung dieser Frage kann der GBA seit 2009 das IQWiG mit der gutachterlichen Bewertung des Verhältnisses von Kosten und Nutzen beauftragen (§ 35b SGB V). Stellt ein neues Arzneimittel einen »echten Durchbruch« dar, muss es in den Leistungskatalog aufgenommen werden ohne Rücksicht auf den vom Hersteller festgelegten Preis (§ 31 Abs. 2a Satz 7 SGB V). Wird ein Zusatznutzen zu den bisher verfügbaren Arzneimitteln festgestellt, kann der G-BA eine obere Grenze für die Erstattung festlegen. Legt der Hersteller einen Preis oberhalb dieser Grenze fest, bleibt dem Versicherten die Möglichkeit, ein kostengünstigeres Präparat mit vergleichbarem Nutzen zu wählen – andernfalls muss er die Differenz selbst zahlen.[535] Für Medikamente mit vergleichbarem Nutzen kann der G-BA einen sog. Festbetrag bestimmen (§ 35 SGB V).

Grundlage der Gutachten ist die Evidenz, d.h. der aktuelle medizinische Wissensstand aus Studien zur jeweiligen Fragestellung. In Methodenpapieren (http://iqwig.de/index.428. html) legt das Institut seine Arbeitsweise bei der Nutzen- und Schadenbewertung medizinischer Interventionen, der Bewertung von Leitlinien und Disease Management Programmen sowie der Erstellung evidenzbasierter Gesundheitsinformationen für Bürger und Patienten dar. Letzteres, also die Bereitstellung unabhängiger, allgemein verständlicher und evidenzbasierter Patienteninformationen zu wichtigen Krankheiten (http://gesundheitsinformation.de) ist eine weitere Aufgabe des IQWiG (§91 SGBV).

**Gesundheitsfonds**

Seit dem 1. 1. 2009 erfolgt die Finanzierung der gesetzlichen Krankenversicherung über den Gesundheitsfonds. Der Gesundheitsfonds ist Bestandteil der Gesundheitsreform 2007 (GKV-Wettbewerbsstärkungsgesetz).

- Die für alle gesetzlichen Krankenkassen ein-

---

534 Koch und Sawicki 2009

535 Sawicki 2009

heitlich per Rechtsverordnung festgelegten Krankenversicherungsbeiträge fließen in einen gemeinsamen Topf. Die Mittel im Fonds speisen sich aus dem Arbeitnehmerbeitrag, dem Arbeitgeberbeitrag und Steuermitteln. Bis Ende 2008 blieben die Beitragsmittel bei den jeweiligen Krankenkassen und wurden von ihnen verwaltet. Technisch verbleibt der Einzug der Beiträge weiterhin bei den einzelnen Krankenkassen. Diese überweisen die eingezogenen Beiträge an die für den Gesundheitsfonds zuständige Zentralbehörde beim Bundesversicherungsamt.

▪ Der Beitragssatz wird vom Gesundheitsministerium in einer Rechtsverordnung festgesetzt und ist für alle Kassen gleich. Bis Ende 2008 legten die Krankenkassen den Beitragssatz selbst fest, was zu unterschiedlicher Beitragshöhe führte.

▪ Die Krankenkassen erhalten für ihre Versicherten Zuweisungen aus dem Fonds. Die Höhe der Zuweisungen richtet sich nach Alter, Geschlecht und vor allem der unterschiedlich intensiven Morbidität (Krankheitszustand) der Versicherten (»Morbi-RSA«). Die Morbidität war in dem bis dahin gültigen Ausgleich nur zum geringeren Teil (durch die DMP und den Risikopool) berücksichtigt worden, so dass sich Kassen mit vielen chronisch und meist aufwändigeren Kranken schlechter stellten als Kassen mit weniger dieser Art von Versicherten und sich folgerichtig beim Angebot guter und *möglicherweise* attraktiver Behandlungsangebote zurückhielten.

▪ Erzielen Krankenkassen einen Überschuss, können sie ihren Versicherten Geld zurückerstatten (»Boni«). Erzielen sie ein Defizit, können sie einen Zusatzbeitrag erheben (»Zusatzprämie«), der maximal ein Prozent des beitragspflichtigen Einkommens betragen darf.

Der Gesundheitsfonds stellt einen Kompromiss zwischen den Konzepten Bürgerversicherung (SPD) und Kopfpauschale/Gesundheitsprämie (CDU/CSU) dar. Diese Konzepte sind nicht miteinander vereinbar. Man kann jedoch den Gesundheitsfonds als Ausgangspunkt für künftige Reformen betrachten, der eine Ausrichtung auf jedes der beiden Konzepte erlaubt. Mit dem Gesundheitsfonds hielten sich SPD und CDU/CSU alle Optionen offen, je nach künftigen Machtverhältnissen. Aus sozialer Sicht positiv sind folgende Aspekte zu bewerten:

▪ Ein einheitlicher Beitragssatz ist gerecht. Die bisherigen Beitragssatzunterschiede erklärten sich weitgehend aus der unterschiedlichen Versichertenstruktur und Morbiditätsstruktur der Kassen. Letztere wurde durch den bisherigen Risikostrukturausgleich nicht angemessen erfasst.

▪ Der Staat beteiligt sich an der Finanzierung. Er übernimmt einen Teil des sozialen Ausgleichs, den prinzipiell weiter die Krankenversicherung herstellt.

Kritikpunkte:

▪ Grundsätzlich gilt für den Risikostrukturausgleich: je kränker der Versicherte, desto höher die Zuweisung an die Krankenkasse aus dem Gesundheitsfonds. Dies kann für die Ärzte einen Anreiz bedeuten, eher schwerere Diagnosen an Patienten zu vergeben. Die medizinische Überbewertung von Krankheitszeichen und die Ausweitung von Krankheitsdefinitionen im Sinne der Medikalisierung könnte damit befördert werden – zum Schaden der Patienten. Begrenzt wird dies dadurch, dass die durchschnittlichen Leistungsaufwendungen für die jeweilige Diagnose berechnet und zugewiesen werden.

▪ Arbeitnehmer werden im Verhältnis zu Arbeitgebern bei künftigen Beitragssatzerhöhungen einseitig belastet. Erst wenn die Zusatzprämie fünf Prozent der Gesamtausgaben ausmachen, dürfen die Arbeitgeberbeiträge erhöht werden.

■ Boni und Zusatzprämien bedeuten einen bislang für die große Mehrheit der Versicherten nicht gegebenen direkten Geldfluss zwischen Kassen und Mitgliedern. Weiterhin sind bei der Erhebung der Zusatzprämie die wirtschaftlichen Verhältnisse der Mitglieder zu berücksichtigen. Beides erfordert auf Seiten der Krankenkassen einen erheblichen Aufwand.

Weitere Auswirkungen, die je nach Standpunkt positiv oder negativ bewertet werden können:

■ Einige Krankenkassen werden zahlungsunfähig und müssen fusionieren oder schließen.

■ Die Beiträge sind mit der Einführung des Fonds für den größeren Teil der Mitglieder gestiegen.

Nach der Bundestagswahl im September 2009 zeichnen sich Veränderungen am Gesundheitsfonds ab. Im Koalitionsvertrag zwischen CDU/CSU und FDP wird der Einstieg in ein »gerechteres« Finanzierungssystem versprochen und die Reduktion des Morbi-RSA »auf das notwenige Maß«. »Langfristig« soll der einheitliche Beitragssatz wieder abgeschafft werden.

## Vertiefung

■ *Bundesversicherungsamt. So funktioniert der neue Risikostrukturausgleich im Gesundheitsfonds. 16.9.2008 http://tinyurl.com/3uzbo3.*

■ *Koalitionsvertrag Wachstum. Bildung. Zusammenhalt. Der Koalitionsvertrag zwischen CDU, CSU UND FDP http://www.csu.de/dateien/partei/beschluesse/091026_koalitionsvertrag.pdf*

## Risikostrukturausgleich

Der Anteil von Mitgliedern, die auf Grund ihrer Morbidität hohe Kosten verursachen, unterscheidet sich schon nach Kassenart und Region erheblich. Seit dem 1. 1. 1996 können Versicherungspflichtige ihre Krankenkasse frei wählen. Die Erfahrung hat gezeigt, dass vorwiegend Nettozahler (zahlen mehr an Beiträgen ein als sie an Leistungen beanspruchen) von dem Recht Gebrauch machen, ihrer Krankenkasse zu kündigen, um einer anderen Kasse mit niedrigerem Beitrag beizutreten. Nur sehr wenige chronisch Kranke wechseln ihre Kasse. Die so entstandenen Wanderungsbewegungen führten tendenziell zu einer Entmischung der Mitgliedschaft - auf der einen Seite Krankenkassen mit überdurchschnittlich hohem Anteil gesunder Versicherter mit hohem Einkommen, niedrigem Krankheitsrisiko (»gute Risiken«) und niedrigem Beitragssatz und auf der anderen Seite Krankenkassen mit einem überdurchschnittlichen Anteil »schlechter Risiken« und höheren wettbewerbsabträglichen Beitragssätzen. Der mit dem Gesundheitsstrukturgesetz geschaffene Finanz- und Risikostrukturausgleich zwischen den Krankenkassen (§§ 265-267 SGB V) soll dieses Problem beheben.

Durch den Risikostrukturausgleich sollten die finanziellen Auswirkungen ausgeglichen werden von

■ Einkommen

■ Alter

■ Geschlecht

■ Zahl der beitragsfrei mitversicherten Familienangehörigen

■ Bezug bzw. Nichtbezug einer Erwerbsminderungsrente

Aus der Berücksichtigung dieser Merkmale errechnet das Bundesversicherungsamt jedes Jahr den Beitragsbedarf und die Finanzkraft einer Kasse. Kassen mit höherer Beitragskraft als Finanzbedarf zahlen in den Ausgleichsfond ein – sind also Nettozahler; umgekehrt erhalten Kassen, deren Beitragsbedarf die Finanzkraft überschreitet, einen Finanzausgleich aus dem Fond und sind somit Nettoempfänger. Der Finanzausgleich sollte die risikoschwachen Kassen befähigen, ihre wettbewerbliche Marktposition durch einen niedrigeren Beitragssatz und attraktive Leistungen zu verbessern und die Entmischung umzukehren. Dies gelang zu keinem Zeitpunkt des RSA und zeigt sich an der aktuellen Darstellung des RSA-Transfervolumens zwischen den Kassen: Im Jahr 2007 betrug der Finanzausgleich zwischen den Kassen 14,5 Milliarden Euro (Deutsches Ärzteblatt online 2. 1. 2008 www. aerzteblatt-studieren.de/doc.asp?docId=107074) – ein wesentlich höherer Betrag als zum Start des RSA im Jahr 1996.

Dieser Entwicklung zum möglichen Versorgungsnachteil vieler Versicherter versuchte der Gesetzgeber u.a. durch die Reform des RSA im Jahr 2001 entgegenzuwirken. Damals wurde die Bildung eines so genannten Risikopools beschlossen, aus dem ab einem Grenzbetrag ein Teil der hohen Ausgaben für chronisch kranke Versicherte finanziert werden konnte. Außerdem wurde beschlossen, Disease Management Programme (DMP) in den Leistungskatalog aufzunehmen, die einerseits die Behandlungsqualität ausgewählter Chronikergruppen verbessern sollten und andererseits Kassen finanziell belohnten, die viele ihrer Versicherten in einem DMP versorgen ließen.

Der Risikostrukturausgleich hat aber bis Ende 2008 die Morbidität als wichtigen Faktor für die Ausgaben einer Kasse nicht berücksichtigt und daher den vor allem über den Beitrag geführten Wettbewerb der Kassen um »gute Risiken« nicht unterbinden können. Die Große Koalition hat mit der Gesundheitsreform von 2006 die Einbeziehung eines speziellen Teils der Morbidität in den RSA ab 2009 beschlossen. Neben einer Grundpauschale erhalten nun alle Krankenkassen für diejenigen Versicherten einen zusätzlichen Betrag aus dem RSA-Topf, die wegen einer von 80 chronischen und kostenintensiven Erkrankungen in Behandlung sind. Für die Einstufung nach Alter und Geschlecht hat das Bundesversicherungsamt 40 Gruppen gebildet, für die Erwerbsminderungsrentner 6 Gruppen, und für die Einstufung in eine (zuschlagsauslösende) Krankheitsgruppe 106 Morbiditätsgruppen. Insgesamt berücksichtigt der neue RSA zukünftig 152 Risikogruppen. Jeder Versicherte wird au-

ßerdem genau einer Alters-Geschlechts-Gruppe zugeordnet. (www.bundesversicherungsamt.de – Risikostrukturausgleich).

Ob der morbiditätsorientierte Risikostrukturausgleich (MRSA) wirksam zu einer Trendwende bei der Entmischung beitragen wird und die Qualität der Versorgung chronisch Kranker verbessern hilft, ist zum jetzigen Zeitpunkt (Dezember 2009) empirisch noch nicht geklärt.

### 7.7.2 Private Krankenversicherung

Die private Krankenversicherung unterscheidet sich grundlegend von der sozialen Krankenversicherung. Privater Krankenversicherungsschutz wird von Versicherungsvereinen auf Gegenseitigkeit und von Aktiengesellschaften angeboten. In Deutschland existieren mit der sozialen und der privaten Krankenversicherung zwei grundlegend verschiedene Systeme der Krankenversicherung nebeneinander. In den Niederlanden wurde ein vergleichbarer Zustand 2006 durch Integration beider Systeme beendet. Das einzige andere Land der Welt, das diesen Zustand noch aufrecht erhält, sind die USA.

*Mitgliedschaft.* Eine private Vollversicherung können nur Personen abschließen, die nicht versicherungspflichtig im Rahmen der GKV sind, wie z.B. Arbeitnehmer mit einem Einkommen oberhalb der Versicherungspflichtgrenze und Selbständige. Mit einer Teilversicherung können Beamte den Teil der Krankheitskosten versichern, der nicht durch die Beihilfe abgedeckt ist. Private Zusatzversicherungen, wie z.B. Krankentagegeld und Auslandskrankenversicherung, stehen hingegen allen Bürgern offen. Seit Anfang 2009 muss die PKV einen Basistarif für Personen anbieten, die aus der PKV ausgeschieden und ohne Krankenversicherungsschutz sind sowie für Personen, die in der GKV freiwillig versichert sind und in die PKV wechseln möchten. Die Aufnahme muss – entgegen den Gepflogenheiten der PKV – ohne Risikoprüfung erfolgen. Der Beitrag darf nicht höher sein als der höchste GKV-Beitrag und die Leistungen müssen denen der GKV entsprechen. Die Inanspruchnahme des Basistarifs ist bislang gering (1.7.2009 9.800 Personen), was u.a. damit zu erklären ist, dass die PKV den Tarif nicht will und nicht bewirbt.

*Privatrechtlicher Vertrag.* In der PKV schließen der Versicherte und die Versicherung einen individuellen Vertrag. Dieser kann unterschiedliche Regelungen zum Selbstbehalt und zum Umfang der Leistungen enthalten – so kann beispielsweise vertraglich vereinbart werden, dass bestimmte medizinische Leistungen nicht von der Versicherung bezahlt werden.

*Kostenerstattungsprinzip.* Nimmt der Versicherte Leistungen in Anspruch (z.B. ärztliche Behandlung), erhält er vom Leistungserbringer (Arzt) eine Rechnung. Diese reicht der Versicherte zur Erstattung gemäß den Vertragsbedingungen beim Versicherer ein. Der Versicherte bezahlt den Leistungserbringer direkt. Es besteht kein vertragliches Verhältnis zwischen Versicherungsunternehmen und Leistungserbringer.

*Beiträge und Kapitaldeckungsprinzip.* Die Beiträge werden nach dem Kapitaldeckungsverfahren kalkuliert. Dies bedeutet, dass die Beiträge des einzelnen Versicherten die im Laufe seines Lebens zu erwartenden Behandlungskosten decken sollen. Somit fließt das individuelle Krankheitsrisiko in die Bemessung des Beitrags ein. Frauen zahlen wegen ihrer höheren Lebenserwartung höhere Beiträge als Männer. Die Kosten für Schwangerschaft und Geburt werden seit Januar 2008 gleichmäßig auf Frauen und Männer verteilt. Dies war ein Erfordernis nach dem Allgemeinen Gleichbehandlungsgesetz aus dem Jahr 2006. Der Beitrag für Männer stieg dadurch um 1,5 Prozent, für Frauen sank er um 1 Prozent (www.aerzteblatt.de 2.1.2008).

Ein höheres Eintrittsalter bedeutet höhere Beiträge weil die Zeit für das Ansparen der Altersrückstellungen verkürzt ist. Vorerkrankun-gen werden mit Risikozuschlägen, Zuzahlung, oder Leistungsausschluss für die entsprechende Diagnose bedacht. Personen mit Vorerkrankungen, die hohe Kosten erwarten lassen (z.B. Depression), kann die PKV ablehnen. Die GKV muss dagegen jeden versicherungspflichtigen Antragsteller ohne Ansehen der Person aufnehmen (»Kontrahierungszwang«). Im Rahmen der Einführung der generellen Krankenversicherungspflicht durch das GKV-WSG besteht seit 2007 für die PKV der Kontrahierungszwang für den Basistarif – hier darf die Versicherung also keine Gesundheitsprüfung durchführen.

*Äquivalenzprinzip* bezeichnet die Gleichwertigkeit von Leistung und Gegenleistung. Die Versicherungsbeiträge werden äquivalent zu den individuellen Risikofaktoren Eintrittsalter, Geschlecht und Vorerkrankungen sowie abhängig vom Selbstbehalt erhoben.[536] Das Äquivalenzprinzip ist dem Solidarprinzip entgegengesetzt. Regelungen wie z.B. die kostenfreie Mitversicherung von Familienmitgliedern sind der PKV daher wesensfremd.

*Risikoprüfung.* Da sich der Beitrag aus den zu erwartenden Kosten ableitet, prüft die Versicherung den Gesundheitszustand der Bewerber vor der Vertragsunterzeichnung. Für aktuelle und durchgemachte Erkrankungen werden Risikozuschläge berechnet. Die Informationen erhält die Versicherung u.a. von den früheren Behandlern, die der Aufnahmewillige von der Schweigepflicht gegenüber der Versicherung entbinden muss.

*Rechtsform des Versicherers.* Die private Krankenversicherung ist zumeist ein Betriebszweig von Unternehmen, die auch Versicherungen für andere Bereiche anbieten. Der PKV-Verband (www.pkv.de) repräsentiert über 99 Prozent des Marktanteils. Ihm gehören 47 Mitgliedsunternehmen an. 27 haben die Rechtsform einer Aktiengesellschaft, 20 die Rechtsform

---

536 www.aok-bv.de/lexikon/a/index_02101.html

eines Versicherungsvereins auf Gegenseitigkeit. Rechtsgrundlag der privaten Krankenversicherung ist das Versicherungsvertragsrecht – Versicherungsaufsichtsgesetz, § 12: Substitutive Krankenversicherung (www.gesetze-im-internet.de/vag/index.html). Das Bundesaufsichtsamt für das Versicherungswesen führt die Rechts- und Finanzaufsicht. Beitragsanpassungen bedürfen der Zustimmung eines unabhängigen Treuhänders.

*Individueller Vertrag.* Grundsätzlich kann der Versicherer eine Krankheitskostenversicherung nicht kündigen, wenn diese Versicherung ganz oder teilweise den gesetzlichen Krankenversicherungsschutz ersetzt. Der Versicherte hingegen kann kündigen. Da die Altersrückstellung aber nicht vollständig in die neue Versicherung mitgenommen werden kann (»Portabbilität«), ist die Möglichkeit praktisch erheblich eingeschränkt.

*Wechselmöglichkeiten von PKV und GKV.* Einst waren die Möglichkeiten des Wechsels aus der GKV in die PKV bei Überschreiten der Versicherungspflichtgrenze und aus der PKV in die GKV als freiwillig Versicherter unbeschränkt. So war es möglich, stets das Beste bzw. den jeweils günstigeren Beitrag und die besseren Leistungen aus beiden Welten zu erhalten, allerdings stets zum Nachteil der Solidargemeinschaft der gesetzlich Krankenversicherten. Diese Möglichkeiten wurden mit den letzten Gesundheitsreformen stark eingeschränkt. Die Entscheidung für eines der Systeme sollte nach Vorstellung des Gesetzgebers eine Lebensentscheidung sein. Der Koalitionsvertrag von CDU, CSU und FDP aus dem Jahr 2009 sieht allerdings eine Lockerung der Wechselmöglichkeiten vor, die absehbar von den Personen genutzt werden wird, die versicherungstechnisch als »gute Risiken« bezeichnet werden.

## Argumente für eine Abschaffung der privaten Krankenversicherung:

Die private Krankenversicherung (PKV) gibt Anreize zum Ausstieg aus dem Solidarsystem. Die für Versicherte mit hohem Einkommen, Selbstständige und Beamte bestehende Möglichkeit, aus der GKV in die PKV zu wechseln, führt dazu, dass sich insbesondere gesunde junge Singles mit hohen Einkommen dem gesetzlichen Solidarsystem entziehen. Personen mit mittleren oder unteren Einkommen, chronisch Kranke und Versicherte mit vielen Kindern bleiben in der GKV.

Begünstigt wird eine »Zwei-Klassen-Medizin«. PKV-Versicherte genießen oft eine Vorzugsbehandlung: Sie bekommen schneller Zugang zum Arzt und werden ausführlicher beraten. Mit Blick auf diese Unterschiede im Zugang zu Gesundheitsleistungen besteht die Gefahr von Unter- und Fehlversorgung, durch die vermeidbare gesundheitliche Schäden entstehen können. Gleichzeitig besteht die Gefahr der Überversorgung von privat versicherten Patienten. Die Ungleichbehandlung ist eine Folge der unterschiedlichen Abrechnungssysteme für ärztliche Leistungen: Mediziner verdienen an Privatpatienten, für die sie alle Einzelleistungen ohne Mengenbegrenzung abrechnen können, besser als an Kassenpatienten – ein Grund für das starke Ausgabenwachstum der PKV. Die Behandlung von Kassenpatienten wird mit einem Mix aus Fallpauschalen und gedeckelten Einzelvergütungen entlohnt.[537]

*Mitglieder.* Im Jahr 2008 verfügten 8,62 Millionen Menschen über eine private Krankheitsvollversicherung.[538]

Daneben bestanden 20 Mio. private Zusatzversicherungen (Mehrfachverträge möglich): 6.3 Mio. ambulante Tarife, 5.2 Mio. Tarife für Wahl-

---

537 Greß et. al. 2009
538 Verband der privaten Krankenversicherung 2009

leistungen im Krankenhaus, 10.8 Mio. Zahntarife und 3.4 Mio. Krankentagegeldversicherungen. Die Anzahl neuer vollversicherter Personen sank durch die auf 3 Jahre verlängerte Sperrfrist deutlich und betrug 2007 noch 59.900 Personen.

Die *Beitragseinnahmen* in der privaten Kranken- und Pflegeversicherung betrugen 2007 insgesamt 29,46 Milliarden Euro. Der Anteil der Vollversicherung an den Gesamtbeitragseinnahmen lag bei 72 Prozent. Die Zusatzversicherungen trugen mit 19,4 Prozent zu den Beitragseinnahmen bei. Der größere Teil davon, nämlich 12,6 Prozent stammte aus Zusatzversicherungen, die von gesetzlich Versicherten abgeschlossen wurden.[537]

Die Gesamthöhe der *Leistungsausgaben* betrug 2008 19,53 Mrd. Euro, was einer Steigerung von 6,1 Prozent zum Vorjahr entspricht. Die Ausgaben für Arzneien und Verbandmittel, für Hilfsmittel sowie für Zahnleistungen stiegen um jeweils über 7 Prozent, die Behandlung durch Heilpraktiker um 11,3 Prozent. Die stationären Leistungen stiegen nur geringfügig.

Seit längerem stiegen die Leistungsausgaben der PKV stärker als die der GKV. Setzt man den Wert des Jahres 1998 gleich 100 erreichen die Ausgaben pro Versicherten für die ambulante Behandlung durch einen Arzt in der PKV 2008 den Wert 143,7 und in der GKV den Wert 119. Ausgaben für Arzneien und Verbandsmittel erreichen in der PKV 185,9 Punkte und in der GKV 168,2 Punkte. Die Ausgaben für Zahnbehandlung und Zahnersatz stiegen in der PKV auf 135,9 Punkte und stiegen vor allem durch Leistungsverschlechterungen in der GKV nur leicht auf 101,7 Punkte. Bei den allgemeinen Krankenhausleistungen führt dieselbe Methode zum Wert von 135,3 Punkten bei PKV-Versicherten und zu 123,7 Punkten bei GKV-Versicherten.

Die gesetzlich vorgeschriebenen *Altersrückstellungen* sind Teil des Beitrags. Sie sind zum Ansparen eines Kapitalstocks zur Entlastung des Beitrags im Alter zu nutzen. 2008 beliefen sich die Altersrückstellungen der PKV auf 115,191 Milliarden Euro.

Die *Verwaltungskosten* der PKV beliefen sich im Jahr 2008 auf 3,3 Mrd. Euro, wovon 2,5 Mrd. auf die Abschlüsse entfielen (z.B. Provisionen) und 790 Mio. Euro auf die eigentliche Verwaltung. Pro Versicherten betrugen die Verwaltungskosten somit 363 Euro. Die GKV wendete pro Versicherten hingegen nur 116 Euro pro Jahr auf (8,129 Mrd. Euro Verwaltungskosten[539] bei 70 Mio. Versicherten)

### Verfassungsklage 2009

Am 10. 6. 2009 lehnte das Bundesverfassungsgericht eine Verfassungsbeschwerde der PKV gegen Regelungen des GKV-Wettbewerbsstärkungsgesetz 2007 ab. In dem Urteil (www.bverfg.de/entscheidungen/rs20090-610_1bvr070608.html) erklärte das Gericht für rechtens:

- ▪ die Einführung des Basistarifs durch die Gesundheitsreform 2007 zur Sicherstellung eines lebenslangen, umfassenden Schutzes der Mitglieder der privaten Krankenversicherung
- ▪ die teilweise Portabilität ( Mitnahme) der Alterungsrückstellungen zur Erleichterung des Versicherungswechsels und zur Verbesserung des Wettbewerbs
- ▪ die dreijährige Sperrfrist für den Wechsel aus der GKV in die PKV

Das Gericht sah die Regelungen durch »beachtliche Gemeinwohlinteressen« gerechtfertigt:

»*Für das im GKV-Wettbewerbsstärkungsgesetz formulierte Ziel, allen Bürgern der Bundesrepublik Deutschland einen bezahlbaren Krankenversicherungsschutz in der gesetzlichen oder in der privaten Krankenversicherung zu sichern, kann sich der Gesetzgeber auf das Sozialstaatsgebot des Art. 20 Abs. 1 GG berufen. Der Schutz der*

---

539 Statistisches Bundesamt 2009b, S. 256

*Bevölkerung vor dem Risiko der Erkrankung ist in der sozialstaatlichen Ordnung des Grundgesetzes eine Kernaufgabe des Staates. Die gesetzgeberische Absicht, einen Krankenversicherungsschutz für alle Einwohner zu schaffen, ist von dem Ziel getragen, ein allgemeines Lebensrisiko abzudecken, welches sich bei jedem und jederzeit realisieren und ihn mit unabsehbaren Kosten belasten kann. Es ist ein legitimes Konzept des zur sozialpolitischen Gestaltung berufenen Gesetzgebers, die für die Abdeckung der dadurch entstehenden Aufwendungen notwendigen Mittel auf der Grundlage einer Pflichtversicherung sicherzustellen«.*

## Vertiefung

- *Abschnitt »Private Krankenversicherung« in: Michael Simon. Das Gesundheitssystem in Deutschland, Huber 2008.*
- *Rechenschaftsbericht der privaten Krankenversicherung 2008, Mai 2009*
- *Verband der privaten Krankenversicherung (2009). Zahlenbericht der privaten Krankenversicherung 2008/2009 http://www.pkv.de/w/files/shop_rechenschaftsberichte/zahlenbericht_2008_2009.pdf*

## 7.8  Ambulante ärztliche Versorgung

Die ambulante ärztliche Versorgung wird in Deutschland im Wesentlichen von niedergelassenen Ärzten erbracht. Sie stellen die erste Anlaufstelle für Patienten dar, die professionelle Hilfe beanspruchen möchten. Die meisten Menschen mit gesundheitlichen Beschwerden suchen nicht sofort einen Arzt auf, sondern behandeln sich selbst oder warten die Besserung ab, die in vielen Fällen auch ohne weiteres Zutun eintritt.

### 7.8.1  Strukturmerkmale

*Niederlassungsfreiheit der Ärzte.* Im Rahmen des Grundrechtsrechts auf freie Berufswahl (Art 12 GG) darf grundsätzlich jeder Arzt seinen Be-

ruf am Ort seiner Wahl ausüben. Will ein Arzt jedoch die Behandlung von Versicherten der gesetzlichen Krankenversicherung von der Krankenkasse vergütet bekommen, benötigt er eine Zulassung als Vertragsarzt. Auf diese Zulassung hat er ein Anrecht, wenn die festgelegte Zahl der Ärzte seiner Fachrichtung für den Zulassungsbezirk nicht überschritten ist.

Da etwa 85 Prozent der Bevölkerung gesetzlich versichert sind, erfolgt die ambulante Behandlung in Deutschland überwiegend durch Vertragsärzte.

*Freie Arztwahl der Patienten.* Jeder Bürger kann sich von jedem Arzt behandeln lassen. Will der Patient jedoch, dass seine gesetzliche Krankenkasse die Kosten trägt, muss er einen Vertragsarzt wählen (§ 76 SGB V). Der Patient kann auch entscheiden, ob er primär seinen Hausarzt oder einen Facharzt aufsucht.

*Selbstverwaltung der Ärzte.* Die Versorgung der Bevölkerung mit ambulanten ärztlichen Leistungen wird in Deutschland als öffentliche, also vom Staat sicherzustellende Aufgabe angesehen. Den Auftrag zur Sicherstellung der ambulanten ärztlichen Versorgung hat der Staat den Kassenärztlichen Vereinigungen übertragen (§§ 77-81 SGB V). De facto verlieren aber die Kassenärztlichen Vereinigungen in der Folge des § 73b SGB V (hausarztzentrierte Versorgung) im Bereich der hausärztlichen Versorgung Zuständigkeiten bzw. ihr Vertragspartnermonopol. Die verschiedenen Möglichkeiten der Krankenkassen, selektive Verträge mit einzelnen Ärzten oder Arztgruppen abzuschließen, fördert die weitere Aushöhlung der Bedeutung der KV.

*Bedarfsplanung.* Für die Sicherstellung der Versorgung darf die Zahl der Ärzte weder zu niedrig noch zu hoch sein. Die Bedarfsplanung (§99-105 SGB V) sieht daher Zulassungssperren für überversorgte und Fördermaßnahmen für unterversorgte Zulassungsbezirke vor. Der Bedarf wird für 14 Arztgruppen in derzeit 395 Planungsregionen geplant. Die Kriterien für Über- und

Unterversorgung legt die Bedarfsplanungsrichtlinie des Gemeinsamen Bundesausschusses fest (www.g-ba.de/informationen/richtlinien/4).

*Hausärztliche und fachärztliche Versorgung.* Die grundlegende Versorgung ist Aufgabe der Hausärzte. Für notwendige spezialisierte Leistungen sind niedergelassene Fachärzte zuständig. Deutschland nimmt hier in seiner Angebotsstruktur eine Sonderstellung ein. In den meisten Ländern decken die Krankenhausfachärzte auch die ambulante Versorgung über Fachambulanzen der Krankenhäuser ab. Positiver Effekt dieser Doppelstruktur ist eine umfassende fachärztliche Versorgung ohne wesentliche Wartezeitprobleme. Problematisch ist auf der anderen Seite die ungezielte Inanspruchnahme durch Patienten, die Fachärzte direkt aufsuchen können. Dies geht mit der Erbringung überflüssiger Leistungen im Sinne einer angebotsinduzierten Nachfrage einher. Der SVR Gesundheit geht in seinem Gutachten 2009 ausführlich auf die hausärztliche und fachärztliche ambulant Versorgung ein und schlägt die Erprobung von Versorgungskonzepten vor, die dem Hausarzt eine Schlüsselfunktion zuweisen.[540]

*Gruppenverträge mit den Krankenkassen.* Grundlegende Fragen der Struktur, der Qualität und der Vergütung werden zwischen der Kassenärztlichen Vereinigung und dem Verband der Krankenkassen auf Landes- und Bundesebene vertraglich vereinbart. Die geschlossenen Verträge sind für alle Ärzte verbindlich.

*Gemeinsame Selbstverwaltung.* Entscheidungen über die Ausgestaltung und Umsetzung der wesentlichen Aufgaben treffen der Landesausschuss der Ärzte und Krankenkassen(§ 90 SGB V), der Zulassungsausschuss und der Berufungsausschuss (§§ 96, 97 SGB V). Diese Gremien sind zu gleichen Teilen mit Vertretern der Kassenärztlichen Vereinigungen und der Krankenkassen besetzt. Seit 2004 sind Patientenvertreter mit Mitberatungsrecht beteiligt (§ 140f., Abs. 3 SGB V). Im Falle der Nichteinigung entscheidet bei Vertragsfragen ein paritätisch besetztes Schiedsamt mit zwei unparteiischen Mitgliedern und einem unparteiischen Vorsitzenden (§ 89 SGB V).

Auf der Bundesebene sind die Kassenärztliche Bundesvereinigung und der Spitzenverband Bund der GKV für Grundsatzfragen zuständig, wie Bundesmantelverträge (§ 82 SGB V), Einheitlicher Bewertungsmaßstab (§§ 82, 87 SGB V), Erlass von bundeseinheitlichen Richtlinien (§ 75 Abs. 7 SGB V), Mitwirkung im Gemeinsamen Bundesausschuss (§ 89 Abs. 4 SGB V) und Interessenvertretung gegenüber der Bundesregierung (§ 75 Abs. 2 SGB V).

### 7.8.2 Versorgungsstruktur

Laut Ärztestatistik 2008 der Bundesärztekammer nahmen im Jahr 2008 rund 138.300 Ärzte an der vertragsärztlichen Versorgung teil, davon 119.800 Vertragsärzte, 12.600 angestellte Ärzte und 5.900 Privatärzte. Die Vertragsärzte teilten sich in 58.500 Hausärzte und 61.300 Fachärzte auf. Die Zahl der Ärzte in der ambulanten Versorgung ist von 92.289 im Jahr 1990 kontinuierlich gestiegen bis auf 138.330 im Jahr 2008. Die Struktur der Ärzteschaft hat sich gewandelt. Im Jahr 2008 waren 43 Prozent der berufstätigen Ärzte in der ambulanten Versorgung und 48 Prozent im Krankenhaus tätig – 1960 waren in der alten BRD noch 61 Prozent in der ambulanten Versorgung und 29 Prozent im Krankenhaus gewesen.

Wesentliche Verschiebungen haben sich im ambulanten Bereich zwischen hausärztlicher und fachärztlicher Versorgung ergeben.

Seit Anfang der 1990er-Jahre ist die Zahl der Ärzte in der ambulanten Versorgung gestiegen. Im Jahr 2007 gab es 58.304 Hausärzte (1991: 44.521) und 60.554 Fachärzte (1991: 29.542). Der Anteil der Hausärzte ist von 60,1 Prozent auf 49,1 Prozent gesunken, der Anteil der Fachärzte ent

---

sprechend von 39,9 auf 50,9 Prozent gestiegen.[541]

In Deutschland erfährt die Allgemeinmedizin – anders als in vielen anderen Ländern – bislang eher wenig Wertschätzung. Trotz spürbarer Fortschritte in den letzten Jahren ist es noch nicht gelungen, die Allgemeinmedizin an allen medizinischen Fakultäten als akademisches Kernfach in Forschung und Lehre zu etablieren. Allgemeinmedizinische Themen werden daher in allen Phasen des Studiums noch nicht angemessen berücksichtigt. Die Strukturen in der Weiterbildung begünstigen die Produktion von Fachärzten (Abbildung 7.18), das Vergütungssystem bevorzugt die Fachärzte.

Die Ausgaben für Arztpraxen betrugen im Jahr 2007 38,438 Mrd. Euro, entsprechend 15,2 Prozent der gesamten Gesundheitsausgaben von 252,75Mrd. Euro. Die größten Ausgaben-

träger waren die gesetzliche Krankenversicherung (26,4 Mrd. Euro/69 Prozent), die private Krankenversicherung (knapp 5 Mrd. Euro/3 Prozent) und private Haushalte (3,3 Mrd. Euro/8,7 Prozent).[542]

### 7.8.3 Vergütungssystem
### Gesetzliche Krankenversicherung

Die gesetzlichen Krankenkassen vergüten die Gesamtheit der vertragsärztlichen Leistungen zur Versorgung ihrer Versicherten über die *Gesamtvergütung* (§ 85 Abs. 1), die in einem *Gesamtvertrag* zwischen Krankenkassen und Kassenärztlichen Vereinigungen (KV) auf Landesebene jährlich vereinbart wird (§ 85 Abs. 2 SGB V). Die einzelnen Krankenkassen überweisen einen entsprechenden Betrag pro Mitglied an die KV.

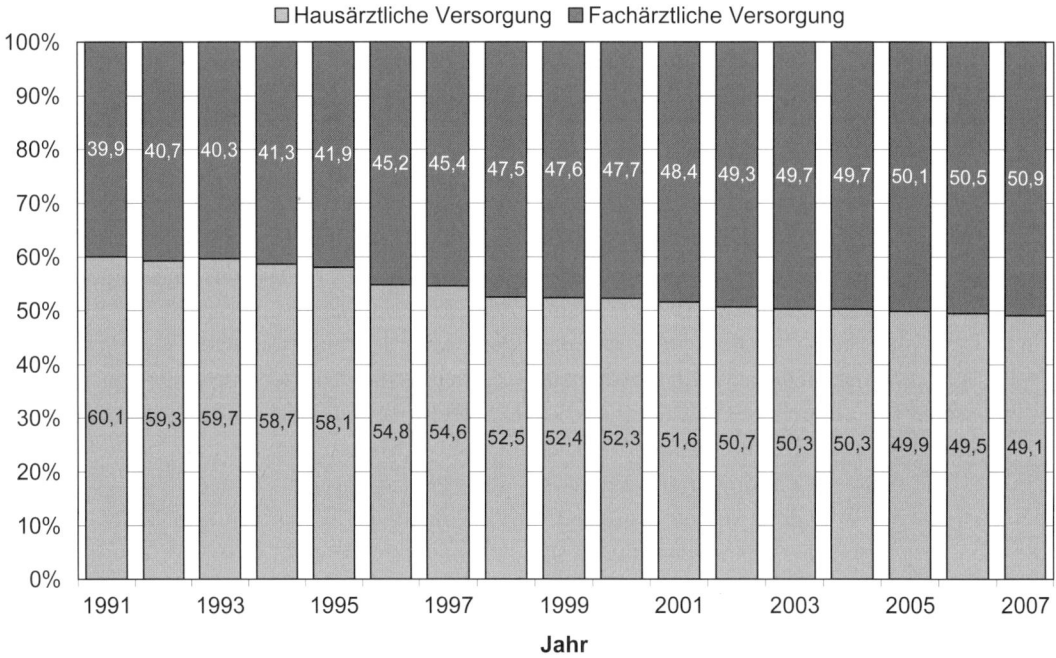

*Abbildung 7.18 Verteilung der Vertragsärzte auf die haus- und fachärztliche Versorgung.*
*Quelle: SVR-Gesundheit 2009, Ziffer 736*

541  SVR Gesundheit 2009, Ziffer 736          542  Statistisches Bundesamt 2009b, S. 256

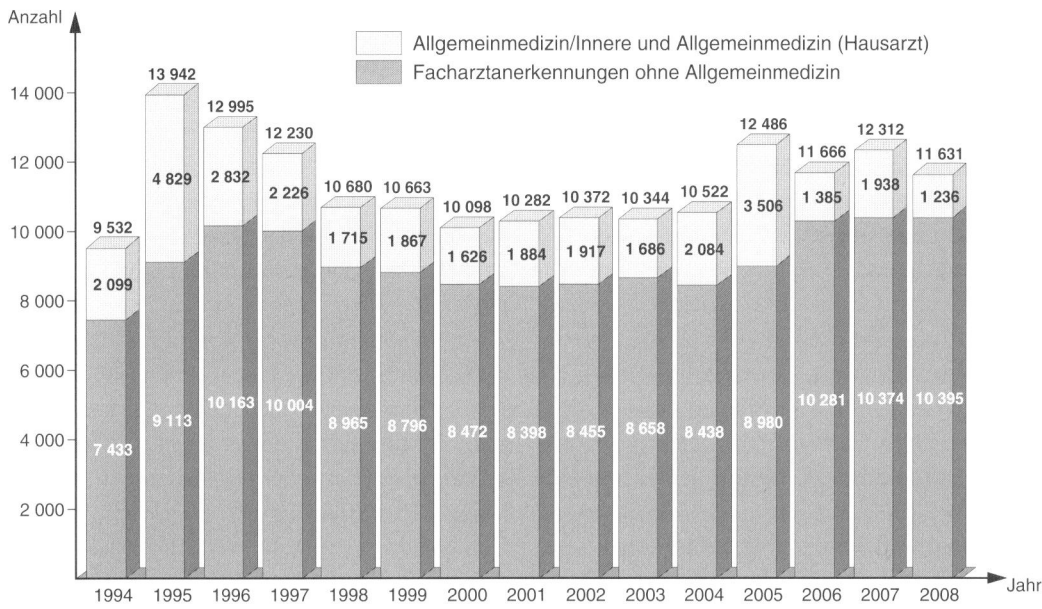

*Abbildung 7.19 Entwicklung der Zahl der Facharztanerkennungen. Quelle: Bundesärztekammer 2008*

Die Verteilung der Gesamtvergütung an die einzelnen Vertragsärzte und an die ermächtigten Ärzte ist Aufgabe der KV. Die Grundlage dafür ist der *Honorarverteilungsmaßstab* (HVM, § 85 Abs. 4 SGB V), der von Krankenkassen und KV auf Landesebene umzusetzen ist.

Der *Einheitliche Bewertungsmaßstab* ist eine bundesweit geltende Gebührenordnung, in der alle abrechenbaren Einzelleistungen und Leistungskomplexe verzeichnet sind (§ 87 Abs. 1 SGB V). Hierin werden die abrechnungsfähigen Leistungen und ihr in Punkten ausgedrücktes Verhältnis zueinander definiert (§ 87 Abs. 2). Zu unterscheiden sind Einzelleistungen, Leistungskomplexe und Fallpauschalen. Der Einheitliche Bewertungsmaßstab ist in drei Bereiche gegliedert:

▪ Arztgruppenübergreifende allgemeine Leistungen – können von jedem Vertragsarzt erbracht werden.
▪ Arztgruppenspezifische Leistungen – sind jeweils den Allgemeinärzten und den entsprechenden Fachärzten vorbehalten.

▪ Arztgruppenübergreifende spezielle Leistungen – erfordern eine besondere Fachkunde und apparative Ausstattung.

Die Abrechnung der Leistungen erfolgt quartalsweise. Krankenkassen und KVs überwachen die Wirtschaftlichkeit, Rechtmäßigkeit und Plausibilität der Abrechnungen (§106 und § 106a SGB V). So wird pro Quartal eine Zufallsstichprobe von 2 Prozent der Ärzte auf ihr Abrechungsverhalten eingehender untersucht. Ärzte, deren Abrechnungen Auffälligkeiten zeigen, werden ebenfalls genauer geprüft. Dies erfolgt auch im Zusammenhang mit dem Gewährleistungsauftrag, den die KVs gegenüber den Krankenkassen haben. Die KVs haben den Krankenkassen gegenüber eine ordnungsgemäße Abrechnung und eine den Qualitätsanforderungen genügende Versorgung zu gewährleisten. Ergibt sich der Verdacht betrügerischer Abrechnung, erstattet die KV Strafanzeige.

Die Gesamtvergütung teilt sich etwa 40:60 auf die Hausärzte bzw. Fachärzte auf. Vom Gesamthonorar bzw. Bruttohonorar werden Umlagen für die Verwaltungskosten der KV und für die Sicherstellung der Versorgung abgezogen. Vom verbleibenden Nettohonorar wird die Vergütung bestimmter Leistungen abgezogen, die mit einem festen Punktwert vergütet werden, wie z.B. für den ärztlichen Notdienst und bestimmte vertraglich vereinbarte Leistungen. Diese Vorwegabzüge können 20 Prozent von der Gesamtvergütung ausmachen. Aus dem Nettohonorar und der Zahl der abgerechneten Punkte wird der Punktwert berechnet.

Eine wichtige Rolle spielt der **Bewertungsausschuss** (§ 87 SGBV), ein paritätisch aus Vertretern der Kassenärztlichen Bundesvereinigung und der Krankenkassen zusammengesetztes Gremium, der mit seinen Beschlüssen zur Konkretisierung des Einheitlichen Bewertungsmaßstabes wesentlich über die Geldflüsse zu den Ärzten bestimmt.

Mit dem GKV-Modernisierungsgesetz 2004 und dem GKV-Wettbewerbsstärkungsgesetz 2007 wurde eine grundlegende **Reform des Vergütungssystems** in Angriff genommen. Der Prozess verläuft mehrstufig und ist in seinem Endergebnis noch nicht sicher absehbar. In der Umsetzung der gesetzlichen Vorgaben kommt dem Bewertungsausschuss eine Schlüsselfunktion zu.

Die erste Stufe brachte im Einheitlichen Bewertungsmaßstab (EBM) 2008 eine stärkere Pauschalierung, insbesondere im Hausarztbereich bei gleichzeitiger Erhöhung der Vergütung. Der Bewertungsausschuss hat mit Wirkung ab 1. 1. 2008 einen kalkulatorischen jährlichen Arztlohn von 105.571,80 Euro bei einer Wochenarbeitszeit von 51 Stunden beschlossen, entsprechend einer kalkulatorischen Arztminute von 0,8609 Euro.

Der EBM 2009 brachte weitgehende Neuerungen:

■ einen bundesweit einheitlichen Orientierungspunktwert,
■ eine Gebührenordnung mit festen Preisen auf regionaler Ebene (»Euro-Gebührenordnung«),

■ eine morbiditätsorientierte Gesamtvergütung,
■ Regelleistungsvolumina zu Festpreisen.

Damit endete sowohl die Ära des frei floatenden Punktwertes als auch die der Koppelung der Vergütung an die Steigerungen der Grundlohnsumme (durch das GSG von 1992 eingeführt). Künftig schlagen sich Änderungen der Morbidität der Versicherten in der Gesamtvergütung nieder.

Zur Abbildung der Morbiditätsstruktur der Versicherten gilt ab Januar 2010 eine Klassifikation diagnosebezogener Risikoklassen. Ausgehend vom durchschnittlichen Behandlungsbedarf aller Versicherten werden bestimmte Diagnosen Risikoklassen zugeordnet. Für die Risikoklassen werden »Relativgewichte« bestimmt, die den im Vergleich zum Durchschnitt erhöhten Behandlungsbedarf ausdrücken sollen.

Die Verteilung der Gesamtvergütung auf die einzelnen Arztgruppen sowie auf die einzelnen Ärzte erfolgt in drei Schritten. Im ersten Schritt wird die Gesamtvergütung auf die Gruppe der Allgemeinärzte und die Gruppe der Fachärzte verteilt. Im zweiten Schritt wird der Facharzttopf auf die einzelnen Facharztgruppen verteilt. Grundlage hierfür sind die arztgruppenbezogenen Regelleistungsvolumina, definiert als »arztgruppenspezifische Grenzwerte, bis zu denen die von einer Arztpraxis erbrachten Leistungen mit festen Punktwerten zu vergüten sind« (§ 85a SGB V).

Die Vergütung der einzelnen Ärzte erfolgt im dritten Schritt über die arztbezogenen Regelleistungsvolumina, die als die Leistungsmenge definiert sind, die mit einem festen Punktwert (Regelpunktwert) zu vergüten sind (§ 85b SGB V). In der Berechnung sollen Faktoren wie Morbidität, Alter und Geschlecht berücksichtigt werden. Die Gesamtvergütung kann seit dem 1. 1. 2009 erhöht werden, wenn sich die Morbiditätslast im laufenden Jahr wesentlich erhöht. Das bisher bei den Ärzten verortete Morbiditätsrisiko übernimmt jetzt die GKV. Die niedergelassenen Ärzte können auch im Rahmen des

SGB V-Vergütungssystems ihre Einkünfte noch durch ein vielfältiges System von Zuschlägen für ausgewählte Leistungen erhöhen.

### Private Krankenversicherung

Für ärztliche Leistungen, die an Privatpatienten erbracht werden, gilt die Gebührenordnung für Ärzte (GOÄ), die den Charakter einer Verordnung hat und im Bundesgesetzblatt veröffentlicht wurde. Darin sind alle in Rechnung zu stellenden Leistungen als Einzelleistung verzeichnet. Die Leistungen sind jeweils mit einer Punktzahl und einem festen Eurobetrag ausgewiesen, der sich daraus ergibt, dass der Punktwert mit 5,82873 Cent festgesetzt wurde. Je nach Schwierigkeit, Zeitaufwand und den Umständen bei der Ausführung berechnet der Arzt das Einfache bis Dreieinhalbfache des Gebührensatzes (§ 5 EBM).

### 7.9 Stationäre Krankenversorgung

Die stationäre Krankenversorgung wird in Krankenhäusern erbracht. Krankenhäuser sind laut Krankenhausfinanzierungsgesetz (§ 2) *Einrichtungen, in denen durch ärztliche und pflegerische Hilfeleistungen Krankheiten, Leiden oder Körperschäden festgestellt, geheilt oder gelindert werden sollen oder Geburtshilfe geleistet wird und in denen die zu versorgenden Personen untergebracht und verpflegt werden können.*

In Krankenhäusern werden Patienten mit medizinischen und pflegerischen Leistungen versorgt, wenn Art und Schwere der Erkrankung eine Versorgung erfordern, die ambulant nicht zu erbringen ist.

Krankenhäuser werden entsprechend ihres Versorgungsumfangs in Akutkrankenhäuser und Rehabilitationskliniken unterteilt.

Für die Zwecke der sozialen Krankenversicherung definiert das SGB V (§ 107) Krankenhäuser konkreter als Einrichtungen, die

■ der Krankenhausbehandlung oder Geburtshilfe dienen,

■ fachlich-medizinisch unter ständiger ärztlicher Leitung stehen, über ausreichende, ihrem Versorgungsauftrag entsprechende diagnostische und therapeutische Möglichkeiten verfügen und nach wissenschaftlich anerkannten Methoden arbeiten,

■ mit Hilfe von jederzeit verfügbarem ärztlichem, Pflege-, Funktions- und medizinisch-technischem Personal darauf eingerichtet sind, vorwiegend durch ärztliche und pflegerische Hilfeleistung Krankheiten der Patienten zu erkennen, zu heilen, ihre Verschlimmerung zu verhüten, Krankheitsbeschwerden zu lindern oder Geburtshilfe zu leisten, und in denen

■ die Patienten untergebracht und verpflegt werden können.

Die Bedeutung der stationären Krankenbehandlung spiegelt sich in einigen Kennzahlen.[543] Im Jahr 2007 gab es in Deutschland 2.087 Krankenhäuser mit 506.954 Betten und 143.183 Arztstellen sowie 858.151 Stellen für nichtärztliches Personal (entspricht insgesamt 792.299 Vollzeitstellen). Die Zahl der Krankenhausfälle (Aufnahme in die stationäre Behandlung) belief sich auf 17.178.573 mit insgesamt 142,9 Mio. Belegungstagen, entsprechend einer durchschnittlichen Verweildauer von 8,3 Tagen. Die Gesamtkosten für Krankenhäuser betrugen 2007 64,7 Mrd. Euro.[544]

Im Jahr 2007 zahlt die GKV 50,9 Mrd. Euro und die PKV 5,7 Mrd. Euro für die Krankenhausbehandlung ihrer Versicherten.

Krankenhäuser sind von zentraler Bedeutung für die Ausbildung und die Facharztweiterbildung von Ärzten sowie für die Ausbildung in der Pflege und in den anderen Gesundheitsberufen.

Prägende Elemente für die Struktur der Krankenhausversorgung sind der Sicherstellungsauftrag der Länder, die staatliche Krankenhauspla-

---

543 Deutsche Krankenhausgesellschaft 2009
544 Statistisches Bundesamt 2008a, S. 252

nung, die duale Finanzierung durch Staat und Krankenversicherung, die Versorgungsverträge und die gemeinsame Selbstverwaltung durch die Verbände der Krankenhausträger und der Krankenkassen.[545]

### 7.9.1 Basisdaten

Die jeweils aktuellen Statistiken und Daten für den Krankenhausbereich finden sich in den jährlich erscheinenden Publikationen des Statistischen Bundesamtes, dem Statistischen Jahrbuch (http://tinyurl.com/kpqbmf) und den Grunddaten der Krankenhäuser (Fachserie 12 Reihe 6.1.1 http://tinyurl.com/lscmpb). Die oben und im Folgenden genannten Daten entstammen, wenn nicht anders genannt, dem im September 2009 erschienenen Statistischen Jahrbuch 2009 (http://tinyurl.com/975slq), den im Dezember 2008 erschienenen Grunddaten der Krankenhäuser 2007, (http://tinyurl.com/lwyxcj), der 2009 erschienenen DKG-Broschüre »Zahlen, Daten, Fakten« und dem Heft 45 »Ausgaben und Finanzierung des Gesundheitswesens« der Gesundheitsberichterstattung von Robert Koch-Institut und Statistischem Bundesamt.[546]

### Krankenhäuser, Betten, Patienten, Behandlungsfälle und Entlassungsdiagnosen

Die *Zahl der Krankenhäuser* ist entsprechend dem Politikziel der Senkung der Fixkosten im Krankenhausbereich seit vielen Jahren rückläufig. 1991 gab es noch 2.411 Krankenhäuser, im Jahr 2007 nur noch 2.087 – ein Rückgang um 13 Prozent. Die längerfristigen Tendenzen für weitere Indikatoren zeigt die Abbildung 7.20. Die *Fallzahl* (Aufnahmen in die Krankenhausbehandlung) ist von 14,6 Mio. (1991) um 18 Prozent auf 17.2 Mio. (2007) gestiegen.

Die *Verweildauer* wurde von 14 Tagen (1991) auf 8,3 Tage (2007) verkürzt, so dass trotz höhe-

rer Fallzahl auch die *Belegungstage* von 204,2 Mio. (1991) auf 142,9 Mio. zurückgingen. Die Verweilauer unterscheidet sich zwischen den Fachgebieten ganz erheblich - in der Kinder- und Jugendpsychiatrie und –psychotherapie beträgt sie 41,8 Tage, gefolgt von der Psychotherapeutischen Medizin mit 40,6 Tagen. Auf der anderen Seite der Verteilung stehen Augenheilkunde mit 3,6 Tagen und Kinderchirurgie mit 3,7 Tagen.

Der Bestand an Betten nahm von 665.565 (1991) auf 506.954 (2007) also um 24 Prozent ab. Die »*Bettendichte*« (Krankenhausbetten pro 100.000 Einwohner) betrug 1991 832, im Jahr 2007 noch 616. Die Bettenauslastung sank von 84,1 Prozent (1991) auf den Tiefstwert von 74,9 Prozent 2005 und stieg 2007 wieder auf 77,2 Prozent.

Die Zahl der *vollstationär behandelten Patienten* betrug 2007 17,2 Millionen. Davon waren 46,6 Prozent männlich. Die altersstandardisierte Fallzahl je 100.000 Einwohner umfasste bei Männern 17.990 und bei Frauen 21.589 Personen. Im Durchschnitt waren die Behandelten 53

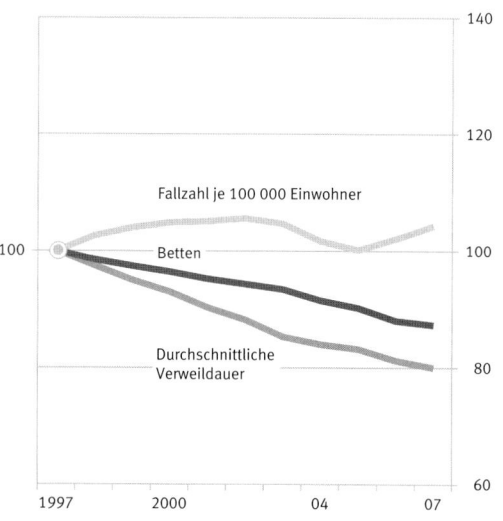

140

120

Fallzahl je 100 000 Einwohner

100

100

Betten

80

Durchschnittliche
Verweildauer

60

1997          2000          04          07

*Abbildung 7.20  Entwicklung von Fallzahl, Betten und Verweildauer im Krankenhaus. (Quelle: Statistisches Jahrbuch 2009, S. 243)*

---

545  Simon 2008, S. 250
546  Robert Koch-Institut 2009

Jahre alt (Männer 52 Jahre, Frauen 54 Jahre).

Die Anlässe, die zu einer Krankenhausbehandlung führen, lassen sich aus der Statistik der nach ICD erhobenen *Entlassungsdiagnosen* ablesen. Im Jahr 2007 wurden insgesamt 16.943.940 Patienten aus dem Krankenhaus entlassen, davon 2.627.928 Patienten mit der Diagnose »Krankheiten des Kreislaufsystems«.[547] Patienten aus dieser Diagnosegruppe befanden sich durchschnittlich 8,9 Tage in Behandlung. 20,3 Prozent von ihnen wurden operiert und verbrachten dann durchschnittlich 10,5 Tage im Krankenhaus.

Eine feinere Auswertung nach den häufigsten Einzeldiagnosen (ICD-10-3-Steller) ergibt für 2007 folgendes Gesamtbild. »Gesundes Neugeborenes« (Z38) war mit 489.000 Fällen die häufigste Einzeldiagnose. Die zweithäufigste Einzeldiagnose war Herzinsuffizienz (I50) mit 335.000 Fällen, gefolgt von psychischen und Verhaltensstörungen durch Alkohol (F10) mit 316.000 Fällen und Angina pectoris (I20) mit 285.000 Fällen.

Patienten mit der Diagnose einer Krankheit des Kreislaufsystems (ICD I00-I99) werden nach durchschnittlich 8,9 Tage Behandlung entlassen. Neubildungen (ICD C00-D48) lautete die Entlassungsdiagnose für 1.833.302 Patienten, die im Durchschnitt 8,8 Tage im Krankenhaus verbrachten, Krankheiten des Verdauungssystems (ICD K00-K93) bei 1.718.742 Patienten.

In der *Trägerschaft* besteht eine Tendenz zu privaten Trägern. Im Jahr 1991 waren 46 Prozent der Krankenhäuser in öffentlicher Trägerschaft, im Jahr 2007 nur noch 32,4 Prozent. Der Anteil

| Jahr | Beschäftigte am 31.12. | | | Vollkräfte im Jahresdurchschnitt [3] | | |
|------|------|------|------|------|------|------|
| | | davon | | | davon | |
| | Insgesamt | Ärztlicher Dienst [1] | Nichtärztlicher Dienst [2] | Insgesamt [4] | Ärztlicher Dienst | Nichtärztlicher Dienst |
| | Anzahl | | | | | |
| 1991 ................................. | 1 111 625 | 109 072 | 1 002 553 | 875 816 | 95 208 | 780 608 |
| 1992 ................................. | 1 124 666 | 111 115 | 1 013 551 | 882 449 | 97 673 | 784 776 |
| 1993 ................................. | 1 126 362 | 111 608 | 1 014 754 | 875 114 | 95 640 | 779 474 |
| 1994 ................................. | 1 138 221 | 114 208 | 1 024 013 | 880 150 | 97 105 | 783 045 |
| 1995 ................................. | 1 153 200 | 116 346 | 1 036 854 | 887 564 | 101 590 | 785 974 |
| 1996 ................................. | 1 142 179 | 117 922 | 1 024 257 | 880 000 | 104 352 | 775 648 |
| 1997 ................................. | 1 124 870 | 118 522 | 1 006 348 | 861 548 | 105 618 | 755 930 |
| 1998 ................................. | 1 116 308 | 119 831 | 996 477 | 850 948 | 107 106 | 743 842 |
| 1999 ................................. | 1 105 912 | 120 608 | 985 304 | 843 452 | 107 900 | 735 552 |
| 2000 ................................. | 1 100 471 | 122 062 | 978 409 | 834 585 | 108 696 | 725 889 |
| 2001 ................................. | 1 101 356 | 123 819 | 977 537 | 832 531 | 110 152 | 722 379 |
| 2002 ................................. | 1 112 421 | 126 047 | 986 374 | 833 541 | 112 763 | 720 778 |
| 2003 ................................. | 1 096 420 | 128 853 | 967 567 | 823 939 | 114 105 | 709 834 |
| 2004 ................................. | 1 071 846 | 129 817 | 942 029 | 805 988 | 117 681 | 688 307 |
| 2005 ................................. | 1 063 154 | 131 115 | 932 039 | 810 484 | 121 610 | 674 488 |
| 2006 ................................. | 1 064 377 | 133 649 | 930 728 | 804 883 | 123 715 | 668 200 |
| 2007 ................................. | 1 067 287 | 136 267 | 931 020 | 792 299 | 126 000 | 666 299 |

*Abbildung 7.21 Entwicklung von Beschäftigten und Vollzeitarbeit bei Ärzten und Pflegekräften im Krankenhaus 1991 – 2007. Quelle: Statistisches Bundesamt 2008 a, S. 11*

547 Statistisches Bundesamt 2009b, S. 241

der privaten Krankenhausträger stieg im selben Zeitraum von 14,8 auf 29,7 Prozent. Der Anteil der freigemeinnützigen Krankenhäuser blieb mit 38 Prozent im Jahr 2007 gegenüber 39 Prozent im Jahr 1991 nahezu unverändert. Gemessen an der Zahl aufgestellter Betten, liegt der Anteil der privaten Krankenhausträger niedriger, nämlich bei 15,6 Prozent im Jahr 2007. Die entsprechenden Anteile der öffentlichen und freigemeinnützigen Träger betragen 49,4 Prozent bzw. 35,0 Prozent. Private Krankenhäuser sind in der Regel kleiner als Krankenhäuser anderer Trägerart.

## Auf den Punkt gebracht

*Weniger Krankenhäuser, weniger Betten, mehr Fälle, verkürzte Verweildauer, mehr Ärzte, weniger nicht-ärztliches Personal und eine Verschiebung der Trägerschaft von öffentlichen zu privaten Trägern kennzeichnen die Entwicklung der letzten Jahre im Krankenhausbereich.*

## Personal

2007 waren insgesamt 1.067.287 Personen auf 792.299 Vollzeitstellen im Krankenhaus beschäftigt, davon 136.267 Ärzte auf 126.000 Vollzeitstellen und 792.299 in nicht-ärztlichen Bereichen auf 666.299 Vollzeitstellen. Für die Pflege wurden 298.325 und für den medizinisch-technischen Dienst 123.774 Vollzeitstellen ausgewiesen. Bei der Zusammensetzung des Krankenhauspersonals und der Beschäftigungsstruktur einzelner Gruppen bestehen langjährige Trends bis in die Gegenwart: die Personalstruktur verändert sich zugunsten des ärztlichen Personals. Sein Anteil an allen Vollkräften lag 1991 bei 10,9 Prozent und erreichte Ende 2007 15,9 Prozent. Der Anteil des nichtärztlichen Personals ging von 89,1 Prozent im Jahr 1991 auf 84,1 im Jahr 2007 zurück.

Der in Ab 7.21 ersichtliche Rückgang der Beschäftigten gegenüber 1991 beruhte ausschließlich auf einem Rückgang der Beschäftigten im nichtärztlichem Dienst, also vor allem der Pflegekräfte, um rund 71.000. Dem stand ein Zuwachs der Beschäftigten im ärztlichen Dienst um über 27.000 Personen gegenüber.

Angesichts der zunehmenden Anzahl von Krankenhausbeschäftigten, die in Teilzeit arbeiten, ist die Betrachtung der Beschäftigungstrends in Vollzeitkräften eine wichtige Ergänzung. Die Anzahl der Vollzeitkräfte im Krankenhaus hat zwischen 1991 und 2007 insgesamt um 83.517 Personen oder um 9,5 Prozent abgenommen. Dabei wurde die Zahl der im nichtärztlichen Dienst Beschäftigten um 114.309 Personen bzw. 14,6 Prozent vermindert. Die Zahl der Ärzte wurde hingegen um 30.792 Personen bzw. 32,3 Prozent erhöht.

Der Anteil der Teilzeit- und geringfügig Beschäftigten betrug bei den hauptamtlichen Ärzten 13,6 Prozent und bei den Personen im nichtärztlichen Dienst dagegen 43,3 Prozent.

## Ausgaben

Von den 253 Mrd. Euro Gesamtausgaben für Gesundheit im Jahr 2007 entfielen 64,7 Mrd. Euro auf die Krankenhäuser, die damit den größten Ausgabenblock in der Gesundheitsversorgung beanspruchen.

Die GKV trug mit 52,3 Mrd. Euro den weitaus größten Teil, die öffentlichen Haushalte gaben 435 Mio. Euro aus, die private Krankenversicherung 6,7 Mrd. Euro, private Haushalte 1,6 Mrd. Euro. Der Anteil der Krankenhauskosten an den Leistungsausgaben der GKV lag 1991 bei 32,9 Prozent, stieg auf 36,4 Prozent in den Jahren 2004 bis 2006 und sank 2007 auf 35,4 Prozent. Eine Reihe von Maßnahmen hatte eigentlich zu einer Verschiebung von Ausgaben in den ambulanten Bereich führen sollen, so die Verlagerung von Operationen aus der stationären in die ambulante Versorgung, die verbesserten Möglichkeiten und die verbesserte Finanzierung der ambulanten und stationären Pflege durch das Pflegeversicherungsgesetz von 1996 und die

Neuordnung der Vergütung von Krankenhausbehandlung durch die DRGs.

Gemessen am Bruttoinlandsprodukt als Indikator der wirtschaftlichen Leistungsfähigkeit eines Landes erweisen sich die Krankenhausausgaben als relativ stabil: der Wert der GKV-Ausgaben für die Krankenhäuser bewegt sich zwischen 2 Prozent 1992 und 2,1 Prozent im Jahr 2008. Der höchste Wert lag 1996 und 1997 bei 2,3 Prozent (DKG 2009: Zahlen, Daten, Fakten 2009: 52).

Neben dem vollstationären Behandlungsgeschehen nehmen in den letzten Jahren durch entsprechende gesetzliche Vorgaben und Empfehlungen teilstationäre oder ambulante Behandlungen im Krankenhaus zu. So führten 2007 1.309 Krankenhäuser ambulante Operationen nach § 115b SGB V durch und in 1.021 Kliniken operierten dazu ermächtigte Ärzte, Vertragsärzte oder Belegärzte ambulant. 2007 gab es außerdem 2.714.169 Fälle vorstationärer Behandlungen, 781.197 Fälle nachstationärer Behandlung und 675.082 Fälle teilstationärer Behandlung. Insgesamt gab es wiederum im Jahr 2007 19.406 Tages- und Nachtklinikplätze an Krankenhäusern.

### 7.9.2 Planung und Finanzierung

Der *Sicherstellungsauftrag für die Krankenhausversorgung* liegt bei den Bundesländern. Dieser Auftrag folgt aus dem Sozialstaatsgebot des Grundgesetzes, der den Staat zur Daseinsfürsorge für seine Bürger verpflichtet. Der Staat hat demzufolge die Krankenhausversorgung entsprechend dem Bedarf sicherzustellen. Das Krankenhausfinanzierungsgesetz von 1972 (KHG, www.gesetze-im-internet.de/khg/index.html) stellt das notwendige Maß an Einheitlichkeit her, u.a. für die Planung und Finanzierung der Krankenhäuser.

Ziel der *Krankenhausplanung* ist die bedarfsgerechte Versorgung der Bevölkerung mit »leistungsfähigen, eigenverantwortlich wirtschaftenden Krankenhäusern« zu sozial tragbaren Pflegesätzen (§ 1 KHG). Dazu haben die Bundesländer Krankenhauspläne und Investitionspläne aufzustellen (§ 6 KHG). Die Ausgestaltung der Krankenhauspläne bestimmen die Krankenhausgesetze der Länder. Die für die Deckung des Bedarfs erforderlichen Krankenhäuser sind in den jährlich fortzuschreibenden Krankenhausplan aufzunehmen.

Die *gemeinsame Selbstverwaltung* hat die Aufgabe, die allgemein gehaltenen Rechtsvorschriften zu konkretisieren und umzusetzen. Auf der Landesebene stehen sich die Landesverbände der GKV und der PKV auf der einen und die Landeskrankenhausverbände auf der anderen Seite gegenüber. Die Deutsche Krankenhausgesellschaft (DKG, www.dkgev.de) ist der Zusammenschluss von 16 Landesverbänden und 12 Spitzenverbänden der Krankenhausträger. Sie versteht sich als Sprachrohr ihrer Mitglieder und vertritt deren Interessen in der Politik und in der Öffentlichkeit. Die Krankenhausgesellschaften erfüllen öffentliche Aufgaben, sind jedoch keine Körperschaften öffentlichen Rechts.

Krankenhäuser werden entsprechend ihres Versorgungsumfangs in Krankenhäuser der Grundversorgung, der Regelversorgung, der Schwerpunktversorgung und der Maximalversorgung eingeteilt. Die Zuordnung richtet sich nach den vorhandenen Fachabteilungen. Ein Krankenhaus der Grundversorgung bietet zumindest eine Abteilung für Innere Medizin oder Chirurgie an.

### Auf den Punkt gebracht

*Der Sicherstellungsauftrag für die Krankenhausversorgung liegt bei den Bundesländern. Jedes Bundesland erstellt einen Krankenhausplan und einen Investitionsplan.*

Ein ausdrückliches Ziel des KHG ist die Förderung der Trägervielfalt. Als Krankenhausträger werden juristische oder natürliche Personen bezeichnet, die ein Krankenhaus betreiben. Nach der Trägerschaft sind öffentliche, freigemeinnützige und private Krankenhäuser zu unterscheiden. Öffentliche Träger sind die Kommunen für die wohnortnahen Krankenhäuser, die Länder für die Universitätskliniken und der Bund für die Bundeswehrkrankenhäuser.

Ein *Versorgungsauftrag* entsteht, wenn ein Krankenhaus in den Krankenhausplan aufgenommen wird. Dieser Versorgungsauftrag verpflichtet die Krankenkassen, den Plankrankenhäusern ein Budget für die laufenden Behandlungskosten zur Verfügung zu stellen, dessen Höhe im Rahmen von Verhandlungen individuell für jedes Krankenhaus festgelegt wird. Die Krankenhäuser sind im Gegenzug dazu verpflichtet, GKV-Versicherte zu versorgen. Krankenhäuser, die nicht in den Krankenhausplan aufgenommen wurden, dürfen GKV-Versicherte nicht auf Kosten der gesetzlichen Krankenkassen behandeln, es sei denn, sie haben einen gesonderten Versorgungsvertrag mit den Landesverbänden der Krankenkassen abgeschlossen.

## Krankenhausfinanzierung

Wie der Name bereits aussagt, bildet das KHG die rechtliche Grundlage für die Krankenhausfinanzierung. Mit dem KHG wurde 1972 die duale Finanzierung der Krankenhäuser eingeführt, die in die Krankenhauspläne der Länder aufgenommen sind. Das Prinzip der dualen Finanzierung beruht auf der Vorstellung, dass der Staat die Krankenhausinfrastruktur durch Investitionen sicherzustellen hat. Die laufenden, durch die Behandlung entstehenden Kosten, sind hingegen von den Nutzern bzw. ihren Kostenträgern (gesetzliche Krankenkasse bzw. private Krankenversicherung) über Benutzerentgelte (Fallpauschalen, Pflegesätze) zu bezahlen.

*Investitionskosten* sind nach dem KHG (§ 9) die Kosten der Errichtung (Neubau, Umbau, Erweiterungsbau) von Krankenhäusern

und der Anschaffung und Wiederbeschaffung der zum Krankenhaus gehörenden Anlagegüter (z.B. Betten, Medizingeräte). Jedes Bundesland regelt seine Investitionsförderung nach § 6 Abs. 1 KHG in einem Investitionsplan, der in einen Bereich *Pauschalförderung* und *Einzelförderung* gegliedert ist. Das im März 2009 verabschiedete Krankenhausfinanzierungsreformgesetz (KHRG) soll ab dem 1. Januar 2012 für Krankenhäuser, die in den Krankenhausplan eines Landes aufgenommen sind und Entgelte erhalten, eine Investitionsförderung durch *leistungsorientierte Investitionspauschalen* möglich machen. Für psychiatrische und psychosomatische Einrichtungen, die in den Krankenhausplan eines Landes aufgenommen sind, soll dies ab dem 1. Januar 2014 möglich sein.

Als zentrales Problem der Investitionsfinanzierung gilt die Vernachlässigung der Investitionen durch fast sämtliche Bundesländer. Die gesamten Ausgaben der Bundesländer zur Investitionsförderung beliefen sich 2008 auf 2,69 Mrd. Euro. Dies war gegenüber dem Vorjahr ein Rückgang der Investitionsfördermittel um 1,75 Prozent und gegenüber 1998 ein realer Rückgang um 34,5 Prozent. Misst man die Investitionsfördermittel als Anteil am Bruttoinlandsprodukt, haben die Länder die Investitionen seit 1991 mehr als halbiert, nämlich von 0,24 Prozent im Jahr 1991 auf 0,11 Prozent im Jahr 2008.[548] Als Folge dieser politisch gesteuerten Entwicklung nehmen Krankenhausexperten ein Investitionsdefizit an, das »je nach der verwendeten Berechnungsmethode zwischen 19 Mrd. Euro und 50 Mrd. Euro« liegt.[549] Der Rückzug der Länder aus der Krankenhausfinanzierung zeigt sich auch in dem stetig schrumpfenden öffentlichen Anteil an der Gesamtfinanzierung der Krankenhäuser. 1973 finanzierten die Länder noch 27,4 Prozent, 2005 nur noch 5,1 Prozent der Gesamtkosten,

---

548  Mörsch 2009, S. 66
549  SVR Gesundheit 2007, Ziffer 408

während die gesetzlichen Krankenkassen und die private Krankenversicherung den übrigen Anteil aufbrachten. Von besonderer Bedeutung ist die Unterfinanzierung, weil dadurch insbesondere für die kommunalen Träger ein Druck in Richtung Privatisierung entsteht.

**Auf den Punkt gebracht**

*Die Krankenhausfinanzierung besteht aus zwei Anteilen. Für die Gebäude und deren Ausstattung sind die Länder zuständig. Die laufenden Kosten bezahlen die Nutzer bzw. die Krankenkassen.*

Die **Betriebskosten** sind die laufenden Kosten des Krankenhausbetriebs. Den größten Anteil daran machen die Personalkosten aus. Die Betriebskosten werden in erster Linie von den gesetzlichen Krankenkassen und den privaten Krankenversicherungen als Kostenträger gedeckt. Die Gesamtheit der Regelungen zur Vergütung der Betriebskosten durch die Kostenträger wird als Entgeltsystem bezeichnet. Das Entgeltsystem befindet sich seit 1996 und verstärkt seit dem 1. 1. 2003 in einer Phase der grundlegenden Umstellung. Die Umstellung erfolgt schrittweise, weil sie ansonsten die Akteure überfordern würde. Der Kern der Reform besteht in der Aufgabe des Kostendeckungsprinzips und der Einführung eines Systems von Pauschalen, das sich an Diagnosen und dem durchschnittlich erforderlichen Behandlungsaufwand orientiert (Diagnosis Related Groups, DRGs). Auf diese Weise soll die Vergleichbarkeit der Effizienz und der Qualität der Leistungserbringung hergestellt werden.

Im alten Entgeltsystem handelt jedes Krankenhaus mit den zuständigen Krankenkassen prospektiv für ein Jahr ein *Jahresbudget* aus. Das vereinbarte Jahresbudget kann unter- und überschritten werden und ist insofern flexibel. Bei Unter- oder Überschreitungen werden die nicht oder die zusätzlich erbrachten Leistungen jedoch nur mit festgelegten Abschlägen vergü-

tet. Hierfür galt vor der Reform der Krankenhausfinanzierung das *Kostendeckungsprinzip*. Die laufenden Betriebs- und Personalkosten wurden weitestgehend ohne Ansehen der Effizienz und der Qualität von den Kostenträgern übernommen.

Die Reform des Entgeltsystems soll hingegen das *Leistungsprinzip* etablieren. Die gleiche Vergütung von Patienten mit vergleichbaren Gesundheitsproblemen soll Anreize für eine effiziente Leistungserbringung setzten.

Nach der vollständigen Einführung des Fallpauschalen-Vergütungssystems für Krankenhäuser soll die Budgetierung für die Krankenhäuser wegfallen. Allerdings gibt es für die gesamte Gestaltung des endgültigen, nach 2010 geltenden Vergütungssystems im Krankenhaus noch keine rechtlichen Detailregelungen (Stand Dezember 2009). Die Bundespflegesatzverordnung (http://bundesrecht.juris.de/bpflv_1994/BJNR-275010994.html) wird künftig nur noch für psychiatrische Diagnosen gelten. Die Umstellung der gesamten Krankenhausfinanzierung auf ein DRG-System gilt als das folgenreichste einzelne Reformelement in der Gesundheitspolitik der letzten Jahrzehnte. Alle Leistungen des Krankenhauses (Ausnahme Psychiatrie) sollen einheitlich definiert, pauschaliert und vergütet werden. Die Implementierung des Fallpauschalengesetzes erfolgt über mehrere Jahre und mehrere inhaltliche Stufen und ist als »lernendes System« angelegt.

**Auf den Punkt gebracht**

*Das System der Berechnung und Erstattung der laufenden Kosten wird derzeit grundlegend reformiert. Im neuen System werden Patienten entsprechend ihrer Diagnosen in Gruppen eingeteilt. Die Vergütung richtet sich nach der zugeteilten Gruppe und erfolgt pauschal. Das Prinzip der Erstattung der tatsächlich entstandenen Kosten wird verlassen. Damit soll die Effizienz der Krankenhausbehandlung erhöht werden, u.a. durch Verkürzung der Verweildauer.*

## Vergütungssystem der Diagnosis related groups (DRG)

Diagnosis-Related Groups (DRGs) ist ein Klassifikationssystem, das Patienten nach einer Reihe von Merkmalen, insbesondere Haupt- und Nebendiagnosen, in Gruppen einteilt. Für die Gruppen wird ein bestimmtes Entgelt festgelegt, das dem Durchschnitt der Ist-Kosten für die Behandlung von Patienten dieser Gruppe in deutschen Krankenhäusern entspricht. Dieses Entgelt entspricht der Fallpauschale. Die Länge des Aufenthalts und die im Einzelfall tatsächlich erbrachten Leistungen spielen keine Rolle. Besondere Kosten, die z.B. durch Komplikationen entstehen, werden nicht berücksichtigt. Dadurch sollen Anreize für eine möglichst zielgerichtete, schnelle und erfolgreiche Behandlung gesetzt werden.

## Auf den Punkt gebracht

*Diagnosebezogene Fallgruppen (DRGs) stellen ein System dar, das die Patienten aufgrund ihrer Diagnose einer Kategorie zuordnet. Für die jeweilige Kategorie wurden durchschnittliche Behandlungskosten errechnet. Die Zuordnung zu einer Kategorie bestimmt die Höhe der Vergütung, die ein Krankenhaus für einen Patienten erhält.*

G-DRG (German-DRG) ist die Bezeichnung für die deutsche Adaptation des australischen DRG-Systems (AR-DRG), das im Auftrag des Gesetzgebers von den Spitzenverbänden im Krankenhausbereich ausgewählt wurde. Die Selbstverwaltungspartner (GKV-Spitzenverband, Verband der privaten Krankenversicherung und Deutsche Krankenhausgesellschaft) erarbeiten in dem von ihnen betriebenen Institut für das Entgeltsystem im Krankenhaus (InEK) die Fallpauschalen durch die Analyse der Kosten in 218 Krankenhäusern. Das G-DRG-Fallpauschalensystem 2010 benennt 2.000 DRG-Fallpauschalen und 143 Zusatzentgelte.

Die Ermittlung der DRG erfolgt für jeden sta-tionär behandelten Patienten anhand verschiedener medizinischer Parameter, die im Laufe der Behandlung erhoben werden. Erfasst und ICD-kodiert werden insbesondere die Hauptdiagnose und die Nebendiagnosen (sofern sie den Behandlungsaufwand erhöhen) und einige patientenbezogene Faktoren wie Alter, Geschlecht oder das Geburts-, bzw. Aufnahmegewicht bei Frühgeborenen und Säuglingen. Weiterhin werden die »Prozeduren« erfasst. Damit sind aufwändige diagnostischen Maßnahmen, Operationen und einige nicht-operative therapeutische Maßnahmen gemeint, die im amtlichen Operationen- und Prozedurenschlüssel (OPS www.dimdi.de/static/de/klassi/prozeduren/ops301/ls-opshtml.htm) enthalten sind. Die Kodierarbeiten werden hauptsächlich von Ärzten erbracht. Die Zuordnung des Patienten zu einer DRG erfolgt anhand der dafür notwendigen Daten in mehreren Schritten mit Hilfe einer speziellen Software (»Grouper«). Das DRG-System besteht aus einer Fülle spezifischer zentraler Begriffe und Rechengrößen, von denen hier nur die wichtigsten genannt werden.

Das **Relativgewicht** bezeichnet einen Faktor, mit dem die einzelnen DRG bundeseinheitlich bewertet werden. Die Relativgewichte geben an, wie teuer die einzelnen DRGs im Verhältnis zueinander sind. Der Standardbehandlungsfall (Basisfallwert) hat das Relativgewicht 1. DRGs, deren Leistungen geringer vergütet werden als der Standardbehandlungsfall haben ein Relativgewicht < 1. DRGs, die ökonomisch aufwändiger als der Standardbehandlungsfall sind, haben ein Relativgewicht > 1. Die dem Krankenhaus erstattete Vergütung für eine DRG ergibt sich aus der Multiplikation des Basisfallwerts mit dem Relativgewicht der DRG.[550]

Der **Casemix** (CM) ist die Summe der Relativgewichte aller innerhalb einer Zeiteinheit erbrachten DRGs eines Krankenhauses.

---

550  Bundeszentrale für politische Bildung

Der *Casemixindex* (CMI) berechnet sich aus dem Casemix geteilt durch die Zahl der abgerechneten Fälle eines Krankenhauses.

Der **Basisfallwert** (Krankenhausindividuelle Baserate) wird aus dem DRG-Budget eines Krankenhauses geteilt durch den Casemix errechnet.

Die Umstellung auf das neue Entgeltsystem erfolgt schrittweise. Die erste Phase der Umstellung begann 2003. Die Beendigung der Übergangsphase wurde mehrfach aufgeschoben, zuletzt auf 2010 (Stand September 2009).

Die Folgen der DRG-Einführung auf das Versorgungsgeschehen sind wegen der trotz klarer gesetzlicher Vorschrift zu spät begonnenen offiziellen Begleitforschung nur ansatzweise aus wenigen Forschungsprojekten bekannt. Zu den Kernergebnissen des vom Wissenschaftszentrum Berlin und Zentrum für Sozialpolitik der Universität Bremen durchgeführten Projekts »Wandel von Medizin und Pflege im DRG-System« gehörten: Einige der schlimmsten Befürchtungen, z.B. Entlassung »blutiger« Patienten und Selektion bei der Aufnahme, sind nicht massenhaft eingetreten. Insbesondere nicht, multimorbide KrankenhauspatientInnen würden unter DRG-Bedingungen schlechter behandelt als vorher. Erwartete Verbesserungen bei der Aufnahme und Entlassung von Patienten zeigen sich aus der Sicht alle Betroffenen und Beteiligten kaum.

## Vertiefung

■ *Statistisches Bundesamt (Hrsg.) (2008). Gesundheit Grunddaten Krankenhäuser 2007. Fachserie 12, Reihe 6.1.1. http://tinyurl.com/lwyxcj*

■ *Deutsche Krankenhausgesellschaft. Bestandsaufnahme zur Krankenhausplanung und Investitionsfinanzierung in den Bundesländern – Stand Juli 2009. (http://www.dkgev.de/media/file/6174.RS229-09_Anlage_Bestandsaufnahme_2009.pdf).*

■ *Weitere Literaturhinweise zu den DRGs finden sich unter http://www.wamp-drg.de*

■ *Statistisches Bundesamt (Hrsg.) (2009): Gesundheit Diagnosedaten der Patienten und Patientinnen in Krankenhäusern (einschl. Sterbe- und Stundenfälle). Fachserie 12, Reihe 6.1.1. Wiesbaden http://tinyurl.com/yc54j8f*

■ *Statistisches Bundesamt (2008) Krankenhauslandschaft im Umbruch http://tinyurl.com/y9bzwpw.*

## 7.10 Pflege

Pflegebedürftig sind nach neuerer Auffassung Menschen, »*deren Selbständigkeit bei Aktivitäten im Lebensalltag, beim Umgang mit Krankheiten oder bei der Gestaltung wichtiger Lebensbereiche aus gesundheitlichen Gründen dauerhaft oder vorübergehend beeinträchtigt ist.*«[551] Daraus folgt der Bedarf an personeller Hilfe. Entscheidend für Pflegebedürftigkeit sind die Auswirkungen der Funktionseinschränkungen und Schädigungen. Erst wenn diese von der betroffenen Person nicht mehr kompensiert werden können, besteht Pflegebedürftigkeit.[551] Dazu passende Begutachtungskonzepte gründen nicht mehr auf dem Faktor Zeit (wie bisher in SGB XI, s.u.) sondern auf der Selbständigkeit einer Person. Entsprechende Verfahren zur Pflegebegutachtung wurden in Deutschland auf Anregung des Bundesministeriums für Gesundheit entwickelt und erprobt (www.mds-ev.org/3115.htm) und könnten das bisherige Begutachtungsverfahren in absehbarer Zeit ablösen.

Pflege erfüllt vielfältige Aufgaben in den komplexen Prozessen der gesundheitlichen Versorgung. Falsch ist die Vorstellung, dass Pflege nur am Endpunkt der Versorgungskette tätig wird, wenn ein Mensch zum »Pflegefall« geworden ist.

Die soziale Pflegeversicherung wurde mit dem Pflegeversicherungsgesetz zum 1. 6. 1994 als neuer Zweig der Sozialversicherung eingeführt. Das Gesetz bildet den 11. Teil des Sozialgesetz-

---

551 SVR Gesundheit 2009, Exkurs nach Ziffer 615

buches. Der Entscheidung ging eine mehr als zwei Jahrzehnte dauernde Auseinandersetzung voraus.

Zunehmender Handlungsdruck entstand aus einer Reihe von Gründen. Der Anteil älterer Menschen nimmt zu. Die Zahl der über 65-Jährigen wird bis 2050 um mehr als 6 Mio. auf 20 Mio. steigen. Die Zahl der Pflegebedürftigen wird steigen und zwar auch dann, wenn die Morbidität der älteren Menschen sinkt bzw. die Lebenszeit ohne Behinderung zunimmt (compression of morbidity). Diesbezüglich ist die sozial ungleich verteilte Gesundheit bedeutsam, die bei Personen mit niedrigem sozioökonomischem Status mit höherer Morbidität und kürzerer Lebenszeit ohne Behinderung einhergeht. Die Zunahme von Ein-Generationen-Familien, Single-Haushalten und der Erwerbstätigkeit von Frauen wird den Bedarf an professioneller Pflege erhöhen.

Vor 1995 musste Pflege aus dem Privateinkommen und Privatvermögen finanziert werden und nach dessen Verbrauch durch Sozialhilfe oder finanziell gut gestellte Kinder. Die Zahl der Pflegeeinrichtungen war unzureichend. Dies führte zu einer Fehlbelegung von Krankenhausbetten mit Patienten, die nur deshalb nicht entlassen werden konnten, weil die erforderliche Pflege nicht sichergestellt war. Pflegende Angehörige waren häufig überfordert.

Die Pflegeversicherung hatte daher vier Ziele:
- das Risiko Pflegebedürftigkeit sozial abzusichern
- die Abhängigkeit von Sozialhilfe zu mindern
- die Infrastruktur und die Qualität der Pflege zu verbessern
- andere Versorgungseinrichtungen von Pflegeaufgaben zu entlasten.

### 7.10.1 Strukturen der Pflegeversicherung

Die Strukturen der Pflegeversicherung sind denen der sozialen Krankenversicherung ähnlich, es bestehen jedoch auch einige wichtige Unterschiede.

Es besteht eine *Versicherungspflicht* für alle Bürger, also auch für die Versicherten der privaten Krankenversicherung. Die *Beitragserhebung* ist einkommensabhängig. Es besteht eine *Beitragsbemessungsgrenze* wie in der GKV. Die Leistungen bestehen zumeist aus *Sachleistungen*. Ein weiteres Leistungselement ist das Pflegegeld, das eine *Geldleistung* darstellt. Analog zur *Familienversicherung* der GKV sind Familienangehörige und eingetragene Lebenspartner unter bestimmten Voraussetzungen beitragsfrei mitversichert. Ein wesentlicher Unterschied zur GKV ist die Abkehr vom *Bedarfsdeckungsprinzip*. Die Leistungen der Pflegeversicherung sollen eine Grundversorgung aber nicht die gesamten Kosten der Pflege entsprechend dem Bedarf abdecken. Kosten für Verpflegung und Unterkunft (»Hotelkosten«) sind vom Pflegebedürftigen selbst zu bezahlen, ebenso wie Pflegeleistungen, die über die Grundpflege hinausgehen. Die Stabilität des Beitragssatzes hat Vorrang vor der Bedarfsdeckung. Die Differenz ist aus privaten Mitteln zu erbringen bzw. bei Vorliegen der Voraussetzungen, von der Sozialhilfe zu übernehmen. Der *Sicherstellungsauftrag* für eine »*bedarfsgerechte und gleichmäßige, dem allgemein anerkannten Stand medizinisch-pflegerischer Erkenntnisse entsprechende pflegerische Versorgung*« wurde den Pflegekassen übertragen (§ 69 SGB XI). Diese führen damit als Körperschaften öffentlichen Rechts letztlich staatliche Aufgaben durch. Die Pflegekassen schließen mit den Pflegeeinrichtungen (ambulante Pflegedienste, Pflegeheime) *Versorgungsverträge* (§ 72 f. SGB XI). Sind bestimmte gesetzliche Anforderungen erfüllt, haben die Einrichtungen ein Recht auf Zulassung. Anders als in der medizinischen Versorgung findet also keine Bedarfsplanung statt. Die *Vergütung* für die ambulanten und stationären Pflegeleistungen werden im Rahmen von Verhandlungen zwischen den Leistungsanbietern bzw. ihren Verbänden und den Pflegekassen vereinbart (§ 89 für ambulante Pflege, § 84 ff. für stationäre Pflege). Die Pflegekassen sollen weiterhin die Kooperation mit allen an der Versorgung Beteiligten sowie die Vernetzung der regionalen und kommunalen Versorgungsstrukturen fördern, um die wohnortnahe Versorgung zu verbessern (§ 12 SGB XI). Die mit dem Pflege-Weiterentwicklungsgesetz 2008 vorgesehenen *Pflegestützpunkte* (§ 92c SGB XI) sollen die Aufgaben der Koordination und der unabhängigen Beratung wahrnehmen.

### Pflegebegriff der Pflegeversicherung

Pflegebedürftigkeit ist nach dem Pflegeversicherungsgesetz als »*nicht nur gelegentliche Notwendigkeit von Hilfe bei Alltagsverrichtungen*« (die in § 15 SGB XI näher beschrieben werden) definiert.

In § 14 Abs. 1 SGB XI heißt es dazu: »*Pflegebedürftig im Sinne dieses Buches sind Personen, die wegen einer körperlichen, geistigen oder seelischen Krankheit oder Behinderung für die gewöhnlichen und regelmäßig wiederkehrenden Verrichtungen im Ablauf des täglichen Lebens auf Dauer, voraussichtlich für mindestens sechs Monate, in erheblichem oder höherem Maße der Hilfe bedürfen.*«

Der Hilfebedürftigkeit liegen die Auswirkungen von Krankheiten auf die Möglichkeiten der selbständigen Lebensführung zugrunde. Eine Diagnose allein begründet keinen Pflegebedarf, ausschlaggebend sind die Krankheitsfolgen.

Das Gesetz nennt in §14 Abs. 2 SGB XI folgende mögliche Ursachen für Pflegebedürftigkeit:
- Verluste, Lähmungen oder andere Funktionsstörungen am Stütz- und Bewegungsapparat,
- Funktionsstörungen der inneren Organe oder der Sinnesorgane,
- Störungen des Zentralnervensystems wie Antriebs-, Gedächtnis- oder Orientierungsstörungen sowie endogene Psychosen, Neurosen oder geistige Behinderungen.

Den *Hilfebedarf* unterteilt das Gesetz in vier Bereiche: Körperpflege, Ernährung, Mobilität und Haushalt. Für jeden Bereich sind bestimmte Verrichtungen genannt, für deren Durchführung ggf. Hilfe erforderlich ist. Die Festlegung der *Pflegestufe* erfolgt in zwei Schritten. Im ersten Schritt werden die Anzahl der Bereiche und die Anzahl der darin jeweils enthaltenen Verrichtungen erfasst und daraus die Pflegestufe gebildet. Im zweiten Schritt wird der Zeitaufwand für die erforderliche Hilfe kalkuliert. Die Gewährung der Leistungen setzt eine Mindestgrenze für die zur Hilfeleistung erforderliche Zeit voraus.

Die Bereiche und Verrichtungen sind in §14 Abs. 4 SGB XI festgelegt.
- Körperpflege: Waschen, Duschen, Baden, Zahnpflege, Kämmen, Rasieren, Darm- oder Blasenentleerung.
- Ernährung: mundgerechtes Zubereiten oder Aufnahme der Nahrung.
- Mobilität: selbständiges Aufstehen und Zu-Bett-Gehen, An- und Auskleiden, Gehen, Stehen, Treppensteigen oder Verlassen und Wiederaufsuchen der Wohnung.
- Hauswirtschaftliche Versorgung: Einkaufen, Kochen, Reinigen der Wohnung, Spülen, Wechseln und Waschen der Wäsche und Kleidung, Beheizen.

§15 SGB XI regelt die Pflegestufen (Abs. 1) und den Zeitaufwand (Abs. 3).

Die drei Pflegestufen sind folgendermaßen definiert:
1. *Pflegebedürftige der Pflegestufe I (erheblich Pflegebedürftige) sind Personen, die bei der Körperpflege, der Ernährung oder der Mobilität für wenigstens zwei Verrichtungen aus einem oder mehreren Bereichen mindestens einmal täglich der Hilfe bedürfen und zusätzlich mehrfach in der Woche Hilfen bei der hauswirtschaftlichen Versorgung benötigen.*
2. *Pflegebedürftige der Pflegestufe II (Schwerpflegebedürftige) sind Personen, die bei der Kör-*

perpflege, der Ernährung oder der Mobilität mindestens dreimal täglich zu verschiedenen Tageszeiten der Hilfe bedürfen und zusätzlich mehrfach in der Woche Hilfen bei der hauswirtschaftlichen Versorgung benötigen.

3. *Pflegebedürftige der Pflegestufe III (Schwerstpflegebedürftige) sind Personen, die bei der Körperpflege, der Ernährung oder der Mobilität täglich rund um die Uhr, auch nachts, der Hilfe bedürfen und zusätzlich mehrfach in der Woche Hilfen bei der hauswirtschaftlichen Versorgung benötigen.*

Der Zeitaufwand und die Art seiner Berechnung regelt der § 15 Abs. 4. Zugrunde gelegt wird die Hilfe durch eine nicht-professionelle Person.

Der Zeitaufwand, den ein Familienangehöriger oder eine andere nicht als Pflegekraft ausgebildete Pflegeperson für die erforderlichen Leistungen der Grundpflege und hauswirtschaftlichen Versorgung benötigt, muss wöchentlich im Tagesdurchschnitt

1. *in der Pflegestufe I mindestens 90 Minuten betragen; hierbei müssen auf die Grundpflege mehr als 45 Minuten entfallen,*
2. *in der Pflegestufe II mindestens drei Stunden betragen; hierbei müssen auf die Grundpflege mindestens zwei Stunden entfallen,*
3. *in der Pflegestufe III mindestens fünf Stunden betragen; hierbei müssen auf die Grundpflege mindestens vier Stunden entfallen.*

Anträge auf Leistungen nach dem Pflegegesetz sind an die Pflegekassen zu stellen. Diese haben laut §18 SGB XI den Medizinischen Dienst der Krankenversicherung (MDK) mit der Prüfung der Pflegebedürftigkeit zu beauftragen. Gutachter des MDK führen eine Untersuchung in der Wohnung des Antragstellers durch. Weitergehende Informationen, z.B. vom Hausarzt, sind in das Gutachten einzubeziehen. Das Gutachten ist die Grundlage für die Entscheidung der Pflegekasse. Diese Entscheidungen sind gerichtlich anfechtbar. Weiterführende Informationen zum

Verfahren der Feststellung des Pflegebedarfs finden sich in den »Richtlinien der Spitzenverbände der Pflegekassen zur Begutachtung von Pflegebedürftigkeit nach dem XI. Buch des Sozialgesetzbuches« (www.mds-ev.de/media/pdf/Begutachtungsrichtlinien_screen.pdf).

### 7.10.2 Leistungen der Pflegeversicherung

Die Pflegeversicherung soll das Risiko der Pflegebedürftigkeit sozial absichern (§1 Abs. 1 SGB XI). Dafür ist solchen Pflegebedürftigen Hilfe zu leisten, die wegen der Schwere der Pflegebedürftigkeit auf solidarische Unterstützung angewiesen sind (§1 Abs. 4 SGB XI). Die Regelung besagt, dass nicht alle Pflegebedürftigen einen Anspruch auf Hilfe haben sondern ein gewisser Schweregrad an Pflegebedürftigkeit vorzuliegen hat. Der Anspruch auf Hilfe leitet sich allein aus der Schwere der Pflegebedürftigkeit ab und besteht somit unabhängig von der finanziellen Situation des Pflegebedürftigen.

Als Ziel der Leistungen wird in §2 Abs. 1 SGB XI formuliert, dem Pflegebedürftigen eine menschenwürdige, möglichst selbständige und selbstbestimmte Lebensführung zu ermöglichen. Die Hilfen sollen auch aktivierenden Charakter haben und den Pflegebedürftigen helfen, die »körperlichen, geistigen und seelischen Kräfte (…) wiederzugewinnen oder zu erhalten.«

Die Leistungen für *häusliche Pflege* können als Sachleistung in Form von Grundpflege und hauswirtschaftlicher Versorgung durch professionelle Kräfte in Anspruch genommen werden (§36 SGB XI). Die Pflege ist von ambulanten Pflegediensten zu erbringen, mit denen die Pflegekassen einen Versorgungsvertrag (nach § 77 Abs. 1 SGB XI) geschlossen haben.

Eine andere Leistungsform ist das Pflegegeld, mit dem der Pflegebedürftige die Grundpflege und hauswirtschaftliche Versorgung durch nicht-professionelle Kräfte sicherstellt (sog. Pflegepersonen), zumeist durch Angehörige. Eine dritte Möglichkeit sind Kombinationen von

Sach- und Geldleistung, was die Flexibilität für individuelle Lösungen fördert.

Das Gesetz hat die Situation der pflegenden Angehörigen bzw. Pflegepersonen durch Leistungen zur sozialen Sicherung verbessert (§44 SGB XI Zuschüsse zu Unfall-, Renten-, Kranken- und Pflegeversicherung). Weiterhin haben pflegende Angehörige und ehrenamtlich Pflegende ein Anrecht auf kostenlose Schulungskurse (§45 SGB XI).

*Teilstationäre Pflege* in Einrichtungen der Tagespflege und Nachtpflege sieht das Gesetzt vor, wenn die häusliche Pflege nicht ausreicht (§41 SGB XI). Mit Tages- oder Nachtpflege können beispielsweise Krisensituationen oder Situationen mit zeitweise erhöhtem und häuslich überforderndem Pflegebedarf überbrückt werden. Ebenso können die Freiräume von pflegenden Angehörigen vergrößert werden.

Das Anrecht auf *vollstationäre Pflege* besteht, wenn weder ambulante noch teilstationäre Pflege möglich ist oder wegen der Umstände des Einzelfalls nicht in Frage kommt (§43 SGB XI).

Das Pflegeleistungs-Ergänzungsgesetz ermöglicht mit dem neu geschaffenen §45a seit dem 1. 1. 2002 eine zusätzliche Geldleistung für Pflegebedürftige mit einem »erheblichen Bedarf an allgemeiner Beaufsichtigung und Betreuung«. Mit dieser Formulierung wurde der Tatsache Rechnung getragen, dass der Betreuungsaufwand von z.B. Demenzkranken durch den Pflegebegriff des Pflegegesetzes nicht ausreichend abgebildet wird.

### 7.10.3  Pflegestatistik

Laut Pflegestatistik des Statistischen Bundesamts waren im Dezember 2007 2,25 Mio. Menschen pflegebedürftig im Sinne des Pflegeversicherungsgesetzes. Der Anteil der Frauen beträgt 68 Prozent. 68 Prozent der Pflegebedürftigen waren 75 Jahre oder älter, 35 Prozent 85 Jahre oder älter. Die Wahrscheinlichkeit, pflegebe-

dürftig zu sein (Pflegequote), betrug für 65- bis unter 70-Jährige 3 Prozent, für 75- bis unter 85-Jährig 14 Prozent. Von den 533.000 Personen im Alter von 90 Jahren oder mehr als 90 Jahren waren 328.000 pflegebedürftig, entsprechend einer Pflegequote von 62 Prozent.[552]

Die Mehrzahl der Pflegebedürftigen (1,54 Mio., 68 Prozent) wurde zu Hause versorgt. 1.033.000 Personen erhielten ausschließlich Pflegegeld, wurden also in häuslicher Umgebung von Angehörigen versorgt. 504.000 erhielten Pflege von ambulanten Pflegediensten und 709.000 Personen (32 Prozent) wurden in Pflegeheimen versorgt.

Bezüglich der Pflegestufen war die Hälfte der Pflegestufe 1 zugeordnet, ein Drittel der Stufe II und 13 Prozent der Stufe III.

### Vertiefung

▓ *Simon M (2008). Das Gesundheitssystem in Deutschland. Kapitel 10 Die ambulante Pflege, Kapitel 11 Die Stationäre Pflege*

▓ *SVR Gesundheit Gutachten 2009. Kapitel 5.3 Pflegebedürftigkeit im Alter (Ziffer 613 ff.)*

▓ *Statistisches Bundesamt 2009. Pflegestatistik 2007 http://tinyurl.com/mrbz98*

▓ *Gesundheitsberichterstattung   Schwerpunktbericht: Pflege, Robert-Koch-Institut, 2004. http://tinyurl.com/lb9b7k*

### 7.11  Arzneimittelversorgung

### 7.11.1  Bedeutung und Strukturmerkmale Arzneimittel

Arzneimittel nehmen einen wichtigen Platz in medizinischen Behandlungskonzepten ein. Die Arzneimitteltherapie ist die am häufigsten eingesetzte Behandlungsform. Rational eingesetzt kann die Arzneimitteltherapie zur Verbesserung von Lebensqualität und Lebensdauer beitragen, unkritisch eingesetzt kann sie die Lebensqualität beeinträchtigen und die Lebensdauer ver-

---

552  Statistisches Bundesamt 2009c

kürzen. Die Gewährleistung der Sicherheit aller Aspekte der Arzneimittelversorgung ist daher als eine Notwendigkeit anerkannt, die als öffentliche Aufgabe vom Staat wahrgenommen wird. Erforschung, Zulassung, Herstellung, Verteilung und Überwachung von Arzneimitteln sind gesetzlich reguliert.

Das Arzneimittelgesetz (AMG http://www.gesetze-im-internet.de/amg_1976/index.html) regelt u.a. die Anforderungen an Arzneimittel, ihre Herstellung und Zulassung, die Registrierung homöopathischer und traditionell pflanzlichen Arzneimittel, den Schutz des Menschen bei der klinischen Prüfung, die Abgabe von Arzneimitteln, die Sicherung und Kontrolle der Qualität, die Beobachtung, Sammlung und Auswertung von Arzneimittelrisiken sowie die Überwachung der Regelungen.

Das Apothekengesetz (ApoG www.gesetze-im-internet.de/apog/index.html) und die Apothekenbetriebsordnung (ApBetrO www.gesetze-im-internet.de/apobetro_1987/index.html) regeln die Aufgaben der Apotheken für die Abgabe der Arzneimittel an die Patienten.

Die Arzneimittelpreisverordnung (AMPreisV http://www.gesetze-im-internet.de/ampreisv/index.html) regelt die Preisbildung verschreibungspflichtiger Medikamente mit dem Ziel, den selben Preis für das gleiche Medikament in jeder Apotheke sicherzustellen.

Das Betäubungsmittelgesetz (BtmG) und die Betäubungsmittel-Verschreibungsverordnung (BtmVVO www.gesetze-im-internet.de/btmvv_1998) regeln die Verschreibung der Arzneimittel, die als Betäubungsmittel bezeichnet werden. Die Bezeichnung »Betäubungsmittel« ist allerdings irreführend, weil die mit dem Begriff suggerierte Wirkung den meisten so bezeichneten Arzneimitteln nicht eigen ist. In der BtmVVO sind auch die Regeln für die Verschreibung von »Betäubungsmitteln« im Rahmen der Substitution bei Opiatabhängigen enthalten (§ 5 BtmVVO).

## Definition

*Arzneimittel sind Stoffe oder Zubereitungen aus Stoffen, die zur Anwendung im oder am menschlichen oder tierischen Körper bestimmt sind und als Mittel mit Eigenschaften zur Heilung oder Linderung oder zur Verhütung menschlicher oder tierischer Krankheiten oder krankhafter Beschwerden bestimmt sind. (§ 2 Abs. 1 AMG)*

Zu unterscheiden sind:

- ▧ freiverkäufliche Arzneimittel, die außerhalb von Apotheken verkauft werden dürfen (§ 50 AMG)
- ▧ apothekenpflichtige Arzneimittel, die nur in Apotheken verkauft werden dürfen,
- ▧ verschreibungspflichtige Arzneimittel, die eine Verordnung durch den Arzt erfordern und nur in Apotheken verkauft werden dürfen,
- ▧ Betäubungsmittel, die vom Arzt auf einem Sonderrezept verordnet werden, dem sog. Betäubungsmittelrezept

### 7.11.2  Arzneimittelausgaben

Im Jahr 2008 gab die GKV 29,1 Mrd. für Arzneimittel aus, entsprechend 19,3 Prozent ihrer Gesamtausgaben von 160,8 Mrd. Euro. Die Steigerung zu 2007 betrug 5,3 Prozent. Arzneimittel machen den zweitgrößten Ausgabenblock der GKV aus, nach der Krankenhausbehandlung (52,6 Mrd. Euro) und vor der ambulanten ärztlichen Behandlung (25,9 Mrd. Euro).[553] Pro Mitglied betrugen die Ausgaben 912,7 Euro.[554]

Die am häufigsten verordneten Arzneimittelgruppen mit Umsätzen und Anzahl der mittleren Tagesdosen bei Erwachsenen (DDD – defined daily dose) zeigt Abbildung 7.22.

Verordnungspflichtige Arzneimittel machten 2007 47 Prozent des Absatzes sämtlicher Arzneimittel aus und trugen zu 84 Prozent zum

553 Bundesministerium für Gesundheit 2009, 9.6, 9.6a
554 ABDA 2009

Umsatz bei. Die 761 Millionen Packungen nicht rezeptpflichtiger Arzneimittel machten 53 Prozent des Absatzes aber lediglich 16 Prozent des Umsatzes aus.[555]

Das Verordnungsvolumen betrug 2008 32,5 Mrd. Tagesdosen und setzte den Anstieg der letzten Jahre fort. Die Schere zwischen Generika (7.13.3) und Nichtgenerika öffnete sich weiter – die Tagesdosen Generika stiegen auf 23,0 Mrd., die Tagesdosen Nichtgenerika sanken auf 9,5 Mrd. Die durchschnittlichen Kosten einer Tagesdosis Nichtgenerika stiegen um 9,8 Prozent auf 1,77 Euro, die durchschnittlichen Kosten einer Tagesdosis Generika sanken um 4,1 Prozent auf 0,43 Euro. Generika nehmen also bei sinkenden Preisen einen immer größeren Raum in der Arzneimittelversorgung ein. Die Verordnung von Nichtgenerika sinkt, wobei die Umsätze dank der freien Preisgestaltung bei patentgeschützten Arzneimittel steigen.

Hohe Arzneimittelkosten konzentrieren sich auf wenige Patienten. So entfallen auf 0,85 Prozent der Versicherten der Gmünder Ersatzkasse, denen im Jahr 2008 Arzneimittel verordnet wurden, 30 Prozent der Gesamtausgaben. Auf 20 Prozent der Versicherten, die Arzneimittel erhielten, entfallen 80 Prozent der Gesamtausgaben für Arzneimittel. Abbildung 7.23 zeigt die Asymmetrie der Verteilung.[556] Zu erklären ist dieses Phänomen im Wesentlichen durch die freie Preisfestsetzung durch den Hersteller für neue, alleinstehende Arzneimittel, was häufig zu hohen fünfstelligen Jahrestherapiekosten bei wenigen Patienten führt.

### 7.11.3 Arzneimittelzulassung – vom neuen Molekül zum Rezeptblock

Die Regelungen für die Zulassung von Arzneimitteln beruhen auf dem Arzneimittelgesetz (AMG www.gesetze-im-internet.de/amg_1976/ index.html) von 1976, das am 1. 1. 1978 in Kraft trat. Das bis dahin gültige AMG von 1961 hatte niedrige Hürden für die Zulassung definiert, die anfangs nicht über eine Registrierung hinausgingen. Die Schädigungen von Embryos durch den Wirkstoff Thalidomid (Contergan®), die ab Dezember 1961 publik wurden, belegten die fehlende Arzneimittelsicherheit. Contergan wurde als Schlaf- und Beruhigungsmittel sowie als Mittel gegen Schwangerschaftsübelkeit und –erbrechen eingesetzt.

Das AMG von 1976 stellte das Arzneimittelwesen in Deutschland auf eine neue Grundlage. Im AMG ist seit 2005 das europäische Arzneimittelrecht integriert. Danach muss ein neues pharmazeutisches Produkt zwei Zulassungsverfahren durchlaufen. In Deutschland liegt die Zuständigkeit für Arzneimittel beim Bundesinstitut für Arzneimittel und Medizinprodukte (BfArM www.bfarm.de) und für Impfstoffe beim Paul Ehrlich-Institut (PEI www.pei.de). Auf EU-Ebene beurteilt die EU-Körperschaft European Agency for the Evaluation of Medicinal Products (EMEA www.emea.europa.eu) neue Präparate.

Für die Zulassung eines neuen Arzneimittels muss der Antragsteller nachweisen, dass es die Kriterien *Qualität, Wirksamkeit und Unbedenklichkeit* erfüllt. Entgegen verbreiteten Vorstellungen ist der Nachweis eines Nutzens oder gar eines Zusatznutzens im Vergleich zu vorhandenen Arzneimitteln des selben Indikationsgebietes kein Zulassungskriterium. So wählten die Untersucher in Zulassungsstudien für Krebsmedikamente in den meisten Fällen Surrogatparameter wie z.B. die Ansprechrate als primären Endpunkt – ein Parameter, der für den Patienten kaum bedeutsam ist. Die Nutzenkriterien des § 35b SGB V – Verbesserung des Gesundheitszustandes, Verkürzung der Krankheitsdauer, Verlängerung der Lebensdauer, Verringerung der Nebenwirkungen, Verbesserung der Lebensqualität – bleiben dagegen zumeist

---

555 Glaeske et al. 2009, S. 76
556 Glaeske 2009, S. 94 f.

|  | Arzneimittelgruppe | Anzahl Verordnungen Mio. | Umsatz Euro Mio. | DDD Mio. |
|---|---|---|---|---|
| 1. | Angiotensinhemmstoffe | 46,2 | 1.888,6 | 6.178,0 |
| 2. | Antibiotika | 39,1 | 753,4 | 353,3 |
| 3. | Antiphlogistika/Antirheumatika | 37,4 | 607,1 | 1.011,0 |
| 4. | Analgetika | 35,4 | 1.398,4 | 571,9 |
| 5. | Betarezeptorenblocker | 35,0 | 691,3 | 2.147,1 |
| 6. | Antidiabetika | 29,5 | 1.690,6 | 1.955,4 |
| 7. | Psycholeptika | 25,4 | 1.103,3 | 582,5 |
| 8. | Ulkustherapeutika | 25,3 | 1.138,7 | 1.798,8 |
| 9. | Antiasthmatika | 24,3 | 1.458,0 | 1.210,8 |
| 10. | Diuretika | 20,7 | 399,0 | 1.916,3 |

*Abbildung 7.22 Die verordnungsstärksten Arzneimittelgruppen 2008*
*Quelle: Arzeneimittelreport 2009, S. 6*

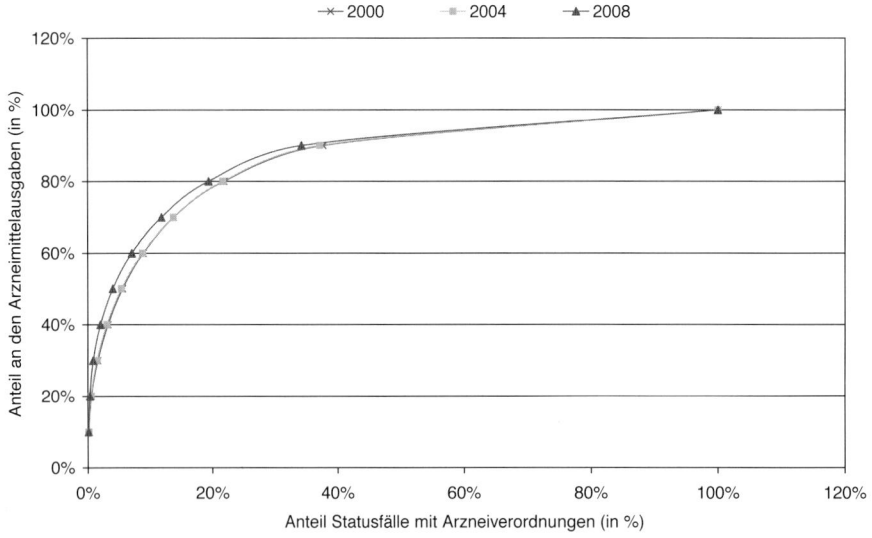

*Abbildung 7.23 Anteil Versicherten (»Statusfälle«) mit Arzneiverordnungen (in Prozent)*
*Quelle: GEK-Arzeneimittelreport 2009, S. 95*

unberücksichtigt.[557] Der fehlenden Patientenorientierung des Zulassungsrechts ist es geschuldet, dass die Zulassung keine Aussage über den Nutzen eines Arzneimittels erlaubt.

Der Weg einer neuen Substanz (new chemical entity, NCE) bis zur Zulassung als Arzneimittel dauert ca. 10 bis 12 Jahre, von denen ca. 5 Jahre auf die vorklinische Forschung im Labor und weitere 5 Jahre auf die klinischen Phasen I bis III entfallen.[558] Erweist sich eine neue Substanz im Labor als vielversprechend, wird sie zunächst in so genannten *Phase-I-Studien* erstmals am Menschen erprobt, zumeist an 10 bis 100 gesunden jungen Menschen. In *Phase-II-Studien* setzt man den Wirkstoff bei 100 bis 300 Patienten ein. Für die Zulassung des Medikaments sind schließlich *Phase-III-Studien* erforderlich, vergleichende Studien an selten mehr als 3000 Patienten, in denen die positiven Ergebnisse bestätigt werden sollen. *Phase-IV-Studien* können nach der Zulassung zur Erfassung der Langzeitverträglichkeit sowie seltener Nebenwirkungen an einer großen Zahl von Patienten durchgeführt werden – da sie aber nicht obligatorisch sind, bleibt das Wissen um die Nutzen-Schaden-Bilanz vieler Arzneimittel lückenhaft.

Die klinische Prüfung eines Arzneimittels darf erst begonnen werden, wenn die zuständige Ethikkommission ein positives Votum abgegeben und die zuständige Bundesbehörde die Genehmigung erteilt hat (§ 40 ff. AMG).

Nur eine Minderheit der NCEs, die in einer Phase-I-Studie geprüft wird, gelangt letztlich zur Zulassung, einer amerikanischen Studie zufolge 21,5 Prozent.[559]
Fünf Jahre nach Zulassung muss der Hersteller der Arzneimittelbehörde eine aktualisierte Fassung der Unterlagen in Bezug auf die Qualität, Unbedenklichkeit und Wirksamkeit vorlegen.

Bei positiver Bewertung durch die Behörde erfolgt dann eine unbefristete Zulassung (§ 31 AMG).

Die vom Verband forschender Arzneimittelhersteller (VFA) herausgegebene »Rote Liste« enthält 2.339 Wirkstoffe und 8.778 Präparate. Unterscheidet man noch nach Kriterien wie Darreichungsform etc. gibt es noch weit mehr unterscheidbare Arzneimittel auf dem deutschen Markt.

**Auf den Punkt gebracht**

*Die Arzneimittelzulassungsbehörde muss ein neues Arzneimittel zulassen, wenn Qualität, Wirksamkeit und Unbedenklichkeit im Sinne des Arzneimittelgesetzes durch klinische Studien an Patienten erwiesen sind. Wirksamkeit auf Parameter, die für den Patienten bedeutsam sind, muss nicht nachgewiesen werden. Diese Schwäche des Zulassungsrechts kommt die solidarischen Krankenversicherung teuer zu stehen. Das SGB V begegnet diesem Problem seit kurzem mit der Möglichkeit, den (Zusatz-)Nutzen und ggf. auch die Kosten im Verhältnis zum Nutzen zu bewerten.*

### 7.11.4 Beobachtung von Arzneimittelrisiken

Das Wissen um die Sicherheit von Arzneimitteln ist zum Zeitpunkt der Zulassung unvollständig. Dies wäre auch dann so, wenn die Zulassungskriterien schärfer wären. Unerwünschte Arzneimittelwirkungen (UAW), die selten auftreten, fallen erst bei der Behandlung größerer Patientenzahlen auf. Das AMG sieht daher die »Beobachtung, Sammlung und Auswertung von Arzneimittelrisiken« vor (§§ 62 und 63 AMG). Das dafür installierte System beruht weitgehend auf den Spontanmeldungen von Ärzten. Zuständig für diese – auch als Pharmakovigilanz bezeichnete – Aufgabe ist das Bundesinstitut für Arzneimittel und Medizinprodukte (BfArM http://www.bfarm.de). Es wird in einem sog. Stufenplanverfahren tätig, wenn neue Erkenntnisse zu

557 Glaeske et al. 2009, S. 11
558 vfa 2005, S. 21
559 Frank 2003 (s.a. SVR Gesundheit 2005, Ziffer 834)

Risiken bekannt werden oder schon bekannte Risiken neu bewertet werden. Ein Beispiel für letzteren Fall ist die Substanz Rimonabant, die im Oktober 2008 auf Grund unerwünschter Wirkungen vom Markt genommen wurde. Die zur Rücknahme führenden Bedenken waren allerdings bereits zum Zeitpunkt der Zulassung bekannt.[560]

Die International Society of Drug Bulletins übte im Jahr 2005 Kritik an der Pharmakovigilanz. Die Pharmakovigilanz-Einrichtungen ließen Mängel in Organisationsstrukturen und Finanzierung erkennen, die Forschungen seien unzulänglich, Informationen über unerwünschte Arzneimittelwirkungen, die der pharmazeutischen Industrie und den Arzneimittelbehörden vorliegen, würden der Öffentlichkeit in der Regel vorenthalten, Ärzte und Apotheker seien nicht genügend motiviert, zur Verbesserung der Pharmakovigilanz beizutragen.[561] Zur Abhilfe der Probleme empfiehlt die Deklaration Transparenz durch Veröffentlichung aller relevanten Daten zu einem Arzneimittel aus präklinischen und klinischen Studien, nationale und internationale Kooperationen, Verbesserung der Meldebereitschaft und verbesserte Patienteninformationen. Auch der Sachverständigenrat Gesundheit schätzt das System als unzureichend ein und fordert die Einrichtung pharmakoepidemiologischer Datenbanken, in der auf Grundlage von GKV-Routinedaten Fragen der Arzneimittelsicherheit untersucht werden können.[562]

## Auf den Punkt gebracht

*Das Sicherheitsprofil eines Arzneimittels ist zum Zeitpunkt der Zulassung unvollständig. Die Überwachung nach der Zulassung (Pharmakovigilanz) soll das Wissen um die Risiken verbessern und damit die Sicherheit erhöhen. Das in Deutschland installierte System ist derzeit noch unzureichend.*

## Arzneimitteldistribution

Den Apotheken obliegt laut § 1 des Apothekengesetzes die im öffentlichen Interesse gebotene Sicherstellung einer ordnungsgemäßen Arzneimittelversorgung der Bevölkerung. Das sog. Mehrbesitzverbot erlaubt einem Apotheker, höchstens eine Hauptapotheke und drei regional beieinander liegende Filialapotheken zu betreiben. Bis 2004 war Filialbesitz generell untersagt. Besitzer von Apotheken dürfen laut § 2 Apothekengesetz nur Apotheker sein. Dieses Fremdbesitzverbot schließt die – in anderen Ländern übliche – Führung von Apotheken durch Kapitalgesellschaften aus. Erlaubt ist seit 2004 der Versandhandel von apothekenpflichtigen Arzneimitteln – auch übers Internet – durch zugelassene Apotheken, wenn sie eine Reihe von Anforderungen erfüllen (§ 11 a Apothekengesetz). Der SVR Gesundheit Gesundheit kritisiert in seinem Gutachten 2007 das Fremd- und noch weitergehende Mehrbesitzverbot als hinderlich für die Steigerung der Effizienz der Vertriebsstrukturen (Ziffer 278). Der Europäische Gerichtshof hat im Mai 2009 die rechtliche Zulässigkeit des Fremdbesitzverbotes bestätigt, was die Bundesvereinigung Deutscher Apothekerverbände (ABDA) als Sieg für den Verbraucherschutz interpretiert.[563] Anzumerken ist jedoch, dass die Prüfung der Beratungsqualität in Apotheken eher niederschmetternde Ergebnisse zeitigt.[564] Ende 2008 existierten 21.602 öffentliche Apotheken mit insgesamt 145.480 Beschäftigten, davon 48.030 Apotheker. 4 Mio. Menschen suchen jeden Tag eine Apotheke auf. Auf 3.800 Einwohner kommt in Deutschland eine Apotheke, in Griechenland auf 1.200 Einwohner und in Dänemark auf 16.800 Einwohner.[565]

560 Schlankheitsmittel Acomplia: Übergewicht von Schaden im Vergleich zum Nutzen http://forum-gesundheitspolitik.de/artikel/artikel.pl?artikel=1373
561 International Society of Drug Bulletins 2005, S. 5
562 SVR Gesundheit 2007, Ziffer 766

563 Pressemitteilung ABDA 19. 5. 2009
564 Stiftung Warentest 2008
565 ABDA 2009

Krankenhausträger dürfen eigene Apotheken betreiben (§ 14 Apothekengesetz). In den Krankenhausapotheken waren Ende 2008 1.874 Apotheker beschäftigt.

### 7.11.5 Patentschutz – Originalpräparate – Generika

Der Patentschutz wird früh während der Entwicklung einer neuen Substanz beantragt. Die Patentlaufzeit beträgt 20 Jahre ab dem Termin der Antragstellung. Das Patent gibt dem Besitzer das Recht auf alleinige Nutzung. Die Zeit der Nutzung beginnt nach der Zulassung. Da hier bereits 10 oder mehr Jahre für die Entwicklung und Zulassung vergangen sein können, besteht die Möglichkeit der Verlängerung um maximal 5 Jahre für eine effektive Patentschutzdauer von maximal 15 Jahren.[566]

Im Gegensatz zu den meisten anderen europäischen Ländern können die Hersteller in Deutschland die Preise für ihre Arzneimittel frei festlegen. Für die Erstattung durch die soziale Krankenversicherung sind für die meisten Arzneimittel jedoch Höchstgrenzen gesetzt. Patentgeschützte Arzneimittel mit neuartiger therapeutischer Wirksamkeit muss die GKV jedoch zu den Preisen erstatten, die der Hersteller festsetzt. Ergebnis der fehlenden Regulierung sind hohe Preise für Arzneimittel, die zwar wirksam sind im Sinne des AMG sind, für die aber zumeist wenig über patientenrelevante Behandlungsergebnisse bekannt ist. So betragen die Jahrestherapiekosten für das Krebsmittel Dasatinib (Sprycel®) im Durchschnitt der 2.640 behandelten Patienten 55.663 Euro, für Sunitinib (Sutent®) 55.663 Euro (17.023 behandelte Patienten), für Imatinib (Glivec®) 38.663 Euro (38.663 behandelte Patienten).[567]

Nach Ablauf des Patentschutzes darf die Substanz als sog. Generikum auch von anderen Herstellern vermarktet werden. Der Preis für Arzneimittel, deren Patentschutz abgelaufen ist, sinkt auf bis zu ein Zehntel, wie z.B. bei dem Antidepressivum Fluoxetin, das als Prozac® patentgeschützt 2,50 Dollar pro Kapsel kostete, als Generikum 0,25 Dollar.[568] Dies ist ein Hinweis darauf, dass mit patentgeschützten Arzneimitteln sehr hohe Gewinnspannen erzielbar sind.

Läuft ein Patent aus, lässt sich durch die Modifikation der Substanz, wie z.B. die Veränderung eines Moleküls, weitere 20 Jahre Patentschutz gewinnen. Diese Arzneimittel werden als Analogpräparate oder auch »me-too-Präparate« bezeichnet, weil die Wirkstoffmoleküle und die Wirkungen der Vorläufersubstanz im Wesentlichen entsprechen, bei vielfach höherem Preis. Im Jahr 2008 verschrieben Ärzte Analogpräparate im Wert von 5,1 Mrd, das Einsparpotenzial durch Umstellung auf Generika wird auf 1,7 Mrd. Euro beziffert.[569] Im Jahr 2006 führten zwei Analogpräparate die Liste der meistverordneten Arzneimittel in der GKV an – auf Platz 1 Nexium® (Substanz: Esomeprazol) mit einem Industrieumsatz von 191 Mio. Euro und auf Platz 2 Pantozol ® (Substanz: Pantoprazol) mit einem Industrieumsatz von 180 Mio. Euro.[570] Auch Lipitor®, das weltweit umsatzstärkste Arzneimittel (13, 655 Mrd. Dollar im Jahr 2008), ist ein Analogpäparat.

### 7.11.6 Arzneimittelregulierung

Die Ausgaben für Arzneimittel steigen ständig. Die Regulierung des Arzneimittelmarktes war daher in unterschiedlicher Mischung und Intensität Mitauslöser praktisch aller Gesundheitsreformen seit 1977 oder stand wenigstens auf der Agenda jedes Gesetzes.

Im Folgenden werden schlaglichtartig die meisten der dabei gesetzlich vorgeschriebenen Instrumente, Regulierungsmethoden und Ak-

---

566 vfa 2005, S. 20
567 Deutsches Arzneiprüfungsinstitut 2008
568 Turner et al. 2008
569 Schwabe und Paffrath 2009, S.23
570 Glaeske 2008

teure vorgestellt. Eine komplette Darstellung der Inhalte würde den Rahmen dieses Kapitels sprengen. Verzichtet wird auch auf eine Darstellung von Deregulierungskonzepten, die zum einen die Anzahl der 16 oder 18 vorhandenen Instrumente abzubauen beabsichtigen, selber aber immer noch 6 neue Instrumente[571] für notwendig halten. Inhaltliche Mängel der Regulierungsversuche sowie das Verhalten der Akteure haben bisher verhindert, eine rationale und bezahlbare Arzneimittelversorgung in Deutschland sicherzustellen. Die Regulierungsversuche sind zahlreich, unübersichtlich, komplex, teils widersprüchlich und für Praktiker wie Ärzte und Apotheker kaum zu verstehen und zu handhaben. Dazu tragen insbesondere das Nebeneinander von Kollektivregelungen und individuellen selektiven Verträgen bei sowie das verbreitete »Add-on«-Prinzip, d.h. das Verstärken alter Regelungen durch inhaltlich ähnliche aber nicht widerspruchsfreie neue Regelungen. Dass einfachere Instrumente eher zum Ziel führen zeigt die Regulierung des Arzneimittelmarktes in Frankreich und Großbritannien.

Auf Regelungen, die potenziell nachteilig sind, reagierte die Pharmaindustrie geschickt und mehrdimensional, u.a. mit arbeitsmarktpolitischen Drohungen. Auch erweist es sich als schwierig, das Verschreibungsverhalten der Ärzte auf unabhängige, evidenzbasierte Information zu gründen (z.B. Verordnung von Analogpräparaten, von Antibiotika bei Virusinfekten). Weiterhin ist das Unwissen oder die Unklarheit über die Fülle der zu beachtenden Regulationsverfahren und –instrumente und ihrer partiellen Widersprüchlichkeit bei vielen Akteuren zu nennen. Nicht zuletzt dürfte auf Seiten der Patienten die noch unzureichende Bereitstellung bzw. Nutzung unabhängiger Arzneimittelinformationen einer rationalen Inanspruchnahme von Arzneimitteltherapie entgegenstehen.

Die Verordnungsfähigkeit für zugelassene Arzneimittel ist für gesetzlich Krankenversicherte durch eine Fülle von Vorschriften des Sozialgesetzbuchs V und die dort vorgesehenen und durch den Gemeinsamen Bundesausschuss oder seinen Vorgänger zu erstellenden Arzneimittelrichtlinien (AMR) in vielfacher Weise eingeschränkt. Diese Vorschriften stellen zwar überwiegend Mengensteuerungsversuche dar, tragen durch den Aus- und Einschluss bestimmter Arzneimittel auch zur Sicherung oder Verbesserung der Qualität der Arzneimittelversorgung bei.

Zu den wesentlichen Einschränkungen und Instrumenten sowie den zahlreichen Ausnahmen gehören:[572]

- Negativliste für nicht apothekenpflichtige Arzneimittel (§ 31 Abs. 1 S. 1 SGB V)
- Negativliste für unwirtschaftliche Arzneimittel (§ 34 Abs. 3 SGB V)
- Nicht-verschreibungspflichtige Arzneimittel (§ 34 Abs. 1 S. 1 SGB V). Ausnahmen u.a. Kinder unter 12 Jahren mit Entwicklungsstörungen (§ 34 Abs. 1 S. 5), anthroposophische oder homöopathische Arzneimittel bei schwerwiegender Krankheit als Therapiestandard (§ 34 Abs. 2 S. 3 und Ziffer 16.5 AMR), Medikation zur Abwehr von unerwünschten Nebenwirkungen (Ziffer 16.6. AMR)
- »Life-Style«-Arzneimittel (§ 34 Abs. 1 S. 7 SGB V)
- verschreibungspflichtige »Bagatellarzneimittel« (z.B. Mund- und Rachentherapeutika, Abführmittel, Arzneimittel gegen Reisekrankheit (§ 34 Abs. 1 S. 6). Ausnahmen: Kinder und Jugendliche unter 18 Jahren und Regelungen bei schwerwiegenden Krankheiten als Therapiestandard
- Einschränkung oder Ausschluss der Verordnungsfähigkeit, »wenn nach dem allgemein anerkannten Stand der medizinischen Erkenntnisse der diagnostische oder therapeu-

---

571 Cassel und Wille 2007

572 nach Wolff 2009, S. 24

tische Nutzen oder die Wirtschaftlichkeit nicht nachgewiesen sind sowie wenn insbesondere ein Arzneimittel unzweckmäßig oder eine andere wirtschaftlichere Behandlungsmöglichkeit mit vergleichbarem diagnostischen oder therapeutischen Nutzen verfügbar ist« (§ 92 Abs. 1 S.1 SGB V und Abs. I AMR). Ausnahmen: Mit dem Arzneimittel sind keine Mehrkosten verbunden (Anlage 10 AMR)

- Verordnungsfähigkeit nur bei Genehmigung (Zweitmeinungsverfahren gemäß § 73d SGB V)
- Nicht-Verordnungsfähigkeit von Medikamenten außerhalb der Indikationen für die sie zugelassen sind (so genannter »off-label-use«). Ausnahme: grundsätzliche Off-label-Erlaubnis nach Anlage 9 AMR oder nach einem Urteil des Bundesverfassungsgericht vom 6.12.2005 (AZ: 1 BvR 347/98) Verordnungsfähigkeit unter ganz bestimmten, engen Bedingungen.

Neben diesen Regulierungsversuchen mittels Arzneimittelrichtlinien und in ihrem Kontext existierenden Instrumenten gab es aber noch in fast jedem Gesetz zusätzliche Instrumente, die auf unterschiedlichen Wirkungsebenen und Akteuren anzusetzen versuchten.

Zu den wichtigsten Instrumenten dieser Art zählten und zählen auf der

- Makroebene, d.h. auf der Ebene des gesamten GKV-Arzneimittelmarkts und jeweils aller Akteure und Arzneimittel, die traditionellen Zuzahlungen der Patienten, Preismoratorien, eher selten Preissenkungen und Preisstopps, Zwangsrabatte von Herstellern, Apotheken und Arzneimittel-Großhandel, Verkleinerung der Großhandelsspanne, Zielvereinbarungen, Verbot von Naturalrabatten und Förderung des Re-Imports.
- Auf der Mesoebene, d.h. der Ebene von Gruppen von Ärzten und Patienten, Kassenarten, einzelnen Indikationsgebieten und Arznei-

mittelgruppen, sind dies für viele, aber nicht für alle Arzneimittel geltende Festbeträge, Bonusregelungen für Ärzte, arztgruppenspezifische Richtgrößen und auf der

- Mikroebene einzelner Ärzte, Kassen, Hersteller, Indikationen und Arzneimittel Autidem-Regelungen, Preisvergleichslisten, Bonuszahlungen an Ärzte, Malus-Regelung für Ärzte und Wirtschaftlichkeitsprüfungen

Vorschläge für eine bessere und preiswertere Arzneimittelversorgung gab und gibt es durchaus, sie erweisen sich aber häufig als politisch nicht durchsetzbar oder umsetzbar. Ein Beispiel ist die Festsetzung der Preise für neuartige Arzneimittel, wie sie in Frankreich und England längst üblich ist. Ein weiteres Beispiel ist die Positivliste von Medikamenten, die zu Lasten der GKV verordnet werden dürfen – beschlossen im Gesundheitsstrukturgesetz von 1992 aber nicht umgesetzt.

Ob zwei der jüngsten Versuche, die Ausgaben- und Qualitätsseite des Arzneimittelmarktes zu steuern, funktionieren, lässt sich noch nicht abschließend empirisch beantworten. Dies gilt für die 2007 neu ins SGB V aufgenommene Vorschrift, die Qualität bzw. den Nutzen jedes Arzneimittels mittels einer obligatorischen Nutzenbewertung durch den Gemeinsamen Bundesausschuss vornehmen zu lassen. Bereits bei der kontroversen Debatte über die dabei verwendeten Indikatoren für den Nutzen zeigte sich, dass hier massive Interessenkonflikte existieren. Dies gilt aber auch für die Möglichkeit von Rabattverhandlungen und -verträgen, mit denen Krankenkassen mit pharmazeutischen Unternehmen Rabatte für die für ihre Versicherten abgegebenen Arzneimittel vereinbaren können.

### 7.11.7 »Die Wahrheit über die pharmazeutische Industrie«

In Deutschland gab es im Jahr 2007 1.031 pharmazeutische Unternehmen und 395 Biotechnologie-Unternehmen mit 127.036 Beschäftigten. Der Umsatz in Deutschland betrug 26,2 Mrd. Euro, die Exporte hatten einen Wert von 41,7 Mrd. Euro. Für Forschung und Entwicklung wurden 5,8 Mrd. Euro aufgewendet.[573] Weltweit stellt die pharmazeutische Industrie mit Umsätzen von 735 Mrd. Dollar im Jahr 2008[574] einen großen und einflussreichen Wirtschaftszweig dar. Abbildung 7.24 zeigt die 15 größten Firmen und ihre Umsätze im Jahr 2008.

In ihrem Buch »The Truth about Drug Companies« beschreibt Marcia Angell den Aufstieg der pharmazeutischen Industrie zu einem der lukrativsten Industriezweige.[575] Bis Anfang der 1980er-Jahre standen Forschungsergebnisse, die mit öffentlichen Geldern erzielt worden waren, der Allgemeinheit zur Nutzung zur Verfügung. Ein Gesetz aus der Reagan-Ära, der Bayh-Dole-Act, beendete diesen Zustand und ermöglichte die Patentierung von Forschungsergebnissen durch die Universitäten und den Verkauf exklusiver Nutzungslizenzen an pharmazeutische Firmen. In der Folge wurden viele kleine Unternehmen zur ökonomischen Nutzung der Forschungsergebnisse gegründet, häufig von universitären Biowissenschaftlern. Für Universitäten und Biowissenschaftler haben Forschungsfragen mit ökonomischem Potenzial an Bedeutung gewonnen. Die Industrie muss seitdem nicht allein auf ihre eigenen Forschungsanstrengungen vertrauen. Tatsächlich stammt mindestens ein Drittel der Arzneimittel, welche die großen pharmazeutischen Firmen vermarkten, aus Lizenzen der genannten kleinen Unternehmen, häufig sind es die innovativsten. Viele medizinische Fakultäten pflegen finanziell einträgliche Beziehungen zur Industrie. Ein weiteres Gesetz, der Hatch-Waxman-Act, stärkte die Gewinnmöglichkeiten der Industrie. Das Gesetz sollte den Generikamarkt fördern, enthielt aber auch

Regelungen zur Verlängerung der Patentlaufzeit, die von der Industrie extensiv genutzt werden. Die effektive Patentnutzungszeit, ist in den USA von 8 Jahren im Jahr 1980 auf etwa 14 Jahre im Jahr 2000 gestiegen – diese politisch erwirkten zusätzlichen Jahre des Monopols auf Arzneimittel haben die Industrie reich gemacht. Dieser Reichtum ermöglicht ihr eine Strategie der Beeinflussung von Politik, Behörden, wissenschaftlichen Einrichtungen und Ärzteschaft.

Anders dürfte kaum zu erklären sein, dass sich die behördliche Zulassung sowohl in den USA als auch in Europa, weitgehend auf die vom Hersteller zur Verfügung gestellten Studienergebnisse verlässt und die Zulassungskriterien eher dem Bedürfnis der Hersteller nach der Vermarktung neuer Arzneimittel als dem Erfordernis von Sicherheit und Patientennutzen entsprechen.

### Das Geschäftsmodell Blockbuster

Als Blockbuster werden Arzneimittel bezeichnet, die einen Umsatz vom >1 Mrd. Dollar pro Jahr erzielen. Der Begriff Blockbuster stammt aus dem 2. Weltkrieg, bezeichnete ursprünglich Fliegerbomben mit einer Sprengstärke, die dazu ausreichte, einen ganzen Wohnblock zu zerstören, und wurde dann auf sehr erfolgreiche Theater und Filme angewandt. Das Blockbuster-Prinzip beruht auf dem durch Patent abgesicherten Monopol auf Arzneimittel mit der Festsetzung hoher Preise durch den Hersteller. In dieser Phase können die Firmen Arzneimittel, die in der Herstellung wenige Cent kosten, zu einem vielfach höheren Preis verkaufen. So kostete, wie bereits erwähnt, eine Tablette des Antidepressivums Prozac® (Substanz: Fluoxetin) in den USA patentgeschützt 2,50 Dollar, als Generikum 0,25 Cent.[576] Die Industrie begründet den hochpreisigen Verkauf mit den Entwicklungskosten, die sie mit 800 Mio. Dollar für ein neues Medikament angibt –

573 Bundesministerium für Gesundheit 2009, S.7
574 IMS Health 2008
575 Angell 2005

576 Cutler 2007

| Rang | Firma | Umsatz Mrd. $ | Firmensitz |
|---|---|---|---|
| 1 | Pfizer | 43,363 | UK |
| 2 | GlaxoSmithKline | 36,506 | UK |
| 3 | Novartis | 36,506 | Switzerland |
| 4 | Sanofi-Aventis | 35,642 | France |
| 5 | AstraZeneca | 32,516 | UK / Sweden |
| 6 | Hoffmann–La Roche | 30,336 | Switzerland |
| 7 | Johnson & Johnson | 29,425 | US |
| 8 | Merck & Co. | 26,191 | US |
| 9 | Abbott | 19,466 | US |
| 10 | Eli Lilly | 19,140 | US |
| 11 | Amgen | 15,794 | US |
| 12 | Wyeth | 15,682 | US |
| 13 | Teva | 15,274 | Israel |
| 14 | Bayer | 15,660 | Germany |
| 15 | Takeda | 13,819 | Japan |

*Abbildung 7.24 Die 15 umsatzstärksten Arzneimittelhersteller der Welt*
*Quelle: IMS Health 2008 http://tinyurl.com/cdcbql*

eine Zahl über die gestritten wird.[576] Tatsache ist, dass die Ausgaben der Industrie für Forschung und Entwicklung niedriger sind als für Marketing und sie – zumindest in den USA-Forschungsergebnisse nutzt, die öffentlich finanziert wurden. Wenig überzeugend ist ebenfalls die Zahl der neuen Wirkstoffe (new chemical entities, NCE), die tatsächlich als therapeutischer Fortschritt zu klassifizieren sind – die amerikanische Zulassungsbehörde klassifizierte 7 der 78 im Jahr 2002 neu zugelassenen Substanzen als NCE, die übrigen 71 als Varianten von bereits zugelassenen Substanzen.[577] Im Jahr 2000 erbrachten 17 Medikamente einen Umsatz von mehr als einer Mrd. Dollar, 2005 waren es 94. Lipitor, ein Medikament zur Senkung des Blutfettspiegels, erzielte als »Megablockbuster« Umsätze bis zu 13 Mio. Dollar – leider ohne jegliche belastbare Evidenz für Verbesserung im Vergleich zum weniger teuren Standardtherapeutikum (Simvastatin).[578]

Das starke Interesse der Industrie am ökonomischen Erfolg eines neuen Medikaments ist nachvollziehbar, geht aber mit Phänomenen einher, die ungünstig für die Gesundheit und die Gesundheitssysteme sein können. Schlaglichtartig seien hier nur genannt:

■ Die Erforschung neuer Arzneimittel orientiert sich an den Gewinnerwartungen. Interessant sind Krankheiten mit ausreichend hohem Marktpotenzial, wie z.B. Diabetes mellitus, Bluthochdruck, Rheuma, Krebs.

■ Erprobte und dadurch vergleichsweise sichere und preiswerte Behandlungen werden durch neue und stets teurere Alternativen ersetzt, für die kein zusätzlicher Nutzen für den Patienten erwiesen ist.

■ Design, Durchführung, Auswertung und Ergebnisbewertung und Veröffentlichung von Studien liegen heutzutage zumeist in der Hand der Industrie oder bei Wissenschaftlern mit Interessenkonflikten. Nur wenige Arzneimittelstudien werden unabhängig finanziert. Die Möglichkeiten, die Studiener-

577 Angell 2005, S. 16 f.
578 Geschäftsmodell Blockbuster-Medikament in der Krise? http://tinyurl.com/ye2gmsf

gebnisse so zu beeinflussen, wie sie sich die Industrie wünscht, sind vielfältig.[579]

- Das Bild ganzer Medikamentengruppen (z.B. Antidepressiva[579]) ist systematisch ins Positive verzerrt. Dies ist die Folge von Nicht-Einreichung negativer Studienergebnisse zur Veröffentlichung. Auch neigen Herausgeber von Fachzeitschriften dazu, Studien mit negativen Ergebnissen nicht zur Veröffentlichung anzunehmen.

- Das System der Veröffentlichung von Studien befindet sich in einer Schieflage. Studien mit Ergebnissen, die für den industriellen Sponsor ungünstig sind, wurden in der Vergangenheit häufig nicht veröffentlicht. In anderen Fällen werden die Ergebnisse selektiv mitgeteilt – negative Outcomes werden zurückgehalten oder positiv gewendet.[580] Ghost Writing und Ghost Editing sind weitere bedenkliche Erscheinungen. Richard Smith, der frühere Herausgeber des British Medical Journal, bezeichnet medizinische Fachzeitschriften als den verlängerten Marketing-Arm pharmazeutischer Firmen.[581]

- Die Ausweitung von Krankheitsdefinitionen in bislang nicht als behandlungsbedürftig definierte Bereiche kann Absatzmärkte beträchtlich vergrößern. Als Beispiele seien genannt die sog. Hormonersatztherapie sowie die Absenkung der Schwellenwerte für eine Behandlung des Blutdrucks oder der Blutfette (4.3.2 Medikalisierung).

Sobald oder auch schon bevor ein vielversprechendes Medikament zugelassen wird, setzt ein umfassendes Produktmarketing ein.

- Ärzte lassen sich von Pharmavertretern besuchen, deren Auftrag darin besteht, das Verschreibungsverhalten zu beeinflussen. 2008 hatte jeder niedergelassene Arzt im Durchschnitt sieben Kontakte pro Woche zu Pharmavertretern.[582]

- In den USA schwärmt eine Armee von 88.000 Vertretern aus, um den Ärzten neue Medikamente nahe zu bringen. Die Industrie lässt sich das 30.000 Dollar pro Arzt kosten.

- Die fachliche Fortbildung der Ärzte wird weit überwiegend von der Industrie finanziert. Die Fortbildungsthemen entsprechen daher eher nicht den Erfordernissen des Berufsalltags.

- Fachgesellschaften und ihre Kongresse werden gesponsert.

- Interessenkonflikte nicht nur von Ärzten sondern auch von Pflegekräften sowie Selbsthilfe- und Patientengruppen tragen auf vielfältige Weise dazu bei, die erwünschten Wirkungen von Arzneimitteln zu überschätzen und die unerwünschten Wirkungen zu unterschätzen.

- Wissenschaftler und Ärzte mit Interessenkonflikten wirken teils federführend an der Aufbereitung von Evidenz z.B. in Form von Leitlinie mit.

Die hier schlaglichtartig genannten Phänomene gefährden die Evidenzgrundlage der Medizin und das Vertrauen, das die Ärzteschaft in der Öffentlichkeit noch immer genießt. Aus dieser Erkenntnis heraus wurden in letzter Zeit einige Strategien und Maßnahmen zur Verbesserung der Integrität der Forschung entwickelt, wie z.B. die Registrierung von Studien. Auch gibt es verstärkt Bemühungen, die Verzerrungen des Urteilsvermögens durch Interessenkonflikte zu mindern.[583]

---

579 Ludwig et al. 2009
580 Rising et al. 2008
581 Smith R 2005

582 Gebuhr 2008
583  Institute of Medicine 2009

**Auf den Punkt gebracht**

*Neue nützliche Arzneimittel führen zu Gewinn an Lebenszeit und Lebensqualität. Die Anreizsysteme veranlassen die Industrie jedoch dazu, überwiegend Arzneimittel von fragwürdigem Wert zu entwickeln, zur Zulassung zu bringen und aggressiv zu vermarkten. Der ökonomische Erfolg der Industrie beruht u.a. auf politischen Weichenstellungen in den USA in den 1980er Jahren und auf einer Ärzteschaft, der es noch immer nicht gelungen ist, eine gesunde Beziehung mit ausreichendem Abstand zur Industrie zu entwickeln. Sich der Einflussnahme der Industrie auszusetzen, ist noch immer Teil ärztlicher Kultur, nicht nur in Deutschland.*

**Vertiefung**

- *SVR Gesundheit, Gutachten 2005, Kapitel Einflussfaktoren auf die Verordnung von Arzneimitteln. S.555-759 (Ziffer 758-976)*
- *Michael Simon (2008). Kapitel Arzneimittelversorgung. in: Das Gesundheitswesen in Deutschland, S.223-244*
- *Angell M (2005). The Truth about Drug Companies. How They Deceive Us and What to Do About It. Random House. Deutsche Ausgabe: Der Pharma-Bluff.*
- *Gesetz über den Verkehr mit Arzneimitteln (Arzneimittelgesretz – AMG). http://www.gesetze-im-internet.de/bundesrecht/amg_1976/gesamt.pdf.*
- *Verordnung über die Anwendung der Guten Klinischen Praxis bei der Durchführung von klinischen Prüfungen mit Arzneimitteln zur Anwendung am Menschen (GCP-Verordnung – GCP-V) vom 9.8.2004 (BGBl. S. 2081). Verfügbar unter: http://bundesrecht.juris.de/gcp-v/bjnr208100004.html*

*Neutrale Informationen über Arzneimittel:*
- *Stiftung Warentest. Handbuch Medikamente, je ein Band für verschreibungspflichtige bzw. rezeptfreie Medikamente www.medikamente-im-test.de*
- *Gute Pillen Schlechte Pillen www.gpgi.de*

## 7.12 Rehabilitation
### 7.12.1 Bedeutung und Strukturmerkmale

Die Rehabilitation stellt neben der Kuration (SGB V) und der Pflege (SGB XI) die dritte Säule der gesundheitlichen Versorgung im Rahmen der Sozialversicherung dar. Kuration, Pflege und Rehabilitation bilden drei historisch gewachsene komplexe Systeme mit unterschiedlichen, zum Teil auch überlappenden Zuständigkeitsfeldern und Regulierungsformen.[584]

Das SGB IX aus dem Jahr 2001 stellt eine Zusammenfassung und Aktualisierung des gesamten Rehabilitationsrechts dar. Diese Zusammenfassung war notwendig, weil die Rehabilitationslandschaft durch eine Vielzahl und Vielfalt von Trägern mit deutlich unterschiedlichen und über Jahrzehnte verfestigten Sozialverwaltungskulturen geprägt war. Zersplitterung von Zuständigkeiten, Zielen und Rehabilitationsprozessen waren ein zentrales Problem. Das Rehabilitationsangleichungsgesetz aus dem Jahr 1974 stellte einen Versuch dar, die unterschiedlichen Träger auf gemeinsame Grundsätze und einheitliche Vorgehensweisen festzulegen. Die unbefriedigenden Ergebnisse dieses Gesetzes bildeten den Ausgangspunkt für die Entwicklung und Verabschiedung des SGB IX.

Mit dem SGB IX wurde die Transparenz und »Nutzerfreundlichkeit« z.B. durch gemeinsame Servicestellen (§§ 22-25) erhöht. Weiterhin wurden Rechtsvorschriften mehrerer Sozialleistungsträger zusammengefasst, Wunsch- und Wahlrechte der Rehabilitanden verbessert (§ 9 SGB IX) und ein persönliches, auch trägerübergreifendes Budget ermöglicht (§ 17).

Nach § 1 SGB XI ist das übergeordnete Ziel der Rehabilitation die Selbstbestimmung und Teilhabe am Leben in der Gesellschaft. Dafür erhalten *»Behinderte oder von Behinderung bedrohte Menschen (…) Leistungen (…), um ihre Selbstbestimmung und gleichberechtigte Teilhabe am Leben*

---

584  SVR Gesundheit 2009, Ziffer 234

*in der Gesellschaft zu fördern, Benachteiligungen zu vermeide oder ihnen entgegenzuwirken.«*

§ 4 SGB IX (Leistungen zur Teilhabe) beschreibt unabhängig von der Ursache der Behinderung als Ziel der Leistungen:

- Behinderung abzuwenden, zu beseitigen, zu mindern, ihre Verschlimmerung zu verhüten oder ihre Folgen zu mildern,
- Einschränkungen der Erwerbsfähigkeit oder Pflegebedürftigkeit zu vermeiden, zu überwinden, zu mindern oder eine Verschlimmerung zu verhüten sowie den vorzeitigen Bezug anderer Sozialleistungen zu vermeiden oder laufende Sozialleistungen zu mindern,
- die Teilhabe am Arbeitsleben entsprechend den Neigungen und Fähigkeiten dauerhaft zu sichern oder
- die persönliche Entwicklung ganzheitlich zu fördern und die Teilhabe am Leben in der Gesellschaft sowie eine möglichst selbständige und selbstbestimmte Lebensführung zu ermöglichen oder zu erleichtern.

Die *Leistungen zur Rehabilitation* sind folgendermaßen ausdifferenziert (§ 5 SGB V):

- Leistungen zur medizinischen Rehabilitation,
- Leistungen zur Teilhabe am Arbeitsleben (früher: berufliche Rehabilitation),
- unterhaltssichernde und andere ergänzende Leistungen,
- Leistungen zur Teilhabe am Leben in der Gemeinschaft.

Träger der Leistungen zur Teilhabe (Rehabilitationsträger) können sein (§ 6 SGB IX):

- die gesetzlichen Krankenkassen (medizinische Rehabilitation, Unterhaltssicherung),
- die Bundesagentur für Arbeit (Teilhabe am Arbeitsleben, Unterhaltssicherung),
- die gesetzliche Unfallversicherung (medizinische Rehabilitation, Teilhabe am Leben in der Gemeinschaft),
- gesetzliche Rentenversicherung und die Alterssicherung der Landwirte (medizinische Rehabilitation, Unterhaltssicherung),

- die Träger der Kriegsopferversorgung und die Träger der Kriegsopferfürsorge im Rahmen des Rechts der sozialen Entschädigung bei Gesundheitsschäden (medizinische Rehabilitation, Teilhabe am Leben in der Gemeinschaft)
- die öffentliche Jugendhilfe (medizinische Rehabilitation, Teilhabe am Arbeitsleben und am Leben in der Gemeinschaft),
- die Träger der Sozialhilfe (medizinische Rehabilitation, Teilhabe am Arbeitsleben und am Leben in der Gemeinschaft)

Dabei nehmen die Rehabilitationsträger ihre Aufgaben selbständig und eigenverantwortlich wahr.

### Definition: Behinderte und schwerbehinderte Menschen (§ 2 SGB IX)

- *Menschen sind behindert, wenn ihre körperliche Funktion, geistige Fähigkeit oder seelische Gesundheit mit hoher Wahrscheinlichkeit länger als sechs Monate von dem für das Lebensalter typischen Zustand abweichen (…).*
- *Menschen sind (…) schwerbehindert, wenn bei ihnen ein Grad der Behinderung von wenigstens 50 vorliegt.*
- *Schwerbehinderten Menschen gleichgestellt werden sollen behinderte Menschen mit einem Grad der Behinderung von weniger von 50, aber wenigstens 30, (…) wenn sie infolge ihrer Behinderung ohne die Gleichstellung einen geeigneten Arbeitsplatz (…) nicht erlangen oder nicht behalten können.*

Zu den in diesem Rahmen wichtigsten, für die genannten Zielvorstellungen hilfreichen Detailregelungen des SGB IX gehören u.a.:

- Die Zusammenführung von Rehabilitations- und Schwerbehindertenrecht sowie die Integration der Sozialhilfeträger in die Reihe der Rehabilitationsträger,
- die Schaffung einheitlicher Rechtsvorschriften zu Art, Umfang und Ausführung der Leistungen mit dem ausdrücklichen Ziel,

| Rehabilitationsträger | Leistungen zur medizinischen Rehabilitation | Leistungen zur Teilhabe am Arbeitsleben | Leistungen zur Teilhabe am Leben in der Gemeinschaft |
|---|---|---|---|
| Gesetzliche Krankenkassen | X | | |
| Bundesagentur für Arbeit | | X | |
| Gesetzliche Unfallversicherung | X | X | X |
| Gesetzliche Rentenversicherung | X | X | |
| Alterssicherung der Landwirte | X | | |
| Träger der Kriegsopferversorgung und der Kriegsopferfürsorge im Rahmen des Rechts der sozialen Entschädigung bei Gesundheitsschäden | X | X | X |
| Träger der öffentlichen Jugendhilfe | X | X | X |
| Träger der Sozialhilfe | X | X | X |

*Abbildung 7.25  Zuständigkeiten der Träger für die unterschiedlichen Präventionsleistungen.*
*Quelle: Medizinischer Dienst des Spitzenverbandes der Krankenkassen 2005, S. 67*

durch Kooperation (§§ 11 und 12 SGB IX), Koordination (§ 10 SGB IX) und Konvergenz der Rehabilitationsträger zu einer einheitlichen, am Rehabilitationsbedarf sowie Rehabilitationsbedürftigen orientierten Praxis zu kommen,

- die Organisation schneller und nicht durch Trägervielfalt oder Zuständigkeitsprüfungen (§ 14 SGB IX) eingeschränkte oder zähe Zugänge zu der benötigten Leistung, wozu auch die rasche und umfassende Klärung des gesamten individuellen Rehabilitationsbedarfs in ortsnahen gemeinsamen Servicestellen der Träger (§§ 222 und 223 SGB IX) oder »*Integrationsfachdienste ... zur Durch*-

*führung der Maßnahmen zur Teilhabe schwerbehinderter Menschen am Arbeitsleben*« (§ 109 SGB IX) gehören,

- die Stärkung der zuvor eher randständigen »Bundesarbeitsgemeinschaft für Rehabilitation (BAR)«,
- die Bildung regionaler Arbeitsgemeinschaften zur regionalen Koordination zwischen den Rehabilitationsträgern (§ 12 Abs. 2 SGB IX),
- die Verpflichtung, für die »*wirksame und wirtschaftliche Ausführung der Leistungen nach gleichen Maßstäben und Grundsätzen*« (§ 10 Abs. 1 SGB IX) zu sorgen und dafür auch durch die Vereinbarung »gemeinsamer Empfehlungen

zur Sicherung und Weiterentwicklung der Qualität der Leistungen« (§ 20 Abs. 1 SGB IX), also letztlich durch Leitlinien zu sorgen,

■ die Steuerung der Rehabilitationspraxis durch gemeinsame Empfehlungen (§ 13 SGB IX) und

■ die Herstellung von Transparenz über die Orientierung und Wirksamkeit der Rehabilitationspraxis durch modellhafte Erprobung (z. B. § 17 Abs. 6 SGB IX) und regelmäßige Berichte (z. B. für die gemeinsamen Servicestellen § 24 SGB IX).

Eine wichtige Funktion in der Umsetzung des SGB XI kommt der Bundesarbeitsgemeinschaft für Rehabilitation (BAR) zu (http://www.bar-frankfurt.de). Die BAR versteht sich als gemeinsame Repräsentanz der Verbände der gesetzlichen Kranken- und Unfallversicherung, der Deutschen Rentenversicherung Bund, des Spitzenverbandes der landwirtschaftlichen Sozialversicherung, der Bundesagentur für Arbeit, der Bundesländer, der Spitzenverbände der Sozialpartner, der Bundesarbeitsgemeinschaft der Integrationsämter und Hauptfürsorgestellen, der Bundesarbeitsgemeinschaft der überörtlichen Träger der Sozialhilfe sowie der Kassenärztlichen Bundesvereinigung zur Förderung und Koordinierung der Rehabilitation und Teilhabe behinderter Menschen.

### 7.12.2 Basisdaten
### Ausgaben, Leistungen und Einrichtungen

Die Ausgaben für Leistungen zur Rehabilitation und Teilhabe betrugen im Jahr 2007 25,026 Mrd. Euro.[585] Dies entspricht einem Anteil von 3,5 Prozent am Sozialbudget.

Eine differenziertere Übersicht über die gesamten Ausgaben für Rehabilitation in Deutschland und die Anzahl der Personen zu gewinnen, die rehabilitative Leistungen in Anspruch

---

585 Bundesarbeitsgemeinschaft für Rehabilitation 2008b, S. 21-25

| Rehabilitationsträger | in Mio. | in % |
|---|---|---|
| GKV | 2.511 | 9,9 |
| GRV | 4.860 | 19,2 |
| Alterssicherung Landwirte | 17 | 0,1 |
| Unfallversicherung | 3.423 | 13,6 |
| Bundesagentur für Arbeit | 2.175 | 8,6 |
| Integrationsämter | 351 | 1,4 |
| Sozialhilfe | 11.914 | 47,2 |
| **Ausgaben insgesamt** | **25.251** | **100,0** |

*Abbildung 7.26 Ausgaben für Rehabilitation und Teilhabe ausgewählter Rehabilitationsträger 2007. Quelle: Bundesarbeitsgemeinschaft für Rehabilitation 2008 b, S. 25*

nehmen, ist wegen der Anzahl der Träger und Datenquellen nicht einfach. Einzelne Träger weisen auch darauf hin, dass ein Teil der spezifischen Leistungen in anderen Leistungskonten »versteckt« sind oder unentwirrbar mit anderen Leistungen verbucht werden. Die Angaben in Abbildung 7.26 über die Ausgaben für Rehabilitation und Teilhabe sind somit nicht vollständig – es fehlen z. B. die Ausgaben Kinder- und Jugendhilfe und für Bildungseinrichtungen ebenso wie die für rehabilitative Heil- und Hilfsmittel.[585]

Abbildung 7.26 zeigt in der rechten Spalte, dass die Kostenträger finanziell mit deutlich unterschiedlichen Beträgen an den Gesamtausgaben für Rehabilitation beteiligt sind. Die genannten absoluten Beträge bedeuten für die einzelnen Leistungsträger aber auch deutlich unterschiedliche Anteile an deren jeweiligen Gesamtausgaben. Für die GKV stellen die Ausgaben für Rehabilitation 1,6 Prozent ihrer Leistungsausgaben dar, für die GRV 2 Prozent, für die gesetzliche Unfallversicherung 24 Prozent und für die Sozialhilfe 46 Prozent.

Je nachdem, um welchen Träger es sich handelt, konzentrieren sich die Ausgaben auf eine oder wenige Leistungen. In der GKV wurden

2007 rund 66 Prozent oder 1,67 Mrd. € der Reha-Ausgaben für Anschlussheilbehandlungen ausgegeben. In der GRV waren es die Leistungen der medizinischen Rehabilitation, die mit 63 Prozent aller Reha-Ausgaben zu Buche schlugen. In der GUV machten Heilbehandlungen 94,8 Prozent aller Reha-Ausgaben aus. Die Bundesagentur für Arbeit brachte 97,3 Prozent ihrer Mittel für Pflichtleistungen zur Teilhabe am Arbeitsleben auf. Die Integrationsämter gaben 79,8 Prozent ihrer gesamten Mittel für Rehabilitation für begleitende Hilfe im Arbeitsleben aus. Bei der Sozialhilfe stellen die Leistungen zur Teilhabe am Leben in der Gemeinschaft nach § 55 SGB IX mit 57,7 Prozent den größten Einzelleistungsposten dar.

Abbildung 7.27 zeigt Schwankungen der Gesamtausgaben und der Ausgaben für stationäre Rehabilitation. Weiterhin fällt ein stetiger Anstieg der Ausgaben für Anschlussheilbehandlungen bis 2002 auf mit anschließender Stagnation auf dem erreichten Niveau. Hier handelt es sich um Effekte der gesetzgeberischen Eingriffe in die Dauer oder Frequenz der Inanspruchnahme von Leistungen.

Das Statistische Bundesamt weist für das Jahr 2007 1.239 Rehabilitationseinrichtungen mit 170.845 Betten und 1.942.566 Fällen auf, die insgesamt 49,483 Mio. Pflegetage in Anspruch nahmen. Die durchschnittliche Verweildauer betrug 25,5 Tage.[586] Die Entwicklung seit 1991 zeigt Abbildung 7.28.

### 7.12.3 Ausblick

Das SGB IX hat der Rehabilitation in Deutschland wichtige Impulse gegeben. Weitere Entwicklungen sind jedoch notwendig. Der SVR Gesundheit nennt folgende Problembereiche: die Teilhabe der Betroffenen, einen verbesserten und individualisierten Zugang zu den Leistungen, die Abstimmung der Träger untereinander,

eine übergreifende und ergebnisbezogene Qualitätssicherung sowie angemessene vertragliche Beziehungen zu den Leistungserbringern.

Als Beispiel sei der Grundsatz »Rehabilitation vor Pflege« genannt, der als zentraler Eckpunkt der Pflegeversicherung sowie als gesundheits- und sozialpolitisches Ziel gilt. Die Umsetzung dieses Grundsatzes in die Praxis ist jedoch mangelhaft.

Als Gründe sind zu nennen:

- Pflegebedürftigkeit wird als irreversibler Endzustand aufgefasst,
- Rehabilitationspotenziale werden unterschätzt,
- Defizite in der Ausbildung von Pflegekräften und Ärzten,
- zersplitterte Zuständigkeiten für Prävention und Rehabilitation
- fehlende bzw. der Gesundheit der Versicherten abträgliche Anreize auf Seiten der Kostenträger[587]

Neue Herausforderungen für die Rehabilitation hat das Vergütungssystem der DRGs gebracht. Die fallpauschalierende Vergütung belohnt die Akutkrankenhäuser für kurze Verweildauern. Die Krankenhäuser kümmern sich daher um die Lösung der akuten Krankheitsprobleme. Den einstmals weniger intensiven Teil der akutstationären Behandlung übernehmen die nachgelagerten Strukturen der ambulanten medizinischen und pflegerischen Versorgung sowie die Rehabilitation. Beim Übergang in diese Bereiche sind die Patienten tendenziell schwerer krank als in den Zeiten einer Vergütung, die eine lange Verweildauer belohnte.[588]

### Vertiefung

- *Sachverständigenrat zur Begutachtung der Entwicklung im Gesundheitswesen. Gutachten 2003, Ziffer 589-673 http://svr-gesundheit.de.ms*

---

586 Statistisches Bundesamt 2009b Jahrbuch

587 SVR Gesundheit 2003, Ziffer 574 ff.
588 SVR Gesundheit 2003, Ziffer 657 ff.

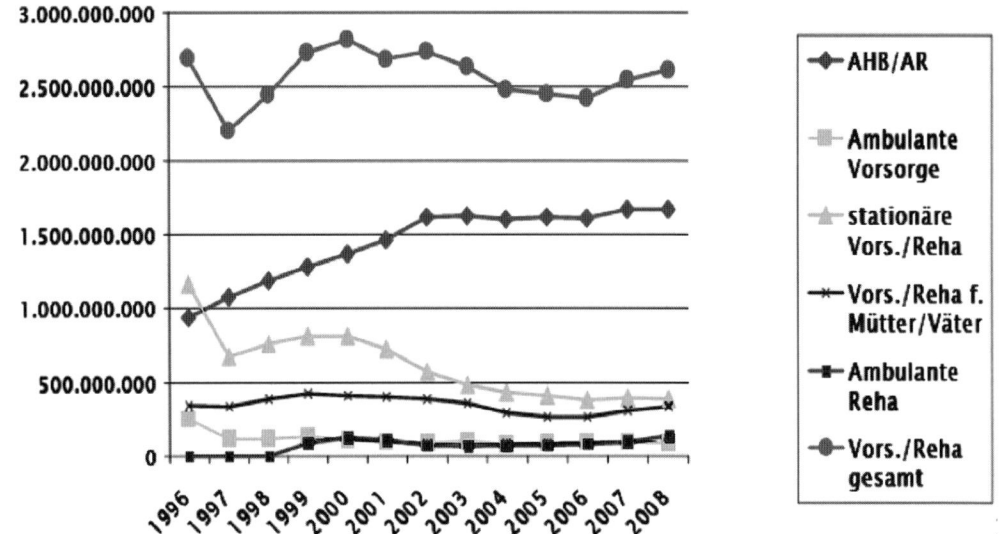

*Abbildung 7.27  Entwicklung der Ausgaben für Vorsorge und Rehabilitation insgesamt und nach Einzelleistungen 1996 – 2008*

| | Vorsorge- oder Rehabilitationseinrichtungen | | | | | Patientenbewegung | | | |
| | insgesamt | | aufgestellte Betten insgesamt | | durchschn. Bettenzahl | Fallzahl | Pflegetage | durchschn. Verweildauer | durchschn. Bettenauslastung |
| | Anzahl | je 100 000 Einwohner | Anzahl | je 100 000 Einwohner | je Haus | in 1 000 | in 1 000 | in Tagen | in % |
|---|---|---|---|---|---|---|---|---|---|
| 1991 | 1 181 | 1,5 | 144 172 | 180 | 122 | 1 473 | 45 729 | 31,0 | 86,9 |
| 1995 | 1 373 | 1,7 | 181 633 | 222 | 132 | 1 896 | 58 820 | 31,0 | 88,7 |
| 2000 | 1 393 | 1,7 | 189 822 | 231 | 136 | 2 046 | 52 852 | 25,8 | 76,1 |
| 2001 | 1 388 | 1,7 | 189 253 | 230 | 136 | 2 097 | 53 514 | 25,5 | 77,5 |
| 2002 | 1 343 | 1,6 | 184 635 | 224 | 137 | 2 041 | 52 107 | 25,5 | 77,3 |
| 2003 | 1 316 | 1,6 | 179 789 | 218 | 137 | 1 900 | 49 204 | 25,9 | 75,0 |
| 2004 | 1 294 | 1,6 | 176 473 | 214 | 136 | 1 889 | 47 442 | 25,1 | 73,5 |
| 2005 | 1 270 | 1,5 | 174 479 | 212 | 137 | 1 814 | 46 774 | 25,8 | 73,4 |
| 2006 | 1 255 | 1,5 | 172 717 | 210 | 138 | 1 837 | 47 011 | 25,6 | 74,6 |
| Veränderung von 1991 zu 2006, in % | +6,3 | +3,2 | +19,8 | +16,3 | +12,7 | +24,7 | +2,8 | −17,5 | −14,2 |

*Abbildung 7.28  Vorsorge- oder Rehabilitationseinrichtungen, Betten und Patientenbewegung*
*Quelle: Statistisches Bundesamt et al. 2008, S. 251*

- Schwartz FW. Das Public-Health Buch, 2003, S.293 – 296
- Bundesarbeitsgemeinschaft für Rehabilitation, Gemeinsame Empfehlungen, Arbeitshilfen www. bar-frankfurt.de
- Deutschen Rentenversicherung → Rehabilitation http://www.deutsche-rentenversicherung.de

- Förderung der Selbsthilfe durch die Rehabilitationsträger www.nakos.de/site/foerderung/rehat-raeger

## 7.13 Gesundheitsbezogene Selbsthilfegruppen

Gesundheitsbezogene Selbsthilfegruppen stehen in Zusammenhang mit gegenseitiger Unterstützung bei der Bewältigung von Krankheit und Krankheitsfolgen. Selbsthilfegruppen wurden in den 1970er Jahren vermehrt gegründet, häufig aus der Kritik an dem etablierten, biomedizinisch eingeengten Medizinsystem. Das Spektrum der Gruppen, der Themen und der Arbeitsweisen ist breit und nicht eindeutig klassifizierbar.

### 7.13.1  Strukturmerkmale und Basisdaten

In einer inhaltlich immer noch gültigen Studie aus dem Jahr 1986 gaben 72 Prozent der 232 befragten Mitglieder von krankheitsbezogenen Selbsthilfegruppen an, eine Interessenvertretung für Betroffene leisten zu wollen; für Einstellungsveränderungen bei Professionellen plädierten 63 Prozent, für Veränderung von Institutionen 68 Prozent. Versorgungsmängel spielten bei 89 Prozent als Motiv für den Beitritt eine Rolle; bei 93 Prozent wurde mindestens eins von fünf Merkmalen einer Abhängigkeit vom Medizinsystem als Belastung empfunden. Als positive Wirkungen der Mitarbeit in Selbsthilfezusammenschlüssen galten vor allem eine allgemeine Kompetenzerweiterung und eine allgemeine soziale Aktivierung.[589]

### Definition gesundheitsbezogene Selbsthilfegruppen

*»Gesundheitsbezogene Selbsthilfegruppen sind freiwillige Zusammenschlüsse von betroffenen Menschen auf örtlicher Ebene, deren Aktivitäten sich auf die gemeinsame Bewältigung eines bestimmten Krankheitsbildes, einer Krankheitsursache oder -folge und/oder psychischer Probleme richten, von denen sie entweder selbst oder als Angehörige betroffen sind. Ihr Ziel ist die Verbesserung der persönlichen Lebensqualität und die Überwindung der mit vielen chronischen Krankheiten und Behinderungen einhergehenden Isolation und gesellschaftlichen Ausgrenzung. Sie wirken im örtlichen/regionalen Bereich in ihr soziales und politisches Umfeld hinein. Ihre Arbeit ist nicht auf materielle Gewinnerzielung ausgerichtet.«*[590]

Von den 2006 existierenden fast 100.000 örtlichen Selbsthilfegruppen sind etwa 75 Prozent dem Gesundheitsbereich zuzuordnen.[591] Sie unterscheiden sich nach Größe, Struktur, Zielsetzung und Arbeitsweise erheblich. Im Mittelpunkt ihrer Arbeit stehen chronische Erkrankungen, Behinderungen, Suchterkrankungen oder belastende Lebenssituationen.

Die Größe der Selbsthilfegruppen schwankt zwischen bundesweit wenigen Hundert und auf zig Orte verstreuten Mitgliedern oder Nutzern und den rund 27.000 Mitgliedern des Deutschen Diabetiker-Bundes (DDB), der größten Diabetes-Selbsthilfegruppe in der Bundesrepublik Deutschland mit Untergliederungen in Bundes-, Landes- und Bezirksverbänden.

Neben diesen Basiseinrichtungen haben sich Selbsthilfeorganisationen herausgebildet, die den Charakter von Verbänden oder Lobbyorganisationen besitzen.

### Definition Selbsthilfeorganisation

*»Zu Selbsthilfeorganisationen/-verbänden haben sich Selbsthilfegruppen auf Landes- oder Bundesebene zusammengeschlossen, die auf ein bestimmtes Krankheitsbild oder eine gemeinsame Krankheitsursache oder eine gemeinsame Krankheitsfolge spezialisiert sind. Selbsthilfeorganisationen weisen gegenüber Selbsthilfegruppen meist größere Mitgliederzahlen auf, verfügen in der Regel über die Rechtsform des eingetragenen Vereins und häufig über hauptamtliches Personal, sind Organisationen*

---

589  Nickel und Trojan 2006

590  GKV-Spitzenverband 2009, S.10

591  Matzat 2006, S. 226

*mit überregionaler Interessenvertretung und verfü-
gen meist über Kontakte zu Behörden, Sozialleistungsträgern, Trägern der Freien Wohlfahrtspflege,
Leistungserbringern und zur Politik.«*[648]

Die »Bundesarbeitsgemeinschaft Selbsthilfe von
Menschen mit Behinderung und chronischer
Erkrankung und ihren Angehörigen e. V.« (BAG
SELBSTHILFE, www.bag-selbsthilfe.de) ist ein
Zusammenschluss von 94 Selbsthilfeverbänden
auf Landes- und Bundesebene.

Die Deutsche Arbeitsgemeinschaft Selbsthilfegruppen e.V. (DAG-SHG) versteht sich als
Fachverband zur Unterstützung von Selbsthilfegruppen und von Menschen, die sich für Selbsthilfegruppen interessieren. Sie besteht seit 1982.

## Definition und Selbsthilfekontaktstelle

*»Selbsthilfekontaktstellen sind örtlich oder regional
arbeitende, professionelle Beratungseinrichtungen
mit hauptamtlichem Personal. Daneben existieren
auch überregionale Strukturen von Selbsthilfekontaktstellen (…). Selbsthilfekontaktstellen stellen
bereichs-, themen- und indikationsgruppenüber-
greifend Dienstleistungsangebote zur methodischen
Anleitung, Unterstützung und Stabilisierung von
Selbsthilfegruppen bereit. Sie unterstützen aktiv bei
der Gruppengründung und vermitteln oder bieten
z.B. infrastrukturelle Hilfen in Form von Gruppen-
räumen, Beratung oder Praxisbegleitung an.«*[592]

Die Nationale Kontakt- und Informationsstelle
zur Anregung und Unterstützung von Selbsthilfegruppen (NAKOS, www.dag-selbsthilfe-
gruppen.de) versteht sich als Aufklärungs-,
Service- und Netzwerkeinrichtung im Feld der
Selbsthilfe. Träger der 1984 gegründeten Einrichtung ist die DAG-SHG.

Bewertet man Selbsthilfe und speziell auch die
gesundheitsbezogene Selbsthilfe als Teil des bür-

gerschaftlichen Engagements, sieht ihre soziale
Bedeutung folgendermaßen aus:[593] 16,4 Prozent
und 14,9 Prozent des bürgerschaftlichen Engagements verlief 1999 bzw. 2004 im organisatori-
schen Rahmen einer Selbsthilfegruppe oder eines Projekts. Der Anteil von bürgerschaftlichen
Aktivitäten im Gesundheitsbereich an allen
Engagementsbereichen betrug 1999 2,1 Prozent
und sank bis 2004 auf 1,6 Prozent. Spitzenreiter
waren bei dieser Betrachtung mit rund 20 Prozent Sportaktivitäten in Vereinen.

Vom bürgerschaftlichen Engagement im Gesundheitsbereich wurden 2004 50 Prozent von
Organisationen, 17 Prozent von staatlichen oder
kommunalen Einrichtungen und 33 Prozent
von Selbsthilfegruppen und inhaltlich ähnlichen Akteuren getragen. In keinem der anderen
Engagementsfeldern war der Anteil der organi-
satorischen Form der Selbsthilfe größer.

Im Jahr 2004 waren in Selbsthilfegruppen
und Gruppen bürgerschaftlichen Engagements
2.363 Personen in Vollzeit beschäftigt und 4.419
in Teilzeit.

Ausdruck der gewachsenen Bedeutung der
Selbsthilfe ist das Interesse der Industrie an Kooperation und Einflussnahme auf diejenigen
unter den Selbsthilfe- und Patientengruppen,
die der Vermarktung der jeweiligen Produkte
förderlich sein können.[594] Manche Gruppen fassen die Kooperation mit der Industrie als eine
win-win-Situation auf und unterschätzen die
Interessenkonflikte, die dadurch unweigerlich
entstehen.[595]

## 7.13.2 Förderung und Beteiligung der Selbsthilfe

Viele Selbsthilfegruppen haben sich als informelle Einrichtungen für Laien und Betroffene
mit kritischer Distanz zu den Akteuren und Institutionen des Gesundheitssystems konstituiert.

---

592 GKV-Spitzenverband 2009, S. 12

593 alle Angaben nach WZB 2009
594 Klemperer 2008 c
595 Schubert und Glaeske 2007

Mittlerweile sind sie jedoch durch gesetzliche Regelungen selber Teil des Systems geworden. An verschiedenen Stellen ist die Unterstützung von Selbsthilfe durch Sozialversicherungsträger gesetzlich geregelt.

Das GKV-Gesundheitsreformgesetz 2000 hat mit dem § 20c SGB V eine gesetzliche Finanzierungspflicht durch die Kassen für anerkannte Selbsthilfegruppen eingeführt, die sich der Prävention und Rehabilitation von Versicherten widmen.

Seit dem 1. Januar 2008 fördern die gesetzlichen Krankenkassen auf Basis des durch das Wettbewerbsstärkungsgesetz umformulierten § 20 c SGB V Selbsthilfe mit zwei Fördermodellen: Erstens, wie zuvor, durch individuelle Förderung, und zweitens durch eine kassenartenübergreifende Gemeinschaftsförderung durch die Krankenkassen bzw. Krankenkassenverbände auf Bundes-, Landes- und Ortsebene sowie gemeinschaftlich über einen Gemeinschaftsfonds. Die kassenartenübergreifende Gemeinschaftsförderung soll zumindest 50 Prozent der Gesamtmittel der Selbsthilfeförderung umfassen, soll als pauschale Förderung ausgestaltet sein und durch gemeinsame Fördergremien der Krankenkassen und der Selbsthilfe erfolgen.

Auch andere Sozialversicherungsträger kooperieren im Rahmen ihrer gesetzlichen Aufgaben mit der Selbsthilfe. So stellt die Rentenversicherung fest, dass die Unterstützung bei der Bewältigung der Krankheitsfolgen, so wie sie durch Selbsthilfegruppen und Selbsthilfeverbände erfolgt, zur dauerhaften Sicherung des Rehabilitationserfolges beiträgt (Website DRV http://tinyurl.com/yz39f5p).

Einen weiteren Bedeutungsgewinn erlebt die Selbsthilfe durch neu gewonnene Beteiligungsrechte.

So sind Patienten- und damit häufig auch Selbsthilfegruppenmitglieder mitberatend oder mitentscheidend an vielen Stellen des Gesundheitssystems institutionalisiert.

Dazu gehören z.B.

- die Initiative »gesundheitsziele.de«,
- der Nationale Krebsplan, der als eines von vier Handlungsfeldern die Stärkung der Patientenorientierung enthält
- das Patientenforum (www.patienten-information.de/patientenbeteiligung/patientenforum) als einer institutionalisierten Form der Zusammenarbeit zwischen der deutschen Ärzteschaft und der organisierten Patientenselbsthilfe. Über dieses Forum wird auch die Mitarbeit von Patienten bei der Erarbeitung der Nationalen Versorgungsleitlinien organisiert.
- Landesgesundheitskonferenzen in NRW und Berlin.

Von besonderer Bedeutung ist die Beteiligung der Patienten und der Selbsthilfe im Gemeinsamen Bundesausschuss (G-BA) seit Anfang 2004.

### Beteiligung von Interessenvertretungen der Patientinnen und Patienten

*»Die für die Wahrnehmung der Interessen der Patientinnen und Patienten und der Selbsthilfe chronisch kranker und behinderter Menschen maßgeblichen Organisationen sind in Fragen, die die Versorgung betreffen (…) zu beteiligen.«* (§ 140f Abs. 1 SGB V)

Die Patientenbeteiligung wird von folgenden Organisationen wahrgenommen:
- Deutscher Behindertenrat (DBR),
- BundesArbeitsgemeinschaft der PatientInnenstellen (BAGP)
- Deutsche Arbeitsgemeinschaft Selbsthilfegruppen e. V.
- Verbraucherzentrale Bundesverband e. V.

Beteiligung bedeutet Mitberatungs- und Antragsrecht. Mitentscheiden dürfen die Patientenvertreter nicht.

Eine erste Befragung der Patientenvertreter im G-BA zeigte, dass sie sich akzeptiert, aber unzureichend auf die Aufgabenerfüllung vorbereitet fühlten. Das Gefühl mitwirken und Einfluss ausüben zu können, war nicht sehr stark.[596]

**Vertiefung**

- *SVR Gesundheit. Die Bedeutung der Gesundheitsselbsthilfe. Gutachten 200/2001, Ziffer 159-164 www.svr-gesundheit.de.ms*
- *Selbsthilfeförderung durch die Krankenkassen und ihre Verbände - Umsetzung des neuen § 20 c SGB V« Dokumentation einer Fachtagung: http://tinyurl.com/ybr6rtr*
- *Wissenschaftszentrum Berlin (WZB) (2009) Bericht zur Lage und zu den Perspektiven des bürgerschaftlichen Engagements in Deutschland: www.wzb.eu/zkd/zcm/zeng/pdf/bericht_buergerschaftliches-engagement_2009.pdf*
- *Hundertmark-Mayser, Jutta; Möller-Bock, Bettina: Selbsthilfe im Gesundheitsbereich. Gesundheitsberichterstattung des Bundes, Heft 23. Robert Koch Institut 2004 http://tinyurl.com/yacz2e7*

---

596 Plamper und Meinhardt 2008

# Literaturverzeichnis

Abholz HH (Hrsg.) (1976) Krankheit und soziale Lage. Befunde der Sozialepidemiologie. Frankfurt: Campus Verlag

Abramson J (2005). Overdosed America: The Broken Promise of American Medicine. New York: Harper Collins

Acheson D (Hrsg.) (1998). Independent Inquiry into Inequalities in Health Report. London: The Stationery Office http://www.archive.official-documents.co.uk/document/doh/ih/ih.htm

Ackerknecht EH (1992). Geschichte der Medizin. 7. Aufl. Stuttgart: Enke

Alonso-Coello P, Garcia-Franco AL, Guyatt G, Moynihan R (2008). Drugs for pre-osteoporosis: prevention or disease mongering? BMJ 336:126-129 www.bmj.com/cgi/content/extract/336/7636/126

American Psychological Association (APA) (2005). Policy Statement on Evidence-Based Practice in Psychology. http://www.apa.org/practice/ebp.html

Andriole GL, Crawford ED, Grubb RL, III, Buys SS, Chia D, Church TR, et al. (2009). Mortality Results from a Randomized Prostate-Cancer Screening Trial. N Engl J Med 360:1310 – 1319 http://content.nejm.org/cgi/content/abstract/360/13/1310

Angell M (2005). The Truth about Drug Companies. How They Deceive Us and What to Do About It. Random House. deutsche Ausgabe: Der Pharma-Bluff. Berlin: Kompart., 2005

Anonymous (1899). Merck›s Manual of the Materia Medica. New York: Merck Co.

Anonymous (1981). Pneumocystis pneumonia – Los Angeles. MMWR Morb Mortal Wkly Rep 30:250 – 252 www.cdc.gov/mmwr/preview/mmwrhtml/june_5.htm

Anonymous (2003). Longman. Dictionary of Contemporary English. Harlow: Pearson

Antonovsky A (1979). Health, Stress, and Coping. San Fransisco: Jossey-Bass.

Antonovsky A (1987). Unraveling the mystery of health. London: Jossey Bass.

Antonovsky A (1991). Meine Odyssee als Stressforscher. Argument-Sonderband 196. Hamburg: Argument-Verl. S. 112 – 130 http://kurse.fh-regensburg.de/kurs_20/kursdateien/L/1991Odyssee.pdf

Antonovsky A (1997). Salutogenese. Zur Entmystifizierung der Gesundheit. (Deutsche erweiterte Herausgabe Alexa Franke). Tübingen: Dgvt-Verlag (deutsche Ausgabe von »Unraveling the mystery of health«)

Arbeitsgemeinschaft der Spitzenverbände der Krankenkassen (2006). Leitfaden Prävention. Gemeinsame und einheitliche Handlungsfelder und Kriterien der Spitzenverbände der Krankenkassen zur Umsetzung von § 20 Abs. 1 und 2 SGB V vom 21. Juni 2000 in der Fassung vom 10. Februar 2006. 2. korrigierte Auflage vom 15. Juni 2006 http://g-k-v.de/gkv/index.php?id=219

Arenz S, Kalies H, Ludwig MS et al (2003). Der Masernausbruch in Coburg: Was lässt sich daraus lernen? Deutsches Ärzteblatt 100:A-3245 www.aerzteblatt.de/v4/archiv/artikel.asp?id=39670

Aronson E, Wilson TD, Akert RM (2004). Sozialpsychologie. 4. Aufl. München u.a.: Pearson Studium

Arora NK, McHorney CA (2000). Patient Preferences for Medical Decision Making: Who Really Wants to Participate? Medical Care 38:335 – 341 http://tinyurl.com/ye6ue92

von Atens-Kahlenberg W, Bosche H (2003). Gesünder essen – kinderleicht. Gesundheitsförderung in Bremer Kindertagesheimen. ZPH-Info 3:5 – 6 www.ipp.uni-bremen.de/downloads/zphinfo/zph-info.04.pdf

Awofeso N (2004). What›s New About the »New Public-Health«? Am J Public-Health 94:705 – 709 www.ajph.org/cgi/content/abstract/94/5/705

Bach E (1998). Heile Dich selbst: Die 38 Bachblüten. München: Goldmann

Bandura A (1994). Self-efficacy. In V. S. Ramachaudran (Ed.), Encyclopedia of human behavior (Vol. 4, S.71 – 81). New York: Academic Press http://www.des.emory.edu/mfp/BanEncy.html

Barker DJP (1995). Fetal origins of coronary heart disease. BMJ;311:171 – 174 www.bmj.com/cgi/content/extract/311/6998/171

Bartens W (2008). Der Menschenarzt. Zum 100. Geburtstag des Mediziners Thure von Uexküll. Süddeutsche Zeitung 15. März 2008, S.24 http://www.sueddeutsche.de/wissen/489/436235/text

Baum FE, Ziersch AM (2003). Glossary: Social capital. J Epidemiol Community Health 57:320 – 323 http://jech.bmj.com/cgi/content/abstract/57/5/320

Beaglehole R, Bonita R, Horton R, Adams O, McKee M (2004). Public-Health in the new era: improving health through collective action. The Lancet 363:2084 – 2086

Bengel J, Strittmatter R, Willmann H (2001). Was erhält den Menschen gesund? Antonovskys Modell der Salutogenese – Diskussionsstand und Stellenwert. Bestellung und Download: http://www.bzga.de »Salutogenese«

Bengel J, Strittmeier R. Aaron vskys Modell der Salutogenese. in: Bengel et al. (2001) http://kurse.fh-regensburg.de/kurs_20/kursdateien/L/SalutogeneseBZgA.pdf

Berie H, Fink U (2003). Grundlohnentwicklung und Ausgaben der GKV. Berlin: WISO-Institut

Berkman L (2000). Social Networks and Health: The Bonds that Heal. S. 259 – 277 in: Tarlov AR, St. Peter RF. The Society and Population Health Reader. Vol. II A State and Community Perspective. New York: The New Press

Berkman L, Kawachi I (Hrsg.) (2000). Social Epidemiology. New York: Oxford University Press

Berkman LF, Breslow L (1983). Health and Ways of Living: The Alameda County Study. New York: Oxford University Press

Berkman LF, Glass T (2000). Social Integration, Social Networks, Social Support and Health. 137 – 173 in: Berkman LF, Kawachi I

Berkman LF, Syme SL (1979). Social Networks, Host Resistance, and Mortality: A Nine-Year Follow-up Sudy of Alameda County Residents. Am J Epidemiol 109:186 –

204. http://aje.oxfordjournals.org/cgi/content/abstract/109/2/186

Bernhard G, Windeler J, Schmacke N (2001). Akupunktur: Erkenntnisse und Zweifel. Deutsches Ärzteblatt 98:A -445 www.aerzteblatt.de/v4/archiv/artikel.asp?id=26114

Beyerstein BL (1997). Why Bogus Therapies Seem to Work. Skeptical Inquirer Sept/Oct 1997 www.quackwatch. org/01QuackeryRelatedTopics/altbelief.html

Bhopal R (2002). Concepts of Epidemiology. Oxford, New York: Oxford University Press

Bick U (2006). Mammographie-Screening in Deutschland: Wie, wann und warum? Fortschr Röntgenstr 178:957-969

Bjelakovic GD, Nikolova D, et al. (2007). Mortality in Randomized Trials of Antioxidant Supplements for Primary and Secondary Prevention: Systematic Review and Meta-analysis. JAMA 297:842 – 857 http://jama.ama-assn.org/cgi/content/abstract/297/8/842

Blaxter M (2001). What is health. in: Davey B, Gray A, Seale C. Health and Disease: A Reader. 3rd ed. Buckingham: Open University Press

Bleuler E (1919). Das autistisch-undisziplinierte Denken in der Medizin und seine Überwindung. Berlin, Göttingen Heidelberg: Springer Verlag Reprint 1962

Block JP, He Y, Zaslavsky AM, Ding L, Ayanian JZ (2009). Psychosocial Stress and Change in Weight Among US Adults. Am J Epidemiol http://aje.oxfordjournals.org/cgi/content/abstract/kwp104v1

Böcken J, Braun B, Schnee M (Hrsg.) (2004). Gesundheitsmonitor 2004. Die ambulante Versorgung aus Sicht von Bevölkerung und Ärzteschaft. Gütersloh: Verlag Bertelsmann Stiftung http://tinyurl.com/yczly3q

Boden WE, O'Rourke RA, Koon K (2007). Teo, et al. Optimal Medical Therapy with or without PCI for Stable Coronary Disease N Engl J Med 356 – 369 http://content.nejm.org/cgi/content/abstract/356/15/1503

Bonita R, Beaglehole R, Kjellström T (2008). Einführung in die Epidemiologie. Bern: Verlag Hans Huber

Bortz J, Döring N (1995). Forschungsmethoden und Evaluation. 2. Aufl. Springer: Berlin

Bosma H, Marmot MG, Hemingway H, Nicholson A, Brunner EJ, Stansfeld S (1997). Low job control and risk of coronary heart disease in the Whitehall II (prospective cohort) study. BMJ 314:558 – 565 http://www.bmj.com/cgi/content/abstract/314/7080/558

Box GEP, Draper NR (1987). Empirical Model-Building and Response Surfaces. New York: Wiley http://en.wikiquote.org/wiki/George_E._P._Box

Braun B, Klenk T, Kluth W, Nullmeier F, Welti F (2009). Modernisierung der Sozialversicherungswahlen. Baden-Baden: Nomos http://www.bmas.de/coremedia/generator/26182/property=pdf/f377__forschungsbericht.pdf

Braun B, Klenk T, Kluth W, Nullmeier F, Welti F. (2009): Modernisierung der Sozialversicherungswahlen. Baden-Baden: Nomos.

Braun B, Kühn H, Reiners H (1998). Das Märchen von der Kostenexplosion. Populäre Irrtümer zur Gesundheitspolitik, Frankfurt am Main: Fischer. Volltext: http://kurse.fh-regensburg.de/kurs_20/kursdateien/1998BUCHKoex.pdf

Bruhn JG, Chandler B, Miller MC, Wolf S, Lynn TN (1966).

Social aspects of coronary heart disease in two adjacent, ethnically different communities. Am J Public Health Nations Health 56:1493 – 1506 www.ncbi.nlm.nih.gov/pmc/articles/PMC1257275/pdf/amjphnati-on00147-0043.pdf

Bücker B, Groenewold M, Schoefer Y, Schäfer T (2008). Inanspruchnahme von Alternativverfahren bei 1.001 deutschen Erwachsenen: Ergebnisse eines bervölkerungsbezogenen Telephonsurveys. Gesundheitswesen 70:e29-e36 www.forum-gesundheitspolitik.de/artikel/artikel.pl?artikel=1344

Bühl A, Zöfel P (2004). SPSS Version 12. Einführung in die moderne Datenanalyse unter Windows. München: Pearson Studium

Bundesarbeitsgemeinschaft für Rehabilitation (BAR) (2008a). ICF-Praxisleitfaden, http://www.bar-frankfurt.de/upload/ICF1_433.pdf

Bundesarbeitsgemeinschaft für Rehabilitation (BAR) (2008b). Statistik der Ausgaben für Rehabilitation und Teilhabe 2005-2007. Reha-Info Nummer 3, Dezember 2008 www.bar-frankfurt.de/upload/Info_2008-3_733.pdf

Bundesärztekammer (2008). (Muster-)Weiterbildungsordnung und (Muster-)Richtlinie http://www.bundesaerztekammer.de/page.asp?his=1.128.129

Bundesministerium für Gesundheit (2005). Entwurf eines Gesetzes zur Stärkung der gesundheitlichen Prävention, Stand: 6.1.2005 http://www.gesundheitberlin.de/download/i_05_01_14__PrvG_Entwurf_05_01_06.pdf

Bundesministerium für Gesundheit (BMG) (2009). Daten des Gesundheitswesens http://www.bmg.bund.de/cln_160/nn_1192272/DE/Gesundheit/Statistiken/Daten-des-Gesundheitswesens.html

Bundesregierung (2005). Lebenslagen in Deutschland. Der 2. Armuts- und Reichtumsbericht der Bundesregierung: http://tinyurl.com/5vvu89 Website: http://tinyurl.com/39f3b4

Bundesregierung (2008). Lebenslagen in Deutschland. Der 3. Armuts- und Reichtumsbericht der Bundesregierung http://tinyurl.com/5gexkr http://tinyurl.com/609jox

Bundesregierung (2009). Bericht über die Lebenssituation junger Menschen und die Leistungen der Kinder- und Jugendhilfe in Deutschland. 13. Kinder- und Jugendbericht http://dip21.bundestag.de/dip21/btd/16/128/1612860.pdf

Bundesvereinigung Deutscher Apothekerverbände (ABDA) (2009). Die Apotheke. Zahlen, Daten, Fakten 2008 http://www.abda.de/zahlen_daten_fakten0.html

Bundeszentrale für gesundheitliche Aufklärung (2002). 15 Jahre »Gib Aids keine Chance«

Bundeszentrale für gesundheitliche Aufklärung (2003). Gesundheitsförderung für sozial Benachteiligte. Forschung und Praxis der Gesundheitsförderung, Band 22. Köln.

Bundeszentrale für gesundheitliche Aufklärung (Hrsg.) (2003). Leitbegriffe der Gesundheitsförderung. 4. Aufl. Schwabenheim: Fachverlag Peter Sabo

Bundeszentrale für gesundheitliche Aufklärung (2007). Kriterien guter Praxis in der Gesundheitsförderung bei sozial Benachteiligten. Ansatz – Beispiele – weiterführende Informationen. 3. erweiterte und überarbeitere Auflage. Köln http://www.bzga.de/pdf.php?id=df0211e4054429896a7fe5568c7c7e99

Bundeszentrale für gesundheitliche Aufklärung (2009a). Dokumentation. »Gib Aids keine Chance«. Die Kampagne zur AIDS-Prävention in Deutschland 1985 – 2009 http://tinyurl.com/68s8m

Bundeszentrale für gesundheitliche Aufklärung (2009b). Aids im öffentlichen Bewusstsein der Bundesrepublik Deutschland 2008 http://tinyurl.com/yevoqww

Bundeszentrale für gesundheitliche Aufklärung. Datenbank »Gesundheitsförderung für sozial Benachteiligte« http://artemis.bzga.de/soben/

Bundeszentrale für politische Bildung. Website Gesundheit http://www.bpb.de/wissen/PO4NFI,0,0,Gesundheit. html Dokument: Zahlen und Fakten Gesundheit. http://www.bpb.de/files/U1LDOB.pdf

Bunker JP (2001). The role of medical care in contributing to health improvements within societies. Int J Epidemiol 30: 1260-3 http://ije.oxfordjournals.org/cgi/content/full/30/6/1260

Campbell AJ, Robertson MC, Gardner MM, Norton RN, DM. B (1999). Psychotropic medication withdrawal and a home-based exercise program to prevent falls: a randomized, controlled trial. J Am Geriatr Soc 47:850 – 853 http://www.ncbi.nlm.nih.gov/pubmed/10404930

Cassel D, Wille E (2007). Für mehr Markt und Wettbewerb in der GKV-Arzneimittelversorgung. GGW 7:23-30 http://wido.de/fileadmin/wido/downloads/pdf_ggw/wido_ggw_aufs3_0107.pdf

CAST (The Cardiac Arrhythmia Suppression Trial Investigators) (1989). Preliminary Report: Effect of Encainide and Flecainide on Mortality in a Randomized Trial of Arrythmia Suppression After Myocardial Infarction. N Engl J Med 321:406-12 www.ncbi.nlm.nih.gov/pubmed/2473403

Centers for Disease Control and Prevention (CDC) (1999a). Ten Great Public-Health Achievements – United States, 1900 – 1999. JAMA;281:1481-4 http://jama.ama-assn.org/cgi/content/full/281/16/1481

Centers for Disease Control and Prevention (CDC) (1999b). Achievements in Public-Health, 1900 – 1999: Safer and Healthier Foods. Morbidity and Mortality Weekly Report 48: 905 – 913 www.cdc.gov/mmwr/preview/mmwrhtml/mm4840a1.htm

Chandola T, Brunner E, Marmot M (2006). Chronic stress at work and the metabolic syndrome: prospective study. BMJ 332:521 – 525 www.bmj.com/cgi/content/abstract/332/7540/521

Charles C, Gafni A, Whelan T (1999). Decision making in the physician-patient encounter: revisiting the shared treatment decision-making model. Soc Sci Med 49:651 – 661

Chassin M, Galvin R (1998). The urgent need to improve health care quality. Institute of Medicine National Roundtable on Health Care Quality. JAMA 280:1000–5 http://jama.ama-assn.org/cgi/content/full/280/11/1000

Chou R, Fu R, Carrino JA, Deyo RA (2009). Imaging strategies for low-back pain: systematic review and meta-analysis. The Lancet 373:463 – 472 http://tinyurl.com/lx6xf9

Christakis NA, Fowler JH (2007). The Spread of Obesity in a Large Social Network over 32 Years. N Engl J Med 357:370 – 379 http://content.nejm.org/cgi/content/abstract/357/4/370

Christakis NA, Fowler JH (2008). The Collective Dynamics of Smoking in a Large Social Network. N Engl J Med 358: 2249 – 2258 http://content.nejm.org/cgi/content/short/358/21/2249

Cialdini R (2007). Influence. The Psychology of Persuasion. Revised Ed. New York:Collins 2007

Cobb LA, Thomas GI, Dillard DH, Merendino KA, Bruce RA (1959). An evaluation of internal-mammary-artery ligation by a double-blind technic. N Engl J Med 260:1115 – 1118

Cohen S, Doyle WJ, Skoner DP, Rabin BS, Gwaltney JM, Jr. (1997). Social ties and susceptibility to the common cold. JAMA 277:1940 – 1944 http://jama.ama-assn.org/cgi/content/abstract/277/24/1940

Cohen S, Janicki-Deverts D, Miller GE (2007). Psychological Stress and Disease. JAMA 298:1685 – 1687 http://jama.ama-assn.org/cgi/content/extract/298/14/1685

Colloca L, Benedetti F (2005). Placebos and painkillers: is mind as real as matter? Nat Rev Neurosci 6:545 – 552 http://dx.doi.org/10.1038/nrn1705

Commission on Social Determinants of Health (CSDH) (2008). Closing the gap in a generation: health equity through action on the social determinants of health. Final Report of the Commission on Social Determinants of Health. Geneva, World Health Organization http://www.who.int/entity/social_determinants/final_report/en/index.html

Cosgrove L, Krimsky S, Vijayaraghavan M, Schneider L (2006). Financial Ties between DSM-IV Panel Members and the Pharmaceutical Industry. Psychotherapy and Psychosomatics 75:154 – 160 http://www.karger.com/DOI/10.1159/000091772

Coulter A, Magee H (Eds.) (2003) The European Patient of the Future. Open University Press, Maidenhead, Philadelphia

Couzin J (2008). Cholesterol Veers Off Script. Science 322:220 – 223 www.sciencemag.org/cgi/content/summary/322/5899/220

Crash Trial Collaborators (2004). Effect of intravenous corticosteroids on death within 14 days in 10008 adults with clinically significant head injury (MRC CRASH trial): randomised placebo-controlled trial. Lancet, 364:1321 – 1328 www.thelancet.com/journals/lancet/article/PIIS0140-6736%2804%2917188-2/abstract

Cutler DM (2007). The Demise of the Blockbuster? N Engl J Med 356:1292 – 1293 http://content.nejm.org/cgi/content/extract/356/13/1292

Dana J, Loewenstein G (2003). A Social Science Perspective on Gifts to Physicians From Industry. JAMA 290:252 – 255 http://jama.ama-assn.org/cgi/content/extract/290/2/252

Dawber TR, Meadors GF, Moore FE, Jr (1951). Epidemiological Approaches to Heart Disease: The Framingham Study. Am J Public-Health Nations Health 41:279 – 286 http://www.ajph.org/cgi/reprint/41/3/279

De Craen AJM, Roos PJ, de Vries AL, Kleijnen J (1996). Effect of colour of drugs: systematic review of perceived effect of drugs and of their effectiveness. BMJ 313:1624 – 26 http://bmj.bmjjournals.com/cgi/content/full/313/7072/1624

De Craen AJM, Tijssen JGP, de Gans J, Kleijnenet J (2000). Placebo effect in the acute treatment of migraine: subcutaneous placebos are better than oral placebos. J Neurol 247:183 – 8 http://dx.doi.org/10.1007/s0041500-50560

De Maio FG (2007). Income inequality measures. J Epidemiol Community Health 61:849 – 852 http://jech.bmj.com/cgi/content/abstract/61/10/849

De Vogli R, Ferrie JE, Chandola T, Kivimaki M, Marmot MG (2007). Unfairness and health: evidence from the Whitehall II Study. J Epidemiol Community Health 61:513 – 518 http://jech.bmj.com/cgi/content/abstract/61/6/513

Department of Health (1988) The Report of the Committee of Inquiry into the Future Development of the Public-Health Function, The Stationery Office

Department of Health (1999). Saving lives: Our Healthier Nation. London: Stationery Office Website: www.archive.official-documents.co.uk/document/cm43/4386/4386.htm

Detels R, Breslow L (2002). Current scope and concerns in public-health. in: Detels et al. 2002

Detels R, McEwen J, Beaglehole R, Tanaka H (2002). Oxford Textbook of Public-Health. 4th ed. Oxford University Press

Deutsche Gesellschaft für Allgemeinmedizin und Familienmedizin (DEGAM) (2003). DEGAM-Leitlinie Kreuzschmerzen. Patienteninformation (gültig bis 31.12.2009) http://www.degam.de/typo/index.php?id=71

Deutsche Gesellschaft für Epidemiologie (Hrsg.) (2008). Gute Epidemiologische Praxis (GEP). Langversion http://www.dgepi.de/pdf/infoboard/stellungnahme/GEP.pdf

Deutsche Gesellschaft für Orthopädie und Orthopädische Chirurgie und Berufsverband der Ärzte für Orthopädie (2002). S1-Leitlinie Gonarthrose.

Deutsche Krankenhausgesellschaft (Hrsg.) (2009). Bestandsaufnahme zur Krankenhausplanung und Investitionsfinanzierung in den Bundesländern. Stand: Juli 2009 www.dkgev.de/dkg.php/cat/52/title/Krankenhausplanung

Deutsches Arzneiprüfungsinstitut (DAPI) (2008). DAPI Zahl des Monats Oktober 2008. 60 % Umsatzsteigerungen bei Tyrosinkinaseinhibitoren... www.dapi.de/Newsdetails.69+M5ca2e072533.0.html?&L=vceymlfzw

Deutsches Krebsforschungszentrum Heidelberg (DKFZ) (2002). Gesundheit fördern – Tabakkonsum verringern: Handlungsempfehlungen für eine wirksame Tabakkontrollpolitik in Deutschland. Rote Reihe Tabakprävention und Tabakkontrolle (Sonderband), Heidelberg http://www.tabakkontrolle.de/pdf/Handlungsempfehlungen.pdf

Deutsches Krebsforschungszentrum (DKFZ) (2009). Tabakatlas Deutschland 2009. Heidelberg: Steinkopff Verlag http://forum-gesundheitspolitik.de/artikel/artikel.pl?artikel=1596

Di Blasi Z, Harkness E, Ernst E, Georgiou A, Kleijnen J (2001). Influence of context effects on health outcomes: a systematic review. Lancet 357:757 – 762 http://www.thelancet.com/journals/lancet/article/PIIS0140673600041696/fulltext

Diaz M, Neuhauser D (2005). Pasteur and parachutes: when statistical process control is better than a randomized controlled trial. Qual Saf Health Care 14:140 – 143 http://qshc.bmj.com/content/14/2/140.short

Doll R (1998). Controlled trials: the 1948 watershed. BMJ 317:1217 – 1220 http://bmj.bmjjournals.com/cgi/content/full/317/7167/1217 editierte Version: http://kurse.fh-regensburg.de/kurs_19/kursdateien/1998Doll.pdf

Doll R, Hill AB (1950). Smoking and Cancer of the Lung. A Preliminary Report. BMJ 2: 739–748 http://www.who.int/docstore/bulletin/pdf/issue1/smokingand.pdf

Doll R, Hill AB (1952). A study of the aetiology of the carcinoma of the lung. BMJ 2:1271 – 86 http://www.pubmed-central.nih.gov/articlerender.fcgi?artid=2022425

Doll R, Peto R, Boreham J, Sutherland I (2004). Mortality in relation to smoking: 50 years' observations on male British doctors. BMJ 328:1519 http://bmj.bmjjournals.com/cgi/content/short/328/7455/1519

Doll R, Peto R, Boreham J, Sutherland I (2005). Mortality from cancer in relation to smoking: 50 years observations on British doctors. Br J Cancer 34:426 – 429 www.nature.com/bjc/journal/v92/n3/full/6602359a.html

Doll R, Peto R, Wheatley K, Gray R, Sutherland I (1994). Mortality in relation to smoking: 40 years' observations on male British doctors. BMJ 309:901–911 http://bmj.com/cgi/content/full/309/6959/901

Dorling D, Mitchell R, Pearce J (2007). The global impact of income inequality on health by age: an observational study. BMJ 335:873 – 875 http://www.bmj.com/cgi/content/abstract/335/7625/873

Doyle AC (1892). The Adventures of Sherlock Holmes. Digitale Bibliothek Band 59: English and American Literature. http://www.digitale-bibliothek.de/band59.htm

Dranove D, Millenson ML (2006). Medical Bankruptcy: Myth versus Fact. Health Affairs 25: w74–w83 (published online 28 February 2006) http://content.healthaffairs.org/cgi/content/abstract/25/2/w74

Duden (1997). Das Herkunftswörterbuch. Mannheim: Dudenverlag

Duden (2007). Deutsches Universalwörterbuch. 6. Auflage. Mannheim:Dudenverlag

Durkheim E (1897). On Suicide. London: Penguin Classics 2006

Ebrahim S, Beswick A, Burke M, Davey Smith G (2006). Multiple risk factor interventions for primary prevention of coronary heart disease. Cochrane Database of Systematic Reviews 2006, Issue 4. Art. No.: CD001561 http://www.mrw.interscience.wiley.com/cochrane/clsysrev/articles/CD001561/frame.html

Eddy DM (1990). Clinical decision making: from theory to practice. Anatomy of a decision. JAMA 263:441-443 http://tinyurl.com/6epwge

Ederer F (1975). Why do we need controls? Why do we need to randmize? Am J Ophtalm 79:758, zitiert nach Gordis 2001, S. 121

Egolf B, Lasker J, Wolf S, Potvin L (1992). The Roseto effect: A Fifty Year Comparison of Mortality Rates. Am J Public-Health 82:1089 – 1092. http://www.ajph.org/cgi/reprint/82/8/1089

Elmore JG, Barton MB, Moceri VM, Polk S, Arena PJ, Fletcher SW (1998). Ten-year risk of false positive screening mammograms and clinical breast examinations. N Engl J Med 338:1089 – 1096 http://content.nejm.org/cgi/content/abstract/338/16/1089

Elwyn G, Edwards A, Wensing M, Hood K, Atwell C, Grol R (2003) Shared decision making: developing the OP-

TION scale for measuring patient involvement. Qual Saf Health Care 12: 93 – 99 http://qshc.bmj.com/cgi/content/abstract/12/2/93

Elwyn G, Hutchings H, Edwards A, Rapport F, Wensing M, Cheung WY , et al. (2005). The OPTION scale: measuring the extent that clinicians involve patients indecision-making tasks. Health Expectations 2005;8:34 – 42 http://www3.interscience.wiley.com/journal/118712174/abstract

Engel GL (1996). Wie lange noch muss sich die Wissenschaft der Medizin auf eine Weltanschauung aus dem 17. Jahrhundert stützen? 3 – 11 in: Uexküll T. Psychosomatische Medizin. 5. Aufl. München: Urban + Schwarzenberg

Engels F (1891). Der Ursprung der Familie, des Privateigentums und des Staats. Marx/Engels: Ausgewählte Werke, S. 935I(vgl. MEW Bd. 21, S. 25) http://www.digitale-bibliothek.de/band11.htm

Engels F (1965). Die Lage der arbeitenden Klasse in England. in: Karl Marx – Friedrich Engels – Werke, Band 2, S. 225 – 506. Berlin/DDR Berlin:Dietz Verlag Vollständige Version im Internet: www.mlwerke.de/me/me02/me-02_225.htm

Eriksson JG (2005). The fetal origins hypothesis--10 years on. BMJ 330:1096-1097 http://www.bmj.com/cgi/content/extract/330/7500/1096

Eriksson M, Lindström B (2005). Validity of Antonovsky's sense of coherence scale: a systematic review. J Epidemiol Community Health 59:460-6 http://jech.bmj.com/cgi/content/full/59/6/440

Eriksson M, Lindstrom B (2006). Antonovsky's sense of coherence scale and the relation with health: a systematic review. J Epidemiol Community Health 60:376 – 381 http://jech.bmj.com/cgi/content/abstract/60/5/376

Eriksson M, Lindstrom B (2007). Antonovsky's sense of coherence scale and its relation with quality of life: a systematic review. J Epidemiol Community Health 61:938 – 944 http://jech.bmj.com/cgi/content/abstract/61/11/938

Ernst E (2005). Werden Sie Scharlatan. Skeptiker Heft 1, S. 33–34 www.gwup.org/zeitschrift/skeptiker-archiv/771-werden-sie-scharlatan

Etzold K (2007). Exodus der Sozialmedizin in den dreißiger Jahren von Berlin in die USA – das Erbe Alfred Grotjahns. Berlin, Dissertation www.diss.fu-berlin.de/diss/receive/FUDISS_thesis_000000002809

EuroHIV (2007). HIV/AIDS Surveillance in Europe: Endyear report 2006, No.75. European Centre for the Epidemiological Monitoring of HIV/AIDS http://www.eurohiv.org/reports/index_reports_eng.htm

Europäische Kommission (2007). Commission Staff Working Document. Document accompanying the WHITE PAPER Together for Health: A Strategic Approach for the EU 2008 – 2013 http://ec.europa.eu/health-eu/doc/working_doc_strategy.pdf

Eurostat (1995). Armutsstatistik Ende der 80er Jahre. Untersuchung auf Basis von Mikrodaten, Luxemburg.

Evans WD (2006). How social marketing works in health care. BMJ 332:1207 – 1210 http://www.bmj.com/cgi/content/citation/332/7551/1207-a?grp=1

Fachbereich Patienteninformation und Patientenbeteiligung im Deutschen Netzwerk evidenzbasierte Medizin (2009) Gute Praxis Gesundheitsinformation http://www.dnebm-patienteninformation.de

von Ferber C (1976). Soziale Selbstverwaltung - Fiktion oder Chance? Gutachten erstattet im Auftrag des Bundesministeriums für Sozialordnung http://www.forum-gesundheitspolitik.de/artikel/artikel.pl?artikel=1320

Fishbein M, Ajzen I (1975). Belief, Attitude, Intention, and Behavior: An Introduction to Theory and Research. Reading, MA:Addison-Wesley http://www.people.umass.edu/aizen/f&a1975.html

Flaxman N (1954). How to Keep up with Medical Literature. J Am Med Assoc 154:1409 – 1410 http://jama.ama-assn.org/cgi/content/summary/154/17/1409

Fossel V (1886). Volksmedizin und medizinischer Aberglaube in Steiermark. Zitiert nach: Der digitale Grimm. Deutsches Wörterbuch von Jacob und Wilhelm Grimm. Zweitausendeins, 2004, Bd. 5, Sp. 4321

Foucault M (1973). Die Geburt der Klinik. Eine Archäologie des ärztlichen Blicks. Hanser: München

Frank JP (1784). System einer vollständigen medicinischen Polizey. Zweite, verbesserte Auflage. Mannheim:C. F. Schwan http://tinyurl.com/ryxv8q (30 MB)

Frank RG (2003). New estimates of drug development costs. Journal of Health Economics 22:325 – 330 http://www.cptech.org/ip/health/econ/dimasi2003.pdf

Freeman M (2006). A visual comparison of normal and paranormal distributions. J Epidemiol Community Health 60:6 http://jech.bmj.com/cgi/content/extract/60/1/6

Freund PS, McGuire MB (1998). Health, Illness, and the Social Body. A Critical Sociology. 3rd ed. Prentice Hall

Friedrich-Ebert-Stiftung (FES) (2008). Arbeitspapier (Entwurf). Persönliche Lebensumstände, Einstellungen zu Reformen, Potenziale der Demokratieentfremdung und Wahlverhalten http://www.fes.de/inhalt/Dokumente.../Zusammenfassung_Studie_GPI.pdf

Früchtl J (2001). Voller Sorge um die sensible Maschine. DIE ZEIT Heft 44/2001 http://zeus.zeit.de/text/archiv/2001/44/200144_st-sarasin.xml

Fugh-Berman A, Ahari S (2007). Following the Script. How Drug Reps Make Friends and Influence Doctors. PLoS Medicine 4: e150 http://dx.doi.org/10.1371%2Fjournal.pmed.0040150

Galea S, Karpati A, Kennedy B (2002). Social capital and violence in the United States, 1974 – 1993. Social Science & Medicine 55:1373 – 1383

Gebuhr K (2008). Der Pharmareferent in der Bewertung der Vertragsärzteschaft. Brendan-Schmittmann-Stiftung.

Gemeinsamer Bundesausschuss (GBA) (2007). Bericht der Arbeitsgruppe Zuzahlung des UA Prävention zum Regelungsauftrag des § 62 Abs. 1 Satz 3 SGB V http://www.g-ba.de/downloads/40 – 268 – 416/2007 – 05 – 30-Abschlu%C3%9F_verpfl-Frueherkennung.pdf

General Medical Council (1998). Seeking patients' consent: the ethical considerations. http://www.gmc-uk.org/guidance/library/consent.asp

Gesundheitsministerkonferenz der Länder (GMK) (2006). Weiterentwicklung der Ziele für eine einheitliche Qualitätsstrategie im Gesundheitswesen. Eine Vision für das Jahr 2011 www.gmkonline.de/_beschluesse/Protokoll_79-GMK_Top92_Qualitaetsstrategie_Anlage2.pdf

Giersiepen K, Hense HW, Klug SJ, Antes G, Zeeb H (2007). Entwicklung, Durchführung und Evaluation von Programmen zur Krebsfrüherkennung. Ein Positionspapier. Z.ärztl. Fortbild. Qual.Gesundh.wes. (ZaeFQ) 101:43–49 www.elsevier.de/sixcms/media.php/792/ZGESUN_10095.pdf

Gigerenzer G (2007). Bauchentscheidungen. München: C. Bertelsmann

Glaeske G (2008). Warum sind einige Arzneimittel so teuer? – Die Preispolitik der Hersteller – Totengräber unseres Systems. Zeitschrift für Evidenz, Fortbildung und Qualität im Gesundheitswesen (ZEFQ) 102:269 – 277

Glaeske G, Schicktanz C, Janhsen K (2009). GEK-Arzneimittel-Report 2009. Auswertungsergebnisse der GEK-Arzneimitteldaten aus den Jahren 2007 – 2008. Bremen, Schwäbisch Gmünd: Asgard-Verlag, St. Augustin https://www.gek.de/service/publikationen/gekstudien/arzneimittelreport.html

Glaeske, G. (2009). Psychotrope und andere Arzneimittel mit Missbrauchs- und Abhängigkeitspotential. 72 – 98 in: Deutsche Hauptstelle für Suchtfragen (Hrsg.): Jahrbuch Sucht 2009, Geesthacht: Neuland Verlagsgesellschaft.

Gordis L (2001). Epidemiologie. Marburg: Verlag im Kilian

Gøtzsche PC, Nielsen M (2006). Screening for breast cancer with mammography. Cochrane Database of Systematic Reviews 2006, Issue 4 http://preview.tinyurl.com/yrvew6

Grande D, Frosch DL, Perkins AW, Kahn BE (2009). Effect of Exposure to Small Pharmaceutical Promotional Items on Treatment Preferences. Arch Intern Med 169:887 – 893. s.a. Forum Gesundheitspolitik http://forum-gesundheitspolitik.de/artikel/artikel.pl?artikel=1557

Greß S, Leiber S, Manouguian M (2009). Integration von privater und gesetzlicher Krankenversicherung vor dem Hintergrund internationaler Erfahrungen. WSI-Mitteilungen 07/2009 http://forum-gesundheitspolitik.de/artikel/artikel.pl?artikel=1612

Grotjahn A (1923). Soziale Pathologie, 3. Aufl., Berlin 1923, S.3. Springer Reprint 1977

Gruhl M, Klemperer D (2008). Nutzerkompetenz durch Qualitätstransparenz. Steuerungskriterium für das deutsche Gesundheitswesen? GGW 8:7 – 16 http://kurse.fh-regensburg.de/kurs_20/kursdateien/P/2008 – 01_GGW.pdf

Guyatt GH, Haynes RB, Jaeschke RZ, et al. (2000). Users' Guides to the Medical Literature: XXV. Evidence-based medicine: principles for applying the Users' Guides to patient care. Evidence-Based Medicine Working Group. JAMA 284:1290–1296 http://jama.ama-assn.org/cgi/content/abstract/284/10/1290

Hahnemann S (1833). Organon der Heilkunst. Aude sapere. Fünfte, verbesserte und vermehrte Auflage, Dresden, Leipzig: Arnold, 1833. in: Digitale Bibliothek Sonderband Die Geburt der Homöopathie

Hahnemann S (1842). Organon der Heilkunst. Nach der handschriftlichen Neubearbeitung Hahnemanns für die 6. Auflage, hrsg. von Richard Haehl. Ulm: Haug, 1958. in: Digitale Bibliothek Sonderband Die Geburt der Homöopathie.

Haynes B, Sackett DL, Guyatt GH, Tugwell P (2006).Clinical Epidemiology: How to Do Clinical Practice Research. 3rd ed. Philadelphia et al.: Lippincott William and Wilkins http://hiru.mcmaster.ca/CLEP3

Haynes RB, McKibbon KA, Fitzgerald D et al. (1986). How to Keep Up with Medical Literature: I. Why try to Keep Up and How to Get Started. Ann Int Med 105:149 – 53 http://www.annals.org/content/105/1/149.abstract

Health and Welfare Canada (1974). A New Perspective on the Health of Canadians. Ottawa (»Lalonde-Report«). http://kurse.fh-regensburg.de/kurs_20/kursdateien/L/1974Lalonde.pdf

Health and Welfare Canada (1986). Achieving Health for All: A Framework for Health Promotion. (»Epp-Report«). http://www.hc-sc.gc.ca/english/care/achieving_health.html

Helmert U (2003). Soziale Ungleichheiten und Krankheitsrisiken. Augsburg: Maro

Hill AB (1965). Environment and disease: Association or causation? Proc R Soc Med 58:295 – 300 www.pubmedcentral.nih.gov/articlerender.fcgi?artid=1898525

Hippokrates (1994). Über die Natur des Menschen. in: Kollesch J, Nickel D. Antike Heilkunst. Stuttgart: Reclam

Hippokrates (1995). Aphorismen, Leipzig, Nachdruck von Kühlin 1778 Quelle: www.hausarzt-handbuch.de/1_1

Holst J (2007). Kostenbeteiligungen für Patienten – Reformansatz ohne Evidenz! Theoretische Betrachtungen und empirische Befunde aus Industrieländern. Veröffentlichungsreihe der Forschungsgruppe Public-Health, Schwerpunkt Arbeit, Sozialstruktur und Sozialstaat. Berlin: Wissenschaftszentrum Berlin für Sozialforschung (WZB) www.wzb.eu/bal/ph/abstracts/2007/sp_i_2007 – 304.de.htm

Holtz TH, Holmes S, Stonington S, Eisenberg L (2006). Health Is Still Social: Contemporary Examples in the Age of the Genome. PLoS Med 3(10): e419. DOI: 10.1371/journal.pmed.0030419

Horwitz AV, Wakefield C J (2007). The Loss of Sadness. How Psychiatry Transformed Normal Sorrow Into Depressive Disorder. New York: Oxford University Press

House JS, Landis KR, Umberson D (1988). Social relationships and health. Science 241:540 – 545 www.sciencemag.org/cgi/content/abstract/241/4865/540

House JS, Robbins C, Metzner HL (1982). The association of social relationships and activities with mortality: Prospective evidence from the Tecumseh community health study. Am J Epidemiol 116:123 – 140 http://aje.oxfordjournals.org/cgi/content/abstract/116/1/123

Hurrelmann K, Andresen S (2007). Kinder in Deutschland 2007: 1. World Vision Kinderstudie. Frankfurt am Main: Fischer (Tb.) www.worldvisionkinderstudie.de

Illich I (1981). Die Nemesis der Medizin. Von den Grenzen des Gesundheitswesens. Hamburg: Rowohlt Taschenbuch Verlag

IMS Health (2008). Top-line Industry Data 2008. Global Prescription Sales Information . Top 15 Global Corporations, 2008 http://tinyurl.com/ygucu7c Top 15 Global Products, 2008 http://tinyurl.com/cdcbql

Ingelfinger FJ (1980). Arrogance. N Engl J Med. 303:1507 – 1511

Institut für Arzneimittelinformation (Hrsg.) (2006). Arzneimittelkursbuch 2007/08. Fakten und Vergleiche für 14500 Medikamente. Berlin: ATI Arzneimittelinformation http://www.arzneimittelkursbuch.de

Institut für Qualität und Wirtschaftlichkeit im Gesundheitswesen (2008). Methoden 3.0 vom 27.5.2008 http://www.iqwig.de/methoden.428.html

Institute of Medicine (1988). Committee for the Study of the Future of Public-Health, Division of Health Care Services. The Future of Public-Health. Washington, DC: National Academy Press http://www.nap.edu/catalog.php?record_id=1091

Institute of Medicine (2001). Health and Behavior: The Interplay of Biological, Behavioral, and Societal Influences. Washington, D.C.: National Academy Press http://books.nap.edu/openbook.php?isbn=0309070309

Institute of Medicine (2006).Genes, Behavior, and the Social Environment: Moving Beyond the Nature/Nurture Debate. http://books.nap.edu/catalog.php?record_id=11693#toc

Institute of Medicine (2009). Conflict of Interest in Medical Research, Education, and Practice. Washington D.C. http://www.nap.edu/catalog.php?record_id=12598#toc

International Society of Drug Bulletins (2005). Berliner Deklaration zur Pharmakovigilanz www.akdae.de/20/55/2005/85_20050125i.pdf

Jachertz N (2006). Julius Moses: „Medizin ohne Politik gibt es nicht». Deutsches Ärzteblatt 103:A-328 www.aerzteblatt.de/v4/archiv/artikel.asp?src=heft&id=50122

Jadad A (1998). Randomised Controlled Trials. London: BMJ Books. Volltext: www.cgmh.org.tw/intr/intr5/c6700/OBGYN/F/Randomized%20tial/chapter1.html

Jahn I (2000). Geschichte der Biologie. 3. Auflage. Heidelberg: Spektrum Akademischer Verlag

Janosch (1985). Ich mach dich gesund, sagte der Bär. Zürich: Diogenes

Jarvinen TLN, Sievanen H, Khan, K M, Heinonen A, Kannus P (2008). Shifting the focus in fracture prevention from osteoporosis to falls. BMJ 336:124 – 126. http://www.bmj.com/cgi/content/extract/336/7636/124

Judge K, Platt S, Costongs C, Jurczak K (2006). Health Inequalities: A Challenge for Europe. An independent expert report commissioned by the UK Presidency of the EU (February 2006) http://www.bzga.de/pdf.php?id=46d5bb16c583f23a3e2568201e4d9256 pdf

Jütte R (1996). Medizin, Krankheit und Gesundheit um 1800. in: Heinze S (Hrsg.). Homöopathie 1796 – 1996. Eine Heilkunde und ihre Geschichte. Katalog zur Ausstellung. Deutsches-Hygiene-Museum. Berlin: Liteurope

Kanis JA (1994). Assessment of fracture risk and its application to screening for postmenopausal osteoporosis: Synopsis of a WHO report Osteoporosis International 4:368 – 381 www.springerlink.com/content/u238j53112145627

Kannus P, Sievänen H, Palvanen M, Järvinen T, Parkkari J (2005). Prevention of falls and consequent injuries in elderly people. The Lancet 366:1885 – 1893 http://www.thelancet.com/journals/lancet/article/PIIS0140 – 673-6%2805%2967604 – 0/abstract

Kant I (o.J.). Beantwortung der Frage: Was ist Aufklärung?. Philosophie von Platon bis Nietzsche, S. 24932 (vgl. Kant-W Bd. 11, S. 53) http://www.digitale-bibliothek.de/band2.htm

Kaplan GA, Pamuk ER, Lynch JW, Cohen RD, Balfour JL (1996). Inequality in income and mortality in the United States: analysis of mortality and potential pathways. BMJ 312:999 – 1003 http://www.bmj.com/cgi/content/abstract/312/7037/1004

Karasek R, Baker D, Marxer F, Ahlbom A, Theorell T (1981). Job decision latitude, job demands, and cardiovascular disease: a prospective study of Swedish men. Am J Public-Health 71:694 – 705.

Kathan B (2003). Das Elend der ärztlichen Kunst. 2. Aufl. Berlin: Kadmos

Kawachi I, Berkman LF, (2000). Social Cohesion, Social Capital and Health. 174 – 190 in Berkman LF, Kawachi I

Kawachi I, Kennedy BP, Lochner K, Prothrow-Stith D (1997). Social capital, income inequality and mortality. American Journal of Public-Health 87:1491 – 8 http://www.ajph.org/cgi/content/abstract/87/9/1491

Kawachi I, Kennedy BP, Wilkinson RG (1999). The society and population health reader Part I. Income Inequality and Health. New York: The New Press

Kawachi I, Subramanian SV Almeida-Filho N (2002). A glossary for health inequalities. J Epidemiol Community Health 56:647 – 652 http://jech.bmjjournals.com/cgi/content/full/56/9/647

Kendell R, Jablensky A (2003). Distinguishing Between the Validity and Utility of Psychiatric Diagnoses. Am J Psychiatry160:4 – 12 http://ajp.psychiatryonline.org/cgi/content/abstract/160/1/4

Kennedy BP, Kawachi I, Prothrow-Stith D (1996). Income distribution and mortality: cross sectional ecological study of the Robin Hood index in the United States. BMJ 312:1004 – 1007 http://www.bmj.com/cgi/content/abstract/312/7037/1004

Kennedy BP, Kawachi I, Prothrow-Stith D, Lochner K, Gibbs B (1998a). Social capital, income inequality, and firearm violent crime. Social Science and Medicine 47: 7 – 17

Kennedy BP, Kawachi I, Glass R, Prothrow-Stith D (1998b). Income distribution, socioeconomic status, and self rated health in the United States: multilevel analysis. BMJ 317:917 – 921 www.bmj.com/cgi/content/abstract/317/7163/917

Keupp H (1988). Handwörterbuch Psychologie. Weinheim: Psychologie Verlags Union HWB Psych., S. 222 – 223 (Digitale Bibliothek, Band 23. Directmedia, 2003, S.1026 www.digitale-bibliothek.de/band23.htm)

Kivimaki M, Ferrie JE, Head J, Shipley MJ, Vahtera J, Marmot MG (2004). Organisational justice and change in justice as predictors of employee health: the Whitehall II study. J Epidemiol Community Health 58:931 – 937 http://jech.bmj.com/cgi/content/abstract/58/11/931

Kleinbaum DG, Kupper LL, Morgenstern H (1982). Epidemiologic Research. New York: Van Nostrand Reinhol Co.

Klemperer D (1990). Der Einfluß nicht-medizinischer Faktoren auf die Frequenz von Operationen und Untersuchungen. Argument 1990 (Sonderband 182):105 – 115 http://tinyurl.com/3mxkok

Klemperer D (1996). Qualität in der Medizin. Der patientenzentrierte Qualitätsbegriff und seine Implikationen. Dr. med. Mabuse Heft Januar/Februar, S.22 – 27 http://kurse.fh-regensburg.de/kurs_20/kursdateien/P/1996Mabuse.pdf

Klemperer D (2003) Wie Ärzte und Patienten Entscheidungen treffen. Konzepte der Arzt-Patient-Kommunikation. Veröffentlichungsreihe der Arbeitsgruppe Public-Health, 103 – 302, Wissenschaftszentrum Berlin für

Sozialforschung. Berlin. Download: http://www.david-klemperer.de / Publikationen

Klemperer D (2008a). Interessenkonflikte: Gefahr für das ärztliche Urteilsvermögen. Deutsches Ärzteblatt 105:2098 – 2100 www.aerzteblatt.de/v4/archiv/artikel.asp?id=61694

Klemperer D (2008b). Evidenzbasierte Medizin. Ein Überblick. Dr. med Mabuse; Heft 175:24 – 27 http://kurse.fh-regensburg.de/kurs_20/kursdateien/P/2008 – 09_EBM_Mabuse.pdf

Klemperer D (2008c). Interessenkonflikte im Gesundheitswesen. 156 – 166 in: Selbsthilfegruppenjahrbuch 2008 http://www.interessenkonflikte.de/2008SHGJB.pdf

Klemperer D, Rosenwirth M (2005). Chartbook Shared Decision Making: Konzept, Voraussetzungen und politische Implikationen. Bertelsmann: Gütersloh http://tinyurl.com/566tnt oder www.patient-im-mittelpunkt.de/2005 – 07chartbookSDM.pdf

Hintergundpapier 1 zum SDM-Chartbook: Was ist Shared Decision Making? http://patient-im-mittelpunkt.de/2005 – 07HGP1.pdf

Hintergundpapier 2 zum SDM-Chartbook: Die Sicht der Patienten Download http://patient-im-mittelpunkt.de/2005-07HGP2.pdf

Hintergundpapier 3 zum SDM-Chartbook: Die Sicht der Ärzte Download http://patient-im-mittelpunkt.de/2005-07HGP3.pdf

Klemperer G, Klemperer F (1930). Neue Deutsche Klinik. 5. Band. Berlin, Wien: Urban und Schwarzenberg

Köbberling J (2006). Der Zweifel als Triebkraft des Erkenntnisgewinns in der Medizin. 3 – 13 in: Kunz P, Ollenschläger G, Raspe HH, Jonitz G, Kolkmann FW. Lehrbuch Evidenzbasierte Medizin in Klinik und Praxis Köln, Deutscher Ärzte-Verlag

Koch K, Sawicki PT (2009). Qualität im Gesundheitswesen basiert auf Wissenschaft. in: Bandelow NC, Eckert F, R. R., editors. Gesundheit 2030: Qualitätssicherung im Fokus von Politik, Wirtschaft, Selbstverwaltung und Wissenschaft. Wiesbaden: VS Verl. http://www.iqwig.de/download/Koch_Sawicki_Gesundheit_2030.pdf

Kohn LT, Corrigan JM, Donalson MS, eds. (2000). To Err Is Human. Institute of Medicine, Washington, DC: National Academy Press www.nap.edu/books/0309068371/html/

Kotler P, Zaltman G (1971). Social Marketing: An approach to planned social change. J of Marketing 35:3 – 12

Krieger N (1994). Epidemiology and the web of causation: Has anyone seen the spider? Soc Sci Med 39:887 – 903

Kristenson M, Eriksen HR, Sluiter JK, Starke D, Ursin H (2004). Psychobiological mechanisms of socioeconomic differences in health. Social Science & Medicine 58:1511 – 1522

Kroll LE, Lampert T (2008). Soziale Unterschiede in der Lebenserwartung. Präsentation auf der 4. Konferenz für Sozial- und Wirtschaftsdaten, 20.6.2008 in Wiesbaden http://www.ratswd.de/kswd/download/4_KSWD_Kroll_Lampert.pdf

Kuh D, Ben-Shlomo Y, Lynch J, Hallqvist J, Power C (2003). Glossary. Life course epidemiology. Journal of Epidemiology and Community Health 57:778 – 783 http://jech.bmj.com/cgi/content/abstract/57/10/778

Kühn H (1976). Statistische Überlegungen zur Kostenent-

wicklung im Gesundheitswesen. Jahrbuch für kritische Medizin. Band 1. Argument Sonderband AS 8. Berlin: Argument-Verlag, S 179 – 195

Kühn H (1995). 20 Jahre »Kostenexplosion«. Anmerkungen zur Makroökonomie einer Gesundheitsreform. in: Jahrbuch für kritische Medizin 24. Hamburg: Argument-Verlag, S. 145 – 161

Kühn H. Healthismus (1993). Eine Analyse der Präventionspolitik und Gesundheitsförderung in den USA. Berlin: Edition Sigma

Kussmaul A (1899). Jugenderinnerungen eines alten Arztes. 19. Auflage, München: J. F. Lehmann. Erstdruck Stuttgart 1899. [in: Deutsche Autobiographien www.digitale-bibliothek.de/band102.htm]

Lampert T, Kroll LE, Dunkelberg A (2007). Soziale Ungleichheit der Lebenserwartung in Deutschland. Aus Politik und Zeitgeschichte, Heft 42/2007, 15.10.2007. S.11 – 18 http://www.bpb.de/files/V24398.pdf

Last JM (2001). A Dictionary of Epidemiology Fourth Edition. Oxford University Press USA

Leibfried S, Tennstedt F (1981). Berufsverbote und Sozialpolitik 1933. Die Auswirkungen der nationalsozialistischen Machtergreifung auf die Krankenkassenverwaltung und die Kassenärzte. 3. Aufl. Bremen

Leon DA, Walt G, Gilson L (2001). International perspectives on health inequalities and policy. BMJ 322:591–4 http://bmj.bmjjournals.com/cgi/content/full/322/7286/591

Levine MI, Sackett MF (1946). Results of BCG-immunization in New York City. Am Rev Tuberculosis 53:517 – 532

Levy D, Brink S (2005). A Change of Heart. How the Framingham Heart Study Helped Unravel the Mysteries of Cardiovascular Disease. New York: Knopf

Lewin K (1963). Field theory in social science. Selected theoretical papers. London, Tavistock

Loh A, Simon D, Kriston L, Härter M (2007b). Patientenbeteiligung bei medizinischen Entscheidungen: Effekte der Partizipativen Entscheidungsfindung aus systematischen Reviews. Deutsches Ärzteblatt 104:1483- http://www.aerzteblatt.de/v4/archiv/artikel.asp?id=55786

Loh A, Simon D, Wills CE, Kriston L, Niebling W, Härter M (2007a). The effects of a shared decision-making intervention in primary care of depression: A cluster-randomized controlled trial. Patient Education and Counseling 67:324 – 332 http://tinyurl.com/l95uyh

Lohr KN (Hrsg.) (1990). Medicare: A Strategy for Quality Assurance. Washington, DC: National Academy Press http://www.nap.edu/catalog.php?record_id=1547#toc

Lopez AD (1999). Measuring the health hazards of tobacco: Commentary. Bulletin of the WHO 77:82 – 83 http://www.who.int/docstore/bulletin/pdf/issue1/tobacco.pdf

Ludwig WD, Hildebrandt M, Schott G (2009). Interessenkonflikte und Arzneimittelstudien – Einfluss der pharmazeutischen Industrie und daraus resultierende Gefahren für die Integrität der medizinischen Wissenschaft. Zeitschrift für Evidenz, Fortbildung und Qualität im Gesundheitswesen (ZEFQ) 103:149 – 154

Lynch JW, Kaplan GA, Pamuk ER, Cohen RD, Heck KE, Balfour JL, et al. (1998). Income inequality and mortality in metropolitan areas of the United States. Am J Public-Health 88:1074 – 1080 http://www.ajph.org/cgi/content/abstract/88/7/1074

Lynch JW, Smith GD, Kaplan GA, House JS (2000). Income inequality and mortality: importance to health of individual income, psychosocial environment, or material conditions. BMJ 320:1200 – 1204 http://www.bmj.com/cgi/content/extract/320/7243/1200

Lynch, J.W., Kaplan, G.A., and Salonen, J.T. (1997): Why do poor people behave poorly? Variation in adult health behaviours and psychosocial characteristics by stages of the socioeconomic lifecourse. Soc Sci Med, 44: 809 – 819

Macintyre S (1997). The Black Report and Beyond. What are the Issues? Soc Sci Med 1997;44:723 – 745

Mackenbach JP (2006) Health Inequalities: Europe in Profile. An independent, expert report commissioned by the UK Presidency of the EU http://www.dh.gov.uk/assetRoot/04/12/15/84/04121584.pdf s.a. http://www.forum-gesundheitspolitik.de/artikel/artikel.pl?artikel=0397

Magner LN (1992). A History of Medicine. New York: Dekker

Marmot MG (1994). Social differentials in health within and between populations. Daedalus 123:197 – 216

Marmot M (2005a). Social determinants of health inequalities. Lancet 365:1099 – 1104 http://tinyurl.com/5fgecm

Marmot M (2005b). The Status Syndrom. How Social Standing Affects Our Health and Longevity. New York:Owl Book

Marmot MG, Shipley MJ, Rose G (1984). Inequalities in Health – Specific Explanations of a General Pattern? Lancet I:1003 – 6 http://www.thelancet.com/journals/lancet/article/PIIS0140-6736(84)92337-7/abstract

Marmot MG, Syme SL (1976). Acculturation and Coronary Heart Disease in Japanese-Americans. Am J Epidemiol 104, 225 – 247 http://aje.oxfordjournals.org/cgi/content/abstract/104/3/225

Marmot MG, Shipley MJ (1996). Do socioeconomic differences in mortality persist after retirement? 25 Year follow up of civil servants from the first Whitehall study; BMJ 313:1177 – 1180 http://www.bmj.com/cgi/content/full/313/7066/1177

Marmot M, Wilkinson R (2001). Psychosocial and material pathways in the relation between income and health. BMJ 322:1233 – 1236 http://www.bmj.com/cgi/content/full/322/7296/1233

Marstedt G (2002). Solidarität und Wahlfreiheit in der GKV. 112 – 129 in: Böcken J, Braun B, Schnee M. Gesundheitsmonitor 2002 http://tinyurl.com/ybw443l

Marstedt G (2003). Alternative Medizin: Eine Bilanz aus Patientensicht. Gesundheitsmonitor-Newsletter. Heft 2, S. 2 – 5 http://www.forum-gesundheitspolitik.de/artikel/artikel.pl?artikel=0020

Marstedt G (2008). Gesundheitspolitische Positionen und Parteipräferenzen der Wähler. Gesundheitsmonitor-Newsletter Heft 4 http://forum-gesundheitspolitik.de/artikel/artikel.pl?artikel=1404

Mattick RP, Breen C, Kimber J, Davoli M (2009). Methadone maintenance therapy versus no opioid replacement therapy for opioid dependence. Cochrane Database of Systematic Reviews. Chichester, UK: John Wiley & Sons, Ltd http://tinyurl.com/46amyl

Matzat J (2006). Betroffenheit als Ressource – zum Stand der Selbsthilfe in Deutschland. Blätter der Wohlfahrtspflege 6/2006, 226 – 229

McAlister FA, O'Connor AM, Wells G, Grover SA, Laupacis A (2000). When should hypertension be treated? The different perspectives of Canadian family physicians and patients. CMAJ 163:403 – 8 www.cmaj.ca/cgi/content/full/163/4/403

McBride WG (1961). Thalidomide and congenital abnormalities. Lancet 2: 1358 http://tinyurl.com/y95p8s6

McCord C, Freeman HP (1990). Excess mortality in Harlem. N Engl J Med 322:173 – 177 http://content.nejm.org/cgi/content/abstract/322/3/173

McCrary F, Bayona M (2004). The Web of Causation. The Young Epidemiology Scholars Program

McEwen BS (1998). Protective and Damaging Effects of Stress Mediators. NEJM 338:171 – 179 http://content.nejm.org/cgi/content/extract/338/3/171

McKeown T (1976b). The Modern Rise of Population. Edward Arnold London. in: Davey B, Gray A, Seale C (2001). Health and Disease: A Reader. 3rd ed. Open University Press

Medical Research Council Streptomycin in Tuberculosis Trials Committee (1948). Streptomycin Treatment of pulmonary tuberculosis. BMJ ii:76983 www.bmj.com/cgi/content/full/317/7167/1248/b

Medizinischer Dienst der Spitzenverbände der Krankenkassen (2005). Begutachtungs-Richtlinie Vorsorge und Rehabilitation http://tinyurl.com/6aduy4

Men T, Brennan P, Boffetta P, Zaridze D (2003). Russian mortality trends for 1991 – 2001: analysis by cause and region. BMJ 327:964 http://www.bmj.com/cgi/content/abstract/327/7421/964

Meng J (2006). Evidence-based social work practice. Oldenburg: Paulo Freire Verlag

Meyer B (1997). Begründer der Sozialhygiene. Der Arzt Alfred Grotjahn. Berlinische Monatsschrift Heft 9/1997, S. 70 – 76 www.luise-berlin.de/bms/bmstxt97/9709pord.htm

Meyer-Steineg T, Sudhoff K (1950). Geschichte der Medizin im Überblick. 4. Auflage. Verlag Gustav Fischer: Jena

Mielck A (2000). Soziale Ungleichheit und Gesundheit. Bern [u.a.]: Verlag Hans Huber

Miller WR, Rollnick S. (1991). Motivational interviewing: Preparing people to change addictive behavior. New York: Guilford Press www.motivationalinterview.org

Milne I, Chalmers I (2002a). A controlled clinical trial in 1809? J Epidemiol Community Health 56:1 http://jech.bmjjournals.com/cgi/content/full/56/1/1 – a

Milne I, Chalmers I (2002b). Hamilton's report of a controlled trial of bloodletting, 1816. The James Lind Library http://www.jameslindlibrary.org/trial_records/19th_Century/hamilton/hamilton_commentary.html

Mörath V (1995). Die Trimm-Aktionen des Deutschen Sportbundes zur Bewegungs- und Sportförderung in der BRD 1970 – 1994 http://skylla.wz-berlin.de/pdf/2005/i05 – 302.pdf

Mörsch M (2009). Bestandsaufnahme zur Krankenhausplanung und Investitionsfinanzierung in den Bundesländern – Stand: Juli 2009 – . Anlage zum DKG-Rundschreiben Nr. 229/2009 vom 07.07.2009. Düsseldorf: Deutsche Krankenhausgesellschaft (DKG)

Moseley JB, O'Malley K, Petersen NJ, et al.(2002) A controlled trial of arthroscopic surgery for osteoarthritis of the knee. N Engl J Med 347:81 – 88 http://content.nejm.org/cgi/content/short/347/2/81

Mosse M, Tugendreich G (1913) Krankheit und Soziale Lage. München: J.F. Lehmanns Verlag

Moynihan R (2003). Who pays for the pizza? Redefining the relationships between doctors and drug companies. 1: Entanglement. BMJ 326:1189 – 1192. www.bmj.com/cgi/content/extract/326/7400/1189

Moynihan R, Cassels A (2005). Selling Sickness. How Drug Companies Are Turning Us All into Patients. Crows Nest: Allen and Unwin

Moynihan R, Heath I, Henry D (2002). Selling sickness: the pharmaceutical industry and disease mongering. BMJ 324: 886 – 891 www.bmj.com/cgi/content/full/3-24/7342/886

Mullhan F (2004). Wrestling with Variation: An interview with Jack Wennberg. Health Affairs; Web Exclusive: (7 October 2004) http://content.healthaffairs.org/cgi/content/abstract/hlthaff.var.73v1

Napier JA (1962). Field Methods and Response Rates in the Tecumseh Community Health Study. Am J Public-Health Nations Health 52:208 – 216 http://www.ajph.org/cgi/reprint/52/2/208

Nelson HD, Helfand M, Woolf SH, Allan JD (2002). Screening for Postmenopausal Osteoporosis: A Review of the Evidence for the U.S. Preventive Services Task Force. Ann Intern Med 137:529 – 541 http://www.annals.org/cgi/content/abstract/137/6/529

Neumann S (1847). Die öffentliche Gesundheitspflege und das Eigenthum. Kritisches und Positives mit Bezug auf die preußische Medizinalverfassungs – Frage. Berlin: Adolf Rieß http://tinyurl.com/yhvtll8

NHS Centre For Reviews And Dissemination (1999). Getting evidence into practice. Effective Health Care 5 http://www.york.ac.uk/inst/crd/EHC/ehc51.pdf

NHS Centre For Reviews And Dissemination (2002). Effectiveness Bulletin. Homoeopathy. Effective Health Care 7: Number 3. http://www.york.ac.uk/inst/crd/ehcb.htm

Nickel S, Trojan A (2006). Einstellungsunterschiede zum Gesundheitssystem und zu seiner Reform zwischen Selbsthilfegruppen-Teilnehmern und Nicht-Teilnehmer. In: Böcken J, Braun B, Amhof R, Schnee M. Gesundheitsmonitor 2006. Gütersloh, S. 187 – 207 http://www.bertelsmann-stiftung.de/cps/rde/xchg/bst/hs.xsl/publikationen_35144.htm

Niehoff JU (2006). Sozialmedizin systematisch. Lorch: UNI-MED

Niehoff JU, Braun B (2003). Handwörterbuch Sozialmedizin und Public-Health. Baden-Baden: Nomos

Nolte E, McKee M (2004). Does Health Care Save Lives? Avoidable Mortality Revisited. London. The Nuffield Trust. Volltext: http://www.euro.who.int/observatory/Studies/20050812_1?language=German

Norcini JJ (2003). ABC of learning and teaching in medicine: Work based assessment. BMJ;326:753 – 755 http://www.bmj.com/cgi/content/extract/326/7392/753

North American Symptomatic Carotid Endarterectomy Trial Collaborators (1991). Beneficial Effect of Carotid Endarterectomy in Symptomatic Patients with High-Grade Carotid Stenosis. N Engl J Med 325:445 – 53 http://www.ncbi.nlm.nih.gov/pubmed/1852179

O'Connor AM, Llewellyn-Thomas HA, Flood AB (2004). Modifying Unwarranted Variations In Health Care: Shared Decision Making Using Patient Decision Aids.

A review of the evidence base for shared decision making. Health Affairs, Web Exclusive: (7 October 2004) http://content.healthaffairs.org/cgi/content/abstract/hlthaff.var.63v1

Olkin I (1995). Statistical and theoretical considerations in meta-analysis. Journal of Clinical Epidemiology 48:133 – 146 http://tinyurl.com/yjpux7q

Oppenheimer GM (2005). Becoming the Framingham Study 1947 – 1950. Am J Public-Health 2005;95:602 – 610 http://www.ajph.org/cgi/content/abstract/95/4/602

Oppolzer A (1986). Wenn Du arm bist, mußt Du früher sterben. Soziale Unterschiede in Gesundheit und Sterblichkeit. Hamburg: VSA-Verlag

Pauly MV (1968). The Economics of Moral Hazard: Comment. American Economic Review;58(3):531 – 537 http://tinyurl.com/ybaawbl

Pekkala ET,Merinder LB (2002). Psychoeducation for schizophrenia. Cochrane Database of Systematic Reviews, Issue 2 http://tinyurl.com/3lyvzm

Perry N, Broeders M, Wolf Cd, Törnberg S, Holland R, et al. (2006). European guidelines for quality assurance in breast cancer screening and diagnosis. 4th ed. ed. European Commission http://ec.europa.eu/health/ph_projects/2002/cancer/fp__2002_ext_gucancerid_01.pdf

Plamper E, Meinhardt M (2008). Patientenvertreterbeteiligung an Entscheidungen über Versorgungsleistungen in Deutschland. Bundesgesundheitsblatt – Gesundheitsforschung – Gesundheitsschutz 51:81 – 88

Plavinski SL, Plavinskaya SI, Klimov AN (2003). Social factors and increase in mortality in Russia in the 1990s: prospective cohort study. BMJ 326:1240 – 1242 http://www.bmj.com/cgi/content/abstract/326/7401/1240

Poole KES, Compston JE (2006). Osteoporosis and its management. BMJ 333:1251 – 1256 http://www.bmj.com/cgi/content/extract/333/7581/1251

Porta M (2008). A Dictionary of Epidemiology Fifth Edition. Oxford University Press USA

Pott E (2003) Strategien des sozialen Marketing. 215 – 225 in: Schwartz 2003

Power C, Kuh D (2008). Die Entwicklung gesundheitlicher Ungleichheiten im Lebenslauf. 45 – 76 in: Siegrist und Marmot

Prochaska JO, DiClemente CC (1982). Transtheoretical therapy: Toward a more integrative model of change. Psychotherapy: Theory, Research & Practice 19:276 – 288 http://psycnet.apa.org/psycinfo/1984 – 26566 – 001

Putnam RD (2004). Commentary: 'Health by association': some comments. Int. J. Epidemiol. 33:667 – 671 http://ije.oxfordjournals.org/cgi/content/extract/33/4/667

Rappaport J (1981). In praise of paradox: A social policy of empowerment over prevention. American Journal of Community Psychology 9:1 – 25 http://www.springerlink.com/content/j3027l12x7175768/fulltext.pdf

Rappaport J (1987). Terms of empowerment/exemplars of prevention: Toward a theory for community psychology American Journal of Community Psychology 15:121 – 148 www.springerlink.com/content/u8153873232wq60u/fulltext.pdf

Raspe H (2001). »Die Heilkunde wird eine Wissenschaft sein, oder sie wird nicht sein«. Zeitschrift für ärztliche Fortbildung und Qualität im Gesundheitswesen 95: 495–501

Reich J (2008). Leben und Vergehen. Die Medizin hat Wunder vollbracht, aber auf drei zentrale Fragen hat sie noch keine Antwort, in DIE ZEIT 13/2008 vom 18.3.2008. S.38. www.zeit.de/2008/13/Edi-Reich-Nachwort

Reiners H (2006). Der Homo oeconomicus im Gesundheitswesen. Veröffentlichungsreihe der Forschungsgruppe Public-Health. Wissenschaftszentrum Berlin für Sozialforschung (WZB) http://www.wz-berlin.de/ars/ph/abstracts/2006/sp_i_2006 – 305.de.htm

Reiners H (2009). Mythen der Gesundheitspolitik. Bern: Verlag Hans Huber

Reiners H, Schnee M (2007). Hat die Praxisgebühr eine nachhaltige Steuerungswirkung? in: Böcken et al. 2007, S.133 – 154 http://tinyurl.com/yfqu2jf

Remschmidt H, Heiser P (2004). Zertifizierte Medizinische Fortbildung: Differenzierte Diagnostik und multimodale Therapie hyperkinetischer Störungen. Deutsches Ärzteblatt 101:2457 – 2466 http://www.aerzteblatt.de/v4/archiv/artikel.asp?id=42707

Renz-Polster H, Braun J (2001). Basislehrbuch Innere Medizin. München, Jena: Urban und Fischer

Rising K, Bacchetti P, Bero L (2008). Reporting Bias in Drug Trials Submitted to the Food and Drug Administration: Review of Publication and Presentation. PLoS Medicine 5:e217 http://medicine.plosjournals.org/archive/1549 – 1676/5/11/pdf/10.1371_journal.pmed.0050217-L.pdf und http://forum-gesundheitspolitik.de/artikel/artikel.pl?artikel=1436

Robert Koch Institut (RKI) (2009). Ausgaben und Finanzierung des Gesundheitswesens. Gesundheitsberichterstattung des Bundes, Heft 47, Berlin http://tinyurl.com/lqjchj

Robert Koch-Institut (2006). Gesundheit in Deutschland. Berlin: Robert Koch-Institut

Robert-Koch Institut (2008). Epidemiologisches Bulletin 47/2008 http://tinyurl.com/lhu54g

Robert Koch Institut (RKI), Statistisches Bundesamt (Hrsg.) (2009). Gesundheitsberichterstattung des Bundes, Heft 47. Berlin http://tinyurl.com/lqjchj und http://www.forum-gesundheitspolitik.de/artikel/artikel.pl?artikel=1579

Roffo AH (1940). Krebserzeugende Tabakwirkung. Monatsschrift für Krebsbekämpfung. 8:97 – 102 www.who.int/entity/bulletin/volumes/84/6/497.pdf

Rogers EM (1999). Diffusion of Innovations. 4th ed. New York: Free Press

Rose G (1992). The Strategy of Preventive Medicine. Oxford, New York: Oxford University Press

Rosenbrock R (1998). Die Umsetzung der Ottawa Charta in Deutschland. Prävention und Gesundheitsförderung im gesellschaftlichen Umgang mit Gesundheit und Krankheit. Wissenschaftszentrum Berlin. WZB-Paper. Download: www.wz-berlin.de/ars/ph/abstracts/vor-2000/p98 – 201.de.htm

Rosenbrock R (2001). Was ist New Public-Health? Bundesgesundheitsbl -Gesundheitsforsch – Gesundheitsschutz 44:753–762

Rosenbrock R (2002). Kann die soziale Krankenversicherung in der Marktgesellschaft überleben? Vortrag auf dem »Mahl der Arbeit« am 29. April 2002 im Bremer Rathaus www.memo.uni-bremen.de/docs/m1602.pdf

Rosenbrock R (2005). Das deutsche Präventionsgesetz 2005 – ein gescheiterter Anlauf. Stand und Perspektiven primärer Prävention. Unveröffentlichtes Manuskript http://www.forum-gesundheitspolitik.de/artikel/artikel.pl?artikel=0117

Rosenbrock R (2008). Primärprävention – Was ist das und was soll das? Wissenschaftszentrum Berlin für Sozialforschung (WZB) www.wzb.eu/bal/ph/abstracts/2008/sp_i_2008 – 303.de.htm

Rosenbrock R, Gerlinger T (2004). Gesundheitspolitik. Bern: Huber

Ross ND (2004). What Have We Learned Studying Income Inequality and Population Health? Canadian Institute for Health Information http://secure.cihi.ca/cihiweb/dispPage.jsp?cw_page=AR_1172_E

Rothman DJ (1995). Medicine and Western Civilization. New Brunswick: Rutgers University Press

Rothstein. WG (2003). Public-Health and the Risk Factor: A History of an Uneven Medical Revolution. Rochester Studies in Medical History. Rochester, New York: University of Rochester Press

Ruberman W (1993). Book Review: The Power of Clan: The Influence of Human Relationships on Heart Disease. NEJM 329:669 http://content.nejm.org/cgi/content/extract/329/9/669

Sachverständigenrat für die Konzertierte Aktion im Gesundheitswesen (2001). Bedarfsgerechtigkeit und Wirtschaftlichkeit. Gutachten 2000/2001 www.svr-gesundheit.de.ms

Sachverständigenrat zur Begutachtung der Entwicklung im Gesundheitswesen (2003). Gutachten 2003. Finanzierung, Nutzerorientierung und Qualität www.svr-gesundheit.de.ms

Sachverständigenrat zur Begutachtung der Entwicklung im Gesundheitswesen (2005). Gutachten 2005. Koordination und Qualität im Gesundheitswesen www.svr-gesundheit.de.ms

Sachverständigenrat zur Begutachtung der Entwicklung im Gesundheitswesen (2007). Gutachten 2007. Kooperation und Verantwortung. Voraussetzungen einer zielorientierten Gesundheitsversorgung www.svr-gesundheit.de.ms

Sachverständigenrat zur Begutachtung der Entwicklung im Gesundheitswesen (2009). Sondergutachten 2009. Koordination und Integration – Gesundheitsversorgung in einer Gesellschaft des längeren Lebens http://www.svr-gesundheit.de.ms

Sackett DL, Rosenberg WMC, Muir Gray JA, Haynes RB, Richardson WS (1996). Evidence based medicine what it is and what it isn't BMJ 312:71 – 2 http://www.bmj.com/cgi/content/full/330/7482/92 für Lehrzwecke editierte Version (Klemperer) http://kurse.fh-regensburg.de/kurs%5F19/kursdateien/1996Sackett.pdf Deutsche Übersetzung ( Perleth) http://kurse.fh-regensburg.de/kurs%5F19/kursdateien/1996BMJEBMPerleth.doc

Sackett DL, Wennberg JE (1997). Choosing the best research design for each question. BMJ 315:1636 http://bmj.bmjjournals.com/cgi/content/full/315/7123/1636

Sagarin BJ, Cialdini RB, Rice WE, Serna SB (2002). Dispelling the illusion of invulnerability: The motivations and mechanisms of resistance to persuasion. Journal of Personality and Social Psychology 83:526 – 541 http://www.niu.edu/user/tjobjsi/papers/scrs02.pdf

Sapolsky R (2004). Why Zebras Don't Get Ulcers. New York: Henry Holt Company

Sawicki PT (2009). Communal Responsibility for Health Care – The Example of Benefit Assessment in Germany. N Engl J Med:NEJMp0908797 http://content.nejm.org/cgi/content/full/NEJMp0908797

Schaefer H (1973). Die Zukunft des Gesundheitswesens. in: Aufgabe Zukunft. Qualität des Lebens. Beiträge zur 4. internationalen Arbeitstagung der IG Metall für die Bundesrepublik Deutschland. Bd. 5. Frankfurt am Main. zitiert nach Kühn 1976

Schafer A (1982). The Ethics of the Randomized Clinical Trial. N Engl J Med 307:719 – 24

Schubert K, Glaeske G (2007). Einfluss des pharmazeutisch-industriellen Komplexes auf die Selbsthilfe. Zentrum für Sozialpolitik (ZeS), Universität Bremen http://kurse.fh-regensburg.de/kurs_20/kursdateien/buch/2007-04schubert_glaeske.pdf

Schwabe U, Paffrath D (2007). Arzneiverordnungs-Report 2007. Aktuelle Daten, Kosten, Trends und Kommentare. Berlin: Springer

Schwabe U, Paffrath D (2009). Arzneiverordnungs-Report 2009. Aktuelle Daten, Kosten, Trends und Kommentare. Berlin: Springer

Schwartz FW (Hrsg.) (2000). Das Public-Health Buch. München, Jena: Urban und Fischer

Schwartz FW (Hrsg.) (2003). Das Public-Health Buch. Gesundheit und Gesundheitswesen. 2., völlig neu bearb. und erw. Aufl. München: Urban und Fischer

Schwartz FW, Kickbusch I, Wismar M (2000). Ziele und Strategien der Gesundheitspolitik. 172 – 188 in: Schwartz 2000

Schwartz FW, Siegrist S, von Troschke J, Schlaud M (2003). Gesundheit und Krankheit. in: Schwartz FW 2003

Sen A. Ökonomie für den Menschen: Wege zu Gerechtigkeit und Solidarität in der Marktwirtschaft 4. Auflage 2007 München: dtv (deutsche Ausgabe von: Development as Freedom, 1999)

Shah SA, Sander S, White CM, Rinaldi M, Coleman CI (2007). Evaluation of echinacea for the prevention and treatment of the common cold: a meta-analysis. Lancet Infect Dis 7:473 – 80 http://www.thelancet.com/journals/laninf/article/PIIS1473309907701603/abstract

Sharp PM, Hahn BH (2008). AIDS: Prehistory of HIV-1. Nature 455:605 – 606 http://dx.doi.org/10.1038/455605a

Siegrist J (2000). The Social Causation of Health and Illness. 100 – 114 in: Albrecht GL, Fitzpatrick R, Scrimshaw SC (Eds). Handbook of Social Studies in Health and Medicine. London [u.a.]: Sage

Siegrist J (2003).Gesellschaftliche Einflüsse auf Gesundheit und Krankheit. in Schwartz (2003). S. 125 – 138

Siegrist J (2005) Medizinische Soziologie. 6. Aufl. München: Urban und Fischer

Siegrist J, Marmot M (2008). Soziale Ungleichheit und Gesundheit: Erklärungsansätze und gesundheitspolitische Folgerungen. Bern: Verlag Hans Huber

Simon M (2008). Das Gesundheitssystem in Deutschland. Eine Einführung in Struktur und Funktionsweise. 2. Aufl. Bern: Verlag Hans Huber

Skolbekken JA (1998). Communicating the risk reduction achieved by cholesterol lowering drugs. BMJ 316:1956-58 http://bmj.bmjjournals.com/cgi/content/full/316/7-149/1956

Smedley BD, Syme SL (2000). Promoting Health: Intervention Strategies from Social and Behavioral Research. Institute of Medicine, Washington, DC: National Academy Press http://books.nap.edu/catalog.php?record_id=9939

Smith G, Bartlett A, King M (2004b). Treatments of homosexuality in Britain since the 1950s—an oral history: the experience of professionals. BMJ 2004 328:429 http://bmj.bmjjournals.com/cgi/content/full/328/7437/429

Smith G, Hart C, Hole D, MacKinnon P, Gillis C, Watt G, Blane D, Hawthorne V (1998). Education and occupational social class: which is the more important indicator of mortality risk? J. Epidemiol. Community Health 52:153 – 160

Smith R (2003). The drugs don't work. BMJ 327:0 http://www.bmj.com/cgi/content/extract/327/7428/0-h

Smith R (2004 a). Is transparency is fundamental to quality in health care? BMJTalks, Vortragsfolien 24. März 2004, http://resources.bmj.com/bmj/interactive/talks

Smith R (2004 b). Doctors are not scientists. BMJ 328:0 http://www.bmj.com/cgi/reprint/328/7454/0-h

Smith R (2005). Medical journals are an extension of the marketing arm of pharmaceutical companies. PLoS Med 2:e138 www.plosmedicine.org/article/info:doi/10.1371/journal.pmed.0020138

Soria R Legido A, Escolano C, López Yeste A, Montoya J (2006). A randomised controlled trial of motivational interviewing for smoking cessation. Br J Gen Pract 56:768-74 www.ncbi.nlm.nih.gov/pubmed/17007-707?dopt=Abstract

Spiegel A (2007). Archivar der Seelennöte. Gehirn und Geist. Heft 4/2007, S.28 – 33

Statistisches Bundesamt (2008 a). Krankenhauslandschaft im Umbruch Begleitmaterial zur Pressekonferenz am 10. Dezember 2008 in Berlin http://tinyurl.com/y9bzwpw

Statistisches Bundesamt (2008 b). Gesundheit – Krankheitskosten 2002, 2004 und 2006 http://tinyurl.com/yjdqc6v s.a www.gbe-bund.de Suche: Krankheitskosten

Statistisches Bundesamt (2009 a) Pressemitteilung Nr. 364 vom 24.09.2009 http://tinyurl.com/yb6rv3h

Statistisches Bundesamt (2009 b). Statistisches Jahrbuch für die Bundesrepublik Deutschland 2009, Wiesbaden. Links für das jeweils aktuelle Jahrbuch: http://tinyurl.com/kpqbmf

Statistisches Bundesamt (2009 c). Pflegestatistik 2007. http://tinyurl.com/mrbz98

Statistisches Bundesamt (Hrsg) (2004). Gesundheit. Krankheitskosten 2002. Presseexemplar. http://www.destatis.de/presse/deutsch/pk_ueb.htm

Statistisches Bundesamt (Hrsg.), Wissenschaftszentrum Berlin für Sozialforschung (WZB), Gesellschaft sozialwissenschaftlicher Struktureinrichtungen (GESIS), Bundeszentrale für politische Bildung (bpb) (2008). Datenreport 2008. Ein Sozialbericht für Deutschland http://www.forum-gesundheitspolitik.de/artikel/artikel.pl?artikel=1411

Steel N (2000). Thresholds for taking antihypertensive drugs in different professional and lay groups: questionnaire survey. BMJ 320:1446 – 1447 http://bmj.com/cgi/content/full/320/7247/1446

Stiftung Warentest (2008). Falsch beraten. test Heft 7/2008, S. 84 – 89

Stiftung Warentest (Hrsg.) (2005). Untersuchungen zur Früherkennung Krebs. Nutzen und Risiken. Berlin

Stiftung Warentest (Hrsg.) (2009). Handbuch Rezeptfreie Medikamente. Berlin

Straus SE, Richardson WS, Glasziou P, Haynes B (2005). Evidence-Based Medicine. How to Practice and Teach EBM. 3rd ed. Edinburgh: Churchill Livingstone http://www.cebm.utoronto.ca

Summerfield D (2008). How scientifically valid is the knowledge base of global mental health? BMJ 336:992 – 994 http://www.bmj.com/cgi/content/extract/336/7651/992

Swart, E, Ihle P (Hrsg.) (2005) Routinedaten im Gesundheitswesen: Handbuch Sekundärdatenanalyse: Grundlagen, Methoden und Perspektiven. Bern: Huber

Syme L (1991). Individuelle und gesellschaftliche Bestimmungsfaktoren für Gesundheit und Krankheit. Argument-Sonderband 193. Hamburg: Argument-Verl. http://kurse.fh-regensburg.de/kurs_20/kursdateien/L/1991Syme.pdf

Szreter S, Woolcock M (2004). Health by association? Social capital, social theory, and the political economy of public-health. Int. J. Epidemiol. 33:650 – 667 http://ije.oxfordjournals.org/cgi/content/abstract/33/4/650

Tanne JH (2003). US guidelines say blood pressure of 120/80 mm Hg is not »normal«. BMJ 2003;326:1104 http://bmj.bmjjournals.com/cgi/content/full/326/7399/1104-a

Teleky L (1910). Die Aufgabe und Ziel der sozialen Medizin. In: ders. (Hrsg.): Wiener Arbeiten aus dem Gebiete der sozialen Medizin. Wien, Leipzig 1910, S.18 f. Zitiert nach: Milles, D.; Schmacke, N. (Hrsg.) (1999): Ludwig Teleky und die Westdeutsche Sozialhygienische Akademie. Arbeiten für eine soziale Medizin. Schriftenreihe der Akademie für Öffentliches Gesundheitswesen, Bd. 20. Düsseldorf: Akademie für Öffentliches Gesundheitswesen

Teleky L (1910). Die Aufgaben und Ziel der Sozialmedizin http://kurse.fh-regensburg.de/kurs_20/kursdateien/l/teleky.pdf

The PLoS Medicine Editors (2008). Making Sense of Non-Financial Competing Interests. PLoS Medicine 5:e199 http://dx.doi.org/10.1371%2Fjournal.pmed.0050199

The Surgeon General (1964). Smoking and Health: Report of the Advisory Committee to the Surgeon General of the Public-Health Service. Washington, DC http://www.cdc.gov/tobacco/sgr/sgr_1964/sgr64.htm

The Surgeon General (2000). Reducing Tobacco Use: A Report of the Surgeon General. Washington, DC http://www.cdc.gov/tobacco/data_statistics/sgr/index.htm

Thornton H, Edwards A, Baum M (2003). Women need better information about routine mammography. BMJ 327:101 – 103 http://bmj.bmjjournals.com/cgi/content/full/327/7406/101

Towle A, Godolphin W, Greenhalgh T, Gambrill J (1999). Framework for teaching and learning informed shared decision making. Commentary: Competencies for informed shared decision making BMJ 319:766 – 771 http://www.bmj.com/cgi/content/extract/319/7212/766

Townsend P, Davidson N (1980). Inequalities in Health. The Black Report. London: Penguin Books, 1992 Volltext der Ausgabe von 1980: www.sochealth.co.uk

Trojan A, Legewie H (2001). Nachhaltige Gesundheit und Entwicklung – Leitbilder, Politik und Praxis der Gestaltung gesundheitsförderlicher Umwelt- und Lebensbedingungen Frankfurt a. M: VAS

Tu JV, Pashos CL, Naylor CD, Chen E, Normand S-L, Newhouse JP, et al. (1997). Use of Cardiac Procedures and Outcomes in Elderly Patients with Myocardial Infarction in the United States and Canada. N Engl J Med;336:1500 – 1505 http://content.nejm.org/cgi/content/abstract/336/21/1500

Turner EH, Matthews AM, Linardatos E, Tell RA, Rosenthal R (2008). Selective Publication of Antidepressant Trials and Its Influence on Apparent Efficacy PH. N Engl J Med 358:252 – 260 http://content.nejm.org/cgi/content/abstract/358/3/252 und http://forum-gesundheitspolitik.de/artikel/artikel.pl?artikel=1115

Ulrich RS (1984). View from a window may influence recovery from surgery. Science 224:420 – 21 http://www.sciencemag.org/cgi/content/abstract/224/4647/420

UNAIDS (2009). AIDS epidemic update: December 2009 http://www.unaids.org/en/KnowledgeCentre/HIVData/EpiUpdate/EpiUpdArchive/2009/default.asp

van Sluijs EMF, McMinn AM, Griffin SJ. Effectiveness of interventions to promote physical activity in children and adolescents: systematic review of controlled trials. BMJ 2007;335(7622):703- http://www.bmj.com/cgi/content/abstract/335/7622/703

Ventura HO (2001). Albert Ochsner, MD: Chicago Surgeon and Mentor to Alton Ochsner. The Ochsner Journal: Vol. 3, No. 4, pp. 223–225 http://www.ochsnerjournal.org/pdfserv/i1524-5012-003-04-0223.pdf

Verband der privaten Krankenversicherung (PKV) (2009). Zahlenbericht der privaten Krankenversicherung 2008/2009 http://www.pkv.de/w/files/shop_rechenschaftsberichte/zahlenbericht_2008_2009.pdf

Verband Forschender Arzneimittelhersteller (VFA) (2005). Der Schutz geistigen Eigentums. Patente – Voraussetzung für Innovation http://www.vfa.de/download/SAVE/de/presse/publikationen/zursache3/zursache3.pdf

Virchow R (1848a). Mittheilungen über die in Oberschlesien herrschende Typhus-Epidemie. Verlag G. Reimer: Berlin, 1848, S. 173 ff. Volltext: http://tinyurl.com/4jopnt (andere Ausgabe als die zitierte) s.a. Meyer B. Flecktyphus in Oberschlesien. Berlinische Monatsschrift. Heft 2/1998 S. 68–73 http://www.luise-berlin.de/bms/bmstext/9802gesa.htm

Virchow R (1848b). Was die »medicinische Reform« will. Die medicinische Reform, No. 1, 10. Juli 1848. Reprint: Berlin: Akademie-Verlag 1983

Virchow R, Leubuscher R (1983). Die medicinische Reform. Eine Wochenschrift, erschienen vom 10. Juli 1848 bis zum 29. Juni 1849. Berlin: Verlag von G. Reimer (Reprint: Dokumente der Wissenschaftsgeschichte. Hrsg. von Christa Kirsten und Kurt Zeisler. Berlin/ DDR 1983)

Wager TD, Rilling JK, Smith EE, Sokolik A, Casey KL, Davidson RJ, et al. (2004). Placebo-Induced Changes in fMRI in the Anticipation and Experience of Pain. Science 303:1162 – 1167 http://www.sciencemag.org/cgi/content/abstract/303/5661/1162

Wallace RB, Doebbeling BN (eds) (1998). Maxcy-Rosenau-Last Public-Health and Preventive Medicine. 14th ed. New York: McGraw-Hill

Weber H (2002). Ressourcen. in: Schwarzer, R., Jerusalem M, Weber H (Hrsg.). Gesundheitspsychologie von A bis Z. Ein Handwörterbuch. Göttingen: Hofgreve

Weber M (1919). Politik als Beruf. München und Leipzig: Verlag von Duncker und Humblot http://de.wikisource.org/wiki/Politik_als_Beruf

Weltgesundheitsorganisation (WHO) (1946). Preamble to the Constitution of the World Health Organization as adopted by the International Health Conference, New York, 19 – 22 June, 1946; signed on 22 July 1946 by the representatives of 61 States (Official Records of the World Health Organization, no. 2, p. 100) and entered into force on 7 April 1948 http://www.who.int/about/definition/en/print.html

Weltgesundheitsorganisation (WHO) (1978). Declaration of Alma-Ata. Genf http://www.who.int/hpr/NPH/docs/declaration_almaata.pdf

Weltgesundheitsorganisation (WHO) (1986). Ottawa Charter for Health Promotion http://www.euro.who.int/AboutWHO/Policy/20010827_2?language=German

Weltgesundheitsorganisation (WHO) (1994). Assessment of Fracture Risk and its Application to Screening for Postmenopausal Osteoporosis. Report Report of WHO Study Group. Technical Report No. 843 http://whqlibdoc.who.int/trs/WHO_TRS_843.pd

Weltgesundheitsorganisation (WHO) (2004). The World Health report 2004. Changing History. Geneva http://www.who.int/whr/2004/en

Wennberg J, Gittelsohn A (1973). Small Area Variations in Health Care Delivery: A population-based health information system can guide planning and regulatory decision-making. Science 182:1102 – 1108 http://www.sciencemag.org/cgi/content/abstract/182/4117/1102

Westen D, Shedler J, Bradley R (2006). A Prototype Approach to Personality Disorder Diagnosis. Am J Psychiatry 163:846 – 856 http://ajp.psychiatryonline.org/cgi/content/abstract/163/5/846

Whitehall II Study team 2004. Work, Stress and Health: The Whitehall II Study. London: PCSU http://www.ucl.ac.uk/whitehallII/Whitehallbooklet.pdf

Whitehead M (1998). Diffusion of Ideas on Social Inequalities in Health: A European Perspective. Milbank Quarterly 76:24

Whitson JA, Galinsky AD (2008) Lacking Control Increases Illusory Pattern Perception. Science. 322:115 – 117 http://www.sciencemag.org/cgi/content/abstract/322/5898/115

Wilbert-Lampen U, Leistner D, Greven S, Pohl T, Sper S, Volker C, et al. (2008). Cardiovascular Events during World Cup Soccer. N Engl J Med 358:475 – 483 http://content.nejm.org/cgi/content/abstract/358/5/475

Wilkinson R (1992). Income distribution and life expectancy. British Medical Journal 304:165 – 8 http://www.pubmedcentral.nih.gov/articlerender.fcgi?tool=pubmed&pubmedid=1637372

Wilkinson R (1996). Unhealthy Societies. London: Routledge

Wilkinson RG (1999). The culture of inequality. In: Kawachi I, Kennedy B, Wilkinson RG, eds. The society and population health reader. Vol 1. Income inequality and health. New York: New Press http://kurse.fh-regensburg.de/kurs_19/kursdateien/Culture.pdf deutsch: http://kurse.fh-regensburg.de/kurs_19/kursdateien/Wilkinson.pdf

Wilkinson RG, Pickett KE (2006). Income inequality and population health: A review and explanation of the evidence. Social Science & Medicine 62:1768-1784

Wilson EB (1975). Why do we need controls? Why do we need to randomize? Am J Ophtalmol 79:761

Wilt TJ, MacDonald R, Rutks I, Shamliyan TA, Taylor BC, Kane RL. (2008). Systematic Review: Comparative Effectiveness and Harms of Treatments for Clinically Localized Prostate Cancer. Ann Intern Med 2008 148:435-448 www.annals.org/cgi/content/abstract/148/6/435 http://forum-gesundheitspolitik.de/artikel/artikel.pl?artikel=1200 liyan TA, Taylor BC, Kane RL

Windeler J (2008). Externe Validität. Zeitschrift für Evidenz, Fortbildung und Qualität im Gesundheitswesen (ZEFQ) 102:253 – 259

Windeler J, Antes G, Behrens J, Donner-Banzhoff N, Lelgemann M (2008). Randomisierte kontrollierte Studien: Kritische Evaluation ein Wesensmerkmal ärztlichen Handelns. Deutsches Ärzteblatt 105:565- http://www.aerzteblatt.de/v4/archiv/artikel.asp?id=59361

Witte DR, Bots ML, Hoes AW, Grobbee DE (2000). Cardiovascular mortality in Dutch men during 1996 European football championship: longitudinal population study. BMJ 321:1552 – 1554 http://www.bmj.com/cgi/content/abstract/321/7276/1552

Wolf S (1966). Mortality from myocardial infarction in Roseto. JAMA 195:186 http://jama.ama-assn.org/cgi/content/summary/195/2/142-a

Wolff M (2009): Analyse ausgewählter Struktur- und Mengensteuerungsinstrumente im deutschen Arzneimittelmarkt. Womit sich Ärzte beschäftigen müssen. Gesundheits- und Sozialpolitik (G+S) 1/2009:23 – 31

Woloshin S, Schwartz LM, Welch HG (2008). The Risk of Death by Age, Sex, and Smoking Status in the United States: Putting Health Risks in Context. J. Natl. Cancer Inst. 100:845 – 853 http://jnci.oxfordjournals.org/cgi/content/abstract/100/12/845

Worboys M (1997). The Spread of Western Medicine. in: Loudon I. Western Medicine. An Illustrated History. New York: Oxford University Press

World Bank (1990). World development report 1990. New York: Oxford University Press http://go.worldbank.org/S5W4W40A31

Writing Committee for the ENRICHD Investigators (2003). Effects of Treating Depression and Low Perceived Social Support on Clinical Events After Myocardial Infarction. JAMA 289:3095 – 3105 http://jama.ama-assn.org/cgi/content/abstract/289/23/3106

Writing Group for the Women's Health Initiative Investigators (2002). Risks and benefits of estrogen plus progestin in healthy postmenopausal women: principal results from the Women's Health Initiative randomized controlled trial. JAMA 288:321–333 http://www.jama.ama-assn.org/cgi/content/abstract/288/3/321

Wulf A (2003). Die Zukunft der Vergangenheit. Vor 25 Jahren beschloss die Weltgesundheitsorganisation (WHO) in Alma Ata das Ziel »Gesundheit für alle« –Viele Überlegungen sind nach wie vor gültig. medico-Rundschreiben 3/2003 www.medico.de/rundschr/0303/0303-almaata.htm

Wulff HR (1999). The concept of disease: from Newton back to Aristotle. Lancet 354, Suppl: SIV50

Wuttke W (1982). Medizin im Nationalsozialismus. Ein Arbeitsbuch. 2., unveränd. Aufl. Tübingen: Schwäb. Verl.-Ges.

Zackrisson S, Andersson I, Janzon L, Manjer J, Garne JP (2006). Rate of over-diagnosis of breast cancer 15 years after end of Malmö mammographic screening trial: follow-up study BMJ 332:689 – 92 http://www.bmj.com/cgi/content/abstract/332/7543/689

Zahl P-H, Maehlen J, Welch HG (2008). The Natural History of Invasive Breast Cancers Detected by Screening Mammography. Arch Intern Med 168:2311 – 2316 http://archinte.ama-assn.org/cgi/content/abstract/168/21/2311

# Abkürzungsverzeichnis

| | |
|---|---|
| ABDA | Bundesvereinigung Deutscher Apothekerverbände |
| AMG | Arzneimittelgesetz |
| AMG | Arzneimittelgesetz |
| ARR | absolute Risikoreduktion |
| BAR | Bundesarbeitsgemeinschaft für Rehabilitation |
| BKK | Betriebskrankenkasse |
| BMG | Bundesministerium für Gesundheit |
| BMG | Bundesministerium für Gesundheit |
| BZgA | Bundeszentrale für gesundheitliche Aufklärung |
| CDSR | Cochrane Database of Systematic Reviews |
| CONSORT | Consolidated Standards of Reporting Trials |
| CSDH | Commission on Social Determinants of Health |
| DAG-SHG | Deutsche Arbeitsgemeinschaft Selbsthilfegruppen e.V. |
| DIPEx | Database of Individual Patient Experiences |
| DKG | Deutsche Krankenhausgesellschaft |
| DMP | Disease Management Programm |
| DSM | Diagnostic and Statistical Manual of Mental Disorders |
| EBM | Evidenzbasierte Medizin |
| EBM | Einheitlicher Bewertungsmaßstab |
| EMEA | European Medicines Agency |
| G-BA | Gemeinsamer Bundesausschuss |
| GBE | Gesundheitsberichterstattung |
| ICD | Internationale Klassifikation der Krankheiten |
| ICF | Internationale Klassifikation der Funktionsfähigkeit, Behinderung und Gesundheit |
| INeK | Institut für das Entgeltsystem im Krankenhaus |
| IQWiG | Institut für Qualität und Wirtschaftlichkeit im Gesundheitswesen |
| KHG | Krankenhausfinanzierungsgesetz |
| KHK | koronare Herzkrankheit |
| KHRG | Krankenhausfinanzierungsreformgesetz |
| KIGGS | Studie zur Gesundheit von Kindern und Jugendlichen in Deutschland |
| KV | Kassenärztliche Vereinigung |
| MRFIT | Multiple Risk Factor Intervention Trial |
| NAKOS | Nationale Kontakt- und Informationsstelle zur Anregung und Unterstützung von Selbsthilfegruppen |
| NCE | New chemical entity |
| NHS | National Health Service |
| NHS | Nurses› Health Study |
| NNT | Number needed to treat |
| NVL | Nationale Versorgungsleitlinie |
| OPTION | observing patient involvement |
| PEI | Paul-Ehrlich-Istitut |
| PKV | Private Krankenversicherung |
| PSA | Prostataspezifisches Antigen |
| RCT | Randomisierte kontrollierte Studie |
| RKI | Robert Koch-Institut |
| RRR | relative Risikoreduktion |
| RSA | Risikostrukturausgleich |
| SDM | Shared Decision-Making |
| SES | Socioeconomic status, Sozioökonomischer Status |
| SGB | Sozialgesetzbuch |
| SOEP | Sozio-ökonomisches Panel |
| SVR Gesundheit | Sachverständigenrat zur Begutachtung der Entwicklung im Gesundheitswesen |
| UNAIDS | The United Nations Joint Programme on HIV/AIDS |
| UNESCO | United Nations Educational, Scientific and Cultural Organization |
| VFA | Verband Forschender Arzneimittelhersteller e.V. |
| WHO | Weltgesundheitsorganisation |

# Sachregister

## Über den Autor

David Klemperer ist Internist, Facharzt für öffentliches Gesundheitswesen, Sozialmedizin, Umweltmedizin, Hochschullehrer an der Hochschule Regensburg seit 2001. Vorstandsmitglied der Deutschen Gesellschaft für Sozialmedizin und Prävention, Vorsitzender des Deutschen Netzwerks Evidenzbasierte Medizin (2009 – 2011), Mitglied des wissenschaftlichen Beirats des Modellvorhabens zur unabhängigen Verbraucher- und Patientenberatung nach § 65 b SGB V, Mitglied der Expertenrunde Arzneimittelbewertung der Stiftung Warentest, Sprecher der Unterarbeitsgruppe Patientenorientierung im Nationalen Krebsplan, Vertreter in der Delegiertenversammlung der Arbeitsgemeinschaft der Wissenschaftlichen Medizinischen Fachgesellschaften, Mitglied der ad-hoc Arbeitsgruppe Interessenkonflikte der Arbeitsgemeinschaft der Wissenschaftlichen Medizinischen Fachgesellschaften.
Verheiratet, drei Kinder.

Korrespondenzadresse
Hochschule Regensburg
Fakultät Sozialwissenschaften
Seybothstraße 2
93053 Regensburg

david.klemperer@hs-regensburg.de
http://www.davidklemperer.de